HUNGER UND UNTERERNÄHRUNG

EINE BIOLOGISCHE UND SOZIOLOGISCHE STUDIE

VON

SERGIUS MORGULIS

PROFESSOR DER BIOCHEMIE AN DER UNIVERSITÄT
NEBRASKA · OMAHA · U. S. A.

MIT 19 ABBILDUNGEN IM TEXT

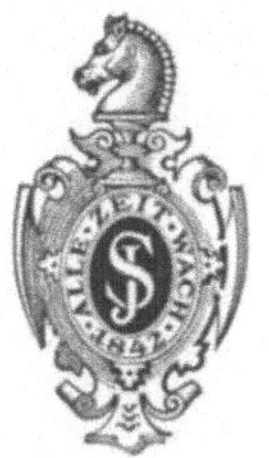

BERLIN
VERLAG VON JULIUS SPRINGER
1923

ISBN-13: 978-3-642-90124-9   e-ISBN-13: 978-3-642-91981-7
DOI: 10.1007/978-3-642-91981-7

HERRN PROFESSOR

THOMAS H. MORGAN

IN DANKBARKEIT UND EHRERBIETUNG

GEWIDMET

Vorwort.

Der Gedanke, das, was wir von der Biologie des Hungers wissen, in Buchform darzustellen, kam mir vor etwa 10 Jahren. Damals schien es kaum möglich, daß das Thema einmal mehr als akademisches Interesse haben würde. Ich habe in der Tat in meiner Arbeit wiederholt Halt gemacht, in dem Gefühl, daß in unserer hoch kultivierten und mechanisch versorgten Welt der Hunger wohl aus besonderen Gründen oder auch sonst gelegentlich einmal vorkommen mag, daß er aber seine frühere Bedeutung als gewaltiger Schrecken der Menschheit völlig verloren hätte. Schon die Geschichte der nächsten Jahre zeigte aber schmerzvoll und eindringlich, daß unser Gefühl der Sicherheit vor dem Würgeengel Hunger durchaus unberechtigt gewesen war. Unser Irrtum kam daher, daß wir uns an die materiellen Behaglichkeiten des Daseins gewöhnt hatten und von dem Glanz und der Pracht der Zivilisation vollständig geblendet waren. Die Möglichkeit einer Hungersnot bestand bei uns tatsächlich zu allen Zeiten, gerade so wie die wilden Instinkte nur unter dem Mantel unserer Kultur schlummerten. Der Weltkrieg zerriß den Mantel in Fetzen, und von Schrecken ergriffen standen wir von Angesicht zu Angesicht plötzlich der gewaltigen Macht gegenüber, an die wir in unserem Irrtum befangen nicht mehr geglaubt hatten. Als die Staatsmänner die verfügbaren Nahrungsquellen unter ihre Kontrolle nahmen, verbündeten sie sich mit der Naturkraft Hunger, um ihren Willen durchzusetzen und die Ziele von Millionen von Menschen nieder zu kämpfen. Wie dann freigelassen von der Mißgunst der Menschheit die hohläugige Hungersnot gleich einem Frankenstein Ungeheuer durch das Land zog und die kultivierte Welt völlig zu verschlingen drohte, da tauchte die Biologie der Unterernährung aus ihrer akademischen Zurückgezogenheit auf und wurde nun zu einem Problem, das für die Menschheit Interesse gewann.

Zehn Jahre früher würde ich vielleicht dieses Werk mit einer Entschuldigung beim Leser begonnen haben, aber heutzutage brauche ich das nicht, wenn ich diese zusammenfassende Darstellung über die Unterernährung in ihren verschiedenen Formen in Buchform vorlege. Meinen wissenschaftlichen Kollegen, denen ich das Buch anvertraue, soll es ein brauchbarer Begleiter sein, der ihnen dadurch einen kleinen Dienst leistet, daß eine Reihe von Daten zusammengestellt wird, die nur in der Literatur vieler Länder zerstreut zu finden sind. Dabei wurden einige Dinge ans Licht gebracht, die, wie ich glaube, bisher wenig beachtet wurden. Besondere Mühe wurde auf die Vorbereitung eines vollständigen Schriftenverzeichnisses verwandt. Sollte dabei etwas ausgelassen worden sein, so geschah dies nicht absichtlich, und ich hoffe, daß meine Aufmerksamkeit auf Lücken gelenkt werden wird.

Der Hauptzweck bei der Vorbereitung dieses Bandes war, alle tatsächlichen Befunde über Hunger und Unterernährung zu sammeln und zu ordnen. Einer Besprechung der allgemeinen Gesichtspunkte des Themas wurde daher wenig Raum gewidmet, wenn ich auch bemüht gewesen bin, zu zeigen, daß Hunger ursprünglich keineswegs eine zerstörende Kraft war. Abgesehen von dem Interesse, das die Unterernährung als biologisches oder als wichtiges soziologisches Problem beansprucht, hat sie auch Bedeutung als therapeutisches Hilfsmittel, dessen Verwertbarkeit zur Linderung von Leiden fraglos noch nicht erschöpfend erforscht ist. Schon im grauen Altertum waren Hungerkuren als Heilmittel gegen menschliche Leiden sehr beliebt, aber leider werden sie heute meist nur von Stümpern und Kurpfuschern angewandt. Wir können aber wenigstens einige Beispiele anführen, in denen, wie man gefunden hat, die Unterernährung eine segensreiche heilkräftige Wirkung entfaltet. Die wohlbekannte ALLENsche Behandlung des Diabetes bedient sich der Unterernährung mit Erfolg und hat sich in den Händen von Sachverständigen durchaus bewährt. McCOLLUMs neueste Studien über Rachitis zeigen gleichfalls, daß Unterernährung eines der drei Mittel ist, diese Krankheit zu bekämpfen; die beiden anderen wirksamen Faktoren sind der antirachitische Faktor und die ultravioletten Strahlen. Man muß natürlich vorsichtig sein, den begeisterten Angaben der Vorkämpfer von Hungerkuren zu glauben, nichtsdestoweniger kann man mit Bestimmtheit sagen, daß die therapeutischen Möglichkeiten der Unterernährung noch lange nicht durch diese zwei Möglichkeiten erschöpft sind. Nur eine genaue Kenntnis von der Biologie der Unterernährung kann die Grundlage für ihre praktische Verwendung liefern.

Es ist für mich von großem Wert gewesen, daß Professor W. B. CANNON von der Harvard-Universität, Professor A. P. MATHEWS von der Universität von Cincinnatti und Professor F. H. PIKE von der Columbia-Universität Teile des Manuskripts gelesen haben. Ich benutze diese Gelegenheit, ihnen für ihre Liebenswürdigkeit und für die wertvollen Anregungen, die sie mir gegeben haben, meinen besten Dank auszusprechen. Ich danke auch Frl. ELIZABETH LEGGETT für die vielfache liebenswürdige Hilfe. Vor allem möchte ich meinen Dank Herrn Professor Dr. HANS ARON ausdrücken, durch dessen freundliches Interesse und dessen Mitarbeit die Veröffentlichung dieser autorisierten deutschen Ausgabe meines Buches ermöglicht wurde.

Woods Holl, Mass., 23. August 1922.

Sergius Morgulis.

Vorwort zur deutschen Ausgabe.

Als mir Herr Kollege Morgulis vor etwa Jahresfrist das englische Manuskript seines Werkes mit der Frage zusandte, ob ich ihn bei der Herstellung einer deutschen Ausgabe unterstützen könnte, bin ich gern auf diese Anregung eingegangen. Lag doch hier fraglos ein Buch ganz besonderer Art vor. Ein Problem, das augenblicklich ebenso für Laien wie Fachleute, für Politiker wie Nationalökonomen, für Biologen wie Mediziner aktuelles Interesse hat, ein Problem, das durch die Lehre von den Nährschäden und die Kenntnis von der Bedeutung des Nährstoffmangels für die Entstehung von Krankheiten in der allgemeinen Pathologie und in der praktischen Medizin zeitweilig im Brennpunkt der wissenschaftlichen Forschung steht, ein Problem, das letzten Endes über das Wohl und Wehe ganzer Völker und Bevölkerungsschichten entscheidet! Morgulis hat es in ganz ausgezeichneter Weise verstanden, dieses so vielgestaltige Problem einerseits wirklich umfassend, dabei aber doch im einzelnen außerordentlich systematisch und eingehend zu behandeln.

Die gründliche Bearbeitung des gesamten Schrifttums und die ausführliche Zusammenstellung der tatsächlichen Forschungsergebnisse aller Länder und Sprachen macht das Buch für die deutsche Wissenschaft besonders wertvoll. In einer Zeit, in der die Beschaffung ausländischer Zeitschriften oft fast zur Unmöglichkeit wird, kann das Buch mit Recht als zuverlässiges Quellenwerk dienen.

Die Übertragung ins Deutsche ist von Herrn Dr. phil. Hackbarth vorgenommen und von mir unter genauem Vergleich mit dem englischen Originaltext durchgesehen worden. Unser Hauptaugenmerk war darauf gerichtet, den englischen Text möglichst sinn- und wortgetreu wiederzugeben. Ich hoffe, daß das gelungen ist, ohne unserer Muttersprache Gewalt anzutun. Allerdings war es bei den oft sehr schwungvollen Schilderungen des Verfassers nicht ganz zu vermeiden, daß man doch hie und da den englischen Urtext etwas durchfühlt.

Breslau, Pfingsten 1923. H. Aron.

Inhaltsverzeichnis.

Inhaltsverzeichnis. IX

Einleitung.

Strenggenommen hungert ein Organismus immer dann, wenn er von den Stoffen zehrt, die vorher in seinen Geweben aufgespeichert waren. In diese Lage kann er entweder durch äußeren Zwang oder freiwillig kommen. Der freiwillige Akt vollständiger Nahrungsenthaltung bietet Züge dramatischer Wirkung. In alten Zeiten war es ein Zeichen wunderbarer und übernatürlicher Gaben, die dem Fastenden zugeschrieben wurden und einen Heldenruhm über seine Taten ausgossen. Gründer religiöser Bewegungen pflegten lange Zeit zu fasten, wodurch zweifellos ihr Ansehen als Führer erhöht und ihre Befehle geheiligt wurden. Als biologische Erscheinung bietet jedoch die Unterernährung wenig des Schauspielerischen oder Heroischen, und in soziologischer Hinsicht ist sie von vernichtender Wirkung.

Es ist ein Irrtum zu glauben, daß während des Hungers die Ernährungsvorgänge unterbrochen werden. Wird der hungernde Organismus gezwungen, sich gänzlich oder teilweise von aufgespeicherten Reservestoffen der Gewebe zu erhalten, so ernährt er sich geradeso, als ob er von dem Fett des Landes lebte. Tatsächlich wird er jetzt von innen, nicht von außen ernährt. Ob der lebende Organismus ernährt wird oder hungert, immer wird er streng beherrscht von dem Gesetz der Erhaltung der Energie. Um seine Körpertemperatur aufrechtzuerhalten, um die Lebensfunktionen zu vollziehen (Herzschlag, Atmung, Sekretion usw.), um geistige und körperliche Kraft zu erzeugen, muß die potentielle Energie der Nahrungsstoffe in die verschiedenen Formen kinetischer Energie umgesetzt werden. Der Organismus kann weder Stoff noch Energie schaffen, und wenn er sie nicht außerhalb findet, muß er seine eigene potentielle Energie aufbrauchen. Jeder Organismus enthält in seinen Geweben eine Quelle von Energie. Sie ist in reichen Vorräten in Form derselben Nährstoffe aufgespeichert, die auch sonst die Nahrung zusammensetzen. Infolge dieser großen Vorräte wird die Existenz eines Organismus durch Nahrungsmangel nicht so bald gefährdet. Da ja die Stoffwechselvorgänge den gewöhnlichen physikalischen Gesetzen gehorchen, kann der Hunger als eine besondere — vielleicht die einfachste — Form der Ernährung betrachtet werden.

Die drei Hauptaufgaben der Ernährung sind:

1. Stoff zu liefern zum organischen Wachstum und zur Wiederherstellung der eingetretenen Abnutzung der Gewebe,

2. Energie zu liefern zur Erhaltung des Organismus und

3. Kraft zur Arbeit.

Auch beim hungernden Organismus wird dieser Zweck erreicht, denn lebendiges Wachstum und Regeneration sind nicht unvereinbar mit Unterernährung, und die Abnutzung wird, wenigstens in einigen Organen, so vollständig wieder ausgeglichen, daß der Organismus die Wirkung der Nahrungsknappheit lange ertragen kann. Unterernährung schließt nicht die Fähigkeit zu außerordentlich anstrengenden Leistungen aus.

Nach der Art ihrer Entstehung können wir drei Typen des Hungers und der Unterernährung unterscheiden. An erster Stelle ist der physiologische Hunger zu nennen, der in der Natur regelmäßig vorkommt. Er macht gewöhnlich eine bestimmte Phase im Lebenszyklus des Tieres aus. Bei gewissen Tieren erscheint diese Art der Unterernährung entweder als ein regelmäßiges jahreszeitliches Ereignis, oder sie begleitet die periodische Wiederkehr der Geschlechtstätigkeit. Der zweite Typ ist die pathologische Unterernährung. Sie kann verschiedene Grade erreichen und mit mannigfaltigen organischen Störungen verbunden sein. Sie kann durch irgendeine Verlegung des Magen- und Darmkanals (Oesophagusstriktur, Speiseröhrenverengung), durch eine Unfähigkeit, die Nahrung zu behalten (Brechen) oder durch unvollkommene Ausnutzung bei zu rascher Ausscheidung (Diarrhöe) oder durch übermäßige Zerstörung der Körpergewebe (infektiöses Fieber) entstehen. Sie kann schließlich durch die Weigerung, Nahrung zu sich zu nehmen, hervorgerufen werden, was bei Geisteskranken oder auch bei normalen Menschen aus Appetitmangel vorkommt. Bei den vielen denkbar möglichen Formen von Unterernährung darf man ruhig sagen, daß nahezu jede Krankheit einen Fall pathologischer Unterernährung darstellt. Die dritte Gruppe von Fällen kann man vielleicht am besten als experimentelle Unterernährung bezeichnen. In diese Klasse gehören natürlich alle Experimente an hungernden Individuen, die den Gegenstand sorgfältig geleiteter wissenschaftlicher Forschung gebildet haben. In der Tat gründet sich unsere Kenntnis von der Unterernährung fast ausschließlich auf Laboratoriumsbeobachtungen.

Bei vollständigem Nahrungsmangel ist der Organismus gänzlich auf seine Reservestoffe angewiesen. Dieser Fall stellt jedoch weder das gewöhnliche noch das wichtigste Bild der Unterernährung dar. Tiefgehende Veränderungen im Stoffwechsel werden hervorgerufen, wenn dem Organismus irgendeine — obwohl quantitativ unbedeutende

— Komponente der Nahrung fehlt, oder wenn die Nahrung nicht hinreicht, um Stoff und Energie für den tatsächlichen Bedarf des Organismus zu liefern. Im letzten Falle werden die Reservevorräte des Organismus in besonders gefährlicher Weise erschöpft. Es ist daher einleuchtend, daß wir scharf unterscheiden müssen zwischen **vollkommener, partieller und chronischer Unterernährung.**

Wenn die Unterernährung die Ausdehnung eines Massenereignisses annimmt, stehen wir nicht länger einer rein biologischen Erscheinung gegenüber. **Die Unterernährung wird dann ein soziologisches Problem.** Die Biologie der Unterernährung hat dieselbe Bedeutung für das soziologische Problem wie die Physiologie der Ernährung im allgemeinen für das ökonomische Problem der Volksernährung. Die Untersuchungen an einzelnen Individuen liefern höchst wertvolle Ergebnisse, die uns die Bedeutung des Problems deutlich zeigen und uns als ein zuverlässiger Führer auf dem Wege nach einer rationellen Lösung dienen. Trotzdem stellen aber die soziologischen Bedingungen nicht eine einfache Vervielfältigung oder Summation von Einzelerfahrungen dar. Als soziologisches Phänomen bietet die Unterernährung daher ein besonderes und weit verwickelteres Problem. Man kann diese Seite der Frage nur richtig behandeln, wenn man als Grundtatsache den Einfluß der ökonomischen Kräfte ansieht, durch die die einzelnen Individuen in verschiedene unter bestimmten sozialen Bedingungen lebende Klassen eingeteilt werden.

Tritt der Hunger als physiologische Erscheinung auf, so ist er immer vom Typ der vollständigen Nahrungsenthaltung, bei der also die Nahrungsvorräte des Organismus die einzige Quelle für Energie und Stoff liefern. Tiere, welche regelmäßig Hungerperioden durchmachen müssen, haben wahrscheinlich durch Anpassung die Fähigkeit erworben, während der Zeit der Nahrungsaufnahme große Vorräte an Fett aufzuspeichern. Physiologische Unterernährung dehnt sich meistens sehr lange aus, so daß ein großer Zuschuß von Nahrung unentbehrlich ist. Während des Winterschlafes werden infolge des sehr geringen Stoffumsatzes die Nahrungsvorräte nur sparsam aufgebraucht, doch kann physiologische Unterernährung auch mit lebhaftem Stoffumsatz verknüpft sein.

Unter pathologischen und experimentellen Bedingungen treffen wir Unterernährung in zahlreichen Variationen, von völliger Enthaltung bis zu irgendeinem spezifischen Nährstoffmangel. **Chronische Unterernährung** wird hervorgerufen durch eine den Bedarf des Organismus nicht ausreichend deckende Nahrungszufuhr, **partielle Unterernährung** ist gekennzeichnet durch den Mangel an irgendeinem für die normale Funktion des Organismus lebenswichtigen Element. Beide Formen der Unterernährung durchlaufen eine Reihe pathologischer Zustände. In den letzten Jahren ist eine Zahl von Krankheiten auf einen Mangel von spezifischen

Stoffen in der Nahrung zurückgeführt worden. Diese Krankheiten müssen als Fälle partieller Unterernährung betrachtet werden. Chronische Unterernährung andererseits ist eine häufige physikalische Grundlage vieler Krankheiten, wie Dyspepsie, allgemeine Schwäche, Mangel an Nervenkraft, Depression und Ermüdbarkeit, Neurasthenie, die alle im Organismus zur Entwicklung kommen können, wenn seine Reserven fast unbemerkt immer wieder angegriffen werden.

Strenggenommen sind sowohl chronische wie partielle Unterernährung ursprünglich Laboratoriumsfälle, d. h. eine bestimmte Form der Unterernährung wird im allgemeinen nur unter Bedingungen entstehen können, die experimenteller Kontrolle zugänglich sind. Unterernährung als soziologisches Phänomen ist in der Regel weder so einfach noch scharf begrenzt, wenn es auch solche Fälle gibt. In gewissen sozialen Schichten könnte man unmöglich bestimmen, ob die Bevölkerung unter chronischer oder partieller Unterernährung leidet in dem Sinne, wie wir diese Begriffe definiert haben. Die Verdienstmöglichkeiten und die Kosten der Lebenshaltung unserer Arbeiter sind einander nicht ausschließlich nach dem Gesichtspunkt, für sie die notwendigste Menge an Energie zu schaffen, angepaßt. Die Anpassung ist vielmehr gänzlich dem unsicheren Wirken des Gesetzes von Nachfrage und Angebot überlassen. Es ist sprichwörtlich wahr, daß diese Anpassung sich weder schnell, noch etwa zugunsten der wirtschaftlich abhängigen Klasse vollzieht. CHAPINS Bericht über den Lebenszuschnitt amerikanischer Arbeiterfamilien gibt einen hinreichenden Beweis für die weite Verbreitung der Unterernährung. Die tatsächlichen Bedingungen müssen noch schlechter sein, als aus dem Bericht hervorgeht, weil als Grundlage zur Berechnung der Unterernährung die gekaufte Nahrungsmenge gewählt wird. Dabei wird aber ein sehr wesentlicher Faktor außer acht gelassen, nämlich die qualitative Beschaffenheit der Nahrungsmittel, die in den armen Teilen unserer Städte gekauft werden. Wo Sparsamkeit auf die Quantität der Nahrung drückt, ist es wohl sicher, daß die qualitative Beschaffenheit der Nahrungsmittel gleichfalls minderwertig ist. Die Folge ist eine Vereinigung von chronischer und partieller Unterernährung. Vom soziologischen Standpunkte können wir die vollkommene Nahrungsenthaltung praktisch außer acht lassen. Weit verbreitet wirken partielle und chronische Unterernährung dauernd fürchterlich zermürbend als gemeine Zerstörer von Leben und Glück.

Vollkommene Nahrungsenthaltung unter ausgesprochenem Zwang ist glücklicherweise ein seltenes Ding. Sie gehört in das Bereich der Schicksalsschläge, und die Qualen, die sie hervorbringt, sind wahrscheinlich ebenso der Furcht als dem Hunger zuzuschreiben. Wo die Nahrungsenthaltung durch freie Wahl selbst auferlegt ist, und wo nichts im Wege steht, jeden Augenblick das Fasten zu unterbrechen, wird das

Vorhandensein eines Hungerschmerzes im allgemeinen vom Fastenden geleugnet. Würde das Hungergefühl bei der Unterernährung vollständig abgestumpft sein, so wäre es schwierig zu erklären, daß hungernde Tiere sich bei der ersten Möglichkeit auf die Nahrung stürzen. Wir würden dann auch die gewaltige treibende Kraft des Hungers nicht verstehen, die der mächtigste Faktor bei allen Wanderzügen von Menschen und Tieren gewesen ist. Es drängt sich natürlich von selbst die Frage auf, ob wirklich das Hungergefühl während der Unterernährung andauert. Man muß scharf zwischen Hunger und Appetit unterscheiden. Der Hunger ist ein allen lebenden Organismen eigener Instinkt, der Appetit zweifellos ein erworbenes Gefühl, das von dem Grad der geistigen Entwicklung abhängt. Es ist unwahrscheinlich, daß der kultivierte Mensch wirklich das Hungergefühl kennt. Er nimmt seine Nahrung im Einklang mit der festgesetzten Sitte in geordneten Zwischenräumen auf, unabhängig von seinem tatsächlichen Bedarf. Sein ganzes Dasein ist eine Pflege seiner Gewohnheiten, und jeder Gewohnheitswechsel ist immer zunächst geeignet, Unbehagen und ein Gefühl von Not zu verursachen. Irische und bayrische Bauern, die an ihre massige Kost von Kartoffeln und Brot gewöhnt sind, leiden sehr, wenn sie von einer kleinen Menge sehr reichhaltiger, konzentrierter Nahrung leben müssen. In gleicher Weise empfinden Personen, die lange unterernährt worden sind, Unbehagen, wenn sie auf reichliche Kost gesetzt werden. Appetit und persönliches Gefühl sind augenscheinlich unzuverlässige Führer in Ernährungsfragen.

Im Gegensatz zum Appetit ist der Hunger ein instinktives Verlangen nach Nahrung, mit dem Geschlechtstrieb vergleichbar; jener geht die Erhaltung des Einzelwesens an, dieser die Erhaltung der Rasse. Hunger ist ein mächtiger, allen Lebewesen, unabhängig von dem Grad ihrer Entwicklung, eigener Trieb. Er ist wahrscheinlich ebenso stark bei den Protozoen wie bei dem gierigen Raubtier.

Der Vorgang des Hungergefühls bei höherstehenden Tieren ist durch die glänzenden Untersuchungen von CANNON und CARLSON beleuchtet worden. Das Hungergefühl und die begleitenden Symptome — Magenschmerz, Schwäche, Übelkeit — stehen im Zusammenhange mit periodisch-tonischen Kontraktionen des leeren Magens. Es ist möglich, die Magenkontraktionen aufzuzeichnen. Eine objektive Methode zeigt uns, daß die rhythmisch-tonischen Spasmen, die im allgemeinen mit schmerzvollen Hungerqualen verbunden sind, unablässig fortdauern und sogar im Laufe der Unterernährung an Stärke zunehmen können. Diese wichtige Tatsache ist durch CARLSONS Mitarbeiter in Versuchen an Hunden, Kaninchen, Fröschen und Schildkröten gefunden worden. CARLSON selbst zeigte kontinuierliche tonische Kontraktionen bei einem Versuchsobjekt, das 15 Tage hungerte, und bei sich selbst während einer

Hungerperiode von kürzerer Dauer. Es ist aber auffallend, daß trotzdem beim Fasten, sei es zu therapeutischen Zwecken, sei es bei Hungerkünstlern, der Hungerschmerz und das Unbehagen schon nach wenigen Hungertagen verschwinden. Es ist sehr schwierig, das Verschwinden des Hungerschmerzes mit der Persistenz der Hungerkontraktionen in Einklang zu bringen. Beim kranken Organismus könnte man sich vielleicht vorstellen, daß die Hungerkontraktionen durch den schlechten Geschmack im Munde gehemmt werden. Bei einer Reihe von Krankheiten konnte auch das Fehlen der Kontraktionen experimentell gezeigt werden. Eigene Erfahrung hat ergeben, daß man ein kurzes Fasten von einigen Tagen ohne das geringste Unbehagen ertragen kann, sobald man sich nicht wohl fühlt. Aber im gesunden Zustande ist das Hungergefühl immer äußerst schmerzvoll. Es ist in der Tat sehr zweifelhaft, ob ein gesundes Individuum mit einem starken Verlangen nach Nahrung das Hungergefühl ertragen würde, wenn es nicht von einer mächtigen Leidenschaft beherrscht wäre. Die eitle Prahlerei des berufsmäßigen Hungerkünstlers, die Autosuggestion oder fixe Idee des Vorkämpfers für den Glauben der allheilenden Kraft der Unterernährung, das erhabene Selbstgefühl des Märtyrers, sie alle können die Kraft hervorbringen, das Hungergefühl wirklich zu unterdrücken oder jedenfalls zu verbergen. Starke Gemütsbewegungen, wie Ärger, Furcht, Sorge, Erregung, üben einen stark lähmenden Einfluß auf die Hungergefühle aus. Eine überfeinerte Ästhetik des Geschmacks kann auch als Abschreckungsmittel für die instinktive Begierde nach Nahrung wirken. Man darf nicht vergessen, daß Unterernährung gerade aus solchen Gemütszuständen hervorgehen kann. Andererseits kann ein erbittertes Hungergefühl vollständig über jede Überlegung triumphieren. Durch Hunger gereizt werden Tiere waghalsig und vergessen beim Angriff jede Furcht. Auch menschliche Wesen verlernen unter dem Zwang der Hungerpeitsche schnell die gesittete Art des gesellschaftlichen Umgangs. Sie werden mürrisch, egoistisch und roh.

Wir kennen keinen Faktor, der so wirksam den Hungertrieb vollständig unterdrücken kann, wie die geschlechtliche Erregung. Es ist eine bekannte Tatsache, daß Kinder in der Pubertät ihren Appetit verlieren. Wenn Liebe und Leidenschaft in voller Blüte stehen, so können sie auch langdauernde Unterernährung hervorrufen. NICLOT verweist in einer interessanten Abhandlung über die Ausdrucksformen der Liebe in der alten Literatur auf den Typ, der unter dem Namen „verzehrende Liebe" beschrieben ist. Man glaubte an einen übernatürlichen Zauber, unter dem das Opfer der Leidenschaft stände. Nach THEOKRIT sind die körperlichen Leiden, die die verzehrende Liebe nach sich zieht, oft sehr tiefgehend. Der Unglückliche hungert tagelang, und wenn seine Leidenschaft auf ein unüberwindbares Hindernis stößt, magert er zu Haut und

Knochen ab. Er wird das Opfer der Abzehrung, des fortschreitenden Kräfteverfalls, der Schlaflosigkeit, der Lichtscheu, er lebt in einem Schwanken zwischen Vernunft und Begierde, denn seine Willenskraft ist völlig erloschen.

PARKER erzählt, wie auch bei den Tieren der Geschlechtstrieb monatelang das Hungergefühl unterdrücken kann. Der männliche Seehund Alaskas nimmt drei Monate lang, während der ganzen Brunstzeit, weder Speise noch Nahrung zu sich. Dies ist um so auffälliger, als ihm jederzeit Nahrung zur Verfügung steht. Er lebt in einem Zustande größter Erregung, wehrt Eindringlinge ab, verjagt mißgünstige „Junggesellen", hält eifersüchtig Wacht über seinen „Harem" von Weibchen und erleidet so unter sexueller Überaktivität eine vollständige Unterernährung. PARKER berichtet, daß „Mitte Juni der größte Teil der ausgewachsenen Männchen sich an den Buchten niedergelassen hat, um das Ankommen der Weibchen zu erwarten. Zu dieser Zeit sind die Männchen von prächtiger Beschaffenheit. Ihr Fell ist schwer und fest und ihr Körper in vorzüglichem Zustand. Ihr Gewicht erreicht fast 400 englische Pfund. Sie scheinen im Besitz von unerschöpflicher Energie zu sein ... Viele der Männchen sind schon von Mai an in den Buchten. Von der Zeit ihres Eintreffens an bis Ende Juli oder Anfang August berühren sie keine Nahrung. Dieses Fasten von mehr als zwei Monaten, das sich noch mit einer unaufhörlichen Tätigkeit verknüpft ist, beraubt sie der ganzen aufgespeicherten Energie. Ihr Fett verschwindet, und sie magern fast bis auf Haut und Knochen ab."

Akuter Hunger als freiwillige Tat wird entweder von Hungerkünstlern als eine Heldentat ausgeführt oder von verschrobenen Reformern, die in der Unterernährung ein Universalmittel für alle Krankheiten des Fleisches sehen. Laboratoriumserfahrungen an Hungerkünstlern ebenso wie langes Fasten von Anhängern gewisser religiöser Sekten beweisen, daß das gesunde Individuum, das sich der Nahrung enthält, kein Unfall treffen kann. Der normale gesunde Mensch hat eine durchaus natürliche Abscheu gegen alle Probleme der Ernährung und wird sich wahrscheinlich nicht dem Fasten aus Kurzweil hingeben. Man sollte sich hüten, das Fasten Kranken unterschiedslos zu empfehlen, besonders wenn ihre Kräfte bereits geschwächt sind. In den Händen des geschickten Arztes kann völlige Enthaltung der Nahrung ein wundervolles Hilfsmittel sein, um die Gesundheit wiederherzustellen. Der therapeutische Wert der Hungerkuren jedoch sollte experimentell studiert und nicht dem Urteil des Laien und Enthusiasten überlassen werden. Der praktische Wert der Hungerkuren kann erst dann seine volle Bedeutung erreichen, wenn sowohl die Laien wie die Ärzte die instinktive Furcht vor dem Fasten verlieren. Die Erfahrungen der letzten Jahre, die durch die Presse einen weiten Hörerkreis gewonnen haben, werden im Laufe der Zeit die vollkommen ungerechtfertigte Furcht vor länger andauernder Nahrungsenthaltung beseitigen.

Die Therapie erhält eine sichere Grundlage in der biologischen Tatsache, daß bei Unterernährung die schwächsten Teile eines Organismus zuerst der Zerstörung anheimfallen und aus dem Körper ausgeschieden werden. Es ist zweifellos wahr, daß sich hierauf eine rationelle Therapie bei Affektionen des Magen-Darmkanals gründen läßt. Die Unterernährung würde bei ihrer Fähigkeit, die Körpertemperatur herabzusetzen, besonders wertvoll bei entzündlichen Erkrankungen des Magen- und Darmkanals, so bei Typhus und Diarrhöe, sein. GUELPA war einer der ersten, welcher die Bedeutung der Unterernährung bei der Diabetesbehandlung richtig einschätzte. Das System, welches jetzt wissenschaftlich von ALLEN aufgestellt worden ist, wird allgemein als ein wirksames Mittel zur Bekämpfung dieser Krankheit anerkannt.

Da der Hunger den Organismus von dem Übermaß nutzloser Stoffe in den Geweben befreit, wirkt er oft sehr segensreich. Durch das Studium des physiologischen Hungers sollten wir lernen, daß der Organismus nicht sofort durch Hunger gefährdet wird. Laboratoriums- wie klinische Erfahrungen bestätigen die verjüngende Wirkung der Unterernährung. Wird sie nicht zu lange hingezogen, so kann die Unterernährung ausgesprochen heilsam und nützlich sein, z. B. um Schläfrigkeit und Müdigkeit zu überwinden oder die fundamentalen organischen Funktionen (Blutkreislauf, Atmung, Muskelkraft oder Schärfe der Sinne) zu stärken. Um diesen segensreichen Einfluß zu verstehen, müssen wir uns den Organismus als einen Wanderer vorstellen, der einen langen Marsch antritt, beladen mit einem Pack von Lebensmitteln. Gebeugt unter seiner schweren Last, schleicht er langsam und beschwerlich dahin. Sein Herz ist überarbeitet, seine Atmung ist angestrengt, und jedes Hindernis auf dem Weg erschöpft ihn schnell. Allmählich wird sein Pack von Lebensmitteln verbraucht, und wie die Last kleiner wird, so wird sein Gang leichter. Er geht schneller vorwärts, überwindet Hindernisse leichter, weil seine Muskeln weniger angestrengt sind. Die Leistungsfähigkeit des Organismus vervollkommnet sich in gleicher Weise, wenn die übermäßige Last nutzloser Stoffe in den Geweben aufgebraucht wird. Das Training der Athleten, das darauf hinzielt, ein hohes Maß von Stärke und Ausdauer zu entfalten, steht gleichfalls im Einklang mit einer Verminderung der nutzlosen Fettvorräte und einem gleichzeitigen Aufbau der Muskelmasse. Der Lachs liefert uns ein anderes interessantes Beispiel; zur Zeit, wo er anfängt, von der See nach den Strömen auszuwandern, sind seine Muskeln mit ungeheuren Massen von Fett völlig beladen. Während seiner langen Reise, die viele Wochen und Monate dauert, hungert der Lachs und gelangt so in einem sehr abgezehrten Zustand nach den oberen Teilen der Flüsse, wo die Strömung schneller und reißend ist. Befreit vom Fett, sind seine Muskeln jetzt aber beweglich und behend, und gerade zu dieser Zeit entfaltet der Lachs jene wunderbare Ausdauer und Geschicklichkeit, die von allen Sportsleuten bewundert wird, und die ihn befähigt, standhaft gegen die Wassermassen des reißenden Stromes, gegen Wasserfälle und Strudel vorzudringen.

Von den in der Natur vorkommenden Fällen abgesehen, ist die akute Unterernährung eigentlich nur ein Experiment an einzelnen Individuen. Von therapeutischen Gesichtspunkten wird die akute Unterernährung dementsprechend ohne Bedeutung bleiben, bis durch Belehrung die angeborene Furcht und das Mißtrauen gegen die Methode überwunden sind. Vom soziologischen Standpunkte aus ist sie, solange es sich bloß um einzelne Individuen handelt, ebenfalls praktisch nicht von Bedeutung. Trifft die Unterernährung jedoch große Massen, so ist sie der Ausdruck von Leiden, die tief in unserer sozialen Ordnung wurzeln. Sie ist ein unwillkommener und ständiger Besucher in den Heimstätten der Armen, nicht mehr der segensreiche Vermittler, von dem wir eben sprachen. Hier erscheint sie als die tückische, elende Unterernährung, die die Gesundheit der Massen heimlich und schleichend untergräbt. Sie macht sich nicht dadurch bemerkbar, daß sie einen heftigen Trieb nach Nahrung erzeugt. Sie zerfrißt geradezu die Kraft des Widerstandes und bleibt dadurch meist unbemerkt, bis das Verderben, das sie verursacht hat, schwer zu heilen ist. Sie erweckt nicht den schlummernden Hungerinstinkt, der Kraft verleiht, um Gefahren furchtlos zu trotzen. Sie vernichtet den Ehrgeiz und zernagt alle sozialen Bande, indem sie eine reizbare, zänkische Empfindlichkeit erzeugt.

Häufig kommt es nur aus Unwissenheit zu einer schlechten Ernährung. Die Verständnislosigkeit für das Gesetz von der Erhaltung der Energie, das sich auf alle Funktionen des lebenden Organismus bezieht, ist zweifellos die Ursache dafür, daß oft irregeführte Menschen entweder ihren Verbrauch unter die wirklichen Ansprüche des Körpers herabmindern oder von Nahrungsmitteln leben, die vom physiologischen Standpunkte aus gänzlich ungeeignet sind. Im allgemeinen wird unter solchen Umständen ihre Lebenskraft durch langsames Verhungern untergraben. Ungenügende Nahrungsaufnahme wird allmählich eine schlechte Gewohnheit. Der psychische Mechanismus des Appetits wird abgestumpft, und das Mißbehagen, das tatsächlich durch die Aufnahme größerer Nahrungsmengen hervorgerufen wird, wird irrtümlich als der richtige Maßstab für den Bedarf des Organismus betrachtet. Der verminderte Appetit verleitet die unterernährte Person, noch immer mehr in ihrer Kost zu sparen. Die physikalischen Folgen dieser schlechten Ernährung kommen zum Ausdruck in der Herabsetzung der Körpertätigkeit, in der allgemeinen Abneigung gegen Anstrengung, in leichter

Ermüdbarkeit, weiterhin in Blutleere, in schlechtem Blutkreislauf, in Neuritis und verschiedenen Neurosen. Es ist auch eine wohlbekannte Tatsache, daß das unterernährte Individuum sich nach allen Arten von Reizmitteln sehnt, eine Tatsache, die große Bedeutung erlangt, wenn die schlechte Ernährung sich auf weite Gruppen der Bevölkerung ausdehnt.

Es gewährt aber einen Lichtblick, wenn wir hören, daß die Wirkungen der schlechten Ernährung, wenn sie frühzeitig erkannt und bekämpft werden, nur vorübergehend sind. Mit geeigneter Sorgfalt und reichlicher Nahrung kann der Organismus wieder aufgebaut werden, wie in einem der späteren Kapitel erörtert werden wird. In seinem offiziellen Bericht über „Ernährungsverhältnisse in Deutschland" schreibt Professor STARLING den Zusammenbruch der nationalen Widerstandskraft dem Umstande zu, daß die Stadtbevölkerung (oder vielmehr die Arbeiterbevölkerung) verhungert war. Dadurch kam es zu weitverbreiteter Gleichgültigkeit, Verdrossenheit und Hoffnungslosigkeit. Er gibt der Meinung Ausdruck, daß diese Bevölkerungsschicht Deutschlands wie ein Kranker wieder zur Gesundheit aufgefüttert werden muß, und daß wenigstens eine, vielleicht auch zwei Generationen vorübergehen müssen, bevor Deutschland seine frühere Leistungsfähigkeit wiedererlangt.

Ein neuer und bedenklicher Boden für unzureichende Ernährung hat sich in unserer modernen Industriebevölkerung entwickelt. Durch den Zwang der wirtschaftlichen Verhältnisse sind die Frauen von ihrem überlieferten Platz am Herd zur Plackerei in der Industriearbeit weggezogen worden. Zu gleicher Zeit hat sich die Fabrik selbst in die Wohnstätten eingeschlichen und hat viel von der Aufgabe der Frau, die Nahrung für die Familie zu bereiten, an sich gerissen. Die Fabrik liefert der Hausfrau die Nahrungsmittel vollständig zubereitet in Blechbüchsen für den Mittagstisch. Ihre Verwendung hat in dem Haushalt des Volkes einen solchen Umfang angenommen, daß es tatsächlich wahr ist, daß heutzutage viele Haushalte mit Hilfe von zwei Geräten geführt werden können — Korkzieher und Büchsenöffner. Diese Industrie hat nicht nur den Nachteil, daß die jüngere Generation auf mütterliche Sorgfalt verzichten muß, sondern sie bringt auch, sobald Büchsenkonserven den Hauptbestantdeil der Nahrung ausmachen, die Gefahr mit sich, daß es infolge qualitativer Mängel zu einer partiellen Unterernährung kommen kann. Ein besseres Verständnis der wichtigen Grundlagen der Ernährung würde vielleicht diese Gefahr für die Volksgesundheit beheben lassen.

Leider liegt aber in der Unkenntnis von den wichtigsten Grundlagen der Ernährungsphysiologie nicht die einzige und schwerste Gefahr. Sie könnte man ja mehr oder weniger durch Belehrung und Aufklärung überwinden. Unglücklicherweise wurzelt die große Gefahr der schlechten

Ernährung tiefer, nämlich in Armut verbunden mit Unwissenheit, und gegen die Verschwörung dieser Unheilstifter kann die Verbreitung der Lehre von der Ernährungswissenschaft wenig ausrichten. Ferner ist die schlechte Ernährung als soziale Erscheinung nicht einfach ein Gegenstand von entweder ungenügender oder ungeeigneter Nahrung. Sie ist vielmehr die schreckliche Vereinigung der verderbenbringenden Einflüsse, welche Armut, Übervölkerung, schlechte Kleidung, die ungesunden und unhygienischen Lebensbedingungen ausüben. Das ist der furchtbare Boden, auf dem die Tuberkulose ihre schreckliche Ernte hält.

Bei einer Reise in Deutschland machte es auf HARRIS — kurze Zeit nach dem Zusammenbruch im letzten Kriege — tiefen Eindruck, wie die wenigen mageren Jahre dem Volke einen verborgenen Segen gebracht haben. Er fand, daß ein auffälliger Rückgang in der Zahl der Patienten festzustellen war, die an chronischer Nephritis, an chronischen Magen- und Leberleiden, an BRIGHTscher Krankheit und Diabetes litten. Es wurde ihm von Ärzten allgemein mitgeteilt, daß es überhaupt „keine Gicht mehr in Deutschland gebe". Hätte HARRIS die Sache von dem Standpunkte des Soziologen betrachtet, so hätte er bemerkt, daß die Mäßigkeit nur für eine Klasse der Bevölkerung segensvoll gewesen ist, für die nämlich Essen im allgemeinen ein gesellschaftliches Fest war oder sozusagen im Mittelpunkt ihrer Lebensinteressen stand. Die genannten Krankheiten sind sprichwörtlich der Preis, der für das soziale Vorrecht, sich zu überessen, gezahlt worden ist. Was die Gicht anbetrifft — ein wohlbekanntes Übel des reichen Mannes —, so ist sie immer ein Merkmal der auserwählten Volksklasse gewesen. Die Herabsetzung der Kost der chronisch überfütterten Bevölkerungsschicht bis zu den Grenzen einer gesunden und normalen Basis hat ganz offenbar Segen gestiftet. Aber in den niederen Gesellschaftsschichten, deren Mitglieder in der gefährlichen Zone des Bedarfsminimums leben, hat die fortschreitende Nahrungsknappheit sofort ihre verheerende Wirkung gezeigt. Die maligne Form der Tuberkulose breitete sich besonders unter den Kindern aus, es kam zu einer vermehrten Sterblichkeit und zu einem allgemeinen körperlichen Verfall. Diese Arbeiterbevölkerung Deutschlands ist es, von der Professor STARLING sagt, daß sie zur Gesundheit und physischen Leistungsfähigkeit wieder aufgefüttert werden muß.

Ein schlagendes Beispiel von elender Körperbeschaffenheit, die aus elenden Lebensbedingungen hervorgeht, bieten die Juden Polens dar. Ihre körperliche Stärke, ihre Muskelkraft hat von Generation zu Generation abgenommen; sie sind blutarm, ihr Körperbau klein, Schultern und Brustkasten eng. Viele haben ein abgezehrtes, blasses Aussehen und zeigen sogar Zeichen von rassialem Verfall und von Degeneration. Durch viele Schwächen sind sie für den Kampf ums Dasein in mancher Hinsicht unfähig, sie leben zusammengedrängt in den Judenvierteln

Polens, sie verfügen nur über beschränkte Möglichkeit, ihren Lebensunterhalt zu erwerben, und sind so buchstäblich das Opfer der schlechten Ernährung durch Generationen hindurch. Ihre schlechte Konstitution, ihre körperliche Schwäche, ihr verkümmertes Wachstum machen sie fraglos für schwere Arbeit ungeeignet. LEROY-BEAULIEU sagt von ihnen: — „Wenige Rassen haben so viele Männer, die mißgestaltet, entstellt und entkräftet sind, so viele, die bucklig, blind sind, so viele Taubstumme, oder angeborene Idioten.“ Enge Inzucht durch Verwandtenehen kann kaum für diesen körperlichen Verfall verantwortlich gemacht werden. Die Inzucht vermehrt nur das Übel, das durch die jahrhundertelange Abgeschlossenheit, durch den Mangel an Bewegung, an frischer Luft, an einer gesunden sozialen Umgebung, und vor allem durch den Mangel an ausreichender Ernährung hervorgerufen worden ist. Die Rolle, die die schlechte Ernährung bei der Verschlechterung der Rasse der Juden in den polnischen Ghettos spielt, erkennt man am besten aus Untersuchungen über ihre Lebensbedingungen. Diese haben ergeben, daß sie so arm waren, daß sie durch Generationen hindurch von einer Nahrung lebten, die tatsächlich weit unter dem Bedarfsminimum zurückblieb. TCHUBINSKI wies nach, daß die Juden Kleinrußlands und Polens weniger Nahrung verbrauchten als ihre griechisch-katholischen oder römisch-katholischen Nachbarn. Sobald sie in eine weniger düstere Umgebung kommen, zeigt ihr Organismus unter günstigen Ernährungsbedingungen bereits in der ersten oder zweiten Generation die Fähigkeit, sich zu erholen.

Der Einfluß von religiösem Fasten auf die Gesundheit der Bevölkerung ist bisher wenig beachtet worden. Die vollkommene Nahrungsenthaltung einzelner Frömmler oder ganzer asketischer Sekten hat in dieser Beziehung wenig Interesse. Doch ist es bemerkenswert, daß religiöse Sitten zu schlechter Ernährung führten, die auf die körperliche Entwicklung ungünstig wirkten. Aber auch in dieser Hinsicht ist die Wirkung in den einzelnen Klassen der Gesellschaft verschieden. Es scheint, daß im Mittelalter die Reichen auf das Fasten verzichten und für eine Geldsumme Absolution erhalten konnten. Massenhungern aus religiöser Hingebung ist in griechisch-katholischen Gegenden eine wichtige Erscheinung. Im Hinblick darauf, daß drei Tage in der Woche Fastentage sind, neben mehreren langdauernden Fastenperioden zu verschiedenen Jahreszeiten, kann man mit Sicherheit sagen, daß das Fasten für beinahe die Hälfte jeden Jahres vorgeschrieben ist. Das Fasten könnte ein Segen sein, wenn man nur den Verbrauch an Fleisch beschränkte. In der griechisch-katholischen Kirche jedoch dehnt sich das Verbot auch auf Eier und Milchprodukte aus. Wie gewöhnlich leidet besonders die arme Bevölkerung unter diesen Beschränkungen. Vor allem sind die jungen Kinder die Opfer. MEDVEDJEV fand, daß die schulpflichtigen Knaben und Mädchen alle während der Fastenzeit einen Gewichtsverlust erleiden. Die schlechte Ernährung der Volksmasse ist so groß, daß Frauen unfähig sind, ihre kleinen Kinder zu stillen, und so entsteht gewöhnlich eine ungeheuer große Säuglingssterblichkeit. Skorbut, Pellagra, Augenkrankheiten (Nachtblindheit) und Typhus treten unter der fastenden Bevölkerung häufig auf. In ungewöhnlichen Mengen wird von den ärmeren Leuten Alkohol verbraucht, um den ständigen Reiz, den die schlechte Ernährung hervorruft, zu unterdrücken. Das Bauernvolk schwächt sich selbst durch den Trunk.

Hungersnot ist die schärfste Form der schlechten Ernährung. Sie ist wahrhaft eine der grausamsten Geißeln der Menschheit. Es ist vollständig unmöglich, zahlenmäßig zu schätzen, bis zu welchem Grade sie körperliches Leiden und Siechtum hervorruft. Diejenigen, die am Wege fallen, sind bald genug vergessen, aber Hungersnot hinterläßt eine Spur, auf der man menschliche Wracks findet, Krüppel, Blinde und Schwache, eine Generation ohne Mark und Kraft. Die wesentliche Ursache für jede Hungersnot ist wahrscheinlich eine wirtschaftliche; Mißernte ist ihre unmittelbare Ursache, wenn Millionen Menschen ohne Nahrungsmittel sind. Diejenigen, die über Hungersnot schreiben, gehen in ihren Meinungen nur darin auseinander, ob sie eine von einem ungnädigen Gott verhängte Strafe ist, oder ob sie der Unwissenheit, dem Elend, der Habgier und Ausbeutung zur Last gelegt werden muß. In manchen Ländern ist die Hungersnot wirklich ein endemisches Ereignis. Merkwürdigerweise stehen die klassischen Länder der Hungersnot unter fremder Herrschaft, wie Irland und Indien, oder unter tyrannischer Ausbeutung, wie Rußland zur Zeit der Zaren. In Indien spielte die Hungersnot eine wichtigere und auch traurigere Rolle als Krieg oder Pestilenz. Sie verbreitete sich zeitweise über viele Tausende von Quadratmeilen und traf zugleich Millionen von Menschen. Seit der Herrschaft der Ostindischen Handelsgesellschaft und in den folgenden 50 Jahren unter der britischen Krone wurde Indien zweiundzwanzigmal von einer großen und mehrmals von einer kleineren Hungersnot heimgesucht. Allein während der großen Hungersnot im Jahre 1876 starben ungefähr $5\,^{1}/_{2}$ Millionen Menschen mehr, als der durchschnittlichen Sterblichkeitsziffer entsprach. Es ist natürlich ganz und gar unmöglich, scharf zu unterscheiden, wieviel Todesfälle der Hungersnot direkt und wieviel den verschiedenen Krankheiten zuzuschreiben sind, die durch schwere Unterernährung herbeigeführt worden sind.

Hungersnot zerstört nicht nur Gesundheit und Körperkraft; in noch höherem Maße zertrümmert sie Moral und Charakter. In dem scharfen Kampf ums Dasein werden alle Skrupel überwunden, Nachbar steht gegen Nachbar, und der Starke wird roh gegen den Schwachen. Mit wundervoller Kraft der Einfachheit berichtet eine russische Chronik aus dem 13. Jahrhundert von den Schrecken der Hungersnot in der Provinz Novgorod: „Wir waren alle in einer bis zur Wut gesteigerten Erregung; ein Bruder erhob sich gegen seinen Bruder, ein Vater hatte kein Mitleid mit seinem Sohn, Mütter hatten keine Gnade für ihre Töchter; man verweigerte seinem Nachbar eine Krume Brot. Es gab kein Mitleid mehr bei uns, nur Trauer, Finsternis und Gram wohnten beständig innerhalb und außerhalb unserer Wohnungen. Es war wirklich ein herzzerreißender Anblick, die weinenden Kinder zu sehen, die vergeblich um Brot bettelten, und die wie Fliegen tot umfielen."

Aber noch schrecklicher ist die Nachernte der Hungersnot. Wir haben bisher wenig positive Erfahrungen über ihre Nachwirkungen. PRUGAVON erzählt, daß viele Tausende von Bauern während der schrecklichen Hungersnot, die sich über die zentralen Provinzen Rußlands im Jahre 1898 ausbreitete, mit Skorbut, Typhus, Fleckfieber, Influenza und Diarrhöe behaftet waren. Sogar noch lange Zeit nachher litten die meisten Kinder, die die Hungerperiode überlebt hatten, unter verschiedenen Hautausschlägen, Rachitis, Diarrhöe, eitrigen Augenentzündungen. Die Ärzte, die in die verpesteten Gebiete gingen, um den Opfern der Hungersnot Hilfe zu bringen, haben von der ungewöhnlich großen Zahl von Leuten mit schweren Augenkrankheiten berichtet. Auch die große irische Hungersnot im Jahre 1848 hinterließ in ihrem Fahrwasser eine Schar von blinden Männern und Frauen. Dr. EMMET berichtet, daß die Zahl der Blinden sich von 13 812 im Jahre 1849 auf 45 947 im Jahre 1851 vermehrte. Wir werden in einem der folgenden, von der partiellen Unterernährung handelnden Kapiteln zeigen, daß diese Augenkrankheiten typische Folgeerscheinungen bestimmter Nahrungsmängel sind und stets bei mangelhafter Ernährung angetroffen werden.

Erster Teil

Der physiologische Hunger.

A. Winterschlaf.

1. Winterschlaf und verwandte Erscheinungen.

Während der kalten Jahreszeit, wenn in der Natur eisige Ruhe herrscht, verfallen viele Lebewesen in einen Zustand von Unbeweglichkeit und herabgesetzter Lebenstätigkeit, so daß man fast von einem potentiellen Leben sprechen kann. Diesen Lebensabschnitt bezeichnen wir gewöhnlich als Winterschlaf. Mit einer für den menschlichen Verstand unfaßbaren Anpassungsfähigkeit folgt das Leben verschiedener Tiere den Phasen der Sonne, der ursprünglichen Energiequelle auf Erden. Bei dem Herannahen des Winters, wenn die Flüsse in ihrem gewundenen Lauf eingefroren sind, und wenn die Erde unter einer Schneedecke verborgen liegt, zieht sich eine Reihe von Tieren, die die harten Lebensbedingungen der Umgebung nicht aushalten würden, in besondere Verstecke zurück, in denen sie allein oder in Gruppen in einem mehr oder weniger ununterbrochenen Zustand aufgehobener Lebenstätigkeit verharren. Wenn die Frühlingssonne die festgebannte Natur erweckt, erwachen die winterschlafhaltenden Tiere wieder aus ihrem langdauernden lethargischen Zustand.

Während dieser Periode des Winterschlafes, die in manchen Fällen mehrere Monate dauert, leben die Tiere gänzlich auf Kosten ihrer Reserven und ziehen sowohl Fett wie Eiweiß und Kohlehydrate zu ihrem Stoffumsatz heran. Die in ihren Geweben aufgespeicherten Stoffe liefern das Mindestmaß an Energie, das unbedingt notwendig ist, um das flackernde Leben so lange zu unterhalten, bis günstigere Lebensbedingungen eintreten. Kleine Säugetiere, namentlich einige Nagetiere, Insektenfresser und Fledermäuse, machen zeitweilig ein solches Stadium physiologischen Hungers durch. Das hervorstechendste Phänomen, das diesen physiologischen Hunger begleitet, ist das Sinken der Körpertemperatur etwa auf den Grad der Umgebung. In dieser Hinsicht verhält sich das winterschlafhaltende Säugetier genau so wie ein Kaltblüter, der die Winterzeit in einem Zustand der Erstarrung verbringt.

Die Fähigkeit, sich auf eine Körpertemperatur von nur wenigen Graden über Null einzustellen, erhält zweifellos dem winterschlafenden Tier das Leben. Es ist wohlbekannt, daß starke Kälte der lebenden Substanz nicht schädlich ist. Das Wiederaufleben erfrorener Raupen ist eine bekannte Erscheinung, und in den letzten Jahren hat CARREL in einer Reihe glänzender Untersuchungen gezeigt, daß Arterienstücke nach jahrelangem Einfrierenlassen erfolgreich verpflanzt werden können. Das Stück, das auf einen anderen Organismus verpflanzt wird, nimmt seine normalen Funktionen wieder auf, nachdem seine Lebenstätigkeit jahrelang unterbrochen war. Das Einfrieren und das darauffolgende Wiedererwachen sind tatsächlich ein künstlich hervorgebrachter Winterschlaf.

Wir werden später die tiefgehenden Veränderungen erörtern, die im ganzen Organismus des winterschlafhaltenden Tieres hervorgerufen werden. Der Ursprung des Winterschlafs liegt außerhalb unseres Fassungsvermögens, verschiedene verwandte Phänomene können aber einiges Licht auf seine Natur werfen. Die Beobachtungen an eingefrorenen Geweben sind in dieser Hinsicht bedeutungsvoll. Man kann ferner daran erinnern, daß Frösche gelegentlich die Gefangenschaft in festen Felsblöcken überlebt haben, eine Tatsache, die in dem Laboratorium von RICHET erforscht worden ist.

Über welche wunderbaren Hilfsquellen der Organismus in schwierigen Lagen verfügt, zeigt die Art und Weise, in der russische Bauern gelegentlich den Winter in den kritischen Jahren der Hungersnot durchgehalten und im Kampf mit den die Menschheit heimsuchenden Elementargewalten einen großen Scharfsinn entwickelt haben. Auf einem großen Ofen eng zusammengedrängt, verbringen ganze Bauernfamilien, die tatsächlich aller Nahrungsmittel beraubt sind, die traurige Winterzeit in fast ununterbrochenem Schlaf, mit dem Namen „liojka" in den von der Hungersnot heimgesuchten Gebieten bezeichnet. Durch das enge Zusammenliegen und durch ihre Pelzröcke sind sie vor Wärmeverlust gut geschützt. So verblieben Angehörige des ganzen Haushaltes und oft ganzer Dörfer mit gelegentlicher Unterbrechung in einer Art Winterschlaf und bewahrten ihre Energie, indem sie ihren Verbrauch einschränkten. Natürlich hat dieser „Winterschlaf" nur eine oberflächliche Ähnlichkeit mit dem Winterschlaf der Tiere.

Durch Austrocknung kann ebenfalls das Leben im potentiellen Zustand erhalten bleiben. Samenkörner sind klassische Beispiele dafür, daß die Lebenstätigkeit für längere Zeit aussetzen kann. Im trockenen Zustand können diese „potentiellen Pflanzen" jahrelang aushalten und jedem Ungemach trotzen. Verschiedene Gruppen von Tieren (Rädertierchen, Wasserbärchen und gewisse Fadenwürmer) überleben gelegentliche Austrocknung und verbringen die trockene Jahreszeit hindurch in einem Zustand aufgehobener Lebenstätigkeit. Sie nehmen ihren normalen

Zustand wieder auf, sobald sie in ein feuchtes Medium zurückkehren. Rädertierchen, deren normale Lebensperiode nicht länger als einige Wochen dauert, leben nach mehreren Jahren der Austrocknung wieder auf. Im Jahre 1860 bestätigte ein dazu gewähltes Komitee der Französischen Akademie die Möglichkeit des Wiederauflebens nach langdauernder Austrocknung. In den letzten Jahren zeigte JACOBS, daß Rädertierchen jeden Alters sich nach einer ausgedehnten Austrocknungsperiode erholen können, die, wie er mit Hilfe chemischer und physikalischer Methoden nachwies, tatsächlich vollständig war.

Dabei ist es fraglich, ob in diesem totenähnlichen Zustand die physiologischen Funktionen wirklich aussetzen oder nur auf ein Minimum eingeschränkt sind, das wir mit unseren chemischen Methoden nicht nachweisen können. TASHIROS Messungen über die von Samen produzierten Mengen Kohlensäure zeigen, daß ein schwacher Oxydationsvorgang dauernd vor sich geht.

Es gibt mehrere Berichte über indische Fakire, denen eine Unterbrechung ihrer Lebenstätigkeit gelungen sein soll. Im allgemeinen werden diese Berichte sehr skeptisch beurteilt, weil sie der menschlichen Vorstellungskraft völlig unglaublich erscheinen. Selbst wenn man weiß, daß die Fakire vor einer leichtgläubigen Zuhörerschaft häufig Betrügereien verüben, so ist es doch sicher, daß einige ihrer Proben der Unterbrechung der Lebenstätigkeit wirklich echt sind. Wenn man die Erscheinungen der Unterbrechung der Lebenstätigkeit in der Natur überblickt, so bleibt eigentlich wenig Zweifel, daß ihre Ausführung durch menschliche Wesen gar nichts Übernatürliches darstellt. Es gibt keine wissenschaftlichen Berichte über solche Kunststücke der Fakire, und da die wesentlichsten Tatsachen unbekannt sind, kann man kaum Vermutungen über die physiologischen Vorgänge anstellen. Aber einigen Einblick liefern die Laienberichte.

Wahrscheinlich ist einer der authentischsten Berichte der über einen Amritsarfakir, der 40 Tage lang begraben war, nachher ausgegraben wurde und wieder zum Leben erstand. Dieser Fakir wandte sich an den Singh Runjit und bot sich selbst an, lebendig 40 Tage lang begraben zu werden. Runjit nahm das Anerbieten an und ließ eine besondere Grabstätte auf seinem Gute errichten. Vor dem Begräbnis hatte der Fakir ein schweres Training von 20 Tagen durchgemacht. In dieser Zeit wurde er streng bewacht. Er trank nur Milch und nahm außerordentliche Mengen von Abführmitteln zu sich. Am verabredeten Tage erschien der Fakir vor einer Versammlung auserwählter Gäste. Nach gewissen Vorbereitungen vollzog er eine Reihe tiefer Inspirationen, worauf er zu Boden fiel und bewegungslos liegen blieb. Er wurde in einen festen Sarg gelegt und in dem besonders errichteten Mausoleum begraben. Die schwere Tür des Grabmals wurde von Singh Runjits vertrautesten Beamten verschlossen, und von da an wurde der Zustand des Grabes regelmäßig unter Runjits persönlicher Überwachung inspiziert. Als am Ende der 40 Tage der Sarg ausgegraben, der Deckel beseitigt wurde, schien es dem Fakir nach seinem Versuch nicht gerade schlecht zu gehen, wenn er auch etwas blässer aussah. Er wurde sofort von einem Diener versorgt, den er für den Zweck vorher unterwiesen hatte. Am Abend desselben Tages war der Fakir beim Empfange anwesend, der ihm zu Ehren vom Singh gegeben wurde.

Bedauerlicherweise haben wir keine wissenschaftlichen Angaben, nicht einmal über so einfache Beobachtungen, wie über Körpertemperatur, Pulszahl oder Atmung, durch die über dieses wahrhaft bemerkenswerte Experiment etwas Klarheit geschaffen werden könnte. Einige allgemeine Beobachtungen von Augenzeugen erlauben uns einige interessante Analogieschlüsse zu ziehen. Es ist von den Anwesenden bemerkt worden, daß beim Ausgraben des Fakirs man einen Temperaturunterschied zwischen dem Kopf und dem übrigen Körper fand. Die allgemeine Feststellung, daß der Kopf ungewöhnlich heiß war, muß dahin ausgelegt werden, daß ein auffälliger Temperaturunterschied zwischen Kopf und Körper bestand. Es wird im folgenden gezeigt werden, daß der Temperaturunterschied zwischen den oberen und unteren Körperabschnitten ein allgemeines Phänomen beim Winterschlaf darstellt.

Das Wiedererwachen des Fakirs zeigt ebenfalls viel Ähnlichkeit mit dem natürlichen Erwachen winterschlafhaltender Tiere. Das erste, was der Diener bei den Bemühungen, seinen Herrn wieder zum Leben zu erwecken, tat, war, daß er ihm die beiden Hälften eines frisch gebackenen Brotes an den Kopf legte. Der Zweck war augensichtlich, die Gehirntemperatur rasch zu erhöhen und die Gehirnzirkulation zu beleben. Der nächste Schritt der Prozedur, die Massage der Glieder, hatte den Zweck, die periphere Zirkulation anzuregen. Das Erwachen der winterschlafhaltenden Tiere beginnt mit dem Einschießen des Blutes ins Gehirn. Die Temperatur des Kopfes steigt schnell bis zu normaler Höhe an, während der übrige Körper noch kalt bleibt. Die weitere Erwärmung des Organismus wird durch kräftiges krampfhaftes Muskelzucken und konvulsive Gliederbewegungen erleichtert, eine Erscheinung, die sich stets nach Erwachen aus dem Winterschlaf abspielt.

In einer Hinsicht scheint das Mysterium des Fakirs eine wissenschaftliche Erklärung gefunden zu haben, nämlich durch die Hemmung der Herztätigkeit. Sie wird im allgemeinen durch die Reizung der Fasern des Accessorius Willisii hervorgebracht, welche in dem Vagus verlaufen. Der Nervus accessorius versorgt ebenfalls die Muskeln des Kehlkopfes, und eine Reizung der betreffenden Kehlkopfmuskeln kann, wie kürzlich gezeigt wurde, unmittelbar eine Verlangsamung des Herzschlages oder sogar Herzstillstand hervorrufen. Das „Tiefatmen" des Fakirs kann möglicherweise die Hemmung der Herztätigkeit durch Kontraktion der betreffenden Muskelpartie im Kehlkopf bewirkt haben. Welcher Trick es nun auch gewesen sein mag, durch den es dem Fakir gelang, seine Lebenstätigkeit aufzuheben, das, was er vollbrachte, war höchstwahrscheinlich weder übernatürlich noch geheimnisvoll, sondern eine geschickte Nachahmung des Werkes der Natur selbst.

„Das Kunststück der indischen Hexenmeister, die Herzkontraktionen willkürlich zu verlangsamen, ist jetzt gelöst, nachdem Donders gezeigt hat, daß man durch willkürliche Kontraktionen der vom Accessorius versorgten Halsmuskeln das Herz zum Stillstand bringen kann, indem mit der Reizung jener Muskeläste der Nerven auch gleichzeitig seine Herzäste angeregt werden. Dieselbe Wirkung kann auch durch Reizung von Sympathicusfasern in der Bauchhöhle zustande gebracht werden, denn auch bei einer solchen kann das Herz in der Diastole stillstehen, geradeso wie bei der direkten Reizung des Vagus" (Ziemssen, Cyclopaedia of Medical Practice, Leaming, Vol. 6, p. 275).

2. Veränderungen im Körpergewicht während des Winterschlafes.

Fast jeder, der sich mit dem Problem des Winterschlafes beschäftigt hat, ist vor zwei Probleme von fundamentaler Bedeutung gestellt worden:

1. die Größe des Körpergewichtsverlustes im Verlauf des Winterschlafes und

2. die Ursache für die vorübergehende Gewichtszunahme, die häufig beobachtet worden ist.

Dieser letzte Umstand ist sehr merkwürdig, da sich ja die Tiere während des Winterschlafes in einem Zustand dauernden Hungers befinden.

Die ersten ausgedehnten Untersuchungen über diese Frage sind von Valentin gemacht worden. Einige seiner Ergebnisse bei winterschlafhaltenden Murmeltieren seien hier angeführt:

Murmeltier	Anfangs-gewicht g	Tage des Winterschlafs	Gewichtsverlust		
			gesamt g	pro Tag g	gesamt %
1.	3274,0	40	638,5	15,96	19,5
2.	1083,1	40	89,5	2,24	8,3
3.	944,4	70	211,2	3,02	22,4
4.	1322,0	134	242,5	1,81	18,3
5.	1235,2	134	287,9	2,15	23,3
6.	669,3	146	229,3	1,57	34,3
7.	1006,5	169	409,5	2,42	40,6

Die beiden letzten Tiere, die den größten Verlust erlitten — über ein Drittel des ursprünglichen Körpergewichtes —, hielten auch den längsten Winterschlaf. Diese Tiere waren häufig wach, und darauf ist wohl der sehr große Verlust zurückzuführen. Wenn man daher diese zwei Murmeltiere außer acht läßt, so beträgt der Gesamtverlust an Körpergewicht während 40—134 Tagen ungefähr 8 bis 23%. Nach MANGILI beträgt der Verlust bei dreimonatigem Winterschlaf nur 12 bis 14% des Anfangsgewichtes.

Der verhältnismäßig geringe Gewichtsverlust des Körpers während des Winterschlafes gewinnt besondere Bedeutung, wenn man ihn mit dem Verluste vergleicht, den derselbe Organismus erleidet, wenn er experimenteller Unterernährung unterworfen wird. HÁRI findet, daß winterschlafhaltende Fledermäuse nur 0,08% ihres Anfangsgewichtes pro Tag einbüßen, während sie im gewöhnlichen Hunger täglich 2,6 und 3,3% bei bezüglich 19°C und 29°C verlieren. Ähnlich wie bei winterschlafhaltenden Tieren zeigt sich ein geringer Gewichtsverlust bei hungernden Reptilien und Amphibien. In beiden Fällen finden wir die Erklärung in der langsamen Verbrennung im Organismus.

POLIMANTI kommt bei seinen Untersuchungen bei winterschlafhaltenden Murmeltieren zu dem Schluß, daß der Verlust an Körpersubstanz dem ursprünglichen Gewicht des Tieres umgekehrt proportional ist. MAUREL und REY-PAILHADE haben diese Regel an winterschlafhaltenden Schildkröten noch klarer nachgewiesen.

MAUREL zeigte weiterhin, daß die äußere Temperatur einen direkten Einfluß auf die Größe des Gewichtsverlustes hat. Nach seinen Beobachtungen ergab eine Zunahme der Temperatur um 3,1°C (von 11,5 auf 14,6°C) eine Steigerung des täglichen Verlustes von 0,38 auf 0,81 g pro kg. In einem anderen Falle war ein Temperaturanstieg um 3,2°C (von 10,3 auf 13,5° C) von einer Zunahme des täglichen Gewichtsverlustes von 0,32 auf 0,62 g pro kg begleitet. Mit anderen Worten verdoppelte sich praktisch der Gewichtsverlust bei einer Temperatursteigerung von wenig über 3°C.

DUBOIS glaubt, daß der größere Gewichtsverlust bei der höheren Temperatur darauf beruht, daß der Winterschlaf häufig unterbrochen wird.

Beim Forschen nach den Grundgesetzen, die den Verlust an Körpergewicht während des Winterschlafes bestimmen, stellt POLIMANTI die Hypothese auf, daß die Kurve des Verlustes einen Ausschnitt aus einer rechtwinkligen Hyperbel darstellt. Wie später gezeigt wird, hat bereits LUCIANI versucht, die Kurve des Verlustes, den ein hungernder Organismus erleidet, in einer Hyperbel auszudrücken, da die Veränderungen im Körpergewicht einer bestimmten mathematischen Regel gehorchen. POLIMANTI fand, daß der relative Gewichtsverlust allmählich in dem Maße abnimmt, wie der Winterschlaf fortschreitet. Er kam zu dem Ergebnis, daß die Gewichtsverluste während gleicher Zeitperioden sich proportional dem Quadrat des Körpergewichtes beim Beginn jeder Periode verhalten.

Eine genaue Prüfung der Kurven Valentins und Bellions zeigt, daß sie sich beide eher einer geraden Linie mit ständigem Abfall nähern. Da es schwierig ist, zuverlässige Ergebnisse über das Gewicht winterschlafhaltender Tiere, deren Schlaf sehr leicht gestört werden kann, zu erlangen, und da die Zahl der Polimantischen Werte nur gering ist, scheint seine weitgehende Verallgemeinerung nicht berechtigt. Wenn wir einiges, das in einem weiteren Abschnitt ausführlicher besprochen wird, vorwegnehmen dürfen, auch die Hypothese, daß die Kurve des Körpergewichtsverlustes während des Winterschlafes dem Verlauf einer Hyperbel folgt, läßt sich nicht aufrechterhalten.

Barkow — glaube ich — war der erste, welcher beobachtete, daß das winterschlafhaltende Tier, obwohl es keine Nahrung nimmt, in seinem Gewicht nicht dauernd abnimmt, sondern gelegentlich stehenbleibt oder sogar eine leichte Zunahme zeigt. Dieses sonderbare Phänomen lenkte natürlich viel Aufmerksamkeit auf sich und führte zu einer Reihe von mehr oder weniger einleuchtenden Erklärungen. Vor kurzem zog Nagai die Richtigkeit der früheren Beobachtungen, die eine zeitweilige Zunahme des Körpergewichtes zeigen, in Frage. Sein Material ist aber zu klein, um die zahlreichen Beobachtungen, die von anderen Forschern aufgestellt worden sind, in Mißkredit zu bringen.

Bei einem Murmeltier fand Valentin, daß von 98 ausgeführten Wägungen 64 eine Abnahme und 19 eine Zunahme des Gewichtes zeigten, während 15 Bestimmungen weder Gewinn noch Verlust ergaben. Polimanti machte eine ähnliche Beobachtung bei seinen drei winterschlafhaltenden Murmeltieren, wie die Tabelle zeigt:

Veränderungen des Körpergewichtes.

Murmeltier	Zunahme	Stationäres Verhalten	Abnahme
1.	15	15	71
2.	9	16	74
3.	12	4	59

Dubois bestätigte das Vorkommen kleiner zeitweiliger Gewichtsanstiege, indem er sie mit Hilfe einer Rédierschen automatischen Kompensationswage registrierte.

Verschiedene Faktoren werden für diese einzig dastehende Tatsache verantwortlich gemacht. Die allerersten Hypothesen versuchten diese positiven Schwankungen auf Grund der hygroskopischen Eigenschaften des Tierfelles zu erklären. Aber wie Polimanti gezeigt hat, treten diese Schwankungen des Körpergewichtes bei seinen Murmeltieren auch dann auf, wenn er sie bei verschiedenen Feuchtigkeitsgraden hielt. Nagai, der mit Siebenschläfern experimentierte, fand, daß die täglichen Verluste annähernd in dem Verhältnis 1 : 4 : 6 zunahmen, während die Feuchtigkeit des umgebenden Mediums abnahm. Niemals konnte er eine Gewichtszunahme feststellen. Seine Experimente sind jedoch nicht sehr beweiskräftig, da die Tiere in einem Strome trockner Luft gehalten wurden, was wahrscheinlich die Verdunstung begünstigte. Da die Gewichtszunahme im allgemeinen sehr gering ist, ist es nicht unwahrscheinlich, daß ein außerordentlicher Feuchtigkeitsverlust des Tieres irgendwelche positive Schwankungen des Körpergewichtes, die eingetreten sein mögen, verdeckt hat.

Es spricht sehr viel dafür, daß es ein Temperaturoptimum gibt, bei dem Gewichtszunahmen am häufigsten auftreten. Da diese Temperatur auch höchst günstig für Ruhe und tiefen Schlaf ist, liegt kein Grund vor, mit POLIMANTI anzunehmen, daß die Schwankungen im Körpergewichte auf irgendeine Weise durch kosmische Bedingungen geregelt werden, daß etwa ein niederer Barometerdruck voraussichtlich dazu hinreicht, das Gewicht zu vergrößern.

Die Gewichtszunahme, die fast regelmäßig stattfindet, während die Tiere fest schlafen, muß von gewissen inneren Faktoren abhängen. Manche vermuten, daß sie durch eine Retention entweder von Sauerstoff oder von Kohlensäure im Körper hervorgerufen wird, während einige behaupten, daß sie der Umwandlung von Fett in Glykogen als einer Folge unvollkommener Oxydation zuzuschreiben ist. Diese Hypothese ist von NAGAI scharf kritisiert worden, aber es ist durchaus möglich, daß während des tiefen Schlafes, wenn die Lebenskraft des Organismus ihren niedrigsten Punkt erreicht hat, intermediäre Oxydationsprodukte gebildet werden, die nicht gleich aus dem Körper ausgeschieden werden. Der Gewichtszunahme folgt im allgemeinen ein plötzlicher Absturz, der um so größer ist, je größer die vorangegangene Zunahme war. Er muß offenbar durch eine schnelle und vermehrte Ausscheidung hervorgerufen werden, die einsetzt, sobald die intermediären Substanzen zu Wasser und CO_2 oxydiert werden.

3. Veränderungen im Gewicht und in der Zusammensetzung der einzelnen Organe.

Die angeführten Tatsachen zeigen, daß der Gesamtverlust des Körpergewichts wahrscheinlich nie mehr als 20—25% des ursprünglichen Gewichts beträgt. Unsere Aufgabe ist es jetzt, zu zeigen, in welchem Maße die verschiedenen Teile des Organismus sich an diesem Verlust beteiligen und in welchem Grade ihre Zusammensetzung eine Veränderung erleidet.

VALENTIN und seine Schüler schenkten diesen Problemen viel Beachtung. Er machte zahlreiche Bestimmungen über das Gewicht der einzelnen Organe von Murmeltieren, die in verschiedenen Stadien des Winterschlafes getötet wurden. Die folgende Tabelle zeigt, daß die Fettvorräte in weitem Maße aufgezehrt werden, um den Ansprüchen des Organismus während des Winterschlafes zu genügen:

Organ	Prozentuale Zusammensetzung des erlittenen Gesamtverlustes	
	nach 44 Tagen Winterschlaf	nach 163 Tagen Winterschlaf
Fett	3,19	16,28
Muskulatur	—	7,63
Knochen	1,79	1,95
Fell (Haut)	0,46	5,57
Winterschlafdrüse . . .	0,35	0,88
Magen	0,27	0,86
Leber	0,24	1,88
Atmungsorgane	0,04	0,44
Speicheldrüsen	0,02	0,02
Nebennierenapparat . .	0,018	0,02
Harnblase.	0,009	—
Milz	—	0,01
Herz	—	0,16
Gehirn	0,07	—
Rückenmark	0,01	—

Nach 44 Tagen Winterschlaf beträgt der Gesamtverlust 8,3% des ursprünglichen Gewichts; davon fallen 3,2% auf Fett. Nach 163 Tagen, wenn der Gesamtverlust 35,1% beträgt, kommen 16,3% des Verlustes auf Kosten des Fettes. Mit anderen Worten: Der Organismus deckt fast die Hälfte seines Verbrauches mit seinen Fettvorräten. Von den anderen Organen, die in merklicher Weise an dem vom Körper erlittenen Verlust Anteil nahmen, können wir die Muskeln, das Skelett und die Haut erwähnen, während Lungen, Herz, Gehirn und die verschiedenen Drüsen nur wenig für die Aufrechterhaltung des Organismus opfern. Am Ende der 163 Tage des Winterschlafes stammt $1/5$ des Gesamtverlustes aus den Muskelgeweben, $1/7$ von der Haut, $1/18$ von den Knochen usw.

Die folgende Tabelle gibt ein noch klareres Bild der Anteilnahme der verschiedenen Organe. Bereits in einem frühen Stadium des Winterschlafes sind 20% des Fettes verbraucht, und am Ende der 163 Tage ist der Fettvorrat ganz und gar erschöpft. Die Winterschlafdrüse, die eine sehr große Fettmenge enthält, verliert über $2/3$ ihrer Masse, während die Leber und der Magen nur etwa die Hälfte verlieren. Es ist besonders beachtenswert, daß die Muskulatur um weniger als $1/3$ ihrer ursprünglichen Masse einschmilzt. Die Bedeutung dieser Tatsache werden wir erst erkennen, wenn wir die Abnahme der Muskulatur beim experimentellen Hunger betrachten werden.

Relativer Gewichtsverlust der verschiedenen Organe.

Organe	nach 44 Tagen Winterschlaf %	nach 163 Tagen Winterschlaf %
Fett	19,15	99,31
Muskulatur	—	30,30
Knochen	—	11,69
Fell (Haut)	—	35,31
Winterschlafdrüse . . .	27,15	68,78
Magen	14,57	47,05
Leber	7,57	58,74
Atmungsorgane	4,14	44,56
Speicheldrüsen	13,13	15,00
Nebennierenapparat . .	39,13	45,65
Milz	9,78	10,87
Herz	—	27,48
Gehirn	7,07	—
Rückenmark	4,76	—

Da die einzelnen Organe beim Winterschlaf in mehr oder weniger hohem Maße angegriffen werden, ist es nicht überraschend, daß es auch zu markanten Veränderungen in ihrer Zusammensetzung kommt. AEBY fand, daß Murmeltiere während des Winterschlafes viel Wasser verlieren (als Urin und durch Verdunstung aus Lungen und Haut ausgeschieden). Das Wasser wird den Muskeln und dem Blut entzogen, so daß ihr Wassergehalt abnimmt. Im Gegensatz dazu bleibt der Wassergehalt des Gehirns und der Milz unverändert.

Sowohl die Muskulatur wie das Blut verlieren verhältnismäßig viel von ihren mineralischen Bestandteilen, während die Mineralstoffe sich im Gehirn, in der Milz und in der Leber beträchtlich anreichern. Daher besteht im wesentlichen eine Verschiebung der Mineralstoffe von einem Teile des Organismus zum anderen. AEBY scheint nicht genügend Wert darauf zu legen, daß die Anhäufung der anorganischen Substanzen in der Milz und in der Leber, welche mit ihrer Abnahme im Blute zusammenfällt, als die Folge einer fortschreitenden Zerstörung der roten Blutkörperchen betrachtet werden muß. Wie nämlich aus QUINCKES Forschungen hervorgeht, ist die Anhäufung sehr wahrscheinlich auf ein Freiwerden von Eisen aus den Erythrocyten zurückzuführen. QUINCKE fand, daß das Blut eines winterschlafhaltenden Murmeltieres nur 64% Hämoglobin und 70% der normalen Zahl Blutkörperchen enthält. Er entdeckte ferner die Anwesenheit von Eisen in der Milz, den Knochenmarkzellen und den Lebergefäßen. Er nimmt an, daß dieses Eisen von zerstörten Erythrocyten herstammt und wahrscheinlich nachher bei der Regeneration des Blutes gebraucht wird.

VALENTIN, CLAUDE BERNARD, AEBY u. a. haben gezeigt, daß dem Verbrauch der verschiedenen Körperbestandteile eine Aufspeicherung von neugebildetem Glykogen in der Leber parallel geht. Man nimmt gewöhnlich an, daß das Tier beim Erwachen das aufgespeicherte Glykogen rasch abbaut. Die folgende Übersicht von DUBOIS zeigt das außerordentlich treffend:

Tage des Winterschlafes	Glykogen in 1000 g Leber (Murmeltier)	
	schlafendes Tier g	erwachendes Tier g
4	6,05	0,2
7	8,88	0,0
9	8,65	—
10	16,32	0,0

WEINLAND und RIEHL, die diese Frage neuerdings studiert haben, kamen zu dem Schluß, daß die absolute Menge an Glykogen vom Dezember bis März konstant bleibt, daß aber der Prozentgehalt des Körpers an Glykogen in dem Maße zunimmt, wie das Körpergewicht abnimmt. Weiterhin behaupten sie, daß das Glykogen sich in den Muskeln anhäuft, während die Leber und die anderen Organe mehr oder weniger ihr Glykogen verlieren. Der Erwachungsvorgang wird von auffälligen Veränderungen im Glykogengehalt begleitet.

	Gewicht des Murmeltiers g	Glykogen g	Glykogen pro kg g	Bemerkungen
vor dem Erwachen	2520,7	9,03	3,58	berechnet
nach » »	2515,7	4,775	1,89	gefunden
Unterschied	—5,0	—4,255	—1,69	

So vermindert sich in den wenigen Stunden während des Erwachens die Gesamtmenge an Glykogen des Körpers bis auf nahezu die Hälfte ihrer ursprünglichen Masse, wobei der größte Verlust von der Leber getragen wird.

Außerdem fand MARGUERITE BELLION, daß bei winterschlafhaltenden Schnecken (Helix) Glykogen sich anhäuft, wobei der Maximalgehalt im allgemeinen zu Beginn des Winterschlafes beobachtet worden ist. Sie stellte weiterhin fest, daß in der Leber und in mehreren anderen Organen Glukose vorhanden war, die ihr Maximum gegen Ende des Winterschlafes erreichte. Sobald die Schnecken ihre gewöhnliche Tätigkeit aufgenommen haben, verschwindet die Glukose fast vollständig aus dem Körper. BELLION beobachtet in den Muskeln und in der Leber eine beträchtliche Wasserabnahme und eine Anreicherung an Lecithin.

Eine vollkommene Übersicht über die chemischen Veränderungen in der Zusammensetzung der Drüsen des winterschlafhaltenden Igels geben CARLIER und EVANS. Sie fanden, daß der Gehalt an Wasser zwischen 40 und 60% schwankt, und daß von den organischen Stoffen das Fett allein einen nennenswerten Betrag liefert, der 17—40% der Drüse ausmachen kann. Das Fett besteht ungefähr zu $^9/_{10}$ aus Olein, das übrigbleibende Zehntel setzt sich aus Stearin mit Spuren Palmitin, Lecithin und Farbstoffen zusammen. Das Olein wird während des Winterschlafes zuerst aufgebraucht; dies kann vielleicht darauf zurückgeführt werden, daß das Olein als ungesättigtes Fett am leichtesten der Oxydation anheimfällt.

Datum	Gewichts-verlust %	Prozentuale Zusammensetzung der Winterschlafdrüse				
		Wasser	Fett	Eiweiß	Asche	Phosphor
10. Okt.	—	40,15	40,39	17,57	1,480	0,5706
27. »	6,5	50,63	30,12	13,97	1,155	0,1858
25. Dez.	—	52,88	29,22	14,38	1,060	0,3550
25. Jan.	28,5	56,98	23,15	16,52	1,170	0,248
25. Febr.	31,5	53,88	25,46	16,23	1,162	0,202
25. März	31,8	52,20	27,72	16,46	1,090	0,282
25. April	31,2	60,44	17,74	16,79	1,053	0,289

Die obenstehende Tabelle zeigt, daß der Wassergehalt und der Fettgehalt in der Drüse große Veränderungen erleiden, und zwar nimmt im Verlaufe des Winterschlafes der Wassergehalt in dem Maße zu, wie der Fettgehalt abnimmt. Der Eiweißanteil bleibt im Verhältnis zur Drüsenmasse praktisch unverändert.

VIGNES fand, daß die Winterschlafdrüse („masse hibernale") zum größten Teile aus einer Substanz besteht, die in Äther und Chloroform löslich, aber in Aceton unlöslich ist. Sie zeigt also die charakteristischen Eigenschaften eines Phosphatids, welches er mit dem Jecorin identifizieren konnte.

Bei Versuchen an Mäusen und Ratten exstirpierte er das Organ, das der Winterschlafdrüse entspricht. Obwohl diese Experimente an Zahl nur gering sind, sind sie dennoch sehr überzeugend. VIGNES fand, daß die Drüse nicht nur selbst reich an Lipase ist, sondern daß ihre Exstirpation eine deutliche Abnahme der Lipase im Serum zur Folge hat. Er stellte auch fest, daß die Drüsensubstanz keine amylolytische Kraft hat, sondern stark antitryptisch wirkt. Seine Versuchszahlen sind leider dürftig, aber wenn sie richtig sind, von großer Bedeutung. Sie machen es wahrscheinlich, daß die Winterschlafdrüse bei den winterschlafhaltenden Tieren, bei denen sie besonders stark entwickelt ist und bei denen sich zahlreiche Läppchen weit über den Organismus ausdehnen, hauptsächlich die Aufgabe hat, die Eiweißkörper durch ihre antitryptische Tätigkeit zu erhalten.

Es ist eine bemerkenswerte Tatsache, daß bei dem mit dem Winterschlaf verbundenen Hunger das Muskelgewebe viel weniger aufgebraucht wird als bei dem experimentellen Hunger. Es würde interessant sein zu beweisen, daß die „Winterschlafdrüse" ein Organ ist, das bei den winterschlafhaltenden Tieren die besonders hoch differenzierte Aufgabe übernommen hat, den wertvollen Eiweißvorrat des Organismus vor übermäßiger Zerstörung während der jährlich wiederkehrenden Zeit der Not und des Mangels zu bewahren. Zu gleicher Zeit dient sie infolge der großen Anhäufung von Fett als ein wichtiges Nährstoffdepot und vermag ferner, wie die Experimente von VIGNES über die lipolytische Tätigkeit der „masse hibernale" an Ratten recht wahrscheinlich machen, die Nutzbarmachung der Fette aus anderen Quellen zu fördern.

4. Veränderungen der Körpertemperatur.

Jeder Gegenstand besitzt eine gewisse Wärmemenge. Die Körpertemperatur der Lebewesen ist eine Erwerbung, die sie durch Entwicklungsvorgänge erreicht haben und die ihnen schließlich die Unabhängigkeit von ihrer Umgebung gesichert hat. Poikilotherme oder kaltblütige Tiere besitzen im allgemeinen auch Eigenwärme, ihre Körpertemperatur schwankt aber mit der äußeren Temperatur, besonders wenn das Medium Wasser ist. Es ist ein noch immer nicht ganz geklärtes Problem, ob kaltblütige Tiere in demselben Maße wie anorganische Körper von den äußeren Temperatureinflüssen abhängen, obgleich der Augenschein auf ein wenn auch nur schwaches Wärmebildungsvermögen hinweist. In der Entwicklung des Wärmeregulationsmechanismus bei den Homothermen oder Warmblütern müssen wir zwei Punkte klar unterscheiden: die Verfeinerung und Vervollkommnung der primitiven Methode der Wärmeproduktion und die Entwicklung eines speziellen Mechanismus zur Regulation der Wärmeabgabe. Echidna (Ameisenigel), das niedrigste Glied in der Skala der Warmblüter, ist nur ein unvollkommen homothermischer Organismus. Er hat keine normale und konstante Körpertemperatur, sie kann bis um 10° schwanken, wenn die Temperatur der Umgebung zwischen 5 und 25° schwankt. Diese Tiere halten ihren Winterschlaf und zeigen dann eine Körpertemperatur, die sich nur einige Bruchteile eines Grades über die Temperatur der Umgebung erhebt. Neugeborene Säugetiere zeigen gleichfalls ein mangelhaftes Wärmeregulationsvermögen, das sich jedoch im Laufe ihrer Entwicklung und ihres Wachstums vervollkommnet.

Wir wollen die poikilothermen Tiere außer acht lassen, deren Körpertemperatur unmittelbar mit der der Umgebung schwankt und deren

Lebenskraft durch das Einsetzen der kalten Jahreszeit so tiefgehende Erschütterungen erleidet, daß sie fast völlig erlischt. Unsere Aufmerksamkeit soll sich vielmehr hauptsächlich auf die Tiere richten, die gewissermaßen zwischen Kaltblütern und Warmblütern stehen. Neuerdings zeigte SIMPSON, daß amerikanische Murmeltiere nicht das besitzen, was man allgemein eine normale Körpertemperatur nennt. In der Freiheit bewegt sich ihre Körpertemperatur zwischen 33,6° und 41,2° C. HORVARTH beobachtete, daß bei Zieselmäusen (Spermophilus), wenn sie im Winter in Schlaf verfallen, die Temperatur häufig sehr weit (bis 15°) auseinanderliegt, obgleich sie dabei unter genau gleichen Bedingungen sind und sich sogar in dichter Berührung miteinander befinden. MIMACHI und WEILAND beobachteten, daß beim hungernden Igel sogar im Sommer die Körpertemperatur bis auf den Grad der Umgebung herabgehen kann. Diese Tatsachen unterstützen stark die Vermutung, daß sie unvollkommen homotherme Organismen sind. Es besteht da ein enger Parallelismus zu dem Zustand des winterschlafhaltenden Tieres und seiner Körpertemperatur, die ganz unabhängig von der Außentemperatur ist. Ich wähle die folgenden Zahlen zur Veranschaulichung dieser Tatsache aus einer Reihe ähnlicher Werte:

Zustand des Igels	Körpertemperatur	Lufttemperatur	Unterschied
wirklich wach	36,2° C	4,1° C	32,1° C
schläfrig	14,5 „	2,8 „	11,7 „
eingeschlafen	5,6 „	2,1 „	3,5 „

Nur während die Tiere schlafen, entspricht ihre Innentemperatur der Temperatur der Umgebung. DUBOIS fand, daß die Rectaltemperatur bei vier Murmeltieren zwischen 4,6°—4,8° lag, während die Außentemperatur 4°C betrug.

Man sieht also, daß die Temperatur der Tiere nur einen Bruchteil eines Grades über der Lufttemperatur liegt. Andere Forscher (BARKOW, MONTI usw.) behaupten, daß die Körpertemperatur sogar unter die der Umgebung sinken kann. Auch VALENTIN machte diese Beobachtung, legt ihr aber keine Bedeutung bei, sondern führt sie darauf zurück, daß die Temperatur am Boden des Käfigs niedriger als oben ist. Da die Luft schneller durchwärmt wird als der Körper, ist es sogar wahrscheinlich, daß das gelegentlich beobachtete Sinken der Körpertemperatur unter die Temperatur der Umgebung darauf beruht, daß die Körpertemperatur gemessen wurde, bevor sie sich der Außentemperatur angeglichen hatte.

Die Temperatur des vorderen und hinteren Teiles des winterschlafhaltenden Organismus zeigt einen sehr deutlichen Unterschied. MARÈS schreibt dies der Unterdrückung der Blutzirkulation in dem hinteren

Teile des Körpers zu. BERGER, der diese Frage eingehend untersuchte, fand beim Murmeltiere eine durchschnittliche Oesophagustemperatur von 15,28 °C und eine Rectaltemperatur von 14,15 °C. VALENTIN fand, daß der Unterschied zwischen diesen beiden Temperaturen durchschnittlich 1,03 °C beträgt, wenn die Tiere ruhig und tief im Schlafe sind. Der Unterschied wird noch deutlicher, wenn die Murmeltiere erwachen: der Kopf und der Thorax erwärmen sich dann viel schneller als der hintere Teil des Körpers. Dies führte zu der Annahme, daß während des Erwachens der Sitz der Wärmeerzeugung in der Leber liege und sich von da auf die Brustmuskeln ausbreite und zuletzt den gesamten Organismus erfasse.

Winterschlafhaltende Tiere verhalten sich zu keiner Zeit wie echte homotherme Organismen; sie zeigen aber auch nicht rein poikilotherme Eigenschaften. Es ist sogar nach Ansicht der meisten Physiologen zweifelhaft, ob die Kälte die unmittelbare Ursache des Winterschlafes ist. SIMPSON zeigte mit Hilfe von automatischen Messungen, daß die durchschnittliche Temperatur in den von den amerikanischen Murmeltieren bewohnten Höhlen am niedrigsten im März und April ist, d. h. zur Zeit, wo die Tiere aus dem Winterschlaf erwachen und anfangen, wieder tätig zu werden.

Die Tiere verfallen gewöhnlich in Schlaf, wenn die Außentemperatur etwa 15 °C beträgt, und bei 10 °C ist der Schlaf bereits tief. Obgleich die Körpertemperatur ziemlich genau den Temperaturschwankungen der Umgebung folgt und sogar noch tiefer sinken kann, wehren sich die Tiere energisch gegen eine Abkühlung unter Null. Bevor die Temperatur so weit sinkt, erwachen sie und versuchen das weitere Sinken ihrer Körpertemperatur durch kräftige Bewegungen zu verhüten. Fledermäuse z. B. erwachen und fliegen schnell umher, bis ihre Temperatur normal wird. Bis die Kältewelle nachläßt, retten sich die Tiere auf diese Weise selbst. Sonst würde ihr Körper abkühlen, und sie würden erfrieren.

Bei den Erörterungen über die Veränderungen der Körpertemperatur hatten wir dem Steigen der Temperatur während des Erwachungsvorganges großes Interesse zugewandt. In der kurzen Zeitspanne, die das Erwachen einnimmt, kommt es zu einer ungeheuren Wärmeentwicklung, ein Vorgang, zu dem wir sonst bei Lebewesen nirgends eine Parallele finden. In der Tat kann die Temperatur innerhalb weniger Minuten um mehrere Grade in die Höhe schnellen. Es ist schwierig zu entscheiden, wodurch es zu dieser explosivartigen Wärmeentwicklung im Organismus kommt. Sowohl die vermehrte Muskeltätigkeit, besonders der Muskulatur des Brustkastens und des Herzens, wie die Reibung, die bei dem konvulsiven Drehen in den Gliedern entsteht, können wohl nur dazu beitragen, den Wärmeanstieg zu beschleunigen, für sich allein aber würden diese Bewegungen nicht genügen, um einen wesentlichen Temperaturanstieg hervorzurufen. HORVARTH hat überzeugend nachgewiesen, daß die kräftigsten Muskelzuckungen, wie sie sich bei strychninvergifteten Kaninchen hervorrufen lassen, niemals eine Temperaturzunahme von mehr als 4° bedingen. Die Temperatur der winterschlafhaltenden Tiere kann aber in weniger als einer Stunde um 20° ansteigen. Die folgende Abbildung 1 gibt eine Temperaturkurve nach HORVARTHS Experimenten an Zieselmäusen (Spermophilus citilus) wieder. Sie zeigt uns drei Phasen in dem Erwärmungsprozeß, zu dem es beim Erwachen aus dem Winterschlaf kommt.

Auf eine Vorphase mit einem sehr langsamen Temperaturanstieg (in einem einzigen deren Fall ist sie ungewöhnlich lang) folgt eine Periode äußerst rascher Erwärmung, dann steigt die Temperatur weiter langsam bis zu dem normalen Stand an. Die Kurve ist deutlich vom S-Typ, der charakteristisch für den Verlauf von Vorgängen von der Art biologischer Reaktionen ist. Die Erklärung der S-ähnlichen

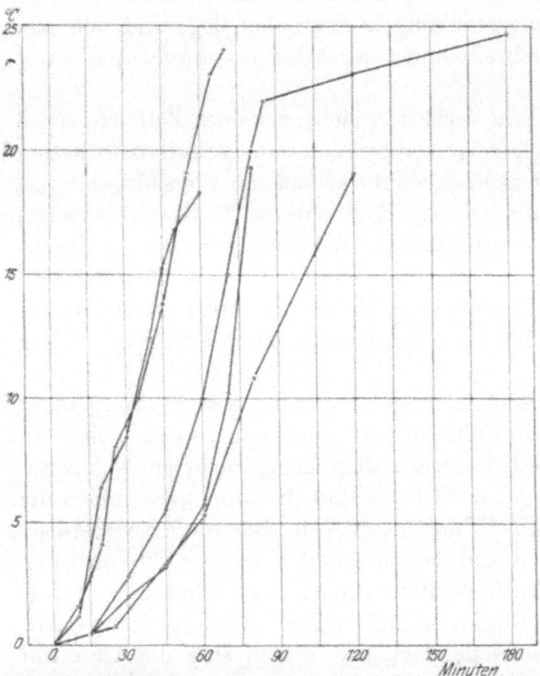

Abb. 1. Eine Reihe von Kurven zeigt das Steigen der rectal gemessenen Körpertemperatur bei 5 Spermophilus (Zieselmäusen) während des Erwachens aus der Winterstarre. Die Rectaltemperatur dieser Tiere zur Zeit des Erwachens schwankte zwischen 8 und 14,8° C. Die Außentemperatur blieb unverändert, während die Tiere sich erwärmten. (Nach HORVARTH.)

Gestalt der Temperaturkurve ist sehr einfach. Die Lebenskraft der Gewebe ist innerhalb bestimmter Grenzen ihrer eigenen Temperatur proportional, und die Oxydationsvorgänge werden um so kräftiger, je höher die Körpertemperatur ansteigt. Die Vervollkommnung der Oxydationsvorgänge begünstigt ihrerseits die Wärmeentwicklung. Im Verlaufe der ersten Stunde hat man nur eine geringe Zunahme der Körpertemperatur um etwa 3,5 Zentigrade beobachtet, dieser Temperaturanstieg verstärkt aber die Reaktionsfähigkeit des Organismus in so hohem Maße, daß sich die Temperatur in der nächsten Stunde bereits um 17,5° erhöht. Ein noch weiterer schneller Temperaturanstieg wird dadurch verhindert, daß bei der erhöhten Zirkulationstätigkeit der Wärmeverlust durch die peripheren Gefäße dauernd zunimmt.

KENNAWAY glaubt, daß die rasche Wärmeentwicklung beim Erwachen aus dem Winterschlaf mit einer Synthese von Purinkörpern einhergeht. Er analysierte Haselmäuse, bevor sie anfingen in Winterschlaf zu verfallen, dann im starren Zustande und schließlich wieder, wenn sie erwachten und wieder lebendig wurden. Im letzteren Falle stieg die Körpertemperatur der Haselmäuse innerhalb einer Stunde von 6,3—8,2°C auf 22—34°C.

In zwei Versuchsreihen an je 12 Mäusen fand KENNAWAY vor dem Winterschlaf 10,58 und 11,58 mg Purinstickstoff pro Maus, beziehungsweise 0,077 und 0,083%. Bei zwei Reihen von je 10 Tieren betrug im Zustand der Erstarrung die durchschnittliche Menge von Purinstickstoff 10,9 mg oder 0,082% pro Maus. Zwei Reihen von je 8 Mäusen, die aus ihrer Erstarrung erwachten und tätig wurden, zeigten im Durchschnitt einen Purinstickstoffgehalt von 15,65 und 14,97 mg. Mit anderen Worten, in den 2 Stunden, die der Erwachungsvorgang einnimmt, vermehrte sich der Purinstickstoffgehalt auf 0,107 bzw. 0,104%. KENNAWAY führt die wunderbare Wärmeentwicklung auf die Anregung zurück, die die Purine auf die Wärmebildung ausüben. Es bleibt jedoch noch die Frage offen, welche Faktoren gerade zu dieser Zeit die Purinsynthese hervorrufen oder ermöglichen, und aus welchen Quellen die Purine bei den aus dem Winterschlaf erwachenden Tieren stammen.

5. Chemische Erscheinungen während des Winterschlafes.

a) Gasstoffwechsel.

Das Studium des Gasstoffwechsels ist eines der interessantesten und wichtigsten Kapitel aus der Physiologie des Winterschlafes. Die älteren Untersuchungen von REGNAULT und REISET, VALENTIN, VOIT und anderen haben Vorgänge erschlossen, deren ganze Bedeutung wir selbst heute noch nicht völlig einschätzen können. Von den neueren Forschern beschäftigte sich PEMBREY mit diesem Problem, aber bedauerlicherweise halten seine Experimente einer scharfen Kritik nicht stand. Die wichtigsten Aufschlüsse, wenigstens über gewisse Punkte dieses Themas, geben Untersuchungen NAGAIS, der Experimente bei winterschlafhaltenden Organismen mit genauen Kontrollversuchen gemacht hat.

Bei allen Studien über den Gasstoffwechsel während des Winterschlafes bildet das Hauptproblem, über das sehr viel debattiert worden ist, der respiratorische Quotient (d. h. das Verhältnis des Volumens der ausgeatmeten Kohlensäure zum Volumen des eingeatmeten Sauerstoffes). Dieser Quotient ist abhängig von den Stoffen, die im Organismus verbrannt werden. Sowohl die Experimente der älteren Forscher wie die neueren Pembreys zeigen, daß der respiratorische Quotient beim Winterschlaf bis auf 0,2—0,3 sinken kann. Je nach der Oxydation der physiologisch wichtigen Stoffe (Fett, Eiweiß, Kohlehydrate) liegen die Quotienten zwischen 0,7 und 1,0; derartig niedrige Quotienten müssen daher als Zeichen sehr weitgehender Veränderungen in den chemischen Erscheinungen bei winterschlafhaltenden Organismen angesehen werden. Bei der großen Bedeutung, die dem respiratorischen Quotienten zukommt, ist es notwendig, daß die Methoden, mit denen er festgestellt wird, einer scharfen Kontrolle unterzogen werden. Diese Forderung erfüllt von den zahlreichen Arbeiten nur das Werk Nagais.

Bei Erklärungsversuchen hat man den äußerst niedrigen Quotienten mit anderen hypothetischen Erscheinungen in Einklang gebracht. So halten sich Regnault und Reiset, um das Auftreten der niedrigen Quotienten zu erklären, an die schon früher erwähnte Tatsache, daß während des tiefen Schlafes das Gewicht des winterschlafhaltenden Tieres gewöhnlich eine kleine Zunahme zeigt. Der niedrige Quotient und die Gewichtszunahme sind ihrer Ansicht nach auf dieselbe Ursache, nämlich auf eine Zurückhaltung und Anhäufung von Sauerstoff im Organismus zurückzuführen. Die Annahme einer Sauerstoffretention ist weiter herangezogen worden, um auch den wunderbar schnellen Erwärmungsvorgang während der Erwachungsperiode und die lange Lebensfähigkeit der winterschlafhaltenden Organismen bei Abwesenheit des atmosphärischen Sauerstoffes zu erklären.

Dubois' Blutanalysen an drei Murmeltieren zeigen, daß der Sauerstoffgehalt unter verschiedenen Bedingungen zwischen 14,35—15,66% schwankt. Er schließt daraus, daß das arterielle Blut, soweit sein Sauerstoffgehalt in Betracht kommt, während des Winterschlafes praktisch unverändert bleibt. Henriques hat sehr interessante Experimente über die Frage angestellt, wie der aufgespeicherte Sauerstoff für den Erwärmungsvorgang während des Erwachens aus dem Winterschlaf verwandt wird. Er studierte den Gasstoffwechsel des Igels, während seine Temperatur innerhalb 2 Stunden 50 Minuten von 7,7 °C auf 31,7 °C anstieg. Während dieser Zeit verbrauchte der Igel 2,213 Liter Sauerstoff. Auf dieser Grundlage rechnet Henriques, unter der Annahme, daß nur Fett allein oxydiert worden ist, aus, daß der Temperaturanstieg auf einer Wärmebildung von 10,4 Cal. beruht. Das Tier wurde durch einen Hieb auf den Kopf schnell getötet und in ein Eiscalorimeter gelegt, um die Wärmemenge unmittelbar zu bestimmen, die der Igel am Ende des Erwachens besaß. Da durchschnittlich die Rectaltemperatur beim Beginn des Erwachens 6,5 °C beträgt, kann die gesamte Körperwärme, die das Tier besaß, als es anfing, aus seinem Winterschlaf aufzuwachen, aus seinem Gewicht (660 g) und dem spezifischen Wärmefaktor des Körpers (0,83) berechnet werden. Die ursprüngliche Wärmemenge war daher 3,561 Cal. (0,83·660·6,5). Die mit dem Calorimeter gemessene Wärme betrug 13,412 Cal., so daß die Wärmeentwicklung, die mit dem Temperaturanstieg von 24° zusammenfällt, 9,851 Cal. betrug. Dies entspricht annähernd der Menge, die vom verbrauchten Sauerstoff (10,4 Cal.) geliefert werden kann. Es ist daher unwahrscheinlich, daß die Erwärmung mit Hilfe von irgendwelchen aufgespeicherten Sauerstoffvorräten vor sich geht.

Es muß weiterhin betont werden, daß nach der Hypothese von REGNAULT und REISET die Gewichtszunahme ansteigend oder wenigstens konstant sein müßte, während doch, wie im vorhergehenden Kapitel gezeigt worden ist, die positiven Gewichtsschwankungen tatsächlich nur vorübergehender Natur sind. Unter der Verwendung der Daten von REGNAULT und REISET berechnet NAGAI, daß 8640 ccm Reservesauerstoff von einem Murmeltier aufgespeichert werden könnten, das 1 kg wiegt und 30 Tage ruhig und ununterbrochen schläft. Diese Menge würde genügen, um das winterschlafhaltende Murmeltier über 2 Wochen, das erwachte ungefähr 15 Stunden in einer Stickstoffatmosphäre am Leben zu erhalten. Wenn auch die Ergebnisse vom rein technischen Gesichtspunkte aus nicht in Frage gezogen zu werden brauchten, so zeigt schon diese indirekte Schlußfolgerung, daß das logische Ausarbeiten der Hypothese die Voraussetzung ad absurdum führt.

PEMBREY sieht in den niedrigen Quotienten ein Anzeichen für eine Umwandlung von Fett in Glykogen, ein Fall, in welchem eine sauerstoffreiche Substanz aus einer sauerstoffarmen gebildet wird. In gewissem Sinne ist diese Hypothese ähnlich der von REGNAULT und REISET über die Retention des Sauerstoffs. Ein Unterschied besteht nur insofern, als angenommen wird, der Sauerstoff werde chemisch gebunden und nicht intramolekular aufgespeichert. PEMBREYs Deutung gründet sich auf die Hypothese von DUBOIS, daß während des Winterschlafes in der Leber Glykogen abgelagert wird und als Wärmequelle dient, wenn das Tier erwacht. Die Bildung des Glykogens aus Fett, die eine intramolekulare Bindung des Sauerstoffs bedeutet, könnte gleichfalls das Steigen des Körpergewichtes erklären, wie das BOUCHARD in einem anderen Zusammenhang angenommen hat. Auf DUBOIS' Untersuchung über die fortschreitende Anhäufung von Glykogen in der Leber während des Winterschlafes und über seinen vollkommenen Verbrauch in der kurzen Periode des Erwachens wurde bereits hingewiesen. Auch viele andere Forscher stellten eine Aufspeicherung von Glykogen im winterschlafhaltenden Organismus fest.

Nagai weist bei seiner Kritik über Pembreys Arbeit ausdrücklich daraufhin, daß seine respiratorischen Quotienten (0,226—0,247) sogar noch niedriger liegen, als man theoretisch erwarten könnte. Abgesehen von dem Erhaltungsumsatz würde die Umwandlung von Fett in Glykogen — auf Grundlage der Formel Chauveaus — einen respiratorischen Quotienten von 0,268 erfordern, wie man aus einer Betrachtung der folgenden Reaktionsgleichung ersehen kann:

$$2\,C_{57}H_{110}O_6 + 67\,O_2 = 16\,C_6H_{10}O_5 + 18\,CO_2 + 30\,H_2O.$$
$$\text{Fett} \qquad\qquad\qquad \text{Glykogen}$$

Es ist ersichtlich, daß 67 Moleküle Sauerstoff gebraucht werden, um 2 Moleküle Fett in 16 Moleküle Glykogen zu verwandeln, wobei 18 Moleküle Kohlendioxyd frei werden. Dies würde daher einen respiratorischen Quotienten von $^{18}/_{67}$ oder 0,268 ergeben. In Anbetracht der Tatsache, daß andere Reaktionen gleichzeitig im winterschlafhaltenden Organismus zur Aufrechterhaltung des Körpers stattfinden, sollte eigentlich der respiratorische Quotient größer sein. Diese und andere Erwägungen über gewisse Mängel der Pembreyschen Methode sprechen gegen sein experimentelles Beweismaterial, obgleich die Hypothese fraglos verdienstvoll ist.

Die Dubois-Pembreysche Hypothese nimmt als selbstverständlich an, daß die Energie, die während des Winterschlafes in dem gebildeten Glykogen aufgespeichert worden ist, während des Erwachungsvorganges wieder aufgebraucht wird, aber dieser Punkt ist nicht endgültig bewiesen. Wäre das Glykogen die einzige Quelle der Energie, die vom erwachenden Tiere verbraucht wird, so würde das unverkennbar im respiratorischen Quotienten zutage treten. Die Ansichten über diesen Punkt schwanken jedoch sehr, einige (Marès, Henriques und andere) behaupten, daß der respiratorische Quotient des Tieres, das aus dem Erstarrungszustande herauskommt, typisch für die Fettverbrennung ist, während andere (Dubois, Weinland usw.) daran festhalten, daß der Quotient die Neigung hat, zuzunehmen — ein Zeichen, daß Kohlehydrate in zunehmenden Mengen oxydiert werden. Im Hinblick auf diesen Widerspruch müssen wir mit endgültigen Schlüssen warten, bis wir klare Daten besitzen. Es ist nichtsdestoweniger sehr wahrscheinlich, daß die Ergebnisse Dubois', die Studien Pembreys und Weinlands die wahren Bedingungen des Stoffwechselumsatzes beim Winterschlaf wiedergeben.

Hári leugnet die Anhäufung von Glykogen bei der winterschlafhaltenden Fledermaus. Reach jedoch findet eine vermehrte Menge in der Leber. Bei Fröschen wird ein Maximum an Glykogen im Herbst gefunden. Diese Tatsachen deuten darauf hin, daß die Enzyme, die Glykogen in Glukose verwandeln, möglicherweise infolge der niederen

Temperatur inaktiv sind, und aus diesem Grunde wird Glykogen während des Winterschlafes nicht verbraucht. LESSERS Entdeckung, daß Glykogen in Froschlebern in zwei deutlich verschiedenen Formen vorkommt, scheint mit der obigen Auslegung übereinzustimmen. LESSER fand, daß das Glykogen beim Frosch im Winter in einem stabilen Gleichgewicht ist und 1,4% des Gesamtorganismus ausmacht, aber vom April bis Juni, trotz der reichen Nahrung, nur 0,2—0,4% beträgt.

Für die winterschlafhaltenden Säugetiere findet die Hypothese, daß die Inaktivität der Enzyme die Ursache für die Zurückhaltung des Glykogens ist, ihre Stütze in den Forschungen WEINLANDS und RIEHLS, die behaupten, daß der Glykogengehalt der Murmeltiere während des Winterschlafes praktisch konstant bleibt, während der kurzen Periode des Erwachens er sich jedoch auf die Hälfte vermindert. Aus ihrer Tabelle im vorigen Kapitel (siehe S. 25) ergibt sich deutlich, daß innerhalb der 2 oder 3 Stunden des Erwachens 1,69 g Glykogen pro kg Murmeltier verloren werden. Die Respirationsversuche, die diese Forscher ausführten, ergaben einen respiratorischen Quotienten von 0,94 und bestätigen so ihre Vermutung, daß der Stoffwechselumsatz hauptsächlich auf Kosten von Kohlehydraten erfolgt.

Die unten angefügte Tabelle gibt die Ergebnisse von NAGAIS ausgezeichneten Respirationsversuchen wieder. Es ist wichtig, darauf hinzuweisen, daß NAGAI niemals so niedrige Quotienten wie die anderen Forscher fand, dagegen sind in seinen, während tiefen Schlafes angestellten Versuchen die Quotienten zweifellos niedriger als 0,7, was charakteristisch für Fettoxydation ist.

| Tier | Zustand | Pro Stunde und kg | | Durchschnittliche respiratorische Quotienten |
		verbrauchter Sauerstoff	Kohlendioxyd	
Murmeltier	wach	605,5	486,9	0,804
	schläfrig	258,0	199,8	0,770
	leichter Schlaf	77,3	50,0	0,640
	tiefer Schlaf	30,5	18,7	0,610
Igel	wach	1527,0	1210,0	0,790
	schläfrig	298,0	228,0	0,765
	leichter Schlaf	36,6	22,6	0,610
	tiefer Schlaf	58,9	38,2	0,640

HÁRI fand, daß die respiratorischen Quotienten bei den winterschlafhaltenden Fledermäusen zwischen 0,552 und 0,696 schwanken und nur ausnahmsweise bis auf 0,50 herabgehen. Solche respiratorischen Quotienten werden auch häufig bei hungernden Fledermäusen beobachtet.

Die niederen respiratorischen Quotienten, die während des tiefen Schlafzustandes festgestellt sind, gewinnen noch weiterhin Bedeutung,

wenn wir den Gasaustausch in Verbindung mit der Körpertemperatur
betrachten. Diese Beziehung wird in untenstehender Tabelle deutlich
gezeigt:

NAGAIs Ergebnisse.

Zustand des Murmeltieres	Pro Stunde und kg		Respiratorischer Quotient	Durchschnitt- liche Körper- temperatur
	Sauerstoff	Kohlendioxyd		
Tiefer Schlaf .	30,5	18,7	0,610	10° C
Leichter Schlaf	77,3	50,0	0,640	13,5 „
Schläfrigkeit .	258,0	199,8	0,770	24,4 „
Wachsein . . .	605,5	486,9	0,804	36,5 „

Es ist interessant, diese Resultate mit denen VALENTINS zu vergleichen, die ich für diesen Zweck umgerechnet habe. Die folgende Tabelle zeigt Durchschnittswerte, die sich aus einer Reihe der VALENTIN-
schen Untersuchungen ergeben:

VALENTINs Ergebnisse.

Zustand des Murmeltieres	Pro Stunde und kg		Respiratorischer Quotient	Durchschnitt- liche Körper- temperatur
	Sauerstoff	Kohlendioxyd		
Tiefer Schlaf .	16,7	7,3	0,440	7,0° C
Ruhiger Schlaf .	32,9	16,7	0,510	8,6 „
Leichter Schlaf .	100,7	63,4	0,630	
Schläfrigkeit . .	402,2	288,5	0,720	
Wachsein . . .	680,5	545,6	0,800	

Ein Blick auf diese zwei Tabellen ergibt, daß die respiratorischen
Quotienten eine bemerkenswerte Übereinstimmung in den letzten drei
Zuständen des Tieres zeigen. Es ist fernerhin ersichtlich, daß, was NAGAI
als „tiefen“ Winterschlaf bezeichnet, dem Zustande entspricht, den
VALENTIN als „ruhigen“ Schlaf kennzeichnet. Dies erkennt man auch
bei einer Betrachtung des wirklichen Gasaustausches sowie der Körpertemperatur des Tieres. Es erscheint daher sehr wahrscheinlich, daß
NAGAI nicht mit Murmeltieren in einem so tiefen Zustande des Winterschlafes arbeitete, wie es VALENTIN tat. Der Umstand, daß die Körpertemperatur bei VALENTINs Murmeltieren drei Grade tiefer war als von
NAGAI beobachtet, stützt die obige Annahme und entkräftet andererseits ernstlich NAGAIs Kritik an den niedrigen Quotienten VALENTINs, da
es ihm mißlungen war, VALENTINs experimentelle Bedingungen nachzu-
ahmen. Weitere Untersuchungen in dieser Richtung würden sehr wertvoll sein.

HORVARTH erkannte bereits die Bedeutung des Stoffwechsels besonders für das Studium der Erwachenserscheinungen. Er wurde zwar

durch die Unvollkommenheit der zu seiner Zeit verfügbaren Methoden gehemmt, doch machte er nichtsdestoweniger wertvolle und richtige Beobachtungen. Seine Feststellung, daß Zieselmäuse (Spermophilus) 34mal soviel CO_2 im tätigen Zustand als im Schlaf produzieren, gehört zu den ersten dieser Art. Ein Vergleich der Stoffwechselquotienten in den verschiedenen Stadien während des Winterschlafs ist von großem Interesse. Bezeichnen wir die kleinste Menge Sauerstoff, die pro kg und pro Stunde verbraucht, und die kleinste Menge CO_2, die gebildet wird, als 1, so stellen sich NAGAIS und VALENTINS Resultate aus parallelen Reihen in folgender tabellarischer Aufstellung dar:

Zustand des Murmeltieres	VALENTIN		NAGAI		Zustand des Murmeltieres
	Sauer-stoff	Kohlen-dioxyd	Sauer-stoff	Kohlen-dioxyd	
Ruhiger Schlaf	1	1	1	1	Tiefer Schlaf
Leichter Schlaf	3,1	3,8	2,5	2,7	Leichter Schlaf
Schläfrigkeit	12,2	17,3	8,1	10,7	Schläfrigkeit
Wachsein	20,7	32,7	21,4	26,0	Wachsein

Es ist hier offensichtlich, daß VALENTINS Werte beträchtlich höher als NAGAIS sind. Der Unterschied ist jedoch nicht so groß, wie NAGAI glaubte, weil der Zustand seines erstarrten Tieres, wie wir schon oben erwähnt haben, nicht dem Zustande entsprach, den VALENTIN als Grundlage seines Vergleiches anwandte. Um diese Unstimmigkeit zu beseitigen, und um die Resultate beider Autoren möglichst vergleichbar zu machen, stelle ich ihre Daten derart um, daß ich VALENTINS Bezeichnung „ruhiger" Schlaf mit NAGAIS „tiefem" Schlaf identifiziere. Auf dieser Grundlage finden wir, daß das tätige Murmeltier verglichen mit dem winterschlafhaltenden Tier 26mal (oder 32,7mal nach VALENTIN) soviel CO_2 produziert und 21,4mal (oder 20,7mal nach VALENTIN) soviel Sauerstoff verbraucht.

Wir wollen weiterhin die Wasserausscheidung durch die Lungen und die Haut betrachten. In dem oben angeführten Fall der Zieselmäuse, die HORVARTH bei seinen Experimenten verwandte, betrug die abgegebene Wassermenge während des wachen Zustandes 0,098, im Schlaf 0,014 g. Mit anderen Worten, das Tier schied 7mal soviel Wasser im wachen Zustand als während des Winterschlafes aus. Vergleichen wir aber hiermit die CO_2-Ausscheidung, so finden wir, daß sie fast 5mal so stark abgenommen hat wie die Wasserausscheidung.

Bei den zahlreichen Beobachtungen VALENTINS an Murmeltieren betrug die während des Schlafes ausgeschiedene Wassermenge pro Stunde und kg Körpergewicht im Durchschnitt 0,028—0,029 g. Die von denselben Murmeltieren produzierte CO_2-Menge schwankte zwischen 0,014 bis 0,091 g, je nach der Schlaftiefe. Im Zustande der Schläfrigkeit schieden die Tiere 0,226 g Wasser auf je 0,678 g CO_2 aus.

Obwohl die Wasserausscheidung während des Winterschlafes im allgemeinen stark vermindert ist, so können wir doch annehmen, daß die Ausscheidung verhältnismäßig größer ist, je tiefer der Schlaf ist. Diese Tatsachen werfen ein interessantes Licht auf die Anschauung AEBEYS und anderer, nach welcher der Winterschlaf mit einem Entwässerungsvorgang verbunden ist.

b) Eiweißumsatz.

Der Stoffwechselumsatz bei winterschlafhaltenden Organismen hat nicht die Beachtung gefunden, die er wirklich verdient. Es besteht zweifellos ein Mangel an solchen ausgedehnten und vollständigen Stoffwechseluntersuchungen, wie sie häufig bei hungernden Tieren ausgeführt worden sind. Wenn man von gelegentlichen Anspielungen über diesen Punkt in der Literatur absieht, so ist die einzige Informationsquelle gegenwärtig in NAGAIS Werk zu suchen. Wir verdanken auch diesem Forscher den ersten Einblick in das besonders verheißungsvolle Problem über die Stickstoffverteilung im Harn der winterschlafhaltenden Tiere.

NAGAI untersuchte den Anteil der Stickstoffbestandteile im Harn nach der Phosphorwolframmethode. Durch diese Methode werden die Stickstoffkörper des Harns in zwei Teile zerlegt: einen Niederschlag, der Ammoniak, Harnsäure, Kreatinin, Purinbasen und Diaminosäuren enthält; und ein Filtrat, das Harnstoff, Allantoin, Kreatin und Aminosäuren in Lösung enthält. Bei weiterer Behandlung des Niederschlages und des Filtrates werden vier Fraktionen erhalten, die, obgleich sie eher Mischungen als reine Stoffe darstellen, als Ammoniak-, Diaminosäuren-, Harnstoff-, Aminosäurenfraktion unterschieden werden. Unter normalen Bedingungen ist in dem Harn aller Tiere die Harnstofffraktion bei weitem die größte. Die folgende Tabelle, die mit kleinen Veränderungen aus NAGAIS Mitteilungen wiedergegeben wird, enthält die Daten über die Verteilung der verschiedenen Stickstoffmaterialien, ausgedrückt in Prozent der Gesamtstickstoffausscheidung, im Harn der Murmeltiere während des Winterschlafes, im gefütterten und im hungernden Zustand:

Zustand des Murmeltieres	Durchschnittliche Prozente der verschiedenen Stickstofffraktionen			
	Harnstoff	Aminosäuren	Ammoniak	Diaminosäuren
A. Winterschlaf	16,55	63,89	3,47	16,09
Gefüttert	63,33	17,25	9,45	9,97
Hungernd	66,20	22,00	4,70	7,10

Zustand des Murmel-tieres	Durchschnittliche Prozente der verschiedenen Stickstofffraktionen			
	Harnstoff	Aminosäuren	Ammoniak	Diaminosäuren
B.				
Winterschlaf	18,17	67,83	2,32	11,65
Gefüttert	56,70	21,95	7,87	13,48
Hungernd	63,20	16,90	3,90	16,00

Wenn man den Durchschnitt der Resultate beider Murmeltiere nimmt, dann finden wir für die vier Stickstofffraktionen unter den verschiedenen Bedingungen folgende Werte:

Stickstofffraktion	Winterschlaf %	Normal %	Hunger %
Harnstoff	17,60	60,02	64,70
Aminosäuren . . .	65,60	19,60	19,45
Ammoniak	2,92	8,66	4,30
Diaminosäuren . .	13,87	11,72	11,55

Betrachtet man diese Zahlen, so wird man in erster Linie bemerken, daß die Verteilung der stickstoffhaltigen Stoffe im Harn normal gefütterter und hungernder Murmeltiere keine großen Unterschiede aufweist, nur ist während des Hungers der Harnstoffanteil größer und die Ammoniakfraktion entsprechend niedriger. Die beiden anderen Fraktionen sind praktisch unverändert. Die Stickstoffverteilung während des Winterschlafes bietet ein gänzlich anderes Bild dar. Die Aminosäurenfraktion, die sonst erst an zweiter Stelle steht, wird zum Hauptharnbestandteil, während die Harnstofffraktion jetzt die zweite Stelle einnimmt. Zu diesem vollkommenen Austausch zwischen Aminosäurenund Harnstofffraktion findet sich unter irgendwelch anderen bekannten physiologischen Bedingungen kein Analogon. Die Erscheinung weist sehr darauf hin, daß der Eiweißumsatz während des Winterschlafes eine radikale Umformung erleidet, möglicherweise infolge Erniedrigung des Stoffumsatzes im allgemeinen.

Es muß jedoch darauf hingewiesen werden, daß der Anteil an Aminosäurestickstoff im Harn normal gefütterter Murmeltiere höher ist, als man gewöhnlich beobachtet hat. Dies kann auf bemerkenswerte Eigentümlichkeiten in dem Stickstoffumsatz der winterschlafhaltenden Tiere deuten, die zu weiterer Forschung anregen.

Wahrscheinlich rührt die starke saure Reaktion im Harn der Winterschläfer von der Anwesenheit großer Mengen von Aminosäuren her. Normalerweise reagiert der Harn der Murmeltiere alkalisch. VALENTIN bemerkte ebenfalls, daß der Harn während des Winterschlafs sauer reagiert. Physiologisch wird der Säureüberschuß des Organismus durch eine vermehrte Bildung und Ausscheidung von Ammoniak und ein Zurückhalten von basischen Bestandteilen in den Geweben ausgeglichen. Beim winterschlafhaltenden Murmeltiere ist die Ammoniakfraktion sogar noch geringer als beim hungernden Murmeltier. Obgleich die für ein klares Verständnis notwendigen Grundlagen fehlen, kann man folgern, daß die Ausscheidung einer großen Menge von Aminosäurestickstoff, bei einer kleinen Menge von Harnstoffstickstoff und einer unbedeutenden Ammoniakfraktion, wahrscheinlich durch das Unvermögen der winterschlafhaltenden Organismen, Ammoniak aus Aminosäuren abzuspalten, bedingt wird.

Wir wissen nichts über die Veränderungen, die beim Fett- oder Kohlehydratumsatz vorgehen, dagegen macht die Tatsache, daß DuBOIS im Harn der winterschlafhaltenden Tiere Aceton und NAGAI Milchsäure fand, es äußerst wahrscheinlich, daß der Umsatz dieser Stoffe ebenfalls in Mitleidenschaft gezogen wird.

Murmeltier „A", das 120 Tage Winterschlaf hielt, schied eine Gesamtmenge von 8,281 g Stickstoff aus. In der Annahme, daß das Durchschnittsgewicht dieses Murmeltieres 2,7 kg betrug, war der Stickstoffverlust pro Tag und pro kg 0,0255 g. Während des Hungers schied dasselbe Murmeltier 0,12 g Stickstoff aus. Die Stickstoffausscheidung während des Hungers ist daher 5mal so groß als während des Winterschlafes. Die Stickstoffausscheidung im Vergleich zu der Ausscheidung von CO_2 unter denselben Bedingungen während des Winterschlafes ist verhältnismäßig groß, da ja vorher gezeigt worden ist, daß die CO_2-Bildung mindestens auf ein $1/_{26}$ verringert ist. Wir können daher nicht im Einklang mit WEINLAND und RIEHL behaupten, daß das Murmeltier während des Winterschlafes ausschließlich von Fett lebt.

c) Mineralstoffwechsel.

Im Hinblick auf die vermehrte Säureausscheidung durch die Nieren könnte man erwarten, daß eine bemerkenswerte Änderung in der Ausscheidung anorganischer Stoffe vorhanden sei. Nehmen wir die Kochsalzausscheidung, so fand hier NAGAI eine große Abnahme. Ein Murmeltier schied wachend 427 mg NaCl pro Tag aus und im Hunger 31,7 mg. Während des Winterschlafes schied dasselbe Murmeltier aber nur 6,6 mg pro Tag aus.

Aus einem Vergleich zwischen der Stickstoff- und Chlornatriumausscheidung ergeben sich einige interessante Punkte; denn die Stickstoffausscheidung nimmt, wie die Quotientenreihen der folgenden Tabelle (S. 41) zeigen, in einem anderen Maße ab. Diese Quotienten geben das Verhältnis zwischen Stickstoff und Chlornatrium in der Harntagesmenge wieder:

Harn	Winterschlaf	Hunger	Normal
Gesamt NaCl . .	1	4,8	64,7
N:NaCl	21,4	8,2	2,16
N:Cl	35,3	13,6	3,55

Es ist ersichtlich, daß die tägliche Chlornatriumausscheidung im Verhältnis zum Stickstoffverlust sogar viel geringer als im Hunger ist, was möglicherweise auf eine Retention von Chlornatrium während des Winterschlafes hindeutet.

Für die Phosphorausscheidung ergeben sich ganz andere Resultate. Während normaler Tätigkeit schied NAGAIS Murmeltier 39,7 mg P_2O_5 pro Tag aus, während des Hungers betrug die Ausscheidung 23,9 mg und während des Winterschlafes nur 15,6 mg pro Tag. Das Verhältnis des ausgeschiedenen Phosphors zur Gesamtstickstoffausscheidung wird in der folgenden Tabelle wiedergegeben:

Harn	Winterschlaf	Hunger	Normal
Gesamt P_2O_5 . .	1	1,5	2,5
N:P_2O_5	1,53	8,3	9,4

Diese Zusammenstellung zeigt, daß die Phosphorausscheidung während des Winterschlafes nicht in demselben Maße abnimmt wie die des Chlornatriums. Es ist schwierig zu entscheiden, woher der Phosphor stammt, da er ja hauptsächlich als Bestandteil der Zellkerne und der Knochen im Organismus gefunden wird. Leider haben wir keine Untersuchungen, die sich entweder mit den histologischen Veränderungen oder denen der chemischen Zusammensetzung der Knochen unter der Wirkung des Winterschlafes befassen. Das Studium des Mineralstoffwechsels ist immer noch im Anfangsstadium; es sollte aber hier darauf hingewiesen werden, daß das Verhältnis N : P_2O_5 sogar für das normale Murmeltier ziemlich ungewöhnlich ist (siehe den Mineralstoffwechsel beim Hunger).

d) Energiestoffwechsel.

Alle Lebenserscheinungen gehen mit einem Energieverbrauch einher, dessen Größe ein Maß für die Intensität des Lebensvorganges darstellt. Die den Funktionen des Organismus äquivalente Energie kann entweder direkt durch Messen der gebildeten Wärme mittels eines Calorimeters bestimmt werden oder indirekt aus dem Energiegehalt der oxydierten Stoffe berechnet werden.

Wie groß ist die täglich frei werdende Energie beim winterschlafhaltenden Organismus? Wir können dies für NAGAIS Murmeltier „A", das 120 Tage Winterschlaf hielt, berechnen, da die hierfür notwendigen Angaben zur Verfügung stehen. Das Murmeltier produzierte pro Tag 2,105 g Kohlensäure entsprechend 0,5742 g Kohlenstoff. Die durchschnittliche tägliche Stickstoffausscheidung betrug 0,0255 g, entsprechend 0,1594 g Eiweiß mit einem Gehalt von 0,0836 g Kohlenstoff. Wenn wir den Kohlenstoff, der dem Eiweiß entstammt, von dem Gesamtkohlenstoff abziehen, der vom winterschlafhaltenden Murmeltier pro Tag oxydiert wird (0,5742—0,0836), so finden wir, daß 0,4906 g C aus Fett stammen. Dieser Menge Kohlenstoff entspricht 0,641 g Fett. Da wir das Energieäquivalent der Verbrennung von 1 g Eiweiß oder Fett kennen, so sind wir imstande, den täglichen Energieverlust aus den obigen Werten zu berechnen:

$$0,1594 \text{ g Eiweiß} \times 4,1 = 0,6534 \text{ Cal.} = 9,9\% \text{ der Gesamtmenge}$$
$$0,6410 \text{ g Fett} \times 9,3 = 5,9613 \text{ Cal.} = 90,1\% \quad ,, \qquad ,,$$
$$6,6147 \text{ Cal. pro Tag und pro kg.}$$

Wir können daraus folgern, daß das Murmeltier während des Winterschlafes täglich 6,6147 Cal. pro kg Gewicht verbraucht, und daß über $^1/_{10}$ dieses Betrages aus der Verbrennung von Eiweiß und $^9/_{10}$ von Fett stammen (siehe Kapitel über chemische Vorgänge beim Hunger).

Die Periode des Erwachens bietet vom energetischen Standpunkt ein besonderes Interesse, weil sie von einer unverhältnismäßig großen Wärmeentwicklung begleitet ist. Es ist immer noch eine mehr oder weniger umstrittene Frage, was für Stoffe oxydiert werden. Einzelne Respirationsversuche geben Resultate, die schon am meisten für eine fast reine Fettverbrennung sprechen, während andere geradeso unverkennbar eine Kohlehydratverbrennung beweisen. Die weitgehende Unstimmigkeit zwischen den Resultaten der verschiedenen Beobachter zeigt, daß hier ein Feld für weitere fruchtbringende Forschung in dieser Richtung liegt. Es würde von unserem Thema zu weit abführen, auf die Einwände einzugehen, die sich gegen die bei manchen dieser Untersuchungen angewandte Technik vorbringen ließen.

Kurz gesagt, gibt es zwei einander gegenüberstehende Ansichten: nach der ersten wird die außergewöhnliche Wärmeentwicklung durch die Oxydation des Glykogens in der Leber hervorgebracht, nach der zweiten die Wärme durch Fettverbrennung geliefert. Aber ganz abgesehen von der Frage nach der Natur der oxydierten Substanz, ist schon der Energieumsatz während des Erwachens an sich ein äußerst interessantes Problem.

Marès fand bei einem Eichhörnchen (Spermophilus citilus), daß die Temperatur des Tieres in einer Stunde von 17° auf 35°C anstieg und dabei 1,135 g CO_2 gebildet, 1,136 g Sauerstoff verbraucht wurden. Das ergibt einen respiratorischen Quotienten von 0,72, und aus diesem Wert folgt, daß 0,39 g Fett innerhalb einer Stunde oxydiert wurden. Die durch die Verbrennung von solch einer Menge Fett freigemachte Wärme (3,627 Cal.) würde genügt haben, um die Körpertemperatur des Tieres um 22,6° C zu heben, da das Eichhörnchen 193 g wog, und die spezifische Wärme des Organismus gleich 0,83 angenommen werden kann. Der tatsächliche von MARÈS beobachtete Temperaturanstieg betrug nur 18° C. Möglicherweise ist diese Unstimmigkeit zwischen dem theoretisch berechneten und dem tatsächlich gefundenen Anstieg der Temperatur auf Unzulänglichkeiten des Versuches zurückzuführen, da dieser auf eine reine Fettverbrennung deutet.

WEINLAND und RIEHL haben gezeigt, daß ein von ihnen beobachtetes Murmeltier, während es aus dem Zustande der Erstarrung herauskam, pro kg und pro Stunde 2,199 g CO_2 bildete und 1,703 g Sauerstoff verbrauchte. Auf Grund des respiratorischen Quotienten (0,94) vermuten sie, daß der Gasstoffwechsel der Verbrennung von 1,5 g Glukose entspricht und eine Bildung von 5,5 Cal. pro kg und pro Stunde bedeutet. Diese Wärmemenge würde völlig ausreichen, um die Körpertemperatur eines Murmeltieres, das $3^1/_2$ kg wiegt, innerhalb 3 Stunden um 16,5° zu steigern. Leider haben diese Autoren die Temperatur des Murmeltieres nicht vor und nach dem Erwachungsvorgange gemessen, und es ist daher unmöglich zu entscheiden, ob der berechnete Temperaturanstieg mit dem wirklich beobachteten besser übereinstimmt als bei MARÈS' Versuchen.

Diese beiden Darlegungen werden genügen, um zu zeigen, welchen Grad von Intensität die Stoffwechselvorgänge zur Zeit des Erwachens des winterschlafhaltenden Tieres aus seinem tiefen Schlafe aufweisen. Bei der schon besprochenen Untersuchung beträgt der Energieverbrauch des Murmeltieres während des Winterschlafes (0,275 Cal. pro kg und pro Tag) nur ein Zwanzigstel von dem Verbrauch während des Erwachens (5,5 Cal. pro Stunde). Es ist vielleicht angebracht, hier darauf hinzuweisen, daß der Energiebedarf eines ausgewachsenen Menschen etwa $1—1^1/_2$ Cal. pro Stunde und pro kg Körpergewicht beträgt, daß aber mit einer doppelt so großen Energiemenge die schwersten körperlichen Arbeiten verrichtet werden können.

Da ja einer großen Calorie 425 mkg, in mechanischer Arbeit ausgedrückt, entsprechen, könnte die Energiemenge, die von einem winterschlafhaltenden Murmeltier während eines Zeitraums von 120 Tagen produziert wird, dazu verwandt werden, um einen Menschen von 70 kg auf eine Höhe von 4800 m zu heben. Wenn aber die Wärmebildung, mit der das Erwachen einhergeht, in dem gleichen Maße auch nur einen Tag anhalten würde, so würde diese Energiemenge ausreichen, um eine gleich schwere Person 800 m hoch zu heben.

6. Physiologische Erscheinungen beim winterschlafhaltenden Organismus.

Mit den tiefgreifenden Veränderungen in den chemischen Vorgängen des Organismus beim Winterschlaf gehen gleichfalls große Veränderungen in den verschiedenen Funktionen einher. Deshalb soll das folgende Kapitel einer Betrachtung dieses Problems gewidmet werden.

a) Atmung.

Die Atembewegungen sind von SPALLANZANI, MANGILI, SAISSY, REEVE, HALL, VALENTIN, HORVARTH, BOUGER, DUBOIS, PATRIZI und PEMBREY erforscht worden. Aus der Fülle des Materials, das über die Atmung der Säugetiere im Winterschlafe vorliegt, werden einige allgemeine Tatsachen herausgegriffen, um die Besonderheiten des Atmungsvorganges beim Winterschlafe zu veranschaulichen.

Die Atmung ist so verlangsamt, daß während des tiefen Winterschlafes häufig nur ein einziger Atemzug während mehrerer Minuten erfolgt. In der Regel dauert die Einatmung länger als die Ausatmung. HORVARTH beobachtete bei Zieselmäusen (Spermophilus citilus) ein bis vier Atemzüge pro Minute und sehr oft nur einen Atemzug in mehreren Minuten, wohingegen normalerweise 60—140 Atemzüge verrichtet werden. Die Einatmung dauert etwa viermal so lange als die Ausatmung. Es sei hier auch erwähnt, daß winterschlafhaltende Tiere sehr lange Zeit hindurch in einer Atmosphäre von reinem Stickstoff oder von CO_2, oder unter Wasser getaucht, ohne Zeichen des Unbehagens bleiben können. MARSHALL HALL sagt, daß er einen winterschlafhaltenden Igel $22^1/_2$ Minuten unter Wasser gehalten hat und während dieser Zeit keine Atembewegungen feststellen konnte. HORVARTH denkt, daß die Atembewegungen hauptsächlich auf die Bauchmuskeln und auf das Diaphragma beschränkt sind; die Brustmuskeln nehmen nur sehr wenig an der Atmung teil.

PEMBREY unterscheidet vier Typen der Atmung je nach der Temperatur des Tieres, mit anderen Worten, je nach seinem Tätigkeitszustande. Ähnliche Beobachtungen sind früher von BOUGER gemacht worden. In einer kurzen Notiz über die Atmung des Igels weist BOUGER darauf hin, daß diese Atmung dem CHEYNE-STOKESschen Typ entspricht, d. h. es treten Gruppen mehrerer Bewegungen auf, die durch Intervalle von Atemstillstand verschieden langer Dauer getrennt sind[1]). Bei sehr

---

[1]) In seinem Buch über Ermüdung beschreibt Mosso eine interessante Beobachtung über die Atmung von Aalen während der Winterzeit. Zu jener Zeit, so sagt er, ist ihre Atmung nicht mehr regelmäßig, sondern spielt sich in Intervallen ab. „Sie atmen 4- oder 5mal nacheinander, dann bleiben sie längere Zeit, bis zu einer Viertelstunde, unbeweglich, ohne Atem zu holen." Die Ermüdung. Leipzig 1892, S. 112.

tiefem Winterschlaf fand man, daß diese Intervalle 30—45 Minuten lang sein können. Die Dauer der Zwischenperioden ebenso wie die Zahl der Bewegungen in jeder Gruppe von Atemzügen ist je nach der Temperatur des Tieres verschieden. Bei einer Temperatur von 10° C dauerten die Intervalle der Apnöe 33 Minuten, mit 16 Atemzügen pro Gruppe. In dem Maße, wie die Temperatur allmählich anstieg, wurden die Intervalle kürzer, und die Zahl der Atemzüge nahm zu. Allmählich wurde die Atmung häufiger, blieb aber trotzdem immer noch periodisch. Die Atemzüge spielten sich etwa alle 9 Minuten in Gruppen von 8 Atemzügen ab. Als die Temperatur schließlich den normalen Stand erreichte, wurde die Atmung ganz regelmäßig und rhythmisch. Das Tier hatte sich aus seiner Erstarrung erholt.

BOUGER gelang es, durch Injektion von Chloralhydrat die Temperatur des Tieres herabzusetzen und Schlaf zu erzeugen, er war aber nicht imstande, auf diese Weise die Erscheinungen zu erzeugen, die man im Winterschlaf beobachtet. Die Atmung wurde langsam und schwach, verlor aber nicht ihren Rhythmus.

b) Blutzirkulation.

„Alle Erscheinungen der Bewegung der Blutmasse haben hier den Charakter der Ruhe, der verrät, daß kein Sturm des Todeskampfes den Gang der Verhältnisse trübt." Mit diesen malerischen Worten beschreibt VALENTIN den Blutstrom im winterschlafhaltenden Organismus. Einige vereinzelte, vielleicht alle 3 bis 4 Minuten oder sogar noch seltener auftretende Kontraktionen des Herzens treiben den trägen Strom des Blutes auf eine kurze Entfernung durch die Adern, dann zeigt die Zirkulation wieder einen Ruhezustand. Während bei einem Kaninchen der Blutumlauf in 7—8 Sekunden vollzogen ist, braucht er beim winterschlafhaltenden Murmeltier wahrscheinlich 3—4 Minuten. Das Blut wird praktisch von den oberflächlichen Gebieten weggeholt und bleibt auf die Gefäße der tiefer gelegenen Organe beschränkt, die bei winterschlafhaltenden Tieren gewöhnlich einen sehr großen Durchmesser haben.

Während des Winterschlafes verliert das Blut viele seiner Zellelemente. Differentialzählungen haben gezeigt, daß sowohl rote wie weiße Blutkörperchen an Zahl sehr vermindert sind, doch beruht die Beobachtung VALENTINs, nach der die Leukocyten gänzlich fehlen, zweifellos auf einem Irrtum. RASMUSSEN fand bei winterschlafhaltenden amerikanischen Murmeltieren eine sehr geringe Veränderung in der Zahl der roten Blutkörperchen, im Hämoglobingehalt und im spezifischen Gewicht des arteriellen Blutes. Die geringe Zunahme der Zahl der Erythrocyten kann leicht aus dem Wasserverlust des Blutes erklärt werden, die Größe der Blutkörperchen verändert sich aber nicht. Die relative Zahl der mononucleären und polynucleären Zellen ist praktisch die gleiche wie beim wachenden Tiere, dagegen nimmt die Gesamtzahl der Leukocyten, die sich in Zirkulation befinden, bei den erstarrten amerikanischen Murmeltieren auf nahezu die Hälfte ab. Diese Abnahme betrifft besonders die Lymphocyten. Der Mangel an Leukocyten im Blut der Winterschläfer ist sehr wahrscheinlich auf ein Abwandern der Leukocyten in die Gewebe gewisser anderer Organe, besonders der Eingeweide, zurückzuführen. Die allgemein gemachte Feststellung, daß die Gerinnungsfähigkeit des Blutes während des Winterschlafes abnimmt, steht im Einklang mit der Tatsache, daß oft ein der Hämophilie ähnlicher Zustand beobachtet worden ist, und daß bei Verletzungen ein überreiches Bluten eintritt. Es ist möglich, daß die verminderte Gerinnungsfähigkeit des Blutes auf dem Übermaß an CO_2 beruht, doch bedarf diese Frage noch weiterer Klärung.[1])

Infolge des sehr geringen Gasaustauches im Organismus zeigen während des Winterschlafes arterielles und venöses Blut fast keinen sichtbaren Unterschied. In seinen umfangreichen Untersuchungen über die Blutgase erstarrter und erwachter amerikanischer Murmeltiere behauptet RASMUSSEN, daß dieser Fall ziemlich einzig dastehend sei. Gewöhnlich findet sich eine deutliche Zunahme der CO_2 im venösen Blut beim Winterschlaf. Der Unterschied im CO_2-Gehalt zwischen venösem und arteriellem Blut beträgt bei wachenden amerikanischen Murmeltieren pro 100 ccm des Blutes 8,46 ccm, bei schlafenden 13,69 ccm. Das Sauerstoffbindungsvermögen (21,9 ccm Sauerstoff pro 100 ccm defibrinierten Blutes) wird während des Winterschlafes nicht verändert, das CO_2-Bindungsvermögen geht dagegen von 223,3 ccm auf 209,3 ccm herunter. Die Abnahme muß einer verringerten Alkalinität des Blutes zugeschrieben werden.

Der Blutdruck ist während des Winterschlafes niedrig, ja VALENTIN erwähnt einen Fall, wo ein Murmeltier eine Erniedrigung des Blutdruckes auf 16 mm Hg überlebt hat, eine Blutdrucksenkung, die bei anderen Säugetieren den Tod verursacht haben würde. In der Carotis des Murmeltieres maß VALENTIN ungefähr 70—72 mm Druck mit 2—6 mm systolischen Schwankungen. DUBOIS fand in der Schenkelarterie des Murmeltieres denselben Druck. Sobald das Tier aufwacht und seine Innentemperatur zu steigen beginnt, nimmt auch der Blutdruck allmählich bis zu einem Maximum (Körpertemperatur ungefähr 24°C) zu und dann wieder ab.

---

[1]) COUVREUR fand, daß die Gerinnungsfähigkeit des Blutes der Schnecken während des Winterschlafes infolge Fibrinogenmangels vermindert wird. Cpt. rend. des séances de la soc. de biol. 52. 1900. CHIO zeigte, daß das Gleichgewicht der Calciumsalze des Blutes und die Wechselwirkung des Calciums und Proferments bei der Fermentbildung von der CO_2-Spannung abhängt. Arch. di farmacol. sperim. e scienze aff. 23, 206. 1917.

Fräulein BUCHANAN untersuchte das Elektrokardiogramm winterschlafhaltender Fledermäuse, Igel und Haselmäuse. Die Pulsfrequenz wurde sehr viel kleiner als im normalen Zustande gefunden. Bei der wachen Fledermaus schwankt die Pulszahl von 600—900 pro Minute, als das Tier aber kalt und ruhig war, obschon noch nicht wirklich eingeschlafen, nahm die Pulszahl auf 77 pro Minute ab. Dabei fanden sich auch die Anzeichen eines 2 : 1 Herzblockes. Ähnlich betrug beim Igel die Pulszahl, die normalerweise zwischen 280 und 320 Schlägen pro Minute schwankt, nur 48 pro Minute, obgleich das Tier nicht einmal fest eingeschlafen war. Bei winterschlafhaltenden Haselmäusen fanden sich Zeichen einer Dissoziation der Vorhöfe und Kammern. Als die Tiere völlig erstarrt waren, sank die Pulszahl auf 12—30 pro Minute. Dabei schlugen die Kammern allein (normale Zahl etwa 300). Das Elektrokardiogramm der Fledermaus zeigt außer der elektrischen „a"- (Aurikel-) und „v"- (Ventrikel-) Zacke auch eine von diesen unabhängige Schwankung, die man mit „b" bezeichnet und als das elektrische Äquivalent der Vorhofsextrasystolen betrachten muß.

Es ist interessant, daß diese „b"-Schwankungen, wie Fräulein BUCHANAN zeigte, mit den bei winterschlafhaltenden Tieren beobachteten periodischen Atembewegungen in gewissen Beziehungen stehen. Während der Apnöeperiode fehlen die „b"-Schwankungen; sie verschwinden, bevor die Apnöe beginnt, um wieder zu erscheinen, gerade bevor die Atmung wieder einsetzt. Fräulein BUCHANAN nimmt zur Erklärung als möglich an, daß Blutveränderungen, die bekanntlich das Atemzentrum erregen, auch bestimmend für das Auftreten oder das Fehlen von Vorhofsextrasystolen sein können, und daß wahrscheinlich derartige Vorhofsextrasystolen durch die Reihen von „b"-Zacken wiedergegeben werden.

Bei Untersuchungen an alpinen Murmeltieren stellte aber HECHT fest, daß die Zahl der Pulsschläge häufig auf ein Viertel der normalen absinkt, ohne daß ein Herzblock eintritt; die Überleitungsperiode vergrößert sich nur und ruft eine Verlangsamung der Pulszahl hervor.

MACCO fand eine ähnliche Verlängerung der Systole und Diastole von Vorhöfen und Kammern und eine verlangsamte Überleitung des Reizes von Vorhof auf Kammer beim Herz von Schildkröten während des Winterschlafes. Die Dauer war im Februar bei 13,7° C fast doppelt so lang als im Juni bei 26° C. Die Kontraktion war ferner während der warmen Jahreszeit auch höher.

VALENTIN beobachtete bei winterschlafhaltenden Murmeltieren eine deutliche Abweichung vom normalen Zustand, insofern, als eine einmalige Einatmung einen Anstieg des Blutdruckes zur Folge hat, der dann entweder sofort wieder zur ursprünglichen Höhe zurücksinken oder auch einige Zeit noch bleiben kann. Beim Hund z. B. tritt bei der Einatmung zuerst ein geringes Absinken des Blutdruckes, darauf bei der

Ausatmung ein entsprechender Anstieg in die Erscheinung. Der Endeffekt der Einatmung ist aber immer ein Steigen, der Endeffekt einer Ausatmung ein Fallen des Blutdruckes.

c) Wärmebildung und Wärmeregulation.

PEMBREY hat nachgewiesen, daß junge Tiere, deren Nervensystem zur Zeit der Geburt unvollkommen entwickelt ist, nicht fähig sind, ihre Körpertemperatur zu regulieren. Mit der Entwicklung des Nervensystems nimmt dessen Einfluß auf die Wärmeproduktion und Wärmeabgabe zu, und die Innentemperatur des Tieres wird von der der Umgebung unabhängig. Auch Kaltblüter, deren Körpertemperatur mit der Temperatur der äußeren Umgebung schwankt, gleichen, wenn ihr Nervensystem zerstört ist, nach KREHL und SOETBEER anorganischen Substanzen. Zwischen den homoiothermen Tieren einerseits und den poikilothermen Tieren andererseits nehmen die winterschlafhaltenden Tiere eine gewisse Mittelstellung ein. Sie besitzen keine Normaltemperatur in dem Sinne wie die homoiothermen Tiere. Nach SIMPSON schwankt die Rectaltemperatur der amerikanischen Murmeltiere (Marmota monax) zwischen 33,6° und 41,2°C. Diese Tatsache zwingt uns, die winterschlafhaltenden Tiere in eine besondere Klasse der heterothermen Organismen einzuordnen. Welche Beziehungen bestehen nun zwischen Wärmebildung und Winterschlaf?

Winterschlafhaltende Tiere zeichnen sich dadurch aus, daß sie nicht in der Lage sind, die Wärmeausstrahlung zu regulieren, eine Auffassung, die durch calorimetrische Studien von DUBOIS, DUTTO und MONTI bestätigt wird. Mit dem Sinken der Umgebungstemperatur sind sie nicht mehr imstande, mit Hilfe der Wärmebildung den Wärmeverlust durch Strahlung auszugleichen, der Einfluß der Wärmebildung wird aber um so bedeutungsvoller, je mehr sich die Innentemperatur der Außentemperatur nähert. Dies wird dadurch erwiesen, daß die Innentemperatur dann gewöhnlich etwas höher bleibt als die äußere Temperatur. Es ist höchst bezeichnend, daß das Sinken der Körpertemperatur allein den Zustand der Erstarrung mit all den Begleitsymptomen des Winterschlafes nicht hervorzurufen vermag. Temperaturerniedrigung und Schlaf können durch Gaben von Chloralhydrat hervorgerufen werden, der sich hierbei ergebende Zustand ist aber vom Winterschlaf durchaus verschieden, wie man an der Art der Atmung erkennt. Dies ist von HORVARTH überzeugend nachgewiesen worden, der zahlreiche Experimente an künstlich unterkühlten Tieren ausführte. Die Tiere wurden durch Eintauchen in Eiswasser auf 6—1,8°C abgekühlt, nach wiederholten Versuchen erholten sie sich schnell, ohne daß man zu künstlicher Atmung oder Erwärmung Zuflucht nehmen mußte. Es gelang also HORVARTH auf diese Weise nicht, durch Erniedrigung der Körpertemperatur Winterschlaf hervorzurufen. Es ist ferner eine wohlbekannte Tatsache, daß im Sommer Landschnecken nicht in Winterschlaf versetzt werden können, wenn man sie der Gefriertemperatur unterwirft, im Spätherbst bereiten sie sich aber von selbst auf die folgende Winterruhe vor, obgleich die Luft noch ganz warm ist.

Winterschlaf kommt und geht mit den Jahreszeiten und hängt weder von der Temperatur noch von dem Nahrungsvorrat ab. Der Winterschlaf ist ein dem Organismus innewohnender Zustand, eine Phase in dem Rhythmus, dem Lebenszyklus heterothermer Organismen. Das Tier fängt an, den Winterschlaf zu halten, bevor die Temperatur sinkt, und der Zustand der Erstarrung tritt dann erst ein. Dem Erwachen des Organismus geht andererseits eine rasche Wärmeentwicklung voraus. QUINCKE bemerkt sehr treffend: „Die Änderung der Körpertemperatur folgt dem Kommen und Gehen der übrigen Schlafsymptome erst nach und bedingt nicht etwa dieselben." Wie QUINCKE feststellte, kann man beim winterschlafhaltenden Murmeltier das Rückenmark in der Gegend des 5. Wirbels durchtrennen, ohne daß der Tod des Tieres eintritt. Die entsprechende Operation würde bei einem wachen Murmeltier ein Sinken der Körpertemperatur hervorrufen und sich für das Tier als tödlich erweisen. Selbst eine kräftige Reizung der Bahnen in dem durchschnittenen Rückenmark des Murmeltieres brachte kein nennenswertes Ansteigen der Körpertemperatur hervor. QUINCKE schloß aus seinen Experimenten, daß „im Gehirn des Murmeltieres ein Wärmezentrum vorhanden ist, welches die Organe des Körpers derart beherrscht, daß es ihren Stoffwechsel und die Wärmeproduktion verändert, indem es abwechselnd einen Zustand der Tätigkeit und des Winterschlafes veranlaßt. Atmung und Blutzirkulation werden indirekt beeinflußt."

DUBOIS verfolgte QUINCKES Untersuchungen weiter, indem er dieses Wärmezentrum im Gehirn zu lokalisieren versuchte. Am Ende seines Buches über die vergleichende Physiologie des Murmeltieres kommt er so zu folgendem Ergebnis: „Am Boden des vorderen Teiles des Aquaeductus Sylvii liegt eine Region, die unverletzt sein muß, damit sich selbst nach Fortnahme der Hemisphären abwechselnd die Erscheinungen von Erstarrung und Tätigkeit, von Fallen und Steigen der Körpertemperatur automatisch und in regelmäßigen Abständen abspielen können. Wenn diese Zone verletzt wird oder mit dem Mittelhirn zusammen zerstört wird, vermag das Murmeltier noch eine Zeitlang am Leben zu bleiben, aber es kann jetzt nur schlafen und atmen. Es hat die Fähigkeit zu erwachen verloren."

DUBOIS' Lokalisation des Wärmezentrums ist noch nicht von anderen Forschern bestätigt worden. Aber selbst wenn man von der Vorstellung ausgeht, daß eine bestimmte umschriebene Stelle im Gehirn die Temperaturschwankungen im Organismus überwacht und die Wärmeproduktion reguliert, müßte man doch notwendigerweise annehmen, daß die Zellen jenes besonderen Gehirngebietes beim Winterschlaf zyklischen oder periodischen Veränderungen unterliegen, durch die dann die bekannten Erscheinungen des Winterschlafes hervorgerufen werden.

d) Exkretion und Sekretion.

Bei künstlich unterkühlten Tieren hören die Bewegungen der Abdominalorgane gänzlich auf, und man kann daraus mit Recht folgern, daß auch während der Winterstarre bei den Tieren ein ähnlicher Zustand vorhanden sein muß (HORVARTH). Wenn die Tiere aufwachen, sondern sie jedoch von Zeit zu Zeit Kot ab und lassen Harn. Fest eingeschlafene Tiere lassen ungefähr einmal in 3 oder 4 Wochen Harn und sondern zu gleicher Zeit auch etwas Kot ab. Aus NAGAIS Feststellungen berechnet sich, daß ein Murmeltier während des Winterschlafes durchschnittlich weniger als 5 ccm Harn täglich absondert. Als VALENTIN den Magen von Murmeltieren am Ende eines über 5 Monate ausgedehnten Winterschlafes untersuchte, fand er kleine Mengen einer grauen Masse. In den letzten Jahren haben die MONTIS gleichfalls den Mageninhalt winterschlafhaltender Murmeltiere studiert. Die Flüssigkeit, 2,5—5 ccm an Menge, gibt eine saure Reaktion und enthält Flocken, die als Epithelzellen identifiziert wurden. Die Gesamtacidität des Inhalts zweier Magen wurde zu 1,3 bzw. 0,79 pro Tausend bestimmt. VALENTIN fand jedesmal eine schwache Gallenfarbstoffreaktion. Der Dünndarm ist gewöhnlich leer und frei von Schleim, das Coecum groß und enthält eine alkalische Flüssigkeit, voll von Schleimfäden.

Der Gallenstrom geht während des Winterschlafes ununterbrochen weiter, VALENTIN stellte bei der Autopsie jedes Murmeltieres fest, daß die Gallenblase prall mit Galle gefüllt war, die sich während des Winterschlafes mehr und mehr kondensiert hatte. Wie später gezeigt werden wird, findet auch im Hunger fortdauernd eine Sekretion von Galle statt.

e) Reaktion der Muskulatur.

Die ersten Untersuchungen führte VALENTIN aus, der beobachtete, daß die Muskeln im Winterschlaf getöteter Tiere noch viele Stunden nach dem Tode reizbar geblieben waren. Er stellte auch fest, daß die Kontraktion und Erschlaffung der Muskeln sehr langsam vor sich ging, und daß ferner einige aufeinanderfolgende Reizungen genügten, um einen vollständigen Tetanus hervorzurufen. Wie PATRIZI beobachtete, dauert die Verkürzung und die darauffolgende Erschlaffung des Muskels beim winterschlafhaltenden Tier dreimal so lange wie beim entsprechenden Muskel eines wachenden Tieres. Die Latenzzeit war im ersteren

Falle ebenfalls zweimal so groß als die normale. Über ähnliche Beobachtungen wurde auch von DUBOIS berichtet.

Die Latenzzeit der Muskelkontraktion ist beim Winterschläfer sehr verlängert und steht in direkter Beziehung zur Innentemperatur. Diese Verlängerung des Zustandes der Reizunempfindlichkeit ist ein Zeichen der allgemeinen Funktionsträgheit des winterschlafhaltenden Organismus. CHAPMAN bestimmte die Latenzzeit des Extensor digitorum am Hinterbein von Echidna bei 3°C zu 0,06″ und bei 30°C zu 0,01″. Neuerdings befaßte sich GAYDA mit der Wirkung der Temperatur auf die Kontraktionen des isolierten Gastrocnemius des Igels. Die folgende Tabelle gibt einige seiner Werte wieder:

Temperatur	Latenzzeit
0°C	0,129″
15 „	0,018″
30 „	0,0088″
35 „	0,0085″

Die Bedeutung dieser Zahlen wird man besser bewerten, wenn man sich daran erinnert, daß die Latenzzeit für den Gastrocnemius des Frosches bei 15° C bzw. 30° C zu 0,0065 bzw. 0,0033″ bestimmt worden ist (G. F. YEO, Journ of physiol. 9, 425. 1888).

Die Kurve der einfachen Muskelkontraktion zeigt, abgesehen von der Latenzzeit, zwei aufeinanderfolgende Phasen — Kontraktion und Relaxation —, die gewöhnlich etwa gleich lang sind. Die Gesamtdauer einer einzelnen Kontraktion des Gastrocnemius beim Frosch beträgt ungefähr 0,1 Sekunde. GAYDA machte nun sehr interessante Beobachtungen über die Wirkung der Abkühlung und Erwärmung auf den Verlauf der einfachen Kontraktionskurve des Gastrocnemius des Igels, wie folgende Zahlen zeigen:

Temperatur	Dauer in Sekunden		Gesamtdauer in Sekunden
	Kontraktion	Relaxation	
0°C	4,506	5,971	10,477
15 „	0,217	0,285	0,502
30 „	0,086	0,062	0,148
35 „	0,080	0,052	0,122

Die Untersuchungen von ROLLET an Muskeln von Fledermäusen und von CHAPMAN an Muskeln von Echidna führen insofern zu einem abweichenden Ergebnis, als die Dauer der einzelnen Kontraktionen erheblich länger angegeben wird.

Bei den Muskeln winterschlafhaltender Tiere läßt sich sehr leicht Tetanus hervorrufen. PATRIZI fand, daß fünf aufeinanderfolgende

Reizungen ausreichen, um die Muskeln eines Murmeltieres im Winterschlaf vollständig zu tetanisieren, wohingegen der Muskel im wachen Zustand oder bei künstlicher Erwärmung auf jeden der Reize mit einer einzelnen Kontraktion antwortet. GAYDA sah 1,05 Reize pro Sekunde bei 0°C einen vollkommenen Tetanus hervorrufen, bei höherer Temperatur war dagegen eine viel größere Zahl von Reizen in kleineren Intervallen erforderlich, um eine solche Wirkung zu erzielen. So sind bei 30°C 24 Reize pro Sekunde, und zwar in Zwischenräumen von 0,042″ notwendig.

Die Größe der von einem Muskel eines winterschlafhaltenden Murmeltieres verrichteten Arbeit ist sehr gering (DUBOIS); sie beträgt im besten Falle $^1/_{10}$ der durch den Muskel eines wachenden Murmeltieres geleisteten Arbeit. Der Muskel des Winterschläfers gibt ferner bei der Reaktion auf den gleichen Reiz und bei der gleichen Belastung weniger Wärme ab als der eines normalen Tieres. Wie KRONECKER fand, leistet der Gastrocnemius des Frosches mit einer Ladung von 20 g im Sommer 2700 Kontraktionen, im Winter aber nur 250 Kontraktionen, weil der Muskel sich dann zwar sehr leicht zusammenzieht, aber seine ursprüngliche Länge nur langsam wiedererlangt. (Über die Ermüdung und Erholung der quergestreiften Muskeln, 1871.)

f) Reizbarkeit der Nerven.

VALENTIN stellte fest, daß die Fortpflanzungsgeschwindigkeit des Nervenreizes bei winterschlafhaltenden Murmeltieren nur 1 m pro Sekunde beträgt. Bei Warmblütern ist die Leitungsgeschwindigkeit im Nerven um ein Vielfaches größer, und selbst beim Frosch beträgt sie nahezu 28 m pro Sekunde. Sobald das Tier erwacht und seine Körpertemperatur um einige Grade ansteigt, nimmt die Leitungsfähigkeit des Nervenreizes wesentlich zu.

Unsere Kenntnisse über den Einfluß des Winterschlafes auf das periphere Nervensystem sind sehr unvollkommen. In HORVARTHs Beobachtungen über Spermophilus liegt eine Andeutung vor, daß die Tiere im Zustand der Erstarrung durch Gehörreiz nicht erregt werden. GRIGORESCU stellte fest, daß beim winterschlafenden Frosch die Hautsensibilität sehr herabgesetzt ist. CLAUDE BERNARD nahm an, daß die herabgesetzte Empfindlichkeit des peripheren Nervensystems den Vorgang des Winterschlafes hervorrufen könnte. So beruht das Erlöschen der Reflexbewegungen bei dem außerordentlichen Wärmeverlust, den der Körper durch Ausstrahlung erleidet, auf der fehlenden Sensibilität für Kälte. Es ist jedoch wahrscheinlicher und steht mehr mit den Tatsachen im Einklang, daß die verringerte Reizbarkeit der Nerven eher als Folge und nicht als Ursache für die Temperaturerniedrigung anzusehen ist.

Guardabassi fand, daß bei der Kröte (Bufo vulgaris) während des Winterschlafes starke elektrische Reize erforderlich sind, um durch Vagusreizung Herzstillstand hervorzurufen. Im Frühjahr kann man durch Abkühlung der Kröten auf 5°C diesen Zustand nicht nachahmen. In der Zeit der normalen Lebenstätigkeit genügt ein viel geringerer Reiz, um Vagushemmung zu erzielen. (Im Winterschlaf 11 cm Rollenabstand des Induktoriums verglichen mit 37 cm im normalen Zustande.)

Merzbachers äußerst interessante Experimente über die Resektion von Nerven bei der Fledermaus sind sehr wichtig. Solange die Tiere schlafen und eine niedrige Körpertemperatur haben, kann man weder anatomisch noch physiologisch irgendwelche Anzeichen einer Degeneration am verletzten Nerven beobachten. Aber sobald wie die Fledermäuse aufwachen und wieder warm werden, beginnt sofort der Degenerationsprozeß. Wenn aber die Degeneration bei einem durchschnittenen Nerven bereits begonnen hat, als das Tier noch munter war, so wird sie sofort aufgehalten und schreitet nicht weiter fort, wenn das Tier in Winterschlaf verfällt.

g) Reaktion auf Drogen, Toxine usw.

Ein Tier reagiert auf verschiedene Gifte und schädliche Stoffe während des Winterschlafes ganz anders als im wachen Zustand. Das winterschlafende Tier besitzt eine große Resistenz sowohl gegenüber stark wirkenden Drogen wie gegen Erstickung und gegen stark verminderten Luftdruck. Diese Widerstandsfähigkeit beruht auf der Funktionsuntätigkeit, die für die verschiedenen physiologischen Vorgänge im Winterschlaf charakteristisch ist.

Bei ihren Untersuchungen über die Wirkung des Winterschlafes auf die Immunität kamen die verschiedenen Forscher zu verschiedenen Ergebnissen, doch sind diese Unstimmigkeiten leicht zu erklären. Bei den Versuchen werden Injektionen gemacht, die Tiere werden dadurch aus ihrer Ruhe gebracht und die Fortdauer des Winterschlafes kann leicht unterbrochen werden. Billinger studierte die Immunität winterschlafhaltender Tiere gegen Bakterieninfektionen. Er wählte für diesen Zweck Organismen, deren Temperaturoptimum beträchtlich über der Temperatur des winterschlafhaltenden Tieres liegt. Diese Experimente sind zwar nicht sehr beweiskräftig, sie zeigen aber doch, daß die Bakterien im Organismus des Wirtes besser leben können als auf einem künstlichen Nährboden. Wurden die Tiere mit Tuberkelbacillen geimpft, so zeigten sie, solange sie schliefen, keine Krankheitserscheinungen, wurden aber nach dem Erwachen sofort krank und starben nach wenigen Tagen.

Blanchard machte mit verschiedenen Toxinen, Tiergiften und Parasiten Versuche. Er kam zu dem Ergebnis, daß die Empfindlichkeit winterschlafhaltender Tiere nicht wesentlich herabgesetzt ist. Ebensowenig fand BERTARELLI, der mit Tollwutgift, Milzbrand, Tuberkelbacillen und Diphtherietoxinen arbeitete, einen Anhalt für erhöhte Immunität. Er stellte ferner fest, daß mit dem Einsetzen des Winterschlafes (bei Murmeltieren, Hausmäusen und Fledermäusen) der Magendarmkanal praktisch frei von Bakterien und der Dünndarm tatsächlich steril wird. Das vollkommene Verschwinden der Keime aus dem Magen erfordert mindestens eine Woche. Die Darmflora nimmt, sobald die Tiere erwachen und Nahrung aufnehmen, die gewöhnliche Zusammensetzung an; die Schnelligkeit, mit der der Magendarmkanal sich selbst wieder von Mikroorganismen befreit, wenn die Tiere wieder in Schlaf verfallen, ist besonders bemerkenswert. Es dauert häufig nur 2 Tage, und der Darm ist wieder steril.

VALENTIN fand, daß Murmeltiere nach einer Injektion von einer Menge Curare, die ausreichte, um ein Kaninchen von gleichem Gewicht in 5 Minuten zu töten, 132 Minuten am Leben blieben. Entsprechende Beobachtungen wurden mit anderen Drogen angestellt. Eine 10%ige Lösung Veratrinacetat, die ein Kaninchen in 15 Minuten töten würde, brauchte 75 Minuten, d. h. fünfmal so lange Zeit, um ein winterschlafendes Murmeltier zu töten. Auch die Symptome, unter denen sich der Tod selbst beim vergifteten Winterschläfer vollzieht, zeigen, daß er wesentlich anders als das normale Tier auf das Gift reagiert. Die heftigen Krämpfe und Konvulsionen, die im allgemeinen den Todeskampf eines vergifteten Tieres begleiten, fehlen ganz beim Winterschläfer, der langsam und ruhig abstirbt.

HAUSMANN fand, daß die Inkubationsperiode, die Gifte wie Colchicin, Saponin und Tannin erfordern, während des Winterschlafes unter dem Einfluß der Kälte sehr verlängert wird.

h) Gewebsneubildung.

Während der Winterstarre hören Wachstum und Gewebsneubildung vollkommen auf. Selbst nach mehreren Monaten Winterschlafes trat bei einem Murmeltier, dessen Haare an verschiedenen Stellen rasiert waren, nur ein sehr dürftiger Haarwuchs ein (VALENTIN: Beitrag VIII). Die Klauen und Zähne wachsen überhaupt nicht. Verletzungen der Haut heilen nicht. „Wird in die Haut eines Murmeltieres während des Schlafes eine Incision gemacht, so tritt ein leichtes Bluten ein, wenn die größeren Gefäße getroffen sind. Die Wundränder trocknen bald ein, ohne daß eine Eiterung eintritt. Schließlich findet man nur eine Narbe an der verwundeten Stelle" (VALENTIN). Ebenso zeigen Operationen an Nerven und Knochen, daß die Trägheit des Stoffwechsels eine Gewebsneubildung nicht möglich macht.

Alle Beobachtungen über die physiologischen Erscheinungen beim winterschlafenden Organismus deuten darauf hin, daß die Vitalität wirklich auf der allerniedrigsten Stufe steht. Leben und Tod sind einander bis auf ein Minimum nahegerückt. Diese Wirkungen werden aber mehr durch die Herabsetzung der Körpertemperatur als durch den protrahierten Hunger hervorgerufen.

7. Morphologische Erscheinungen beim winterschlafhaltenden Organismus.

Die mikroskopische Untersuchung verschiedener Gewebe und Organe des winterschlafhaltenden Tieres liefert einige ergänzende Züge zu dem allgemeinen Bilde aufgehobener Lebenstätigkeit, das auf den vorhergehenden Seiten entworfen worden ist. Alle Gewebe zeigen den Zustand vollkommener Ruhe, nirgends kann man eine Zellsprossung beobachten. Selbst die Reaktion auf Verletzung ist schwach und langsam. HANSEMANN löste schlafenden Igeln Teile der Nasenschleimhaut ab und fand dann, daß sich Leukocyten ansammelten, doch konnte er innerhalb von 4 oder 5 Tagen keine Zellteilungen beobachten. R. MONTI, der eine weitgehende Erfahrung über die bei winterschlafhaltenden Organismen vorherrschenden morphologischen Zustände hatte, stellte folgende allgemeine Regeln auf:

„Die Zellsprossung ist während des Winterschlafes gänzlich aufgehoben, sofort nach dem Erwachen werden die Gewebe aber mit einer ungewöhnlichen Schnelligkeit und Intensität erneuert; der Organismus befreit sich selbst schnell von den alten Zellen. Diese Erneuerung der Zellelemente findet sogar in Organen statt, wie der Leber, dem Pankreas, Nieren- und Magendrüsen, deren Gewebe sonst durch große Stabilität gekennzeichnet sind."

a) „Winterschlafdrüse".

Die sogenannte Winterschlafdrüse erfährt sehr deutliche Veränderungen während der Winterzeit. HANSEMANN schlug vor, sie das Winterschlaforgan zu nennen, weil auf Grund bestimmter Tatsachen jede Art von Drüsenfunktion unwahrscheinlich schien; aber neuere Forschungen widerlegten diese Annahme. Das Organ ist bei einer großen Zahl von Winterschläfern studiert und ist auch bei nicht winterschlafhaltenden Arten festgestellt worden.

Das Organ ist ein lappiges, bilateral gelegenes Gebilde, das sich über Rücken-, Nacken- und Axillargebiet des Körpers erstreckt. Seine Lappen reichen bis in die Brust und breiten sich rings um die großen Gefäße der Herzbasis und in das hintere Mediastinum bis zum Zwerchfell aus. Gelegentlich ist viel Fett auf der Oberfläche der Drüse abgelagert und mit ihr so innig vermischt, daß Fett und Drüse nicht unterschieden werden können. Sie hat eine charakteristische braune Farbe, die AFFANASIEW irrtümlich dem Hämoglobin zuschreibt. Sie hat keine Beziehung zur Thymus.

HATAI entdeckte beim menschlichen Embryo eine drüsenähnliche Struktur — „Glandula interscapularis" —, die er für ein Analogon der Winterschlafdrüse hielt, und die ihr in Lage und Farbe entspricht.

Vor kurzem beschrieb CRAMER[1]) einen aus Fettgewebe bestehenden Drüsentyp, der bei allen Embryonen gefunden wird, und der nach der Geburt das Aussehen gewöhnlichen Fettgewebes annimmt. Bei winterschlafhaltenden Säugetieren wird diese drüsenähnliche Beschaffenheit während des ganzen Lebens beibehalten. In einer kürzlich erschienenen Arbeit kritisiert RASMUSSEN, daß man allgemein dazu neigt, das „Winterschlaforgan" als eine Drüse anzusehen. Er sieht darin nur eine besondere Art von Fettgewebe und glaubt, daß seine Bedeutung als Nahrungsquelle für die Dauer des Winterschlafes weit überschätzt wird; denn es entspricht nur $^1/_{15}$ bis $^1/_{30}$ der Körpergewebsmenge, die beim Winterschlaf eingeschmolzen wird. Es ist sehr gefäßreich, reich an Cholesterinen und anderen Lipoiden; seiner Funktion nach ist es vom Fettgewebe verschieden und mehr den endrocrinen Organen, wie der Schilddrüse oder der Nebenniere, verwandt.

Bei winterschlafhaltenden Säugetieren ist das Organ nicht aus typischem Fettgewebe aufgebaut. HANSEMANN zeigte, daß die Zellen zwar zahlreiche Fetttröpfchen enthalten, aber polygonal und kernhaltig sind. Die Zellkerne liegen niemals wie bei typischen Fettzellen exzentrisch oder gegen die Zellwand gepreßt. Das Winterschlaforgan erleidet während des Winters keine Rückbildung, doch werden seine Reservestoffe allmählich erschöpft, und es nimmt in dem Maße, wie sich seine Zellen verkleinern, an Größe ab. CARLIER fand beim Igel, daß das Volumen der Winterschlafdrüse sein Maximum gegen Ende Oktober erreicht, d. h. zur Zeit, wenn das Tier beginnt, seinen Winterschlaf zu halten. Zu dieser Zeit macht es 3% des Gesamtgewichtes des Körpers aus. Von jetzt an bis Ende April oder Mai atrophiert es fortschreitend, um später, während des Sommers, wieder zu wachsen.

Die Lappen werden von länglichen, polyedrischen Zellen gebildet, die verschieden große Fettkügelchen, verstrickt im Protoplasmanetz, enthalten. Jedes Läppchen ist von einer dicken fasrigen Kapsel umgeben, die von Lymphgefäßen, Blutgefäßen und Nerven durchzogen ist. Das Bild zeigt einen Schnitt durch das Winterschlaforgan, wie es vor dem Winterschlaf erscheint. Die Zellen betragen ungefähr 30—33 Mikrons, längs der Hauptachse gemessen. Die Zellkerne messen un-

---

[1]) Brit. journ. of exp. pathol. 1, 184. 1920.

gefähr 6 Mikrons, sind reich an Chromatin und nehmen Farbstoffe leicht an. Die Zellen stammen von kleinen granulierten Bindegewebszellen am Rande des Läppchens her. Je mehr sich diese Zellen vergrößern, verlieren sie ihre runde Gestalt und werden infolge des Druckes, den sie gegenseitig aufeinander ausüben, polygonal. Zu gleicher Zeit vermehren sich die Fetttröpfchen an Zahl.

Die ersten Veränderungen erleidet das Organ im Protoplasma, das granuliert wird. Während diese Veränderungen im Cytoplasma fortschreiten, beginnen die Fetttröpfchen zu verschwinden, und die Intracellularräume erfüllt ein neuer Stoff, der sowohl in Alkohol wie in Wasser

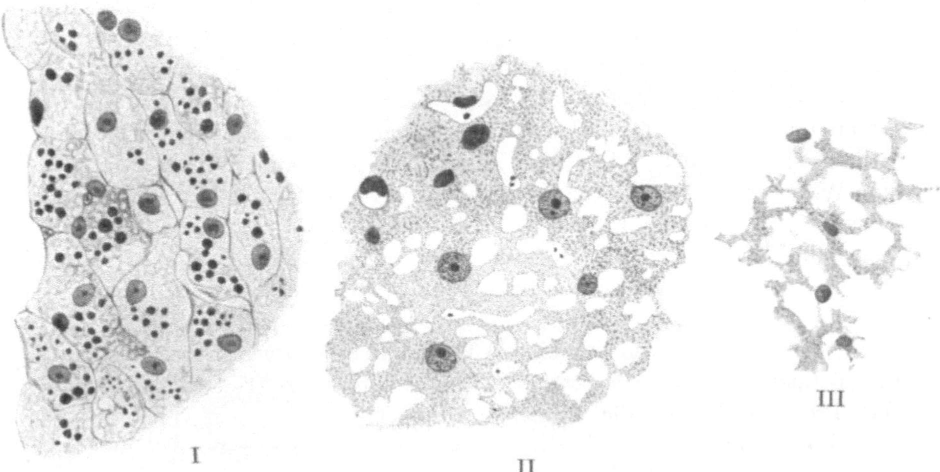

Abb. 2. Drei Stadien in der Umwandlung der „Winterschlafdrüse" während des Winterschlafes. (Nach CARLIER.)

wenig löslich ist. Die Folge hiervon ist, daß der gesamte Zellinhalt schließlich in eine homogene Masse verwandelt wird, die von dem Lymphstrom fortgeführt wird und voraussichtlich als Nahrung für den Organismus dient. Der Zellkern schwillt an und wird sphärisch. Das Chromatin wird an das umgebende Protoplasma abgegeben, schließlich platzt die Kernmembran, und der Zellkern kann gänzlich verschwinden. Kurz bevor das Tier erwacht, ist das Winterschlaforgan, wie man in der Abbildung sieht, wirklich zu einem Schatten zusammengeschrumpft, nur wenige Zellen bleiben übrig.

b) Mikroskopische Veränderungen in verschiedenen Organen.

Die Histologie der winterschlafhaltenden Tiere ist nur beim Igel vollständig ausgearbeitet worden, von dem wir CARLIERS weitgehende

Untersuchungen über die Histologie der verschiedenen Organe sowohl im wachen wie im winterschlafhaltenden Zustand besitzen.

Verdauungssystem. Die Gewebe der Zunge und des Magens (beim Igel) verlieren ihr Färbungsvermögen. Die Zellen' der Magendrüsen, die beim wachenden Igel eine starke Affinität für saure Anilinfarben zeigen, werden während des Winterschlafes überhaupt kaum gefärbt. Die Zellen sind klein und granuliert. Die Zellen, die die Drüsengänge auskleiden, sind durchsichtig, ihre Kerne liegen nahe an der Basis.

Im Dünndarm sind außer in der Farbreaktion keine tiefgehenden Veränderungen beobachtet worden. Die Zellen der LIEBERKÜHNschen Drüsen sind sehr klar und färben sich kaum mit Benzopurpurin, das beim wachen Tier den Zellen der Zotten eine intensive Färbung verleiht. Die Zahl der Becherzellen ist während des Winterschlafes infolge des Reichtums an Mucinogen vermehrt.

Der Dünndarm des Murmeltieres wurde von MONTI aufs sorgfältigste untersucht. Die Epithelzellen werden schmal und prismatisch mit dem Zellkern in der Mitte. Das freie Zellende trägt einen deutlichen Saum von Wimperhärchen. Gegen das freiliegende Ende ist das Protoplasma dicht und netzförmig, in der Nähe des Zellkernes und in dem tieferen Teile der Zelle ist das Netzwerk aber lockerer. Die Zellkerne sind oval und länglich, gelegentlich durch eindringende Leukocyten in mannigfaltiger Art verändert. Die Zellwand ist gut ausgebildet, scheint aber arm an Chromatin zu sein. Während der Winterlethargie werden die Becherzellen sehr zahlreich. Ihre Zellkerne sind dreieckig und das Protoplasma im allgemeinen granuliert.

Die Zotten des winterschlafhaltenden Tieres unterscheiden sich durch die große Zahl der Leukocyten von den Zotten des wachen Tieres. MONTI berichtet, daß er häufig 5 Leukocyten in einer einzigen Zelle fand, besonders in der Nachbarschaft des Zellkernes. Ihr Protoplasma bleibt fast ganz ungefärbt, und ihre Zellkerne sind, obgleich sie mannigfaltige Formen aufweisen, selten gelappt. Polynucleäre Leukocyten treten selten auf; nach MONTI findet man vorwiegend kleine Lymphocyten.

CARLIER beschreibt gleichfalls dieses ungewöhnliche Eindringen der Leukocyten in die Mucosa und Submucosa des Magens und des Darms beim Igel; doch nimmt er nach der Affinität dieser einwandernden Zellen sauren Anilinfarbstoffen gegenüber an, daß es sich nicht um Lymphocyten handelt. Die Auswanderung der Leukocyten findet im ersten Beginn des Winterschlafes statt; die Zellen häufen sich besonders in den von Blutgefäßen durchquerten Gebieten in solch großen Massen an, daß sie Haufen bilden, die einzeln gelegenen Drüsen ähneln. Im vorhergeheden ist bereits gezeigt worden, daß die Zahl der Leukocyten im Blut sich während des Winterschlafes andauernd vermindert, so daß ihre Zahl von 18000—20000 pro cmm bis auf 100—3000 sinken kann. In den Geweben degenerieren sie und werden durch Makrophagen beseitigt. Wenn das Tier erwacht, wird das normale Verhältnis von Leukocyten im Blut durch Zufuhr aus den lymphoiden Geweben, wie Milz und Knochenmark, rasch wiederhergestellt.

Kennt man einen Grund für dieses seltsame Phänomen? CARLIER gibt folgende Antwort: „Man hat kürzlich gezeigt (BOUCHARD: Essai d'une théorie de l'infection. Berichte des 10. Med.-Kongresses, Berlin 1890), daß die normalerweise in den Eingeweiden lebenden Mikroorganismen, wenn die Temperatur eines Warmblüters künstlich erniedrigt wird, das Darmepithel durchwandern und in das Blut eindringen. Im Hinblick auf diesen Umstand kann man annehmen, daß die winterschlafhaltenden Tiere jedes Jahr einer ernsthaften Infektionsgefahr ausgesetzt sind, weil im ersten Stadium des Winterschlafes Bakterien vom Magendarmkanal in die Gewebe eindringen. Wie lange diese Gefahr dauern kann, läßt sich schwer entscheiden. Sicherlich kann in den ersten Tagen des Abkühlungsvorganges die Gefahr groß sein. Dann hört aber diese Bacterieninvasion bald auf, und das Blut verarmt nicht weiter an weißen Blutkörperchen, wenn der Abkühlungsvorgang fortschreitet, — d. h. nachdem das Tier zu stark abgekühlt worden ist, werden die Bedingungen für die Einwanderung der Mikroorganismen ungünstig. Wir finden auch, daß bald nach Beendigung der Invasion die wandernden Zellen degenerieren; sie geben wie HEIDENHAIN gezeigt hat, mit Jodgrün und Eosin gefärbt typische Degenerationsreaktionen. Gegebenenfalls gehen sie ganz zugrunde und werden durch Makrophagen allmählich beseitigt" (S. 98).

In einem folgenden Kapitel wird ein ähnlicher Vorgang erörtert werden, der beim hungernden Organismus im Experiment auftritt. Das Auswandern der weißen Zellen ist hier anscheinend auch mit einer Zunahme der Durchlässigkeit des Schleimepithels verknüpft, das den Darmbakterien freien Eintritt in die Gewebe gestattet.

In der Leber winterschlafhaltender Igel findet man im Protoplasma goldgelbe pigmentartige Körner. Diese treten am zahlreichsten in dem Teil der Zellen auf, der nach dem Lumen der Gallenkanäle liegt. Analysen haben in diesen Körnchen kein Eisen nachgewiesen, dagegen ließ sich in Körnchen, die sich sowohl bei Murmeltieren (QUINCKE) als auch bei Igeln (CARLIER) vereinzelt in den Capillaren fanden, Eisen (Schwarzfärbung mit Ammoniumsulfid) feststellen. Die Leberzellen selbst geben niemals diese Eisenreaktion. Nach CARLIER wird während des Winterschlafes der Blutfarbstoff durch das Blut in die Leber geführt, hier werden die Pigmentkörner von den Zellen aufgenommen und, nachdem sie ihres Eisengehaltes beraubt sind, als Gallenpigment durch die Gallenfarbstoffe ausgeschieden.

Leonard beobachtete die jahreszeitlichen Veränderungen in der Froschleber und kam zu dem Ergebnis, daß im allgemeinen der jährliche Zyklus zwei deutlich getrennte Perioden zeigt: eine Wachstumsperiode von Juli bis Dezember und eine Rückbildungsperiode von Dezember bis Juni. Die durchschnittliche Länge der Leberzellen schwankt während dieser Perioden außerordentlich. Sie ist am kleinsten im April, am größten im November. Das Pigment häuft sich während der Winterzeit an und verschwindet wieder im Sommer. Morgulis beobachtete eine ähnliche Erscheinung in der Leber hungernder Salamander, in der der Pigmentgehalt im Hunger zunimmt, aber schnell verschwindet, sobald die Tiere wieder aufgefüttert werden.

Ausscheidungssystem. Monti fand bei winterschlafhaltenden Murmeltieren und Igeln, daß die Tubuli der Niere zusammengefallen sind, so daß ihr Lumen fast völlig obliteriert ist. Im wachen Zustand haben die Tubuli ein weites Lumen. Die Zellkerne sind rund, zeigen ein schwach begrenztes Chromatinnetz und liegen am basalen Teil der Zellen. Bei winterschlafhaltenden Fledermäusen beobachteten Baroncini und Baretta merkwürdige Veränderungen in der Niere. In den gewundenen Kanälen traten Fettkügelchen auf, eine Erscheinung, die sie nie in den Nieren wacher Tiere sahen. Ferner zeigte sich ein allmähliches Anschwellen der Epithelzellen, das beim Fortschreiten des Winterschlafes noch ausgesprochener wird. Wie wir später ausführen werden, sind die gewundenen Harnkanälchen in den Nieren hungernder Tiere im allgemeinen vakuolisiert, und es ist möglich, daß das während des Winterschlafes beobachtete Anschwellen gleichfalls auf Vakuolenbildung beruht. Baroncini und Baretta fanden keine Veränderungen in den Sammelröhren, was auch unseren Beobachtungen bei hungernden Tieren entspricht.

Milz. Mann und Drips haben gezeigt, daß die Milz bei Spermophilus keine bemerkenswerten Veränderungen während des Winterschlafes erleidet, abgesehen davon, daß sie in den ersten Stunden deutlich mit Blut überfüllt wird: sie wird groß, die Farbe wird dunkler, und ihr Gewebe wird brüchig. Die Blutanfüllung erreicht nach ein paar Tagen ihr Maximum und hält etwa 40 Tage an. Dann beginnt die Menge des Blutes abzunehmen, um nach 75 Tagen nicht größer als in der normalen Milz zu sein. Miescher fand, daß auch die Milz des Rheinlachses, infolge einer Anhäufung von Blut, an Volumen zunehmen kann. Er erblickt darin eine kompensatorische Einrichtung, die der Blutversorgung des Kreislaufes zu Hilfe kommt.

Drüsen. Peiser studierte die Wirkung des Winterschlafes auf die Schilddrüse. Er fand, daß bei Fledermäusen und Igeln die Follikeln sowohl im wachen als im winterschlafhaltenden Zustand gleich groß sind. Doch werden die Follikelzellen oft außerordentlich klein, das Protoplasma erscheint sehr verdünnt und die Zellgrenzen sehr undeutlich. Die Zellkerne sind im allgemeinen im Verhältnis zu der Zelle groß, sie 1,5—2,5 zu 3,5—6,5 Mikrons messen. Die Zellkerne werden bei der Abplattung der Zellen längs einer Achse ausgezogen. Die Zellkerne bewirken durch ihre verhältnismäßig große Gestalt ein Ausbauchen der Zellreihen. Die intrafollikuläre Kolloidsubstanz ist sehr zusammengeschrumpft. Dagegen fand MANN bei Spermophilus keine Unterschiede zwischen der Schilddrüse beim wachen und schlafenden Tiere.

Die morphologischen Veränderungen, die von GEMELLI in der Hypophyse winterschlafhaltender Murmeltiere beobachtet worden sind, sind im Hinblick auf die Bedeutung, die ihr CUSHING für den Winterschlaf zuschreibt, von großer Wichtigkeit. Die Drüse besteht beim normalen Tiere aus zwei Arten von Zellen: chromophilen und chromophoben (neutrophilen) je nach ihrer Affinität zu Farbstoffen. Die ersteren sind wieder durch zwei verschiedene Typen vertreten: acidophile oder eosinophile und basophile oder cyanophile. GEMELLI unterscheidet noch eine dritte Übergangsform von Zellen. Die acidophilen Zellen sind rund mit einem exzentrischen Zellkern und zahlreichen kleinen Granula und werden gewöhnlich an der Peripherie der Drüse gefunden. Die cyanophilen Zellen sind größer mit wenig intensiv gefärbten Zellkernen und granuliertem Protoplasma, das rund um den Zellkern stark vakuolisiert ist; sie nehmen den mittleren Teil der Drüse ein. Die Übergangszellen sind länger, mehr oder weniger unregelmäßig, und zeigen einen dicken Zellkern, der entweder zentral oder exzentrisch gelegen sein kann. Das Protoplasma gibt mit basischen Farbstoffen Färbungen, enthält aber auch acidophile Granula, die sich mit Eosin färben.

Während des Winterschlafes bleiben die chromophoben Zellen sowohl an Zahl wie an Form, an Größe und an Affinität gegenüber Farbstoffen unverändert. Die cyanophilen Zellen dagegen nehmen deutlich an Zahl ab, während die Übergangszellen an Zahl zunehmen. Wenn es beim Erwachen wieder zu einer höheren Funktionstätigkeit kommt, so vermehren sich die chromophilen Zellen schnell durch Kernteilung.

In seinem höchst belehrenden Buch über die Störungen des Hirnanhanges zieht CUSHING eine Parallele zwischen dem Syndrom des Hypopituitarismus oder der Pituitrininsuffizienz einerseits und dem Winterschlaf andererseits. In beiden Fällen kommt es zu einer jahreszeitlichen Schlafsucht mit subnormaler Temperatur, mit langsamem Pulsschlag und mit verzögerter Gewebsoxydation. Obgleich er zugibt, daß seine Annahme nur eine Vermutung sei, so ist er doch geneigt zu glauben, daß die Hypophyse, wenn ihre Funktion ruht, d. h. im Schlaf liegt, den Stoffwechselvorgang beeinflußt. Er sagt in diesem Zusammenhang: „In klinischen Fällen hypophysärer Insuffizienz ist die Schläfrigkeit ein verdächtiges Symptom. Vermutlich liegt immer, sowohl im physiologischen Zustand des Winterschlafes wie im pathologischen Zustand des Hypopituitarismus, ein ungewohntes Schlafbedürfnis vor, subnormale Temperatur und verlangsamter Puls, ein herabgesetzter Stoffumsatz mit einer Verminderung der Kohlensäureausscheidung, eine ausgesprochene Hypästhesie des Körpers gegen Schmerzreize und mindestens beim Männchen eine Hypoplasie der Geschlechtsdrüsen. In krankhaften Zuständen können jedenfalls diese Symptome weitgehend durch Verabreichung der Drüsensubstanz behoben werden" (S. 233).

Dieser Gedanke einer möglicherweise vorhandenen Kontrolle der jahreszeitlichen Funktionen durch die Drüsen mit innerer Sekretion kann sich bei späteren Untersuchungen über die Natur des Winterschlafes noch als fruchtbar erweisen. Wir wollen in diesem Zusammenhang noch darauf hinweisen, daß das Organ, das man im allgemeinen die Winterschlafdrüse nennt, wohl irgend etwas mit der inneren Sekretion zu tun hat. Diesbezügliche Versuche sind bereits oben erwähnt worden. Berücksichtigen wir die auffälligen Veränderungen, die während des Winterschlafes in den verschiedensten Geweben und Organen auftreten, so würde es sehr gewagt erscheinen, Cushings Hypothese als über jeden Zweifel erhaben anzusehen. Von unserem heutigen Standpunkt aus kann man der Hypophyse nicht in höherem Grade als irgendeinem anderen Organ des Körpers einen regulierenden Einfluß zuschreiben.

Die neueren sehr ausgedehnten Untersuchungen über das Verhalten der Drüsen ohne Ausführungsvorgang bei winterschlafhaltenden Spermophilen (Frank, C. Mann) führen zu demselben allgemeinen Schluß. Mann studierte die jahreszeitlichen Veränderungen in der feineren Struktur der Keimdrüsen, der Schilddrüse, der Nebenschilddrüse, der Thymus, der Langerhansschen Inseln, der Hypophyse und der Nebennieren. Während er in einigen dieser Organe während des Winterschlafes keine Veränderung feststellen konnte, so fand er bei anderen mehr oder weniger bedeutungsvolle Veränderungen in dem Färbungsvermögen oder der Zellanordnung. Am wichtigsten ist der experimentelle Teil seiner Untersuchungen, in denen er zeigt, daß die Exstirpation selbst solcher Drüsen, die jahreszeitliche Veränderungen erleiden, in keiner Weise auf den normalen Verlauf des Winterschlafes einwirkt.

Wir wollen diesen Abschnitt über die Veränderungen in der Drüsenstruktur nicht schließen, ohne Krahelskas Untersuchungen über die Albumindrüsen der Landschnecken zu erwähnen. Sie fand keinen nachweisbaren Unterschied zwischen den Drüsen vor und während des Winterschlafes. Wurde dagegen die Winterruhe künstlich, bis herauf zu 15 Monaten, verlängert, so erscheinen Veränderungen in den Zellen der Drüsen, die den degenerativen Erscheinungen bei langdauernder Unterernährung ähnlich sind. Bei experimentellem Hunger werden die sekretorischen Granula in ungefähr 3 Monaten vollkommen aufgebraucht, nach 15 Monate lang im Winterschlaf aufgehobener Lebenstätigkeit können sie aber doch noch vorhanden sein.

Blut und Knochenmark. Die Differential-Blutzählungen haben ergeben, daß die weißen Zellen im Verlauf des Winterschlafes an Zahl verhältnismäßig mehr abnehmen als die anderen Zellelemente des Blutes. Es ist auch darauf hingewiesen worden, daß dies einem Abwandern der Leukocyten in die inneren Organe zuzuschreiben ist.

POPPENHEIM hat das morphologische Verhalten des Blutes und des Knochenmarkes bei Spermophilus während und unmittelbar nach dem Winterschlaf nach allen Richtungen hin untersucht. Normalerweise enthält das Blut dieses Tieres keine kernhaltigen roten Zellen. Bei den Leukocyten werden folgende Typen unterschieden: polynucleäre granulierte Leukocyten (besondere Zellen und eosinophile Zellen) und mononucleäre basophile Zellen (große Leukocyten und kleine Lymphocyten). Während des Winterschlafes sind weder rote Blutkörperchen mit Zellkern noch Leukocyten jemals beobachtet worden. Es besteht weder eine Verwässerung noch eine besondere Kondensation des Blutes. Die Veränderungen in dem Volumen des Blutes passen sich den Ansprüchen des Organismus an, indem das Volumen etwa in dem Maße wie die Intensität des Oxydationsvorganges im Organismus abnimmt. Die während des Winterschlafes beobachteten Veränderungen bedeuten jedoch in keiner Weise einen Zustand von Anämie. Beim Erwachen aus dem Winterschlaf nimmt das Volumen des Blutes schnell wieder zu, das Blut erscheint daher hydrämisch; kernhaltige rote Blutkörperchen werden in diesem Stadium nicht gefunden.

Das Knochenmark (besonders das der Rippen) ist nur teilweise Fettmark. Unter den Erythrocyten sind wenige Megaloblasten (große kernhaltige rote Zellen) und zahlreiche Normoblasten (kleine kernhaltige Zellen). Zahlenmäßig jedoch treten diese den Leukocyten gegenüber zurück, von denen vorhanden sind: eosinophile Polynucleäre und basophile Mononucleäre, eosinophile Myelocyten, mononucleäre und polynucleäre Mastzellen, ferner große und kleine Lymphocyten. Granulierte Leukocyten überwiegen über den nicht granulierten Typ.

Während des Winterschlafes enthält das Mark der Rippen dauernd nur wenig Fett, während in den langen Röhrenknochen das Mark völlig in Fettmark umgewandelt wird. Man muß ferner darauf hinweisen, daß Hämosiderin — ein eisenhaltiges Zerfallsprodukt des Hämoglobins —, das normalerweise in sehr geringen Mengen im Mark ist, während des Winterschlafes in großen Mengen gefunden wird. In einigen Fällen beobachtete POPPENHEIM, daß das Mark der Tibia ödematös (gelatinös) war; diese Beobachtung ist deshalb von Interesse, weil, wie wir später sehen werden, diese Veränderung des Knochenmarkes bei experimentellem Hunger allgemein eintritt.

Bald nach Erwachen aus dem Winterschlaf bietet das Knochenmark ein gänzlich neues Bild dar. Es wird wieder zu typischem rotem Mark, vorherrschend mit Erythrocyten und viel mehr polymorphonucleären Leukocyten als mononucleären. Große Lymphocyten und junge Megaloblasten sind sehr zahlreich vertreten und zeigen eine große Zahl mitotischer Teilungen.

Nervensystem. Im Hinblick darauf, daß das Nervensystem auch am Ende eines mehrere Monate dauernden Winterschlafes nur einen ganz unbedeutenden Gewichtsverlust aufweist, erscheint es nicht überraschend, wenn die gefundenen morphologischen Veränderungen gering und wohl nicht von großer Bedeutung sind. Die beobachteten Veränderungen sind typisch für den Zustand der Ruhe, aber auch für allgemeine Unterernährung.

BARONCINI und BARETTA beobachteten eine Auflösung und allmähliche Abnahme der Chromatinsubstanz in den Zellen der Vorder- und Hinterhörner des Rückenmarks und in den Pyramidenzellen der Rinde von Fledermäusen. Der Inhalt der Zellkerne war zusammengeschrumpft und rings um den Nucleolus konzentriert. In fortgeschrittenen Stadien kann die Kernmembran sogar völlig verschwinden, die Nucleoli treten entweder in das Cytoplasma oder aus der Zelle selbst heraus (Rückenmark). So erklärt sich das häufig beobachtete Auftreten zahlreicher Nervenzellen ohne Nucleoli am Ende des Winterschlafes. Die Färbung wird schwach und diffus.

LEVI glaubt, daß in der Art der Umgestaltung des Nervensystems bei winterschlafhaltenden Säugetieren und Amphibien ein Unterschied besteht. Bei den ersteren beobachtete er keinerlei Veränderungen, bei winterschlafhaltenden Kaltblütern fand er dagegen die Verteilung und die mikrochemische Reaktion der chromophilen Substanz wesentlich verändert. Die letztere nimmt während des Winterschlafes beständig an Menge ab, erscheint aber wieder, wenn das Tier erwacht.

LEVIS Resultate beim winterschlafhaltenden Säugetier sind von anderen nicht bestätigt worden. Zunächst ist einzuwenden, daß LEVI nur eine einzige Haselmaus untersucht hat. Der Hauptgrund für seine abweichenden Befunde liegt aber wohl darin, daß der Schlaf der Haselmaus häufig unterbrochen wird; das Tier wacht bisweilen alle 24 Stunden auf, um Nahrung zu sich zu nehmen. Auf die Untersuchungen BARONCINIS und BARETTAS an Fledermäusen wurde bereits hingewiesen. Auch LEGGE fand, daß die Nißlkörper aus dem Cytoplasma der Nervenzellen winterschlafhaltender Fledermäuse verschwinden, die Zellen erscheinen dabei häufig von zahlreichen sehr kleinen Vakuolen durchsetzt.

ZALLA sah bei verschiedenen winterschlafhaltenden Tieren (Säugetieren, Reptilien) ein nicht gleichartiges Verhalten der chromophilen

Substanz und der endocellulären Neurofibrillen. Die Neurofibrillen sind beim wachen Tier zart und sehr zahlreich, im Verlauf des Winterschlafes werden sie aber derb und an Zahl geringer. TELLO fand gleichfalls, daß die Neurofibrillen der motorischen Zellen des Rückenmarks bei winterschlafhaltenden Eidechsen dicker als gewöhnlich sind. DUSTIN sieht diese Verdickung der Neurofibrillen als eine Anpassungserscheinung an, wobei durch den verminderten Widerstand für die Nervenleitung die Funktion des Nervensystems auch dann voll erhalten bleibt, wenn die dem Organismus zur Verfügung stehende Energie außerordentlich beschränkt ist. Verdickung der Fibrillen ist wohl anscheinend eine allgemeine Reaktion auf Temperaturerniedrigung, wie die Untersuchungen verschiedener Neurohistologen (CAJAL, MARINESCO, DUSTIN) andeuten.

ZALLA konnte bei Haselmäusen keine morphologische Veränderung in den Nißlkörperchen feststellen, wohl aber bei Reptilien, bei denen sich im Winterschlaf eine deutliche Verminderung nachweisen ließ. MARINESCO behauptet, daß die Nißlkörper in den PURKINJEschen Zellen winterschlafhaltender Igel abnehmen und durch das ganze Protoplasma verstreut werden. RASMUSSEN und MEYERS konnten jedoch keine für den Winterschlaf charakteristischen Veränderungen in den Nißlgranula der Murmeltiere entdecken.

Das Verhalten der morphologischen Elemente des Nervensystems während des Winterschlafes ist daher ein ebenso strittiger Punkt wie das bei experimenteller Unterernährung, eine Frage, auf die wir in einem späteren Kapitel zurückkommen werden.

B. Metamorphose.

Die Entwicklung vom Ei zur ausgewachsenen Art geht bei vielen Organismen mit sehr auffälligen Veränderungen der Struktur und Funktion einher. Diese Veränderungen finden mehr oder weniger plötzlich oft nach Art einer organischen Krisis statt. So geht bei Insekten der Umwandlung von der Puppe in einen Schmetterling eine Reihe von tiefgehenden Veränderungen in ihren Verdauungsorganen und in ihren Muskeln voraus; die ersteren werden vollständig zerstört und resorbiert, und statt ihrer entstehen neue Gebilde. Das Nervensystem wird nur wenig verändert, die Geschlechtsdrüsen bleiben vollkommen unberührt.

Der mexikanische Axolotl verliert in einem gewissen Stadium seiner Entwicklung seine Kiemen, hört auf, im Wasser zu leben, und wird zu einer landbewohnenden Amblystoma. Aber diese zwei Formen desselben Organismus sind der Erscheinung nach so verschieden, daß es lange gedauert hat, bis man sie als Larven und ausgewachsene Form des gleichen Salamanders identifiziert hat. Die Identifizierung war besonders schwierig, weil der Larvenaxolotl häufig eine größere Länge erreicht als die Amblystoma, ja sogar, während er noch im Wasser lebt und die Eigenschaften einer Larve behält, sexuell reif und zeugungsfähig wird. Marie von Chauvin beobachtete, daß der Axolotl bei dem Nahen der Metamorphose sich weigert, Nahrung aufzunehmen, und sich, wenn er das Wasser verläßt, in einem Zustand der Unterernährung befindet. Erst vor kurzem hat Powers experimentell nachgewiesen, daß knappe Ernährung oder zeitweilige Entziehung der Nahrung das einzige Mittel ist, durch das die Metamorphose hervorgerufen werden kann, wahrscheinlich weil dadurch eine Autolyse der Gewebe bedingt wird.

Bohn zeigte dann, daß ein Übermaß an Nahrung zwar das Wachstum von Kaulquappen begünstigt, aber gewöhnlich ihre Umwandlung in Frösche verzögert. Eine plötzliche Unterbrechung der Nahrungszufuhr führt aber unfehlbar zur Metamorphose. Es scheint, daß durch vollständige oder auch nur teilweise Unterernährung die physiologische Krisis hervorgerufen wird, durch welche das Tier in einen neuen Abschnitt seines Daseins geleitet wird. Wir möchten daran erinnern, daß Barfurth bereits diese reizähnliche Wirkung der Unterernährung und ihre Bedeutung im Haushalt der Natur erkannt hatte.

Das Schwinden der Larvenstruktur bei den Batrachiern ist keine rein lokale Erscheinung. Die histologischen Prozesse treten überall auf und erstrecken sich, wie die Untersuchungen von Barfurth, Loos und Bataillon zeigen, auf den gesamten Organismus. Frl. Kaufmann beschreibt Veränderungen tiefgehender Art in den Zellen verschiedener Organe metamorphosierender Axolotl. Die Resorption der Kiemen, Flossen und anderer Nervengebilde ist nur die Folge ihres verhältnismäßig geringen Widerstandes gegen die Histolyse. Wie die Studien von Schaper und auch die von Romeis gezeigt haben, beginnen Kaulquappen sogar schon vor der Metamorphose an Gewicht abzunehmen, der Schwund geht sehr schnell und intensiv voran. Deshalb ist es unwahrscheinlich, daß der Hunger während der Periode der Metamorphose die Ursache der Umwandlungen sein soll; sie ist wohl vielmehr ein Symptom und ein Ausdruck eines ausgedehnten tief im Inneren ruhenden Vorganges. Neuere Untersuchungen haben einige Aufklärung über die Beziehungen zwischen Metamorphose und Tätigkeit der Drüsen mit innerer Sekretion, namentlich der Schilddrüse, gebracht. Frl. Kaufmann gelang es, den Beginn der Metamorphose bei Axolotln durch Fütterung mit kleinen Mengen von Thyreoidin anzuregen. Hierdurch trat eine wesentliche Zunahme des Stoffumsatzes der Tiere ein, so daß sie sogar weit mehr an Gewicht als bei völligem Hunger verloren, obwohl sie mit reichlichen Mengen Fleisch gefüttert wurden. Man kann daraus schließen, daß bei der natürlich auftretenden Metamorphose der Hunger als ein additiver Faktor wirkt, indem er entweder direkt die Schilddrüsentätigkeit oder die durch diese hervorgerufenen katabolischen Vorgänge verstärkt und so die Umwandlung beschleunigt. Wenn die Larve hungern muß, bevor die inneren Faktoren ihre volle Wirkung entfaltet haben, kann die Folgeerscheinung gerade umgekehrt sein, indem die Metamorphose verzögert wird. Mit anderen Worten, Hunger wirkt nur dann als Reiz, wenn er in dem richtigen physiologischen Entwicklungsstadium des Organismus eintritt und die inneren Umwandlungen schon vorbereitet sind. Auf diese Weise kann man z. B. die Versuche BATAILLONs erklären, der Kaulquappen 18 Monate ohne Nahrung hielt, ohne daß eine Metamorphose eintrat. Es ist sehr wahrscheinlich, daß der Hunger zu früh einsetzte und dadurch den Fortgang der der Metamorphose vorangehenden Entwicklungsvorgänge verzögerte oder sogar verhinderte.

Das Puppenstadium der Insekten kann einige Tage bis mehrere Monate dauern; es stellt einen Zustand physiologischen Hungers dar. Das Puppenstadium, das wir in der Entwicklung der Insekten antreffen, ist zwar durch vollkommene Ruhe und Bewegungslosigkeit charakterisiert, innerhalb der äußeren Hülle gehen die Umwandlungsvorgänge aber langsam und unaufhörlich weiter. Die Energie stammt aus den Körperreserven. Die morphologischen Veränderungen bei der Metamorphose sind in ausgiebigstem Maße studiert worden, dagegen sind die Stoffwechselvorgänge nur wenig untersucht worden, bis vor kurzem WEINLAND und, von einem etwas anderen Standpunkt aus, TANGL die Physiologie und die Biochemie der Larven und Puppen mit Erfolg in Angriff genommen haben.

Die Verpuppung der Calliphora-Fliege, die WEINLAND studierte, dauert 13—14 Tage. Das Gewicht der Puppen nimmt ab: obgleich nämlich außer Sauerstoff keine Nahrungsstoffe aufgenommen werden, wird Kohlensäure und Wasser dauernd weiter abgegeben. Die Ausscheidung der Kohlensäure während der Verpuppungsperiode kann man in drei verschiedene Phasen teilen. Die erste, die nur einige Tage dauert, fällt mit der Histolyse der Gewebe zusammen. Diese Phase ist durch eine immer weitergehende Einschränkung der Oxydationsvorgänge gekennzeichnet. Die nächste Phase charakterisiert sich als ein verhältnismäßig stationärer Zustand, und darauf folgt eine Periode sehr kräftiger Oxydation. Während dieser letzteren Periode beginnt die Tätigkeit der neuen Muskulatur des metamorphosierten Insektes.

TANGLs Beobachtungen über die Puppen der Fliege Ophyra cadaverina entsprechen vollkommen WEINLANDs Ergebnissen. TANGL fand, daß die Abnahme der Kohlensäureproduktion einige Tage vor der Verpuppung beginnt, wenn die Larven zu fressen aufhören und in einen Hungerzustand geraten. Wie beim Winterschlaf ist auch der Energieumsatz der Puppen sehr gering. Die Energie wird fast gänzlich vom Fett geliefert. Die umstehende Tabelle (S. 68) zeigt die relativen Mengen der in den verschiedenen Stadien verlorengehenden Stoffe; der erlittene Verlust der Puppe an den einzelnen Stoffen wird dabei jedesmal gleich 1 gesetzt:

Verlust pro Tag und pro Gramm Körpersubstanz.

Stadium	Wasser	Trockensubstanz	Fett	Calorien
Larve	13,3	2,1	1,9	2,2
Puppe	1	1	1	2
Fliege (die ersten zwei Tage)	4,8	8,5	4,3	6,8

Verlust pro Tag und pro Gramm Trockensubstanz.

Stadium	Wasser	Trockensubstanz	Fett	Calorien
Larve	9,2	1,4	1,3	1,6
Puppe	1	1	1	1
Fliege (die ersten zwei Tage)	5,5	11,5	4,9	7,8

Es ist bemerkenswert, daß in der Periode, die der Verpuppung gerade vorausgeht, wenn also die Larven zu fressen aufhören und sich infolgedessen in einem Hungerzustand befinden, die Gewebe nicht wasserreicher werden, wie es bei experimenteller Unterernährung der Fall ist. Die Larven werden sogar wasserärmer, mit anderen Worten, dieses Stadium ihrer Entwicklung ist durch Wasserabgabe gekennzeichnet.

Während der 6 Hungertage, die die Verpuppung vorbereiten, verloren 1000 Larven 672 mg pro Tag, und davon waren 610 mg oder 90% Wasser. Von den übrigbleibenden 62 mg sind 93,5% Fett. Der gesamte Energieumsatz in dieser Zeit beträgt 0,62 Calorien pro Tag oder 10,05 Calorien pro Tag und pro Gramm Trockensubstanz. Dagegen verlieren 1000 Puppen im ganzen Verlauf der Metamorphose, die ungefähr 14 Tage beansprucht, nur 76 mg, von denen 45,8 mg oder 60,3% Wasser, die übrigbleibenden 30 mg Fett sind. Mit anderen Worten, bei den Puppen besteht der Verlust an Trockensubstanz ausschließlich aus Fett. Der Energieumsatz beträgt 0,282 Calorien pro Tag oder 9,34 Calorien pro Tag und pro Gramm Trockensubstanz, ein weiterer Beweis dafür, daß die während der Verpuppung verbrannte Substanz ausschließlich Fett sein muß.

C. Der Lachs.

Einen einzigartigen und zu gleicher Zeit höchst bemerkenswerten Vorgang physiologischen Hungers finden wir beim Lachs. Dieser Fisch wandert im Winter aus den Meeren aus und schwimmt die Süßwasserströme hinauf. Von dem Zeitpunkt, zu dem er in das Süßwasser eintritt, bis zum Ende der Laichzeit, die beim Rheinlachs 8 bis 15 Monate betragen kann, nimmt er keine Nahrung zu sich.

Die Lebensgeschichte des Königslachses von der Küste des Stillen Ozeans, des größten und schönsten unter den Lachsarten, ist noch wundersamer. Während einer langen und äußerst erschöpfenden Wanderung stromauf nimmt er keinerlei Nahrung auf, zu gleicher Zeit entwickeln sich aber seine Fortpflanzungsorgane auf Kosten anderer Gewebe, dann erreicht dieses schöne Tier seine Laichstätte, laicht dort und stirbt.

Wenn der Lachs in der Nordsee ist, ist sein Magen und Darmtrakt mit kleinen Fischen vollgefüllt. Ein ganz anderes Bild zeigt sich dagegen während des Verweilens des Lachses im Rhein: Die Magen- und Darmwand ist jetzt aufs äußerste kontrahiert, ihr Lumen sehr verkleinert. Es findet sich darin keinerlei Inhalt außer vielleicht einmal ein Kieselstein oder irgendein anderer gelegentlich mit dem Wasser verschluckter Gegenstand. Die Gallenblase ist fast immer leer, nur die Eingeweide sind im ganzen gallig gefärbt, da die Galle direkt in die Bauchhöhle entleert wird.

Die Schleimhaut des Oesophagus und der Eingeweide ist sehr dünn, dabei aber widerstandsfähig; sie gibt niemals saure Reaktion. Wahrscheinlich werden abgesehen von der Galle keine Verdauungssäfte abgesondert.

PATONS Bericht an den ,,Fishery Board" von Schottland über die Lebensgeschichte des dortigen Lachses bestätigt vollkommen MIESCHERS Beobachtungen über den Rheinlachs. Dieser Bericht spricht auch für die Ansicht, daß der wandernde Lachs sich in einem Zustand vollkommenen Hungers befindet. Extrakte aus Darm und Darmschleimhaut wiesen nur geringe fermentative Wirkung auf; die starke Zunahme der Zahl fäulniserregender Organismen deutet darauf hin, daß im Magen keine freie Säure vorhanden ist. Besonders erwähnenswert sind die Befunde von PATON und seinen Mitarbeitern über die morphologischen Veränderungen der Schleimhaut des Magendarmkanals. Sie beweisen zusammen mit der Tatsache, daß die Tätigkeit der Verdauungsorgane völlig versiegt, wie durch Untersuchungen über die Wirksamkeit von Extrakten nachgewiesen worden ist, daß die Lachse, noch bevor sie zu ihrer Wanderung stromauf aufbrechen, keine Nahrung mehr aufnehmen. Daß die Lachse zu einer bestimmten Jahreszeit nach den oberen Stromgebieten — ihrem ursprünglichen Aufenthaltsort — zum Zwecke des Laichens hinstreben, kann als ein Trieb des Instinktes zur Erhaltung der Art angesehen werden. Die Wanderung stromab und hinaus in das weite Meer erfolgt, weil die Tiere Nahrung suchen, sie wird also durch den Instinkt der Selbsterhaltung veranlaßt. Wenn man Vermutungen aussprechen darf, so sind wohl die geheimnisvollen Instinkte, die den Lachs periodisch stromauf und dann wieder stromab treiben, nichts anderes als der Geschlechtstrieb und der Nahrungstrieb, die abwechselnd sein ganzes Dasein beherrschen.

Der Hunger beim Lachs stellt deshalb einen etwas verwickelten Vorgang dar, weil die Körperreserven nicht einfach aufgebraucht werden, um die für die Erhaltung des Lebens notwendige Energie zu liefern, sondern weil sie auch das Material für die Entwicklung der Geschlechtsorgane hergeben müssen. Die Abbauvorgänge sind deshalb weitgehender als bei gewöhnlichem Hunger; sie gehen einher mit Aufbauprozessen in den Eierstöcken und Hoden, welche beide auf Kosten der Muskeln wachsen. Ferner wird eine ungeheure Menge von Energie für die mechanische Arbeit des Schwimmens stromauf verbraucht, und hierfür noch eine weitere bedeutende Menge der Reserven des Tieres beansprucht.

MIESCHER behauptet, daß bei dieser dauernde Einschmelzung der Körpermuskulatur tatsächlich nicht eine einzige Faser der Zerstörung anheimfällt, sondern nur ihr Inhalt schnell verbraucht wird. So entsteht das, was MIESCHER als die „Verflüssigung der Muskeln" bezeichnet, einen Vorgang, den er auf eine durch einen verminderten Gefäßtonus hervorgerufene herabgesetzte Gewebsatmung zurückführt. Wenn diese Auffassung richtig ist, muß man annehmen, daß die mächtige Entwicklung der Eierstöcke durch den Übertritt von großen Mengen Baumaterials in die Zirkulation begünstigt wird, und nicht, daß umgekehrt durch den ungeheuren Bedarf der Ovarien eine Einschmelzung des Muskelprotoplasmas hervorgerufen wird. Auch NUSSBAUMS Beobachtung über das Wachstum der Geschlechtsdrüsen bei hungernden Fröschen muß unter diesem Gesichtswinkel betrachtet werden.

PATON berechnet, daß beim männlichen Lachs 5% des Muskelfettes und 14% der Eiweißkörper dazu dienen, um die Hoden aufzubauen, dagegen 95 bzw. 86% mechanische Energie liefern. Bei den weiblichen Tieren werden 12% des Fettes und 23% des Eiweiß aus dem Muskelgewebe für das Wachstum der Eierstöcke verwandt, während 88 bzw. 77% für energetische Zwecke verbrannt werden. In der letzten Periode der Wanderungszeit dient fast nur Fett als Energiequelle.

Das Fleisch des Lachses wird im Süßwasser erheblich wasserreicher. PATON gibt an, daß die Muskulatur in den oberen Stromgebieten 5% mehr Wasser enthält als die der Fische in Meeresbuchten, und daß dieser Unterschied gegen November bis auf 13% zunimmt.

C. W. GREENE fand eine Zunahme im Wassergehalt des Fleisches des Königslachses von 6,6%, auf fettfreie Substanz berechnet. Die organischen Extraktstoffe nahmen sowohl der absoluten Menge nach wie im Verhältnis zu den anderen Bestandteilen der Muskelsubstanz gleichfalls zu. Die Menge der Extraktstoffe im Verhältnis zu den Eiweißkörpern nimmt von der Zeit an, wo der Lachs seine Reise stromaufwärts antritt, bis zu der, zu welcher er die Laichstätten erreicht, um 50% zu. Diese Zahlenwerte stimmen sehr gut mit denen LICHTENFELDS überein, dessen Untersuchung über die Zusammensetzung der Muskeln bei hungernden Fischen in einem späteren Kapitel besprochen werden soll.

Zweiter Teil

Experimentelle Unterernährung.

Es ist eine Binsenwahrheit, daß das Bestehen eines Organismus durch fortgesetzten Nahrungsmangel gefährdet wird. Der Organismus kann jedoch bei gewisser Nahrungsbeschränkung weiter bestehen, und der Grad dieser Nahrungsbeschränkung kann durch experimentelle Methoden bestimmt werden. Als experimentelle Unterernährung betrachten wir daher die Fälle, in denen menschliche Wesen freiwillig oder Tiere nach einem vom Experimentator bestimmten Prinzip hungern. Beide Male muß aber die Materie mit zuverlässigen Laboratoriumsmethoden erforscht werden.

A. Vollkommener Nahrungsmangel.

Aus derartigen sorgfältig angestellten und überwachten Experimenten hat sich ergeben, daß es zweifellos ein tief eingewurzelter Trugschluß ist, wenn das Volk glaubt, das Leben könne durch Hunger schnell gefährdet werden. Es ist auch sicher, daß Menschen, welche durch Unglücksfälle im Beruf längere Zeit hungern, z. B. Seeleute, Bergleute, weniger unter dem Nahrungsmangel als unter der geistigen Qual leiden, die das Hängen zwischen Leben und Tod bedingt.

Es liegen authentische Berichte vor, nach denen Menschen völligen Nahrungsmangel über 60 Tage lang ertragen haben. KIESEWETTER gibt an, daß die Shravaks, eine Sekte religiöser Mystiker in Indien, jährlich eine Fastenzeit von 1—30 Tagen durchmachen. In unserer eigenen Mitte haben wir in den letzten Jahren gesehen, daß sich verschiedene Personen, die man im allgemeinen als berufsmäßige Hungerkünstler bezeichnet, 10—50 Tage lang jeglicher Nahrungsaufnahme enthalten haben. Wenn man bedenkt, daß ein so hoch entwickelter Organismus wie der menschliche eine Reihe von Wochen lang völligen Hunger ertragen kann, ist es nicht überraschend, wenn die niedrigstehenden Tiere geradezu unglaublich lange Zeit hindurch ohne Nahrung existieren können. JACQUET berichtet (Rev. sc. 1895. 3. p. 540), daß seine Skorpione 368 Tage hungerten, und BLACKWELL (Americ. mag. of nat. hist. 1845. 15. 237) beobachtete, daß Spinnen völligen Nahrungsmangel 17 Monate überlebten. WODSEDALEK hielt Larven der kleinen Käfer Trogoderma tarsale 1884 Tage oder mehr als 5 Jahre ohne Nahrung; während dieser

Zeit nahmen die Tiere auf ungefähr $1/600$ ihres ursprünglichen Gewichtes ab. Dieser Beobachter stellte fest, daß die Dauer des Überlebens unmittelbar von dem Alter der Käferlarve abhängt. So lebten zu $1/4$ ausgewachsene Larven ungefähr 3 Jahre, und $3/4$ ausgewachsene Larven ungefähr 4 Jahre ohne Nahrung.

Von SMALLWOOD gibt es einen äußerst interessanten Bericht über einen Fisch, Amia calva, der völligen Hunger 20 Monate lang überlebte und dann zum Zweck histologischer Studien getötet wurde. Einige von CHOSSATS Fröschen lebten 16 Monate lang ohne Nahrung. COLLIN und auch VAILLANT hielten Schnecken nahezu 2 Jahre ohne Nahrung.

Offensichtlich müssen die Organismen, die keine Nahrung erhalten, doch die Energie aufbringen, um die für ihr Leben notwendigen Funktionen aufrechtzuerhalten. Sie greifen dabei auf Quellen zurück, die in ihnen selbst liegen. Mit anderen Worten, sie müssen, um die laufenden Ausgaben der Erhaltung zu decken, gänzlich von ihrem Kapital leben, anstatt von ihrem Einkommen. Was geschieht mit dem Organismus unter solchen Bedingungen? Wie ist die Zusammensetzung des Organismus, wie sind seine Funktionen, seine Strukturelemente, die infolge des Fehlens der Nahrung angegriffen werden? In den folgenden Seiten werden wir versuchen, diese verschiedenen Fragen zu beantworten.

1. Veränderungen im Gewicht des Körpers und der einzelnen Organe.

Die unmittelbarste und sinnfälligste Folge des Nahrungsmangels ist die Abnahme des Körpergewichtes, die der hungernde Organismus von Tag zu Tag erleidet. Diese dauernde Gewichtsabnahme gibt den sichersten Anhalt für den fortschreitenden Hunger. Sie ist auch der beste Prüfstein für den ununterbrochenen Verlauf des Hungers.

Den ersten systematischen Versuch einer wissenschaftlichen Klärung dieser Frage stellt CHOSSATS Untersuchung über den Körpergewichtsverlust beim Hunger dar. In seiner wahrhaft klassischen Untersuchung kam er zu dem Ergebnis, daß der Maximalverlust, den der Organismus durchzumachen imstande ist, ungefähr 40% des ursprünglichen Gewichtes beträgt. Ist dieser Punkt erreicht, so tritt gewöhnlich der Tod durch Erschöpfung ein. Seitdem CHOSSAT seine epochemachende Abhandlung geschrieben hat, ist die gleiche Frage in weit ausgedehnterem Umfange an einer großen Zahl von Lebewesen studiert worden, und CHOSSATS Angabe kann nicht unbedingt aufrechterhalten werden; denn wir wissen, daß der endgültige Gewichtsverlust von einer Reihe von Momenten abhängt, unter denen wohl die anfängliche Zusammensetzung des Organismus die größte Rolle spielt. Je größer der Fettvorrat des Körpers beim Beginn des Hungers ist, desto länger kann der Nahrungsmangel ertragen werden, und desto größer kann der relative Gewichtsverlust sein. Die Literatur über den Hunger bietet reichlich Beispiele, in denen verschiedene Tiere, Warm- wie Kaltblüter, bis zum Hungertode Gewichtsverluste von 50—60% und sogar noch mehr erlitten haben.

Nur in einem einzig dastehenden Fall hat man festgestellt, daß das Körpergewicht trotz eines langdauernden Nahrungsmangels unverändert blieb. MOORE und HERDMAN behaupteten, daß Hummern, die in Gefangenschaft ohne Nahrung gehalten wurden, selbst nach 8 Monate langem Hunger noch ihr Anfangsgewicht aufwiesen. Diese Konstanz des Körpergewichts ist jedoch nur eine scheinbare, da der tatsächlich erlittene Verlust an Trockensubstanz durch Wasseraufnahme kaschiert wird. Weiterhin habe ich gezeigt, daß aber trotzdem Hummern nach 56 Tage langem vollkommenem Hunger eine Körpergewichtsabnahme von ungefähr 3% aufwiesen.

Einige glauben, daß das Körpergewicht im Laufe der Unterernährung vorübergehend zunehmen kann. BOUCHART, der einen hungernden Mann auf eine selbstregistrierende „Rédier"-Wage stellte, beobachtete, daß die Körpergewichtskurve nicht dauernd sank, sondern von Zeit zu Zeit wieder stieg und dabei eine Gewichtszunahme von 10—40 g anzeigte. Diese positiven Schwankungen waren aber nur von kurzer Dauer, und es folgte rasch weitere Abnahme. Dabei kommt BOUCHART, der die verschiedenen Möglichkeiten, wie Absorption von Feuchtigkeit oder von Kohlensäure oder Sauerstoff usw. in Betracht zieht, zu dem Ergebnis, daß die unvollkommene Fettoxydation infolge der Glykogenbildung die einzig haltbare Erklärung für das Auftreten der positiven Gewichtsschwankungen abgibt, da 1 g unvollkommen oxydierten Fettes das Gewicht um 0,76 g vermehren würde. Ähnliche Resultate ergaben Versuche an Hunden. Obgleich die Frage des Auftretens einer vorübergehenden Körpergewichtszunahme eine eingehende Besprechung verdiente, müssen wir zunächst mit unserem Urteil zurückhalten, bis die Genauigkeit der automatisch registrierenden Instrumente zweifellos erwiesen ist.

FALCK hat die Kurve der Körpergewichtsabnahme bei hungernden Hunden studiert und fand, daß nach einem plötzlichen Absturz am ersten Hungertage das Gewicht auch weiterhin — während des 2. und 3. Tages — rasch abnimmt, daß dann aber die Kurve praktisch eine gerade, gegen die Abszisse absinkende Linie darstellt. Nach MANASSEIN und OKINTSCHITZ, welche beide an Kaninchen experimentierten, und SCHIMANSKI, der seine Versuche an Hühnchen anstellte, erreicht der Gewichtsverlust in der letzten Zeit des Hungers ein Maximum, und die Körpergewichtskurve zeigt daher zwei plötzliche Abstürze, einen zu Beginn und einen am Schluß der Hungerperiode[1]). LASAREW zeigte

---

[1]) Ein prämortaler Anstieg im Gewichtsverlust wurde auch von SLOWTZOW in seiner Studie über Maikäfer beobachtet, bei anderen Insekten, mit denen er experimentierte, sinkt dagegen die Kurve nach einem anfänglichen plötzlichen Fall allmählich gegen die Abszisse ab.

dagegen, daß der Gewichtsverlust bei hungernden Meerschweinchen während der letzten Tage sehr gering ist. Seine Kurven, die auf Grund sehr umfangreichen Materials gezeichnet sind, ähneln im wesentlichen denen FALCKs.

Gehorcht nun die Gewichtsabnahme, wie man sie, während der hungernde Organismus von seinen Hilfsquellen zehrt, von Tag zu Tag feststellen kann, irgendeinem bestimmten mathematischen Gesetz? LUCIANI glaubt, daß die den Gewichtsverlust des Körpers darstellende Kurve eine gleichseitige Hyperbel sei. Die zahlreichen Kurven, die ich auf Grund meiner eigenen Experimente wie auf Grund anderer (SPRINGER, Salamander, — v. LINDEN, Schmetterlinge, — LASAREW, Meerschweinchen) konstruiert habe, fallen alle mehr oder weniger mit der FALCKschen Kurve zusammen. Um diese Frage eingehender zu untersuchen, wurden AVROROWS bei hungernden Hunden gewonnene Werte graphisch dargestellt und mathematisch analysiert. Seine Zahlen sind praktisch wertvoll, da die Wägungen sorgfältig bis auf 1 g genau und immer zur gleichen Stunde des Tages ausgeführt wurden. Außerdem befanden sich die Hunde fast während der ganzen Hungerzeit (23 von je 24 Stunden)

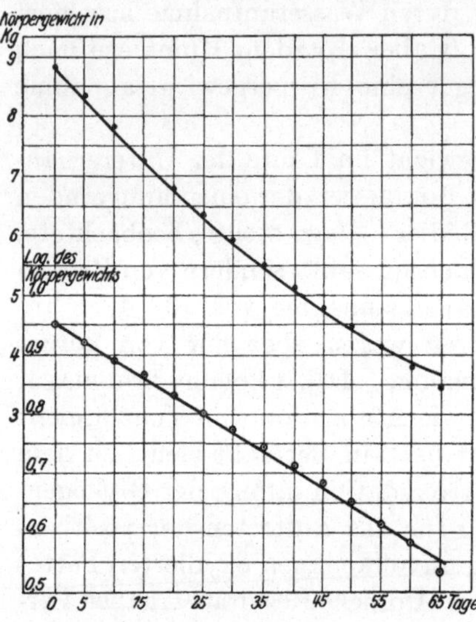

Abb. 3. Die Kurve zeigt die Gewichtsabnahme eines Hundes während eines 65 Tage dauernden Hungers (bezogen auf AVROROWS Daten).

in einem Calorimeter, wodurch natürlich die größte Einheitlichkeit der äußeren Bedingungen gewährleistet ist. Die Kurve, die die täglichen Gewichtsabnahmen der AVROROWschen Hunde wiedergibt, wurde auf mein Ersuchen von meinem früheren Assistenten, Dr. HECHT, gezeichnet. HECHT gibt ihr folgende Auslegung: „Die genaue Form der Kurve wird durch Aufzeichnung der Logarithmen, anstatt des Gewichtes selbst, dargestellt. Das sich ergebende Diagramm, wie es die Figur widergibt, ist eine gerade Linie. Das bedeutet, daß das Gewicht eine fallende Exponentialfunktion der Zeit ist oder

$$W_1 = W_0 \cdot e^{-t}. \tag{1}$$

Die Differenzierung dieser Gleichung ergibt, daß

$$\frac{-dW_1}{dt} = k \cdot W_0 \tag{2}$$

ist, was bedeutet, daß die Geschwindigkeit der Gewichtsabnahme in jedem Augenblick proportional dem Gewicht ist. Wenn W_0 das ursprüngliche Gewicht, W_1 das Gewicht zur Zeit t ist, dann ergibt die integrierte Form der Gleichung (2), daß

$$k = \frac{1}{t} \cdot \log \frac{W_1}{W_0} \qquad (3)$$

ist, woraus der theoretische Wert des Gewichtes zu jeder Zeit berechnet werden kann.

Es ist aus der Gleichung und aus der Übereinstimmung der Werte mit der Gleichung ersichtlich, daß die Kurve keinesfalls die Form eines Kegelschnittes annehmen kann (Hyperbel oder Parabel)."

Lang zeichnete die Gewichtskurven des Hungerkünstlers Succi während der verschiedenen Hungerperioden auf, ferner die von Lucianis, Avrorows und Hawks Hunden während verschieden langer Hungerperioden (siehe Benedict, 1915). Er kommt zu dem Ergebnis, daß die Kurven keine einfache mathematische Verwandtschaft verraten. Dies ist nun nicht überraschend, wenn man sich daran erinnert, daß die Gewichtsabnahme des Körpers überhaupt kein einheitlicher Vorgang ist, sondern die Resultante vieler Vorgänge. Ideale Bedingungen sind schwer zu schaffen, und in dieser Hinsicht sind Avrorows Beobachtungen ganz einzig dastehend. Einmal ist die Einheitlichkeit der Umgebung während des Hungers sehr bemerkenswert, und dann bekamen die Hunde weder Futter noch Wasser.

Person	Kozawa	Beauté	Schenk	Schenk	Schenk	Schenk	Succi[1]	Succi[1]	Succi[1]	Succi[1]	Jacques	Levanzin	Durchschnittlicher Gewichtsverlust in Prozenten
Ursprüngl. Gewicht in kg	50,7	65,8	56,4	63,5	65,2	71,7	63,5	63,0	61,0	55,9	62,3	60,5	
Prozent. Gewichtsverl. nach 14 Tage Fasten	13,3	11,9	13,3	12,9	10,6	11,1	13,3	15,7	12,6	12,7	11,3	12,4	12,59
„ 16 „	—	—	14,4	13,1	11,2	12,1	14,2	16,3	13,8	13,8	11,8	13,8	13,45
„ 20 „	—	—	—	16,7	13,2	13,7	16,6	18,1	16,6	16,1	13,0	16,0	15,67
„ 29 „	—	—	—	—	—	—	20,3	21,8	20,9	20,6	16,4	20,7	20,11
„ 30 „	—	—	—	—	—	—	—	22,6	21,4	20,8	16,6	21,4	20,56
„ 31 „	—	—	—	—	—	—	—	—	—	21,0	—	21,9	21,45
„ 40 „	—	—	—	—	—	—	—	—	—	25,3	—	—	25,30

[1] Succis aufeinanderfolgendes Fasten fand in Neapel, Rom, Zürich, Florenz, Paris, Mailand und London statt.

Aus den Körpergewichtsverlusten einiger berühmter berufsmäßiger Hungerkünstler während ihrer Hungerversuche ergibt sich, daß in keinem der bekannt gewordenen Fälle der Hunger dieser Menschen etwa so weit ausgedehnt worden ist, daß nach allgemeiner Erfahrung eine ernstliche Lebensgefahr bestanden hätte. In der zusammenfassenden Tabelle (S. 75) wird der Gesamtgewichtsverlust, den diese (berufsmäßigen) Hungerkünstler beim Fasten innerhalb von 2 bis fast 6 Wochen erlitten haben, in Prozenten ihres ursprünglichen Gewichtes angegeben. Diese Ergebnisse können als absolut zuverlässig angesehen werden, da die Beobachtungen von wissenschaftlichen Forschern sorgfältig überwacht worden sind.

Der größte Verlust findet sich gewöhnlich innerhalb der ersten Hungertage. Der Gesamtverlust (siehe Tabelle S. 75) erreicht bei weitem nicht die Werte, die für alle anderen Tiere als gefährlich betrachtet werden. Selbst nach 40 tagelangem Hungern verlor Succi nur 25,3%.

Seine Gesundheit litt nicht unter diesem Experiment, und der Hunger wäre wahrscheinlich noch länger als 1 Woche vertragen worden. Levanzin, der bei seinem 31tägigen Fasten nahezu 22% verlor, befand sich in einem so ausgezeichneten Gesundheitszustand, daß er das Fasten sehr ungern unterbrach.

Das Studium des Körpergewichtsverlustes während des Hungers liefert eine der besten Bestätigungen von RICHETS Gesetz aus der vergleichenden Physiologie, welches besagt, daß die Intensität aller Lebensfunktionen direkt von der Größe des Organismus abhängt. Der Gewichtsverlust ist relativ um so größer, je kleiner das Tier ist, und dieses Gesetz gilt nicht nur für Vertreter verschiedener Gruppen, sondern auch für Vertreter derselben Art. Das geht klar aus der folgenden Tabelle hervor:

Tier	Verfasser	Ursprüngliches Gewicht in kg	Verlust pro kg u. Stunde in g
Pferd	COLIN	405,0	0,28
Hund	FALCK	21,0	0,36
„	LUCIANI u. BUFALINI	17,0	0,43
„	FALCK	8,9	0,84
Katze	COLIN	5,8	0,43
„	BIDDER u. SCHMIDT	2,5	1,20
Kaninchen	RUBNER	2,1	1,70
Meerschweinchen . . .	CHOSSAT	0,55	2,30
Huhn	KUCKEIN	1,90	1,65
Taube	CHOSSAT	0,35	1,73

Dieses allgemeine Gesetz gilt auch für Kaltblüter, bei denen die lange Dauer des Hungerns trotz des langsamen Fortschreitens der Abnahme zu einem großen Gewichtsverlust führt. Bei hungernden Salamandern fand ich, daß nach 125 tagelangem Hunger ein Tier im Gewicht von 3,137 g 37,1%, ein anderes, das nur 1,991 g wog, dagegen 43,9% seines ursprünglichen Gewichtes verlor.

Coco-Pisano kam bei der Eidechse Gondylus ocellatus zu demselben Ergebnis: Im Hunger war sowohl der Gesamtverlust wie der Verlust pro Stunde im Verhältnis zum Körpergewicht um so größer, je kleiner das Tier war. Wenn man die Ergebnisse seiner Experimente an 49 Eidechsen nach dem durchschnittlichen Anfangsgewicht der Tiere ordnet, kann man leicht vier Gruppen unterscheiden:

Gruppe	Anzahl der Eidechsen	Ursprüngliches Gewicht in g (Durchschnitt)	Prozentualer Verlust		Dauer des Hungers in Stunden
			Gesamt	Pro Stunde	
1.	14	10,54	18,90	0,038	497
2.	22	21,54	17,43	0,034	507
3.	9	37,00	12,47	0,024	512
4.	4	51,02	10,08	0,019	518

Ordnet man dieselben Daten nach dem durchschnittlichen prozentualen Verlust, so zeigt sich noch deutlicher, daß der Gewichtsverlust dem Anfangsgewicht des hungernden Tieres umgekehrt proportional ist:

Gruppe	Anzahl der Eidechsen	Gewichtsverlust %	Ursprüngliches Gewicht in g (Durchschnitt)	Gewichtsverlust pro Stunde %	Lebensdauer in Stunden
1.	3	8,27	44,54	0,0161	509
2.	16	11,86	30,84	0,0249	518
3.	18	16,99	20,31	0,0398	481
4.	6	22,36	14,33	0,0404	553
5.	5	27,70	12,84	0,0537	515

Vergleicht man die in diesen zwei Tabellen angeführten Ergebnisse, so zeigt sich, daß der Hunger von den größeren Tieren länger ertragen wird, was wahrscheinlich auf die langsamere Körpergewichtsabnahme zurückzuführen ist. Es besteht jedoch keine direkte Beziehung zwischen der Dauer des Hungers und dem Maximalverlust. Diese Tatsache ist wichtig, weil die Dauer des Hungers bis zum maximalen Gewichtsverlust im allgemeinen ziemlich großen Schwankungen unterliegt, während der maximale Gewichtsverlust selbst, besonders bei den höherstehenden Arten, eine ziemlich konstante Größe darstellt. Allgemeine Regeln über die Dauer des Hungers können daher auf Grund der Gewichtsverluste nicht aufgestellt werden.

Wir können nicht Richets Ansicht zustimmen, daß Körpergewichtsverlust und Anfangsgewicht eines Tieres letzten Endes deshalb einander umgekehrt proportional sind, weil die wärmeabgebende Körperoberfläche den Verbrauch an Energie und damit die verschiedenen Lebensfunktionen regeln soll.

Man muß sich vergegenwärtigen, daß nicht allein der Gewichtsverlust im Hunger, sondern auch die Gewichtszunahme während des Wachstums ebenfalls, wie Morgan für Salamander gezeigt hat, diesem Gesetz der umgekehrten Proportionen gehorcht. Die kleineren Tiere wachsen schneller als die größeren. Bei der Regeneration fehlender Teile von Würmern habe ich darauf hingewiesen, daß die Regeneration um so schneller erfolgt, je kleiner das zu regenerierende Stück ist. Daraus geht hervor, daß der Unterschied sowohl bei aufbauenden wie bei abbauenden Vorgängen nicht mit der Größe der wärmeabgebenden Körperoberfläche erklärt werden kann. Weiterhin waltet dieses Gesetz unter Warm- und Kaltblütern in gleicher Weise.

Die Widerstandsfähigkeit eines Organismus gegen Nahrungsmangel, d. h. die Zeit, die vergeht, bis der Hungertod eintritt, schwankt erheblich. Beim Menschen kann man einen Zeitraum von 17—76 Tagen annehmen. Beim Hunde, der am meisten zu Hungerstudien benutzt worden ist, bewegt sich diese Periode in noch weiteren Grenzen, von etwa 21 bis zu 117 Tagen. Trotz dieser großen Schwankungen steht die Lebensdauer in einer mehr oder weniger direkten Beziehung zu dem täglichen Gewichtsverlust. Dieser hängt von gewissen bekannten Faktoren ab, wie z. B. von der ursprünglichen Größe des Organismus. Große Tiere ertragen daher den Hunger viel länger als kleinere, wie man aus der folgenden Tabelle über die durchschnittliche Lebensdauer verschiedener Tierarten im Hunger ersehen kann:

Mensch . . . . . . 40 Tage
Hund . . . . 38 „
Katze . . . . . . 20 „
Kaninchen . . . . 15 „
Meerschweinchen . . 8 „
Ratte . . . . . . 2—3 „

Bei der gleichen Tierart hängt zweifellos die Lebensdauer im Hunger von der Fettmenge ab, die im Organismus zu Beginn der Hungerperiode vorhanden war. Dies zeigt die folgende Tabelle, in der die Tiere nach der Größe ihres ursprünglichen Fettgehaltes geordnet sind:

Forscher	Tier	Körpergewicht in kg	Fettgehalt in %		Gewichtsverlust %	Zeit bis zum Hungertode
			Ursprünglich	Ende		
Schimanski	Hühner	1,95	26	5	42	35 Tage
Kuclein . .	„	1,00	9,1	0,7	39	12 „
„ . .	„	1,89	2,7	0,7	34	9 „
Rubner . .	Kaninchen	1,51	7,1	0,4	49	19 „
„ . .	„	2,34	6,3	0,5	41	19 „
„ . .	„	2,99	2,3	0,3	32	9 „
Kaufman .	„	2,08	2,3	0,4	35	8 „

Auch das Alter des hungernden Tieres ist für die Lebensdauer von Bedeutung. Junge Tiere, die auch ein geringeres Körpergewicht haben, gehen viel schneller und unter größeren täglichen Gewichtsabnahmen als ältere Tiere zugrunde. Wenn man die Werte FALCKS bei Hunden, CHOSSATS bei Tauben, DEHORS bei jungen Katzen nach dem Alter der Tiere ordnet, so erhält man folgende interessante Reihen:

Tierart	Alter	Ursprüngliches Gewicht	Dauer des Hungers	Täglicher Verlust
Hund	18 Tage	313 g	3,1 Tage	8,6 %
	14 „	1 004 „	13,9 „	4,8 „
	1 Jahr	8 880 „	23,2 „	2,7 „
	mehrere Jahre	21 210 „	60,3 „	1,1 „
Taube	jung	110,4 g	3,1 Tage	8,1 „
	mittel	143,6 „	6,1 „	5,9 „
	erwachsen	189,7 „	13,4 „	3,5 „
Katzen	3 Wochen	380 g	4 Tage	
	5 „	523 „	5 „	
	11 „	870 „	9 „	
	17 „	1 140 „	8 „	

Die Temperatur der Umgebung übt einen starken Einfluß auf die Geschwindigkeit aus, mit der die Körpergewichtsabnahme fortschreitet. Jedoch besteht in dieser Hinsicht ein deutlicher Unterschied in dem Verhalten der Kalt- und Warmblüter. Es ist eine wohlbekannte Tatsache, daß der hungernde Organismus beim Warmblüter gegen Kälte außerordentlich empfindlich ist. Kälte führt natürlich zu einer intensiveren Verbrennung der Reservestoffe, die daher schneller erschöpft werden. Je höher die Außentemperatur ist, desto leichter reicht die Energie des hungernden Organismus zur Erhaltung und zur Verlängerung des Lebens aus. Ganz anders verhalten sich die Kaltblüter, deren Stoffwechseltätigkeit schon unter physiologischen Bedingungen durch die äußere Temperatur unmittelbar geregelt wird. Ein Ansteigen der Temperatur verursacht bei ihnen ein vermehrtes Maß der Verbrennung und folglich eine schnellere Zerstörung der Reserven, während ein Fallen der Temperatur den Oxydationsvorgang vermindert und den täglichen Gewichtsverlust verringert.

Nach ADUCCO übt Dunkelheit einen erhaltenden Einfluß auf hungernde Tiere aus. Tauben ertrugen im Licht Nahrungsentziehung nur $^2/_3$ der Zeit wie andere Vögel, die im Dunkeln gehalten wurden. Die Wirkung des Lichtes ist jedoch gänzlich andersartig als die der Temperatur. Das Licht übt einen indirekten Einfluß aus, da die Tauben in der Dunkelheit sich weniger lebhaft als im Licht bewegen.

MANCA und GASELLA, die mit niedrigstehenden Organismen experimentierten, konnten keine Anzeichen dafür finden, daß Licht in irgendeiner Weise den Verlauf des Hungers beeinflußte.

Tabelle I.

Prozentualer durchschnittl. Gewichtsverlust	Durchschnittliches Gewicht in g		Durchschnittl. Dauer des Hungers (Stunden)	Prozentuale Gewichtsveränderung im Vergleich mit der eines normalen Meerschweinchens												
	Am Anfang	Am Ende		Lungen	Herz	Leber	Milz	Nieren	Pankreas	Magen	Darm	Fell	Rückenmark	Gehirn	Femur	Muskulatur d. Schenkels
10	584	525	30,4	+0,93	−4,84	−17,98	0	+1,80	−3,33	+1,91	+0,49	−1,95	+1,05	−1,51	+2,13	−7,28
20	587	469	70,0	+0,31	−9,14	−23,51	−31,25	−2,55	−5,33	−6,49	−10,17	−8,17	−6,82	−3,02	+2,13	−14,93
30	580	405	121,4	−0,62	−20,97	−30,98	−37,05	−10,23	−24,67	−66,49	−10,54	−12,71	−6,82	−5,54	−3,55	−29,37
35,5	580	374	164,2	−4,97	−33,33	−35,05	−43,75	−11,00	−39,33	−11,83	−25,80	−17,94	−6,82	−6,05	−2,81	−33,17

Wir haben bisher die Frage des Gesamtkörpergewichtsverlustes behandelt. Wie verteilt sich dieser erlittene Verlust auf die einzelnen Gewebe und Organe des Organismus? VOIT verglich das Gewicht der verschiedenen Teile einer Katze, die an Unterernährung gestorben war, mit denen eines Kontrolltieres. Er fand, daß den relativ größten Verlust der Fettvorrat des Körpers erlitt, der auf etwa 3 % der ursprünglichen Masse zusammenschmolz. Die Leber verlor 54 %, die Muskulatur 31 %, das Blut 27 %, das Fett 21 %, der Darm 18 %, die Knochen 14 %, das Nervensystem etwa 3 % des Gewichtes. Diese Resultate stimmen gut mit denen überein, die CHOSSAT für die Taube fand. Sie unterscheiden sich darin, daß nach VOIT das Herz praktisch keinen Verlust erleidet, während CHOSSAT einen Verlust von über 40 % findet. VOITS Ergebnisse sind jedoch durch andere Forschungen nicht bestätigt worden, denn diese zeigen, daß sich das Gewicht des Herzens gewöhnlich beträchtlich vermindert.

LASAREW hat am eingehendsten untersucht, wie sich die einzelnen Organe am Gewichtsverlust beteiligen. In den Anfangsstadien der Unterernährung erleiden diejenigen Organe und Gewebe den größten Verlust, die als Vorratsstellen von Nährmaterial dienen, außerdem die Organe, die wie die Milz vornehmlich aus Lymphgewebe, aus mehr oder weniger beweglichen Elementen bestehen. Die nebenstehende Tabelle I gibt die durchschnittlichen Gewichtsveränderungen der verschiedenen Organe von Meerschweinchen an, in dem Maße, wie ihr Körpergewicht 10, 20, 30 und über 30 % verlor.

Wie ein Überblick über diese interessante Tabelle zeigt, tritt nach eintägigem Hunger praktisch ein Körpergewichtsverlust von 10% des Anfangsgewichtes ein. Die relative Abnahme der Organe verhält sich zu diesem Zeitpunkt folgendermaßen: Leber —17,98%, Muskulatur —7,28%, Herz —4,84%, Pankreas —3,33% des Anfangsgewichtes. Die anderen Organe blieben unverändert oder zeigten sogar einen kleinen Zuwachs über das normale Maß. Während der nächsten 2 Hungertage, als der Gesamtgewichtsverlust 20% erreicht hat, wird die sehr beträchtliche Gewichtsabnahme der Haut, des Magens, der Eingeweide und der Milz deutlich. Der Gewichtsverlust der Leber, der zweifellos auf der Entleerung ihres Glykogens beruht und der am 1. Tage sehr groß ist, nimmt jetzt ein viel kleineres Maß an, bis der Glykogenvorrat vollkommen erschöpft ist. Mittlerweile deutet der große Verlust, den jetzt Muskeln, Haut und Darm aufweisen, darauf hin, daß das Fett, für das diese Organe die Hauptdepots sind, in reichlichem Maße aufgezehrt worden ist. Die ziemlich plötzliche Gewichtsabnahme der Milz, die in 2 oder 3 Hungertagen eintritt, und die Tatsache, daß sie sich im weiteren Verlauf des Hungers sehr wenig verändert, führt zu der Anschauung, daß diese Erscheinung einem Auswandern der Leukocyten in die Gewebe zuzuschreiben ist (eine Erscheinung, deren Bedeutung in einem späteren Kapitel erörtert werden wird). Die Gewebe sind jetzt infolge vermehrter Durchlässigkeit sehr stark bakterieller Invasion ausgesetzt.

Es ist interessant, die relativen Gewichtsverluste verschiedener Organe bei mehreren Tiergruppen zu vergleichen. Für diesen Zweck sind Chossats und Lukjanows Daten an Tauben, Lasarews an Meerschweinchen usw. in der auf Seite 82 angefügten Tabelle II zusammengefaßt.

Wenn man die Resultate, die in dieser Tabelle aufgestellt sind, näher betrachtet, so fallen sofort zwei wichtige Tatsachen in die Augen: 1. ist der proportionale Verlust, den die Organe pflanzenfressender Tiere zur Zeit des Hungertodes erleiden, kleiner als der Verlust der Organe fleischfressender Tiere oder Vögel. Dies bestätigt die allgemeine Ansicht, daß pflanzenfressende Tiere weniger widerstandsfähig gegen den Hunger sind. 2. sieht man bei Durchsicht der Vertikalreihen der Tabelle, daß das Nervensystem und die Knochen gewöhnlich nur einen kleinen Verlust erfahren. Der tatsächliche Verlust kann jedoch größer als der scheinbare sein, da das in ihnen ursprünglich vorhandene Fett durch Wasser ersetzt wird. Die Haut und die Muskulatur andererseits erleiden einen beträchtlichen Verlust. Die prozentuale Abnahme der Organe der Brusthöhle ist noch erheblich größer, und die Organe der Bauchhöhle zeigen einen noch bedeutenderen Gewichtsverlust.

Wenn man in Betracht zieht, daß diese Angaben aus weit zerstreuten Quellen zusammengestellt worden sind, und daß die von den verschiedenen Autoren angewandten Methoden sogar in vieler Hinsicht nicht

Tabelle II.

Relativer Gewichtsverlust verschiedener Organe in Prozenten

Tierart . . .	Taube			Ratte	Meer-schweinchen	Kanin-chen	Katze		Hund		Mensch
Forscher . .	CHOSSAT	LUKJA-NOW	MC. CAR-RISON[2]	JACKSON	LASAREW	WEISKE	BÖTH-LINGK	SEDLMAIR	KUMA-GAWA[3]	VOIT	MEYERS
Organ:											
Nervensystem	1,9[1]	4,02	2,4	{ G 5,1[4] / R 0	} 6,50	—	17,3	14,0	22,0	{ G 2,8[4] / R 7,2	} 6,89
Knochen . .	3,0[1]	2,56	—	0,4	2,85	1,6	20,7	21,4	5,0	—	—
Fell	33,3	—	—	31,2	17,94	33,6	—	37,8	28,0	19,0	—
Muskulatur .	42,3	—	—	30,9	33,17	41,9	64,2	67,3	42,0	43,1	—
Lungen . . .	22,2	—	—	30,9	4,97	61,4	48,4	32,2	29,0	11,0	28,6
Herz	44,8	—	43,4	27,7	33,33	—	50,4	45,5	16,0	17,4	40,4
Magen . . .	39,7	—	27,2	} 57,0	{ 11,83	33,1	36,5	} 57,0	32,0	{ 24,7 / 31,7	51,5
Darm	42,4	—	—		25,80	41,1	58,7				—
Nieren . . .	31,9	—	24,3	25,0	11,00	30,8	55,8	55,5	55,0	—	49,2
Leber . . .	53,0	—	31,5	58,0	35,05	61,5	64,1	58,0	50,0	17,3	28,6
Pankreas . .	64,1	54,3	52,5	—	39,33	—	—	54,2	62,0	37,6	48,8
Milz	71,4	73,3	70,3	51,0	43,75	70,6	65,5	74,2	57,0	21,2	18,4

[1]) Verlust an Trockensubstanz 7 bzw. 17%.

[2]) MC. CARRISONS Ergebnissen liegen Untersuchungen an 6 Tauben zugrunde, die während des Hungers im Durchschnitt 40% an Gewicht einbüßten. Das Durchschnittsgewicht der frischen Organe dieser Tiere wurde mit den entsprechenden Organen von 35 weiblichen und männlichen Kontrolltieren verglichen. Außer den in der Tabelle angeführten Zahlen, wollen wir noch folgende erwähnen: Hypophyse und Schilddrüse verloren 26,8 bzw. 33,3% an Gewicht, die Thymus verlor 89,7% und ebenso erlitt auch die Milz einen großen Verlust; Hoden und Eierstöcke verloren 61,6 bzw. 73,3% an Gewicht. Im Gegensatz zu allen inneren Organen nahmen die Nebennieren an Gewicht zu, so daß sie bei den Tauben nach dem Hunger 25,2% mehr wogen als bei normalen Tauben.

[3]) Auf fettfreie Substanz berechnet.

[4]) G = Gehirn, R = Rückenmark.

Tabelle III.

Anteil der verschiedenen Organe bei normalen und hungernden Organismen am Gesamtkörpergewicht in %.

Forscher	JACKSON			WEISKE		VOIT		VOIT		AVRO-ROW	OHLMÜLLER		MEYER-BOYD			KRIE-GER
Tierart	Ratte			Kaninchen		Katze		Hund		Hund	Säugling (56 Tage)		Erwachsener Mensch			
Organ	Normal	Akuter Hunger	Chron. Unterernährung	Normal	Gehungert	Normal	Gehungert	Normal	Gehungert[1]	Gehungert[2]	Normal	Atrophisch	Normal	Gehungert[3]	Arme	Unterernährt[5]
Gehirn	0,870	1,170	1,330	—	—	1,04	1,39	0,60	0,86	1,80	12,75	20,20	2,48	4,40	2,98	—
Rückenmark	0,290	0,400	0,430	—	—	0,27	0,49	0,15	0,20	—			—	—	—	—
Augen	0,130	0,190	0,200	—	—	0,27	0,51	0,18	0,20	0,23	0,19	0,23	—	—	—	—
Lungen	0,600	0,610	0,550	0,66	0,64	0,51	0,62	0,80	1,05	1,58	2,56	3,57	4,10	1,95	3,27	—
Herz	0,430	0,440	0,420	0,31	0,39	0,37	0,59	0,65	0,80	1,42	0,66	0,98	0,73	0,49	0,72	0,57
Magen	6,000	3,400	3,500	1,49	1,62	3,80	4,65	1,22	1,36	1,05	4,42	5,89	0,38	0,31	0,35	—
Darm				7,15	7,46			3,37	3,34	2,45			—			
Pankreas	—	—	—	—	—	0,21	0,26	0,25	0,23	0,28	—	—	0,22	0,18	0,21	0,17
Milz	0,270	0,210	0,31	0,09	0,04	0,28	0,14	(0,14)	0,16	0,14	0,49	0,28	0,48	0,15	0,44	0,24
Leber	4,500	3,100	4,000	3,75	2,59	2,96	2,03	2,18	2,66	3,70	3,41	4,38	5,30	2,53	3,59	2,99
Nieren	0,950	0,960	1,000	0,58	0,69	0,81	0,89	?	0,45	0,79	0,78	1,05	0,73	0,60	0,70	0,60
Nebennieren	0,017	0,022[4]	0,026	—	—	—	—	—	—	—	—	—	0,05	0,069	0,038	—
Hoden	0,900	1,060	1,010	—	—	0,08	0,07	—	—	—	0,06	0,09	—	—	—	0,08
Muskulatur	45,000	47,500	43,000	46,55	46,41	45,36	46,89	39,70	33,30	34,40	25,82	23,61	—	—	—	—
Skelett	10,000	15,000	16,400	6,77	11,31	12,67	16,22	15,50	26,80	26,50	16,99	25,53	—	—	—	—
Fell	18,000	19,000	17,800	14,62	16,77	13,94	16,45	11,00	11,50	15,50	31,16	12,21	—	—	—	—

[1]) Verlust = 32%.   [2]) Bis zum Tode gehungert.   [3]) Hungers gestorben; 63 Tage gehungert, 40,7% Gewichtsverlust. [4]) VINCENT und HOLLENBERG fanden in ihren Untersuchungen über die Gewichte verschiedener Organe bei normalen Ratten im Vergleich zu denen hungernder Ratten für die Nebennieren normaler Tiere praktisch die gleichen Werte wie JACKSON, nämlich 0,019% des Gesamtkörpergewichtes; dagegen fanden sie bei 2 Ratten, die 10—12 Tage gehungert hatten, daß die Nebennieren 0,057 und 0,060% des Gesamtkörpergewichtes betrugen.   [5]) MARIE KRIEGER untersuchte die Organe zahlreicher Patienten, die im Krankenhause im kachektischen Zustande gestorben waren und deren Gewichtsverlust im Durchschnitt mehr als 41% betragen hatte. Die Patienten waren in 6 Gruppen einzuteilen: a) Kachexie ohne chronische Organerkrankungen, b) chronischer Darmkatarrh, c) maligne Tumoren, d) chronische Infektionen, e) Tuberkulose, f) Altersschwäche. Die größten Gewichtsverluste (48,4%) fand man bei der Gruppe, die an chronischem Darmkatarrh, die geringsten (35,8%) bei der letzten Gruppe, die an Altersschwäche gestorben war. Das Gewicht der Nebennieren war in allen Gruppen gestiegen (um 27%), nur beim chronischen Darmkatarrh hatte es 9% eingebüßt.

vergleichbar sind, ist ihre allgemeine Übereinstimmung trotz einiger Ausnahmen dennoch sehr deutlich, und dies bestätigt ihren großen Wert.

Infolge des ungleichen Gewichtsverlustes, den die verschiedenen Körperorgane im Hunger erleiden, ist der Prozentsatz ihres Gesamtgewichtes beim hungernden und beim normalen Organismus verschieden. Dies ist von großer Bedeutung, da es zeigt, daß die Körpergewichtseinheit beim gefütterten und beim hungernden Tiere sich nicht nur chemisch, sondern auch morphologisch unterscheiden kann. In der Tabelle III, S. 83 habe ich alle praktisch über diesen Punkt zur Verfügung stehenden Tatsachen zusammengestellt. Wie wichtig sie sind, wird sich erst zeigen, wenn wir die Physiologie des Hungers erörtert haben werden.

Vor kurzem berichtete Mc. Carrison über die interessante Tatsache, daß bei Tauben, die unterernährt werden, die Nebennieren im allgemeinen an Gewicht beträchtlich zunehmen. Vincent und Hollenberg, die mit Tauben, Hunden, Ratten experimentierten, haben diese Beobachtung bestätigt. Nach zweiwöchiger Unterernährung sind die Nebennieren der Taube bis zum Doppelten der normalen Größe hypertrophiert. Bei der Ratte fanden diese Forscher eine ähnliche Hypertrophie der Schilddrüsen. So machen bei der normalen Ratte die Nebennieren 0,0167 bis 0,017% des Gesamtkörpergewichts aus, nach mehreren Tagen des Hungers aber schon 0,057—0,060%. In gleicher Weise nehmen die Schilddrüsen von 0,015% auf 0,042% des Gesamtkörpergewichtes zu. Während der normale Wert für die Nebennieren derselbe ist, den auch Jackson in seiner sehr ausführlichen Untersuchung über die Wirkung der Unterernährung bei der Ratte erhalten hat, ist die Zunahme während eines akuten Hungers bei seinen Tieren sehr viel weniger ausgesprochen (von 0,17—0,022%).

Mc Carrison fand, daß mit der Hypertrophie des Organs die Menge an Adrenalin ebenfalls zunahm. Ergebnisse von Vincent und Hollenberg über diese Frage sind nicht stichhaltig. Es muß auch erwähnt werden, daß Luksch schon früher berichtete, daß das chromaffine Gewebe der Nebennieren durch Hunger nicht beeinflußt wird.

Zum Abschluß dieser Erörterung wollen wir die Wirkung physiologischen und experimentellen Hungers miteinander vergleichen. Valentin wies darauf hin, daß das Gewicht der Gewebe bei winterschlafhaltenden Tieren, verglichen mit dem Organgewicht hungernder Tiere, sich nur wenig verändert. Wenn man das Murmeltier Valentins, das 163 Tage Winterschlaf hielt, mit den Tauben Chossats vergleicht, die ungefähr 10 Tage hungerten, bemerkt man, daß die Taube 40mal soviel Muskelsubstanz verbraucht, aber nur 11,3mal soviel Fett wie das Murmeltier im Winterschlaf. Außerdem verliert sie 5mal soviel Substanz an Haut, 9—10mal soviel an Knochen, 18,3mal soviel an Leber usw. Dieser Vergleich ist sehr sinnfällig, muß aber natürlich kritisch betrachtet werden. Wenn die notwendigen Angaben zur Verfügung

ständen, müßte man den Vergleich für das winterschlafhaltende Murmeltier und das wachende, aber hungernde Murmeltier durchführen. Es
kann jedoch als sicher angesehen werden, daß bei experimenteller
Unterernährung viel mehr Muskelsubstanz zerstört wird als beim physiologischen Hunger, bei dem der Organismus hauptsächlich von dem vorher aufgespeicherten Fett zehrt.

2. Veränderungen in der Zusammensetzung des Körpers.

Im vorhergehenden sind die Gewichtsveränderungen besprochen worden, die die verschiedenen Organe des Körpers erleiden. Wir werden
jetzt die Analyse einen Schritt weiterführen und nach den Veränderungen
forschen, die während des Hungerns in der Zusammensetzung des
Körpers und seiner verschiedenen Teile auftreten.

Der hungernde Organismus hat einen verhältnismäßig höheren Prozentgehalt an Wasser. Dies kann entweder auf einen Ersatz des Fettes
durch Wasser (Knochen) zurückzuführen sein oder auf eine tatsächliche
Retention, die durch eine Anhäufung von Extrakstoffen (Muskel) veranlaßt wird. Die Konzentration der Gewebssäfte wird so mehr oder weniger
konstant gehalten. Wo ein höherer Prozentgehalt an Wasser im hungernden Gewebe beobachtet wird, da bedeutet dies, daß die festen Stoffe
eine weitergehende Reduktion als der wässerige Anteil erlitten haben.

Lukjanow hat ausführliche Untersuchungen über die Wasserver-
teilung im Organismus hungernder Tauben angestellt. Er zeigte, daß
nicht alle Teile des Körpers in gleicher Weise durch die Unterernährung beeinflußt werden. Einige Organe bewahren den Status quo ante,
andere (Milz, Pankreas, Leber) werden wenig wasserärmer, während in
den Muskeln und den Knochen der Wassergehalt beträchtlich zunimmt.

Böthlingk fand, daß der Prozentgehalt des Wassers sich während
des Hungers im ganzen Körper vergrößert. Er experimentierte mit
Mäusen, deren ursprüngliches Gewicht annähernd gleich war. Eine
Gruppe von Mäusen hungerte 75 Stunden und verlor 33,25% ihres Gewichtes. Bei einem anderen Experiment, das 158 Stunden dauerte,
verloren die Tiere 36,65% ihres ursprünglichen Gewichtes. Die Körper
sowohl der Kontroll- wie der Hungertiere wurden analysiert. Die Ergebnisse der Untersuchung sind in der folgenden Tabelle zusammengestellt:

Experiment	Körper-gewichts-verlust %	% des Gesamtgewichtes				% der Trocken-substanz		
		Wasser	Stick-stoff	Fett	Asche	Stick-stoff	Fett	Asche
Kontrolle . . .	—	69,90	3,02	8,56	2,99	9,92	28,14	9,85
75 Std. hungernd	— 33,25	70,71	3,58	2,58	4,32	12,24	8,80	14,76
Kontrolle . . .	—	64,78	3,02	13,25	3,08	8,57	37,63	8,74
158 Std. hungernd	— 36,65	72,22	3,39	2,27	4,31	12,20	8,18	15,51

Der Prozentgehalt an Wasser zeigt, besonders bei dem länger dauernden Versuch, eine beträchtliche Zunahme, verglichen mit dem bei den Kontrolltieren. Man sieht, daß die große Abnahme der Trockensubstanz in erster Linie einem Aufbrauch des Fettes zuzuschreiben ist. Dieser Bestandteil nimmt bei dem länger dauernden Hunger von 13,25 auf 2,27% ab.

In einer Reihe von Experimenten bei Salamandern (Diemyctylus viridescens) bestimmte der Verfasser die Veränderungen in der Zusammensetzung des Organismus während des Hungers. Drei Gruppen von Salamandern wurde die Nahrung für 51 bzw. 95 bzw. 125 Tage entzogen und dann die gesamten Tiere analysiert. Die Resultate werden in der folgenden Zusammenstellung wiedergegeben:

Experiment	Körpergewichtsverlust %	Wasser %	Trockensubstanz %	Organische Stoffe %	Anorgan. Stoffe %
Kontrolle	—	74,9	25,1	21,7	3,4
51 Tage hungernd	— 20,8	76,3	23,7	19,7	4,0
95 „ „	— 36,2	76,1	23,9	17,2	6,7
125 „ „	— 49,0	76,3	23,7	16,3	7,4

Wir sehen, daß der Prozentgehalt an Wasser nicht fortdauernd zunimmt: er vermehrt sich nur im Anfangsstadium des Hungers, dann bleibt er praktisch konstant. Der hungernde Organismus zehrt hauptsächlich von seinen organischen Stoffen, und deshalb nimmt das Verhältnis zwischen anorganischem und organischem Material fortschreitend ab. Statt eines normalen Verhältnisses von 1 : 6,4 finden wir nach 125 Tage langem Hunger ein Verhältnis von 1 : 2,2. Eine ähnliche relative Zunahme der Asche wurde von SCHUTZ beobachtet (von 16,6% auf 28,6% der Trockensubstanz) und bei hungernden Fischen von LIPSCHÜTZ (von 11,8% auf 23,3%).

Einige interessante Tatsachen ergeben sich aus einem Vergleich der relativen Abnahme der einzelnen Bestandteile des Organismus. In der Abbildung 4 werden die Veränderungen jedes einzelnen Bestandteiles während des 125 Tage dauernden Hungers durch eine besondere Kurve ausgedrückt. Die Menge jedes einzelnen Bestandteiles beim normalen Salamander wird dabei als 100 angesetzt.

Der Wasserverlust ist proportional dem Gesamtkörpergewichtsverlust. Der Verlust an organischer Substanz ist immer größer als der prozentuale Gewichtsverlust des ganzen Tieres. Die organische Substanz wird in hohem Maße aufgebraucht. Sie verschwindet rascher als irgendein anderer Bestandteil, so daß am Ende von 95 Tagen, wenn etwas mehr als $^1/_3$ des Körpergewichtes verloren ist, sich die organische Substanz bereits auf nahezu $^1/_2$ der ursprünglichen Menge vermindert hat; und schließlich nach 125 Tagen, wenn ungefähr die Hälfte des ursprünglichen Körpergewichtes verloren ist, die organische Substanz auf ungefähr $^1/_3$ zusammengeschmolzen ist. Die anorganischen Bestandteile nehmen, wie man deutlich erkennt, während der Unterernährung an Menge absolut zu, wenn auch die Resultate nicht ganz übereinstimmend sind. So beträgt nach 95 Tagen die Aschemenge 27,2% und nach 125 Tagen 8,2% mehr als zu Beginn des Hungers.

Für diese Beobachtung einer Zunahme der absoluten Menge anorganischer Stoffe bei hungernden Salamandern fand sich kein Analogon in der Literatur zur Zeit, als meine Arbeiten veröffentlicht wurden. Seitdem hat jedoch LIPSCHÜTZ in seinen Untersuchungen an hungernden Karpfen ähnliche Resultate mitgeteilt, welche die nebenstehende Abb. 5 wiedergibt:

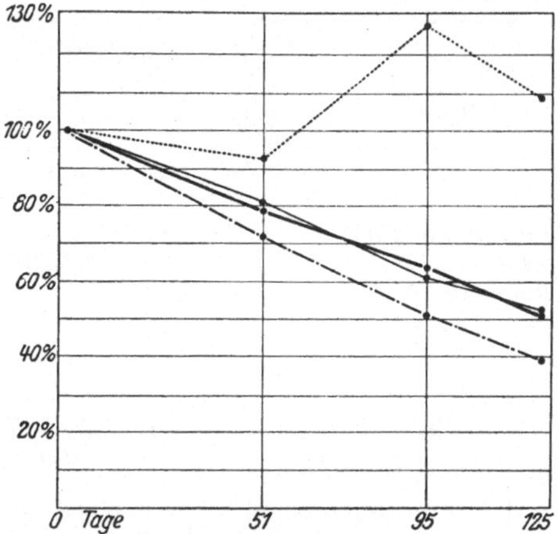

Abb. 4. Eine Reihe von Kurven zeigt die gleichzeitigen Veränderungen im Körpergewicht — fettgedruckte Linie —; im Wassergehalt — dünngedruckte Linie —; in den gesamten organischen Stoffen — strichpunktierte Linie —; im Aschegehalt — punktierte Linie — beim Süßwassermolch Diemyctylus vir. nach 51, 95 und 125 Tage langer Unterernährung. (Nach MORGULIS' Werten.)

Zwei Jahre später wurde auch von REUSS und WEINLAND über eine ähnliche Beobachtung berichtet, als sie die Wirkung des Hungers auf die chemische Zusammensetzung von Aalen (Anguilla vulgaris) studierten. Im Hinblick auf das Interesse, das ihre Forschungen in diesem Zusammenhang verdienen, möchten wir ihre Untersuchungen eingehend besprechen:

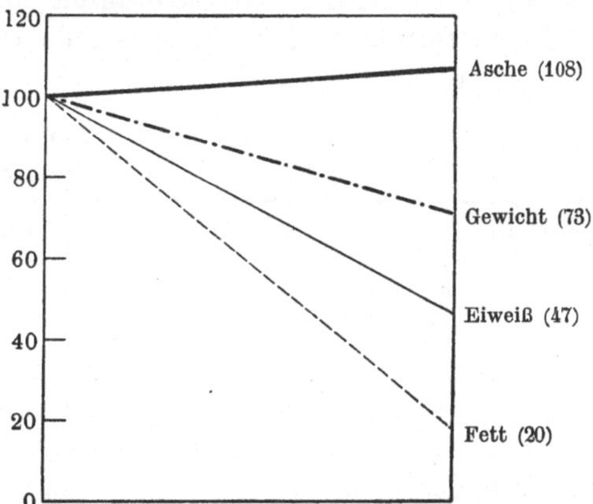

Abb. 5. Graphische Darstellung der relativen Veränderungen im Gewicht des gesamten Körpers und seiner einzelnen Bestandteile bei hungernden Karpfen. (Nach LIPSCHÜTZ.)

Die Aale wurden in vier Gruppen geteilt, eine wurde als Kontrollgruppe sofort untersucht, die zweite 50 Tage gefüttert, die letzten beiden aber eine gleiche Zeit lang bei 18,8° C bzw. 12,5° C ohne Nahrung gehalten.

Bestimmt wurde der Gehalt an Wasser, Fett, Stickstoff, Glykogen und Asche (sowie Calcium). Die Veränderungen im Vergleich mit der Kontrollgruppe sind in der Tabelle zusammengestellt:

Zustand	Verlust oder Zunahme in %, verglichen mit der Kontrolle							
	Gesamt-gewicht	Wasser	Trocken-substanz	Fett	Stickstoff	Asche	$CaCO_3$	Glykogen
Gefüttert 50 Tage 12,5° C	+8,93	+4,6	+3,73	+40,0	+30,7	+60,3	+79,4	+17,6
Gehungert 50 Tage 12,5° C	−34,5	−29,7	−21,4	−20,4	−26,9	+18,3	+49,0	−82,4
Gehungert 50 Tage 18,8° C	−47,0	−49,0	−34,1	−43,2	−14,4	+23,6	+67,1	−100,0

Aus dieser Tabelle ist ersichtlich, daß beide Gruppen von hungernden Aalen 18,3 und 23,6% über den Betrag an Asche aufwiesen, den die Kontrollaale enthielten. Wichtig ist, daß die Zunahme in der Gruppe, die bei höherer Temperatur gehalten wurde, viel größer war. Diese Tatsache gewinnt besondere Bedeutung, weil umgekehrt alle anderen Bestandteile des Organismus bei der höheren Temperatur infolge des vermehrten Stoffumsatzes auch in vermehrter Menge aufgebraucht wurden. Die größere Retention anorganischer Stoffe scheint damit in direkter Beziehung zu stehen.

Die Zunahme im Aschegehalt hungernder Aale ist anscheinend auf eine Calciumretention zurückzuführen, wie die Zusammensetzung der fettfreien Substanz der unter verschiedenen Bedingungen gehaltenen Tiere zeigt:

Bedingung	100 Teile fettfreie Substanz enthalten		
	Stickstoff	Asche	CaO
Kontrolle	15,45	14,44	4,46
Gefüttert bei 12,5° C	14,75	16,91	5,86
Gehungert bei 12,5° C	14,39	21,79	8,47
„ „ 18,8° C	13,42	26,48	11,04

Bei hungernden Flundern beobachtete der Verfasser ebenfalls einen größeren Wassergehalt als bei normalen. Der Prozentgehalt des Wassers bei den letzteren betrug 80,25% (junge Tiere), dagegen bei zwei Flundern, von denen jede 28 Tage hungerte, 83,29 bzw. 83,64%. Bei einer dieser Flundern, die 24,4% ihres Gewichtes verlor, verminderte sich die Wassermenge um 31,21%, während die des Fettes und Eiweiß um 89 bzw. 48% abnahm. So wird der überwiegende Teil des Gewichtsverlustes vom Fett und Eiweiß getragen, d. h. den organischen Bestandteilen des Organismus. Der erlittene Wasserverlust geht mehr oder weniger dem gesamten Körpergewichtsverlust parallel.

Ganz ähnlich sind LIPSCHÜTZ' Ergebnisse seiner Untersuchungen bei hungernden Aalen, die in der unten angeführten Tabelle zusammengestellt sind. Die Aale wurden 6 Wochen lang in Aquarien ohne Nahrung gehalten.

Prozentuale Zusammensetzung der Aale	% Wasser	% Trockensubstanz	100 Teile Trockensubstanz enthalten					
			Asche	Stickstoffhaltige Extraktstoffe	Protein	Fett	N freie Substanz	Kohlehydrate
Vor dem Hunger	79,4[1])	20,6	11,8	13,2	54,0	6,6	11,2	3,2
Nach „ „	81,3[2])	18,7	23,3	15,5	50,3	3,1	7,7	0,1

Von besonderem Interesse ist hier, daß der Prozentgehalt der stickstoffhaltigen Extraktstoffe zunahm, während der des Proteins abnahm. Die große Verminderung an Fett und das fast vollständige Verschwinden der Kohlehydrate muß auch berücksichtigt werden.

Die Veränderungen in der Zusammensetzung des Organismus in der Reihe niedrigstehender Tiere folgen den gleichen allgemeinen Regeln. Hungernde Hummern zeigen nur eine geringe Abnahme ihres Bruttogewichtes, weil der tatsächliche Verlust durch Wasseraufsaugung verdeckt wird. Normale Hummern enthalten im Durchschnitt 67,33% Wasser, bei hungernden Hummern steigt der Gehalt an Wasser auf 78,63% an. Diese Zunahme um mehr als 11% muß als eine einzig dastehende Erscheinung betrachtet werden.

Die prozentuale Zusammensetzung der Trockensubstanz von fünf normalen und fünf (8 Wochen) hungernden Hummern wird unten wiedergegeben:

Zustand der Hummer	Organische Substanz	Anorganische Substanz	Nicht flüchtige anorgan. Stoffe	Glykogen	Äther-Extrakt	Alkohol-Extrakt	Wasser-Extrakt	Gesamt N	Protein (nicht extrahierter N × 6,25)	Unbestimmt
Normal .	64,305	35,695	27,409	0,494	2,919	5,605	10,528	6,636	31,544	13,215
Hungernd (56 Tage) .	50,370	49,630	49,817	—	0,238	1,691	5,767	4,475	22,425	20,249

Die Trockensubstanz hungernder Hummern besteht praktisch aus gleichen Teilen organischer und anorganischer Substanz, während bei der normalen Hummer die organischen Substanzen 64,3% der Trockensubstanz ausmachen. Nahezu $^1/_5$ der anorganischen Substanz ist nicht flüchtig, also mehr als bei normalen Hummern; anscheinend ist dies

---

[1]) 80,5% auf fettfreie Substanz berechnet.
[2]) 81,8% „   „   „   „

Tabelle IV.

	Phosphorpentoxyd				Stickstoff					
	Gesamt	Alkohol-Äther-Extrakt	Wasser-Extrakt	Aus Nucleinen	Gesamt	Alkohol-Äther-Extrakt	Wasser-Extrakt	Chitin	Protein	NH_3
1000 normale Käfer	4,90	1,05	2,09	1,76	37,46	1,52	4,72	2,42	26,77	1,64
1000 verhungerte Käfer	3,55	0,19	2,90	0,46	30,93	0,62	6,97	2,49	21,57	1,48
Absoluter Verlust oder Gewinn	— 1,35	— 0,86	+ 0,81	— 1,30	— 6,53	— 0,90	+ 2,25	+ 0,07	— 5,20	— 0,16
% des Verlustes oder Gewinnes	— 27,6	— 81,9	+ 34,9	— 73,9	— 17,43	— 59,1	+ 47,6	+ 2,80	— 19,4	— 9,8

einem vorwiegenden Verlust an Chloriden und Karbonaten zuzuschreiben. Die in Wasser, Äther, Alkohol löslichen Extraktstoffe zeigen gleichfalls eine deutliche Abnahme, die Menge ätherlöslicher Substanz wird auf weniger als $^1/_{12}$ des normalen Gehalts vermindert.

SLOWTZOW machte eine interessante Untersuchung über die Zusammensetzung einiger Insekten im normalen Zustand und im Hunger. Maikäfer ertragen nach seinen Ergebnissen völligen Nahrungsmangel ungefähr 3 Wochen lang und sterben gewöhnlich, wenn sie ungefähr 24% ihres Gewichtes verloren haben. Die Extraktstoffe nehmen während des Hungers an absoluter Menge zu; die Zunahme beläuft sich auf 70%. Der Wassergehalt vermindert sich von 71% auf 65%. Das muß auf Austrocknung beruhen, da bei diesen Versuchen keine Vorkehrungen getroffen waren, um die Luft in den Gefäßen, in denen sich die Käfer befanden, feucht zu halten. Die Tatsache, daß die Insekten nur einen verhältnismäßig kleinen Gewichtsverlust überlebt haben, bestärkt mich in der Annahme, daß die Unterernährung hier durch andere Faktoren kompliziert worden ist, und daß der außerordentliche Wasserverlust eine sekundäre Erscheinung war[1]).

[1]) Bei einer anderen Untersuchung an Eidechsen, bei der sich der Wassergehalt während des Hungers gleichfalls verminderte, denkt SLOWTZOW an die Möglichkeit einer Austrocknung. Er sagt in diesem Zusammenhang: „Es wäre möglich, daran zu denken, daß die großen Wasserverluste den Tod durch Austrocknung früher hervorrufen, als die Tiere ihre Körpervorräte verbrauchen." Beim Nachrechnen seiner analytischen Daten finde ich, daß das Wasser des Organismus sich um nahezu 35% des ursprünglichen Betrages vermindert hat, während der Bruttoverlust an Körpergewicht der Eidechsen ungefähr 29% betrug. Dies zeigt

Die anderen Insekten, die SLOWTZOW bei seinen Versuchen verwandte, starben gleichfalls, nachdem sie nur ungefähr $^1/_5$ ihres ursprünglichen Gewichtes verloren hatten; zu gleicher Zeit erfuhr ihr Wassergehalt eine starke Abnahme. Diese allgemeine Abnahme des Wassergehaltes stellt SLOWTZOWS Beobachtungen in eine Gruppe für sich. Es wird später gezeigt werden, daß die Widerstandskraft der Insekten gegen Unterernährung umgekehrt proportional der Anhäufung von Extraktstoffen ist. Der außerordentliche Wasserverlust durch Austrocknung begünstigt solch eine Anhäufung, die den Organismus vergiftet, eben bevor noch der Hunger seine vollständige Wirkung ausüben kann. In diesem Zusammenhang kann darauf hingewiesen werden, daß Schmetterlinge, die v. LINDEN hungern ließ, gewöhnlich eingingen, nachdem sie die Hälfte oder mehr von ihrem ursprünglichen Gewicht verloren hatten.

SLOWTZOWS Untersuchungen über die Verteilung des Phosphors und Stickstoffs im Organismus normaler und hungernder Käfer sind von großem Interesse, wie ein Überblick über seine Ergebnisse in der Tabelle S. 90 zeigt:

Mit der Auflösung der Phosphatide und Proteine wird ihr Phosphor (vermindert um 81,9 und 73,9%) in anorganischen Phosphor umgewandelt, wie die Zunahme wasserlöslichen Phosphors (34,9%) zeigt. Beim Stickstoff ist es auch sehr klar, daß nach der Oxydation des Eiweißmoleküles ein Teil des Stickstoffs in wasserlöslichen Extraktstickstoff übergeführt wird. Dies stimmt völlig mit dem überein, was LIPSCHÜTZ beim hungernden Aale fand, daß nämlich die stickstoffhaltigen Extraktstoffe im Verhältnis zu der gesamten Trockensubstanz zunehmen.

Eine Übersicht über SLOWTZOWS Befunde bei Insekten zeigt unzweifelhaft, daß die Widerstandsfähigkeit gegen Inanition von der Menge der sich im Organismus anhäufenden Extraktstoffe abhängt:

Insekt	Maikäfer	Libellen	Hummeln
Veränderung im Wassergehalt	− 8,45 %	− 10,63 %	− 17,40 %
Veränderung im Extraktstoffgehalt (alkohol- und wasserlöslich)	+ 70,4 %	$\begin{cases} + 155,0 \% \\ + 88,9 \% \end{cases}$	+ 89,5 % + 188,5 %
Dauer des Hungers . . .	21 Tage	2,5 − 3,5 Tage	1 − 2 Tage

Diese Werte zeigen, daß die Austrocknung der Insekten dem vermehrten Gehalt an wasser- und alkohollöslichen Extraktstoffen parallel geht und daß beide Faktoren scheinbar darauf hinzielen, die Widerstandskraft des Insektes gegen den Hunger herabzusetzen.

---

mit Deutlichkeit eine wirkliche Austrocknung der Gewebe an, und SLOWTZOWS Experimente behandeln scheinbar die vereinigte Wirkung der Austrocknung und des Hungers.

Es ist interessant, daß die aus dem Muskelgewebe stammenden Extraktstoffe während des Hungers an Menge zunehmen. Wertvolle Angaben über die Zusammensetzung von Fischen gibt LICHTENFELT, der findet, daß im Hunger die Muskeln nicht nur an Wasser, sondern ebenso auch an Extraktstoffen reicher werden.

Schon im Jahre 1879 zeigte DEMANT, daß der Kreatin-Kreatiningehalt der Muskeln hungernder Tauben fast doppelt so groß wie der der normalen Vögel ist. Hypoxanthin ist in den Brustmuskeln hungernder Tauben in wechselnden Mengen enthalten (0,028—0,060% der Trockensubstanz), in den Muskeln normaler Vögel fehlt es dagegen. Die Milchsäure nimmt im Gegensatz dazu ab, möglicherweise infolge des Glykogenschwundes.

BUGLIA und CONSTANTINO wiesen mit der Formol-Titrationsmethode eine Zunahme von Aminosäurestickstoff in der Muskulatur hungernder Hunde nach. Ihre Resultate sind kurz in der Tabelle zusammengestellt:

Zustand des Hundes	Gewichts- verlust %	Stickstoff im trockenen Muskel		
		Gesamt g	Extrahierter N g	Aminosäure-N g
Kontrolle . . .	—	13,98	1,63	0,34
20 Tg. hungernd	— 19,9	14,86	1,75	0,34
25 „ „ . .	— 29,6	14,01	1,72	0,45
16 „ „ . .	— 36,4	14,49	1,82	0,43

Die Forscher glauben, daß diese Zunahme auf eine ungenügende Oxydation der Endprodukte der Eiweißspaltung zurückzuführen ist. VAN SLYKE und MEYER, die bei Hunden gleichfalls eine Zunahme im Aminosäuregehalt der Muskeln im Hunger fanden, wollen diese Erscheinung einer Autolyse der hungernden Gewebe zuschreiben.

MENDEL und ROSE haben vor kurzem gezeigt, daß während des Hungers das Muskelkreatinin zunimmt. Ihre Analysen sind so wertvoll, daß sie in etwas veränderter Form wiedergegeben werden (Tab. V). Bei den Kaninchen wurde die Zusammensetzung aller Muskeln des Rückens und der Hinterläufe untersucht, bei den Hühnern nur die der Brustmuskulatur.

HORODINSKI, SALASKIN und SALKOWSKI fanden eine kleine Zunahme im Ammoniakgehalt der Muskelsubstanz hungernder Hunde (von 12,94 mg pro 100 g Muskel bei normalen auf 14,36 mg bei hungernden Hunden).

TAROZZI studierte die Wirkung der Unterernährung auf die Phosphorfleischsäure, eine kompliziert zusammengesetzte Substanz, die sich in Fleischextrakten findet und von SIGFRIED als ein Nucleon angesehen wird. TAROZZI verglich den Phosphorfleischsäuregehalt dreier normaler Hunde mit dem dreier hungernder Hunde (die 10,28 bzw. 45%

an Gewicht verloren) und fand sowohl eine absolute wie relative Zunahme der Phosphorfleischsäure bei
hungernden Tieren.

Die allgemein beobachtete Zunahme in der Menge der Extraktstoffe ist wahrscheinlich der Trägheit der Lymphzirkulation in den
Geweben zuzuschreiben.

In den Muskeln sind während
des Hungers wesentliche chemische
Veränderungen festzustellen. Aus
den Resultaten von MENDEL und
ROSE ergibt sich, daß der Prozentgehalt an Wasser in den Muskeln
der Kaninchen und der Hühner
während des Hungers dauernd zunimmt. So fand sich beim Kaninchen einen Anstieg von 75,42% auf
79,48%.

Zustand	Gewichts-verlust %	Wasser-gehalt %
Kontrolle . .	—	75,42
Hungernd . .	— 25,3	77,50
„ . .	— 35,6	79,24
„ . .	— 44,8	79,48

Wie C. W. GREENE beobachtete,
wird die Muskelsubstanz des aus
dem Stillen Ozean stammenden
Lachses in der Hungerperiode, die
dieser Fisch während seines Auf-
enthaltes in den Süßwasserströmen
durchmacht, auf fettfreie Substanz
berechnet, ebenfalls wasserreicher.
Die Dinge liegen in diesem Falle
natürlich viel verwickelter als bei
Tieren, die unter Laboratoriums-
bedingungen hungern, weil der Lachs
bei der Wanderung stromauf eine
ungeheure Arbeit verrichten muß.
Die gleichzeitige Entwicklung der

Tabelle V.

Zustand des Tieres	Gewichts-verlust %	Hunger-dauer in Tagen	Muskelanalyse — Prozentsatz an:			Kreatinin	
			Fett	Asche	Wasser	Im feuchten Muskel	Im wasser-, fett- u. asche-freien Muskel
Kontrollkaninchen (3)	— —	—	0,70	1,19	75,42	0,484	2,15
Hungerndes Kaninchen (2) . .	— 25,3	9,0	0,485	1,19	77,50	0,570	2,58
„ „ (3) . .	— 35,6	14,3	0,467	1,11	79,24	0,595	3,11
„ „ (4) . .	— 44,8	16,5	0,390	1,12	79,48	0,554	2,92
Kontrollhühner (2)	—	—	—	—	73,03	0,413	1,53
Hungernde Hühner (3)	— 19,0	14	—	—	73,41	0,459	1,73
„ „ (2)	— 32,1	18	—	—	76,56	0,407	1,74

Geschlechtsorgane stellt außerdem erhebliche Anforderungen an die Reservestoffe des Muskelgewebes. Der prozentuale Fettgehalt nimmt allmählich sowohl beim Kaninchen wie beim Lachs ab, der Prozentgehalt an Asche bleibt aber während des Hungers praktisch konstant. Analysen der Muskulatur des Lachses, ausgeführt an drei verschiedenen Stellen längs des Kolumbiaflusses — an der Mündung, am Mittellauf und 700 englische Meilen stromauf — ergaben die folgenden Resultate:

Wasser	74,4%	77,0%	81,5%
Protein	20,2%	18,2%	14,0%

Auf zwei wichtige Befunde muß hier hingewiesen werden: 1. auf die sehr große Zunahme des prozentualen Wassergehaltes (auf fettfreie Substanz berechnet). Zieht man nun in Betracht, daß der Fettgehalt an der Mündung des Stromes 20—30%, stromauf weniger als 3% betragen dürfte, so ist es klar, daß die Veränderungen viel auffälliger als in der Muskulatur des Kaninchens sind; — 2. auf die markante und dauernde Abnahme im Eiweißgehalt, die, wie gleich gezeigt werden wird, bei gewöhnlichem Hunger nicht auftritt. Diese beiden Erscheinungen stehen in Beziehung zu dem ausgedehnten Eiweißschwund. Die außerordentliche Einschmelzung von Muskelsubstanz, die notwendig ist, um sowohl das Baumaterial für die wachsenden Geschlechtsorgane wie die Energie für die Arbeit der Wanderung zu liefern, setzt viel Wasser in Freiheit, das nun durch die Gewebe zurückgehalten wird.

Eine noch bessere Vorstellung von der Natur der im Hunger eintretenden Veränderungen der Zusammensetzung der Muskelsubstanz gewinnt man durch eine eingehende Betrachtung von WEISKES Analysen bei hungernden Kaninchen. Die beiden parallelen Reihen zeigen die prozentuale Zusammensetzung normaler Kaninchenmuskeln und die durchschnittliche Zusammensetzung der Muskeln dreier hungernder Kaninchen, die 39,4% ihres Gewichtes verloren hatten:

	Normaltier %	Hungertier %
Trockensubstanz .	24,45	20,97
Wasser	75,55	79,03
Fett	4,03	0,69
Stickstoff	3,04	3,09
Protein	19,00	19,30

Aus diesen Reihen können wir ersehen, daß der Prozentgehalt des Fettes auf nahezu $1/6$ abnimmt, der Prozentgehalt an Stickstoff sich etwas vermehrt hat, während der Wassergehalt um nahezu 3,5% größer wurde. Auf fettfreie Substanz berechnet, bleibt jedoch der Prozentgehalt an Wasser praktisch der gleiche (79,85% bzw. 79,72%).

Ein Vergleich des Prozentgehaltes allein kann keine klare Vorstellung von den wirklich vor sich gehenden Veränderungen geben. Ich habe daher die Resultate von WEISKE noch einmal nachgerechnet, in der Absicht, die Veränderungen noch deutlicher herauszufinden. Bei diesen Berechnungen wurde angenommen, daß die hungernden Kaninchen, als der Hunger begann, dieselbe Zusammensetzung gehabt hätten wie die Kontrolltiere. Auf dieser Grundlage wurde gefunden:

	Kontroll-kaninchen Gewicht in g	Hungernde Kaninchen (3) Gewicht in g			Unter-schied in %
		vor dem Hunger	nach dem Hunger	Unter-schied	
Körpergewicht	2220,0	2437,0	1477,0	— 960,0	— 39,40
Muskelgewicht	1025,0	1135,2	687,3	— 447,9	— 39,45
Trockensubstanz	251,7	277,6	144,2	— 133,4	— 48,06
Wasser	773,4	857,6	543,1	— 314,5	— 36,67
Fett	41,3	45,8	4,7	— 41,0	— 89,86
Stickstoff	31,2	34,5	21,2	— 13,3	— 38,48
Protein	194,6	215,7	132,7	— 83,0	— 38,48

Wir finden auf diese Weise, daß die Muskelmasse in demselben Maße wie der ganze Körper abnimmt (39,4%), daß der Eiweißverlust auch praktisch in dem gleichen Verhältnis steht (38,5%); daß aber nahezu $9/10$ des Fettes verbraucht werden, und schließlich, daß die Trockensubstanz um $1/3$ mehr als das Wasser abnimmt. Der höhere Prozentgehalt an Wasser im Muskel hungernder Tiere ist deshalb kein Anzeichen einer Wasserzunahme, sondern, richtiger ausgedrückt, einer schnelleren Abnahme der festen Stoffe.

Die Zusammensetzung der Muskelasche hat auch gewisses Interesse, wenn die gefundenen Werte von demselben Gesichtspunkt aus betrachtet werden wie die Muskelzusammensetzung.

Der prozentuale Gesamtaschegehalt bleibt unverändert, dagegen ist ein Vergleich der einzelnen Aschebestandteile zu Beginn und am Ende des Hungers von großem Interesse. WEISKE bestimmte Calcium, Schwefel und Phosphor in den Kaninchenmuskeln. Auf Grund der prozentualen Zusammensetzung, die er in seiner Arbeit (1896) angibt, habe ich folgende Berechnungen angestellt:

	Kontrolle Gewicht in g	Hungernde Kaninchen (Verlust = 39,4%) Gewicht in g		Unterschied	
		Anfang	Ende	g	%
Ca	1,0937	1,2043	1,2920	+ 0,0877	+ 7,28
S	1,8719	2,0613	1,3613	— 0,7000	— 33,96
P	2,3136	2,5476	1,5198	— 1,0278	— 40,35

Wir können daraus ersehen, daß beim Hunger zwar Schwefel und Phosphor im Muskel in ungefähr demselben Verhältnis wie das Eiweiß, und deshalb auch wie die gesamte Muskelmasse, abnehmen, daß sich dagegen das Calcium ganz anders verhält. Calcium nimmt tatsächlich an Menge zu, so daß nach dem Hunger 7,28% mehr Calcium im Muskel vorhanden ist als zu Beginn des Hungers. Dies erinnert an die Beobachtungen von REUSS und WEINLAND bei hungernden Aalen. Bei meinen Versuchen an Salamandern, in denen zum ersten Male eine Zunahme der absoluten Menge anorganischer Stoffe während einer längeren Hungerperiode festgestellt wurde, waren die einzelnen Aschebestandteile nicht analysiert worden. Es kann aber gleichfalls eine Calciumretention durch die Gewebe vorgelegen haben. Offensichtlich treten bei der Unterernährung, möglicherweise im kolloidalen Zustand des Protoplasmas, Veränderungen der Gewebe ein, die eine solche Adsorption und Anhäufung anorganischer Bestandteile bedingen.

BÖTHLINGK bestimmte bei seinen Untersuchungen über die Veränderungen in der Zusammensetzung des Gesamtorganismus hungernder Mäuse auch Natrium und Kalium der Asche. Da diese Stoffe in den Knochen nur in sehr geringer Menge vorhanden sind, kann man mit Bestimmtheit annehmen, daß sie hauptsächlich aus den Muskeln stammen, die ja die Hauptmenge der Weichteile ausmachen. Seine Resultate werden in der untenstehenden Tabelle zusammengestellt:

Zustand der Maus	g		In % der Asche		In % des Gesamtgewichtes	
	K_2O	Na_2O	K_2O	Na_2O	K_2O	Na_2O
Kontrolle (Durchschnitt)	0,0151	0,0260	2,252	3,878	0,068	0,117
Hungertiere (Durchschn.) (— 36,7%)	0,0138	0,1470	2,208	3,352	0,094	0,102

Der prozentuale Gehalt an Kalium im Gesamtkörper (Weichteile) nimmt während des Hungers zu, woraus hervorgeht, daß Kalium nicht so schnell verloren geht wie die anderen Bestandteile des Organismus. Der Prozentgehalt an Natrium nimmt dagegen ab. Wenn wir die absoluten Mengen sowohl von Natrium wie Kalium bei den Kontrollmäusen und bei den hungernden Mäusen (ihr Anfangsgewicht war dasselbe) miteinander vergleichen, finden wir, daß Natrium tatsächlich um 43,5% abnahm, Kalium aber nur um 8,4%. Mit anderen Worten, Natrium geht im größeren Verhältnis, Kalium in einem viel kleineren Verhältnis als die übrigen Bestandteile der Weichteile verloren. Schwefel und Phosphor nehmen anscheinend, wie ihr Verhalten in den Muskeln hungernder Kaninchen zeigt, eine Zwischenstellung ein. Schwefel nimmt langsamer ab als die gesamte Muskelmasse, während Phosphor praktisch in dem gleichen Maße abnimmt. Wir erhalten so eine Reihe: K, S, P, in der die Elemente im Hunger deutlich fortschreitend verloren gehen. Es ist wahrscheinlich mehr als ein Zufall, daß das Rückresorptionsvermögen der Nierentubuli ebenso wie diese Reihe verläuft, so daß der größere oder der kleinere Verlust dieser Elemente der Fähigkeit der Niere, diese Stoffe auszuscheiden, direkt proportional ist.

Obgleich das Blut durch den Hunger weniger stark in Mitleidenschaft gezogen wird als andere Gewebe, finden sich trotzdem gewisse ausgesprochene Veränderungen in der Blutzusammensetzung. Nach POPIEL nimmt das spezifische Gewicht des Blutes bei hungernden Kaninchen (im Durchschnitt) von 1045,4 auf 1053,3 zu. Beim Hunde war die beobachtete Zunahme allerdings viel geringer (von 1048,0 auf 1050,8). Es muß vielleicht auch erwähnt werden, daß LONDON, der die gleiche Methode (HAMMERSCHLAG) anwandte, bei hungernden Kaninchen eine Abnahme des spezifischen Gewichtes des Blutes fand. Seine Resultate sind jedoch nicht entscheidend, weil das Blutvolumen von 4,79 auf 4,98% des Körpergewichtes zunahm. Das niedrigere spezifische Gewicht, das LONDON beobachtete, war wahrscheinlich einer Art hydrämischer Plethora zuzuschreiben.

Die Tatsache einer Bluteindickung ergibt sich mit voller Deutlichkeit aus Gefrierpunktsbestimmungen im Blut normaler und hungernder Tiere. Die ersten Untersuchungen dieser Art von FANO und BOTTAZZI an Hunden zeigen zwar keine regelmäßige Übereinstimmung, die Resultate ihrer späteren Experimente sind aber beweiskräftiger. MEYER berechnete bei einem Hunde, der 15% an Körpergewicht verlor, eine Abnahme des Gefrierpunktes von —0,60° auf —0,62° C. TRIA, der an Hunden und an Kaninchen arbeitete, fand, daß der Gefrierpunkt sich bei hungernden Tieren durchschnittlich von —0,61° auf --0,65° C erniedrigte. Noch größere Abnahmen ergaben sich bei POLANYIS Versuchen an Hunden:

Normal	Hungernd	Dauer des Hungers
— 0,55° C	— 0,60° C	(14 Tage)
— 0,607° C	— 0,640° C	(14 „)
	— 0,729° C	(21 „)
— 0,564° C	— 0,620° C	(14 „ mit Wasser)

Es ist ganz offenbar, daß der osmotische Druck des Blutserums (größere Gefrierpunktserniedrigung) beim Hunger zunimmt. Die Viscosität nimmt ab (TRIA, POLANYI), während die elektrische Leitfähigkeit einen ganz geringen Anstieg zeigt (TRIA). Das erstere kann vielleicht auf eine Abnahme der Trockensubstanz, vor allem des Eiweißgehaltes, zurückzuführen sein, wie sie POLANYI im Serum hungernder Hunde fand:

Normal	Hungernd	Dauer des Hungers
8,62 % Eiweiß	7,10 % Eiweiß	(14 Tage)
9,20 % „	8,72 % „	(14 „)
	7,50 % „	(21 „)
9,49 % „	8,49 % „	(14 „)

Die Ergebnisse der Untersuchungen verschiedener Forscher über den Zustand des Blutes stimmen nicht gerade gut überein. ROBERTSON zeigte unter Anwendung des Refraktometers, daß der Gesamteiweißgehalt des Serums ansteigt. Weiterhin führt beim Kaninchen, Ochsen und Pferd Hunger zu einer relativen Vermehrung des Serumalbumins im Verhältnis zum Serumglobulin, während sich bei der Katze und beim Hunde im Hunger umgekehrt eine Vermehrung des Globulins im Verhältnis zum Albumin fand. Dieser Befund wird jedoch (wenigstens für das Kaninchen) von HANSON bestritten; dieser Forscher konnte keine Veränderung des Globulin-Albuminquotienten im Blute bei langdauerndem Hunger feststellen.

Die Zunahme der Leitfähigkeit ebenso wie die größere Gefrierpunktserniedrigung des Serums hungernder Tiere ist zweifellos auf den höheren Aschegehalt zurückzuführen.

	Normaler Hund (Durchschnitt)	Hungernde Hunde		
		14 Tage	14 Tage	21 Tage
Gesamtasche . . .	1,101 %	1,320 %	1,110 %	1,121 %
NaCl.	0,744 %	0,832 %	0,780 %	0,832 %

Der größere Aschegehalt des Serums ist augenscheinlich durch die verhältnismäßig größere Menge wasserlöslicher Salze (NaCl) begründet, da die wasserunlöslichen Bestandteile praktisch unverändert bleiben (POLANYI). In diesem Zusammenhange sei auch darauf hingewiesen, daß nach Untersuchungen BOTTAZZIS und CAPPELIS bei einem Hunde, der 31% seines Körpergewichtes während eines 24 Tage langen Hungers verlor, der Prozentgehalt der Erythrocyten an Natrium von 0,2896 bis auf 0,2712 abnahm, während der des Kaliums praktisch unverändert blieb (0,0263 gegen 0,0258%). Die Zunahme der Natriumsalze in der Asche des Serums kann daher teilweise durch eine tatsächliche Auswanderung der Na-Ionen aus den Zellen in das Plasma erklärt werden. Da die Gesamtmenge der Trockensubstanz hauptsächlich auf Kosten des Serumeiweiß abnimmt, müssen natürlich die anorganischen Bestandteile in einem größeren Prozentsatz zurückbleiben. Mit anderen Worten, der größere Prozentgehalt an Asche im Serum hungernder Tiere kommt daher, daß die organischen und anorganischen Fraktionen in ungleichem Verhältnis aufgebraucht werden. Die Verhältnisse liegen hier also ganz ähnlich, wie wir schon für die Körperzusammensetzung im allgemeinen festgestellt haben.

Der höhere Prozentgehalt an Asche zeigt also tatsächlich nicht etwa mehr Asche an, als im normalen Blute vorhanden ist, und die absolute Menge an Natriumchlorid und anderen löslichen Salzen nimmt trotzdem im ganzen ab. Das wird am besten dadurch bewiesen, daß die Alkalinität des Blutes während des Hungers abnimmt. So fand Tauszk bei dem berufsmäßigen Hungerkünstler Succi, daß die Alkalinität, die normalerweise 0,68 mg NaOH pro 100 ccm Blut entspricht, auf 0,18 mg am 3. Hungertage absank und sich mit geringen Schwankungen auf diesem niedrigen Stande bis zum 30. Hungertage hielt.

Neuere Untersuchungen von Asada, in denen die Veränderungen der Alkalireserve des arteriellen Blutes von Kaninchen in verschiedenen Stadien des Hungers mit Hilfe der van Slykeschen Methode verfolgt werden, liefern einen noch schärferen Beweis für die Abnahme der Alkalinität und eine fortschreitende zunehmende Acidosis. Seine Resultate seien hier etwas gekürzt zusammengestellt:

Zustand des Kaninchens	Im arteriellen Plasma Bikarbonat ccm CO_2
Normal	—
,,	0,5495
,,	0,5666
Hungernd:	
1 Tag	0,4938
2 Tage	0,5170
4 ,,	0,4096
6 ,,	0,4112
10 ,,	0,3423
13 ,,	0,3723
16 ,,	0,2720

Wie eine Anzahl Forscher gezeigt hat, enthält das Blut im Hunger mehr Fett. So extrahierte Schultz die nach Eindampfen des Blutes normaler und hungernder Kaninchen verbleibende Trockensubstanz mit Äther. Bei zwei verschiedenen Gruppen von Tieren, die 4—5 Tage hungerten, wurde eine Zunahme des Blutfettes von 50 und 33% gefunden. Taubenblut enthält 12 Stunden nach der Futteraufnahme durchschnittlich 0,6% Fett, nach fünftägigem Hunger aber 0,78%, eine Zunahme von 30%. In einigen Fällen fand Schultz eine Zunahme des Fettgehaltes um sogar 100% über den normalen Fettgehalt.

Green und Summers berichten von einem Steigen des Blutfettgehaltes von 230 bzw. 185% bei hungernden jungen Hunden. Dagegen waren diese Forscher nicht imstande, selbst durch ausgedehntere

Hungerperioden irgendwelche Veränderungen im Blutfettgehalt erwachsener Hunde hervorzurufen. Die Untersuchungen über den Lipämiezustand des Blutes im Hunger führten nicht zu übereinstimmenden Schlüssen. Augenscheinlich hängt die Hungerlipämie von einer Reihe von Faktoren ab, und es sind daher Untersuchungen mit viel strenger kontrollierten Versuchsbedingungen notwendig, ehe irgendein Schluß über ihre Bedeutung gezogen werden kann.

Es soll noch erwähnt werden, daß Mottram glaubte, eine Fettinfiltration in der Leber hungernder Tiere zeigen zu können. Trotz der von ihm aufgewandten Mühe und trotz aller Kritik scheint es mir, daß es ihm nicht gelungen ist, seine These zu beweisen; was er gezeigt hat, ist nur, daß bereits nach 24stündigem Hunger in den Leberzellen sichtbares Fett auftritt. Da nun aber innerhalb dieser Zeit das Glykogen in den Leberzellen fast vollständig aufgebraucht ist, so bleibt ein kolloidales Proteinfettsystem übrig, das leicht unter Bildung freier Fettkügelchen zerfällt, weil das Glykogen fehlt, durch das die Emulsion stabilisiert[1]) wird.

Es ist möglich, daß die Hungerlipämie ebenfalls durch eine Veränderung im Zustand des kolloidalen Systems bedingt ist.

Die Hungerhyperglykämie kann möglicherweise durch dieselben fundamentalen Veränderungen des kolloidalen Zustandes des Protoplasmas hervorgerufen sein. Auf jeden Fall wurde der Blutzuckergehalt bei hungernden Katzen von Lee, Scott und Morgulis (unveröffentlichte Resultate) ständig höher als normal gefunden. Die Blutzuckerkurve zeigt, den verschieden großen Verlusten an Körpergewicht entsprechend, einen ausgesprochen scharfen Anstieg. Sie erreicht ein Maximum (0,133%), wenn der Gewichtsverlust 5 und 10% beträgt, d. h. nach 48—72 Stunden langem Hunger. Die Kurve sinkt darauf schnell ab, steigt aber dann wieder zu einem zweiten kleinen Gipfel (0,110%), wenn der Körpergewichtsverlust 20—25% beträgt. Die Kurve beginnt noch einmal zu fallen, aber selbst, wenn der Körpergewichtsverlust ungefähr 40% beträgt, ist der Zuckergehalt des Blutes noch 0,085%, ein Wert, der beträchtlich über dem Blutzuckerspiegel normaler Katzen liegt (0,069%).

Morgulis und Edwards[2]) fanden bei jetzt in Angriff genommenen Untersuchungen an hungernden Hunden, daß der Blutzuckergehalt im allgemeinen erst in den späten Stadien des Hungers sinkt; haben die Hunde aber bereits etwa 40% an Körpergewicht abgenommen, so steigt der Blutzuckerspiegel plötzlich wieder an. Zu diesem Zeitpunkt kann der Blutzuckergehalt sogar größer als vor dem Hungerbeginn sein. In

---

[1]) D. M. Ervin: Journ. of laborat. a. clin. med, 1910. 5. p. 147.
[2]) Unveröffentlichte Ergebnisse.

keiner der bisher angestellten Analysen ist der Blutzuckerspiegel unter 60 mg in 100 ccm Blut gesunken. Diese Zahlen fordern zum Vergleich mit den Ergebnissen auf, über die MORGULIS früher über das Blut wirbelloser Meerestiere berichtet hat. Bei Blutuntersuchungen mehrerer Arthropoden wurde gezeigt, daß sich bei den meisten Tieren die Blutzusammensetzung sehr schnell ändert, wenn man ihnen die Nahrung entzieht. Bei dem Krebs (Limulus) verschwindet praktisch der Zucker aus dem Blut, wenn die Tiere einige Zeit in Gefangenschaft gehalten werden. Ganz ähnliche auffällige Veränderungen sind innerhalb von 2 Hungertagen bei mehreren anderen Arten beobachtet worden. Von allen Arthropoden, die bisher untersucht worden sind, zeigt nur die Hummer (Homarus) nicht rasch Veränderungen in der Blutzusammensetzung durch den Hunger.

Die Knochen erleiden im Hunger nur einen geringen Gewichtsverlust. Da das schwindende Fett durch Wasser ersetzt wird, so wird dadurch wahrscheinlich in den ersten Hungerstadien die tatsächliche Gewichtsabnahme verschleiert. Bei Kaninchen, die 31, 40 und 43% ihres Anfangsgewichtes verloren, fand WEISKE für das Gewicht des gesamten Skelettes (in frischem Zustand) eine Zunahme von 2,8 bzw. 2,5% bei den ersten beiden Kaninchen und einen Verlust von nur 1,6% bei dem dritten Kaninchen[1]).

Die Trockensubstanz der Knochen nahm bei den drei hungernden Kaninchen um 11,1%, 8,7% und 16,5% ab. Dies ist ein weiterer Beweis dafür, daß im Hunger das Fett in den Knochen durch Wasser ersetzt wird. LASAREW fand bei seiner Untersuchung der verschiedenen Organe hungernder Meerschweinchen (siehe voriges Kapitel), daß das Skelett bei Tieren, die sogar 20% an Gewicht verloren, etwas schwerer wird.

GUSMITTA entfernte aseptisch die rechte Elle und Speiche einem Hunde, den er nach der Heilung 14 Tage lang hungern ließ (wobei das Tier 41,3% an Gewicht verlor). Die Elle und Speiche des linken Gliedes wurden dann auch entfernt und analysiert. Die Knochen der rechten Seite dienten als Kontrolle. Er fand, daß die Knochen am Ende der Hungerperiode ein kleineres Volumen (Abnahme um 4,9 und 6,7%), ein niedrigeres spezifisches Gewicht und eine größere Zahl von Poren hatten. Die einzige nachweisbare Veränderung in der chemischen Zu-

---

[1]) Die hier angeführten Werte stimmen nicht mit denen überein, die WEISKE angibt. Seine Berechnung ist jedoch irrig, da er einfach die absoluten Mengen vergleicht, die bei den hungernden und bei den Kontrollkaninchen gefunden worden sind. Es ist wohl nicht nötig auseinanderzusetzen, daß ein solches Verfahren unzulässig ist. Man kann nur die Mengen vergleichen, die in demselben Tier vor und nach dem Hunger vorhanden sind, indem man die prozentuale Zusammensetzung des Kontrolltieres benutzt, um die wahrscheinlich anfänglich vorhandenen Mengen bei den Hungertieren zu berechnen. Nach diesem Prinzip habe ich alle seine Werte umgerechnet.

sammensetzung war der niedrige Prozentgehalt an Calciumcarbonat in
den Knochen nach dem Hunger.

Nach SEDLMAIER ist der Verlust der Extremitätenknochen größer
als der der übrigen Körperknochen, wenn man den Verlust an Trockensubstanz allein in Betracht zieht. Dies läßt sich leicht erklären, wenn
man annimmt, daß der Verlust hauptsächlich auf Kosten des Fettes
erfolgt. Auf wasser- und fettfreie Substanz berechnet, ist die Zusammensetzung aller Knochen bei hungernden Katzen (SEDLMAIER) nahezu die
gleiche wie bei normalen. Auf Trockensubstanz allein berechnet, nehmen
die organischen und anorganischen Bestandteile der Knochen während
des Hungers prozentual zu.

Zustand der Katze	Trockene Knochen				Wasser- und fettfreie Knochen		
	Fett	Asche	Ossein	CaO	Asche	Ossein	CaO
Normal	12,56	50,95	35,17	26,14	58,27	40,16	29,90
Gehungert: 50,6 % Verlust .	2,34	56,55	40,22	29,68	57,90	41,18	30,39
„ 54,6 % „ .	4,11	55,46	38,68	29,20	57,84	40,34	30,45

WEISKE analysierte Knochen und Zähne hungernder Kaninchen und
bestimmte das Verhältnis der verschiedenen anorganischen Elemente.
Er fand in den Knochen praktisch keine Veränderung in dem Prozentgehalt der organischen Substanz und der anderen Bestandteile. In den
Zähnen war jedoch eine geringe, aber doch unverkennbare Änderung
in der Zusammensetzung festzustellen, die man aus der folgenden Tabelle
entnehmen kann.

Bestandteil der Zähne	Kontroll-kaninchen %	Hungernde Kaninchen		
		—35 %	— 40 %	— 43 %
Organische Bestandteile	23,42	21,80	21,52	22,09
Asche.	76,58	78,20	78,48	77,91
CaO	37,88	38,75	38,92	38,83
MgO	2,49	2,44	2,48	2,37
CO_2	0,77	0,99	1,10	1,45
P_2O_5	33,91	34,21	34,46	34,24

Danach erfährt die organische Substanz der Zähne bei hungernden
Kaninchen eine deutliche Abnahme. Es ist jedoch zweifelhaft, ob diese
Abnahme durch einen tatsächlichen Verbrauch organischer Stoffe verursacht wird. Die Zähne der Kaninchen wachsen nämlich beständig,
und die Abnahme der organischen Bestandteile erklärt sich daher wahrscheinlich durch einen Mangel an den notwendigen Baustoffen.

Es muß auch auf die Untersuchungen WELLMANNS hingewiesen werden, der die Zusammensetzung der Skelette zweier normaler Kaninchen

mit der der Skelette von zwei Tieren verglich, die infolge Hungers
starben (durchschnittlicher Gewichtsverlust 45,5%). Der Prozentgehalt
an Wasser in den Skeletten der beiden Gruppen betrug 35,2 bzw. 38,3%.
Im Gegensatz zu WEISKE und SEDLMAIER fand WELLMANN eine Abnahme der organischen Substanz der Knochen, wie man aus der folgenden Tabelle ersieht, die die prozentuale Zusammensetzung der
trockenen und fettfreien Knochen wiedergibt:

Kaninchen	Organische Substanz %	Asche %	P %	Ca %	Mg %
Kontrolltier . .	39,06	60,94	10,62	22,43	0,4709
Hungertier . . .	37,45	62,55	10,93	22,64	0,4679

Die Veränderungen der chemischen Zusammensetzung des Knochenmarkes sind weitaus bemerkenswerter. ARON[1] berichtet, daß bei
hungernden Kälbern das Mark zu einer wässerigen Masse reduziert wird.
ROGER und JOSUÉ, deren morphologische Untersuchungen des Knochenmarks beim Hunger in dem nächsten Kapitel besprochen werden, fanden
die folgenden Veränderungen in der chemischen Zusammensetzung des
Marks von Kaninchen im Hunger:

Bestandteil	Normales Kaninchen %	Hungernde Kaninchen			
		−19%	−25,6%	−24,6%	−29,6%
Wasser	31,9	85,54	78,10	86,63	82,24
Fett	50,76	0,80	8,26	1,02	3,44
Lösliches Protein	0,77	4,06	4,32	3,56	3,23
Unlösliches „ .	2,76	4,97	4,91	3,39	3,48

In keinem anderen Gewebe finden wir einen ähnlichen Zustand. Der
Fettvorrat ist fast gänzlich erschöpft, und die Wassermenge ist praktisch
verdreifacht. Aber was besondere Aufmerksamkeit verdient, ist die ungeheure Zunahme an löslichem Eiweiß. Dies verleiht dem Mark hungernder Organismen sein eigentümlich gelatinöses Aussehen.

Die Veränderungen, welche der Körper in seiner Zusammensetzung
durch den Hunger erleidet, treffen nicht nur das hungernde Individuum
selbst, sie wirken auch auf seine Nachkommenschaft! Gerade diese
weitgehende Wirkung mit all dem Elend, das sie der nächsten Generation bringen kann, muß uns im Hinblick auf soziale Probleme besonders interessieren. Dieses Problem sollte daher von einem ganz weiten

---

[1] „Ich habe die Markhöhle der Knochen an Inanition zugrundegegangener
Kälber mit einem ganz wässerigen Mark gefüllt gesehen, das nur wenige Pro-
zente Trockensubstanz und einige Zehntel Prozent Fett enthielt" (HANS ARON:
Handb. d. Biochemie II, 2, S. 193 [1. Auflage]).

Gesichtspunkt betrachtet werden und den Tatsachen muß größter Wert beigemessen werden, wie die weittragende Bedeutung der Folgerungen es rechtfertigt. Allerdings stehen wir gegenwärtig noch ganz am Anfang derartiger experimenteller Forschungen.

Ugriumow untersuchte die Zusammensetzung junger Kaninchen, die von Männchen in verschiedenen Stadien der Unterernährung gezeugt waren. Die Nachkommenschaft dieser Tiere wurde mit derjenigen verglichen, die von dem gleichen Paar hervorgebracht wurde, während sich das Männchen in einem guten Ernährungszustand befand. Die Nachkommenschaft eines hungernden Kaninchens, das selbst nur 12% seines Gewichtes verloren hat, zeigt verminderte Vitalität und besitzt so wenig Lebenskraft, daß sie häufig bald nach der Geburt stirbt. Wenn die Erschöpfung des Männchens noch weiter vorgeschritten ist, werden die Jungen fast ausnahmslos tot geboren. Normale Würfe enthalten vier bis sechs Junge, deren durchschnittliches Gewicht 41,18 g beträgt. Würfe von hungernden Vatertieren enthalten gewöhnlich vier bis fünf Junge mit einem durchschnittlichen Gewicht von 40,81 g. Die Trockensubstanz einer solchen Nachkommenschaft enthält weniger Stickstoff als die von normalen Eltern, auch weniger Calcium, Kochsalz und Kalium. Die Fettmenge ist dagegen viel größer. Ugriumow sieht das als eine pathologische Erscheinung an, die durch die geringere Lebenstätigkeit der Jungen bedingt wird, und er vergleicht diesen Zustand mit dem der in manchen Familien vorkommenden krankhaften Fettleibigkeit.

Rudolski untersuchte das gleiche Problem von einem anderen Gesichtspunkt. In seinen Versuchen, die fast ausschließlich an Kaninchen ausgeführt wurden (nur ein Versuch an einem Hunde), hungerten gerade die Weibchen während der Schwangerschaft, die Männchen wurden dagegen gut gefüttert. Die Nahrung wurde den Kaninchen ferner nicht völlig entzogen, weil sie sonst fast ausnahmslos Frühgeburten warfen. Den trächtigen Weibchen wurde eine unzureichende Kost dargeboten, deren Menge zwischen $\frac{1}{5}$ und $\frac{1}{20}$ ihres normalen Bedarfs deckte. Mit anderen Worten, die Tiere wurden chronisch unterernährt. Unter diesen Umständen waren Aborte nicht sehr häufig; die Würfe der Jungen waren viel leichter an Gewicht, und ihre chemische Zusammensetzung zeigte wesentliche Veränderungen gegenüber der Norm.

Aus der folgenden Tabelle ist ersichtlich, daß junge Tiere, die von unterernährten Muttertieren geworfen wurden, die gleichen Merkmale aufwiesen, als ob sie sich selbst in einem Zustand der Unterernährung befänden. Der unverhältnismäßig hohe Prozentsatz an Wasser in ihren Geweben und der niedrige Prozentsatz an Fett sprechen ganz für diese Annahme. Die verhältnismäßig hohen Stickstoffprozente bei den Nachkommen hungernder Weibchen, verglichen mit denen der Nachkommen normal gefütterter Tiere, erinnern an die ganz ähnliche Zunahme des

Prozentgehaltes an Stickstoff im hungernden Organismus, auf die bereits hingewiesen worden ist. Phosphor und Schwefel sind ebenfalls mit wenigen Ausnahmen bei den Nachkommen gut gefütterter Tiere niedriger bzw. höher als bei denen hungernder.

Ernährungsform	Gewicht d. Würfe g	Wasser %	In Prozenten der Trockensubstanz			
			Stickstoff	Fettsäuren	P_2O_5	SO_3
Kaninchen						
1. Volle Kost	183,90	79,35	9,43	17,02	4,13	1,54
2. $^1/_5$ des Bedarfs . . .	111,77	85,27	11,21	15,60	2,11	1,73
1. Volle Kost	186,70	82,39	10,94	16,09	4,44	1,36
2. $^1/_8$ des Bedarfs . . .	82,22	85,59	11,82	12,18	2,00	1,54
1. Volle Kost	381,50	80,59	10,87	19,71	4,61	1,29
„ „	246,48	80,41	11,28	20,66	3,97	1,37
2. $^1/_5$ des Bedarfs . . .	263,96	84,88	11,80	18,26	4,29	1,50
1. Volle Kost	302,50	79,38	9,77	18,82	4,32	1,49
2. $^1/_{10}$ des Bedarfs . . .	58,89	86,41	13,02	13,92	3,58	1,33
1. Volle Kost	203,95	80,13	8,98	17,54	4,92	1,83
2. $^1/_{10}$ des Bedarfs . . .	58,24	88,46	11,90	13,86	5,25	1,68
3. $^1/_{20}$ „ „ . . .	44,45	88,42	11,89	14,45	—	—
Hund						
1. Volle Kost	788,0	76,61	11,15	19,63	4,50	1,72
2. $^1/_{10}$ des Bedarfs . . .	833,5	81,53	12,46	17,08	4,93	2,42

3. Die chemischen Vorgänge im Hunger.

I. Stoff- und Kraftwechsel.

Wenn der Organismus keine Nahrung erhält, muß er natürlich von seiner eigenen Körpersubstanz zehren und die Energie, die zur Aufrechterhaltung seiner Funktionen notwendig ist, mit den Vorräten speisen, die in seinen Geweben aufgespeichert sind. Unter diesen Umständen werden die Stoffwechselvorgänge auf ein Mindestmaß beschränkt, erstens, weil infolge der fehlenden Verdauungstätigkeit eine gewisse Energiemenge gespart wird, und zweitens, weil bei länger dauernder Unterernährung der Organismus danach strebt, seine Materialvorräte sparsam aufzubrauchen. Aus diesem Grunde erweckt der Stoffwechsel während des Hungerns immer mehr Aufmerksamkeit, seitdem die Ernährungsprobleme wissenschaftlich erforscht worden sind.

Es ist zweifellos richtig, daß die verschiedenen Organe sich gierig um die verfügbaren Vorräte an Nährstoffen und Energie streiten. Dabei nehmen sie mehr oder weniger Anteil an dem Gesamtverlust, den der hungernde Organismus erleidet, und der von der Menge des Stoffes abhängt, den sie zu ihrem eigenen Unterhalt erwerben können. Dieser Wettbewerb vollzieht sich nicht nur zwischen verschiedenen Organsystemen, sondern auch zwischen den verschiedenen Geweben, aus denen sie aufgebaut sind, und sogar zwischen den letzten Einheiten des Organismus — den Zellen selbst; weiterhin kann man klar zeigen, daß die einzelnen Strukturteile der Zelle in ungleicher Weise von dem Kampf ums Dasein betroffen werden. Wie bereits im vorhergehenden gezeigt worden ist, werden außerdem die verschiedenen chemischen Komponenten in ganz verschiedenen Mengen umgesetzt, und dadurch eine qualitative Veränderung in der Zusammensetzung des Organismus herbeigeführt.

Das Leben ist im wesentlichen ein chemischer Vorgang, da die letzte Energiequelle in den chemischen Umwandlungen liegen muß. Diese chemischen Erscheinungen, die in ihrer Gesamtheit den Umsatz von Stoff und Energie ausmachen und so die Grundlage des Lebens bilden, müssen unverändert während der Unterernährung weiterbestehen. Die Natur des energieliefernden Materials, das von dem Organismus selbst beschafft wird, ist wesentlich verschieden von dem, das gewöhnlich aus der Nahrung stammt, und dieser Unterschied übt bisweilen einen starken Einfluß auf die Stoffwechselvorgänge im Organismus aus. So werden pflanzenfressende Tiere, wenn sie im Hunger auf ihre eigenen aufgespeicherten Nahrungsvorräte angewiesen sind, plötzlich zu Fleischfressern — sie leben ja jetzt von Stoffen tierischen Ursprungs —, und diese radikale Veränderung zeigt sich unmittelbar in einer sehr vermehrten Bildung von Säureabbauprodukten des Stoffumsatzes. Das hungernde Kind ist ein anderes treffendes Beispiel dieser Art, weil es auch aus einem Milch verzehrenden in einen fleischfressenden Organismus verwandelt wird. Ein normal gefütterter Säugling lebt hauptsächlich von Fett und Kohlehydraten und nur in ganz beschränkten Maße von Eiweiß, das er hauptsächlich zu Aufbauzwecken, zum Aufbau seiner Gewebe und für das Wachstum gebraucht. Beim hungernden Säugling wird aber, besonders wenn der Glykogenvorrat nahezu erschöpft ist, Eiweiß mehr und mehr in Energie umgesetzt.

Man muß ferner berücksichtigen, daß das Glykogen mit dem Beginn des Hungers schnell aufgebraucht wird. Da nur Spuren Glykogen in den Geweben zurückbleiben, wird der länger hungernde Organismus im wesentlichen ein Fett-Eiweißsystem darstellen. Obgleich wir noch im Dunkeln tappen, welche Wirkung diese Verwandlung aus einem Kohlehydrat-Eiweiß-Fett-kolloidalen System in ein vorwiegend Fett-Eiweißsystem auf die chemischen Vorgänge im Organismus ausüben kann, werden wir späterhin doch sehen, daß gewisse Erscheinungen auf Veränderungen in dem kolloidalen Zustand des Protoplasmas zurückgeführt werden können.

Man nimmt an, daß das Oxydationsvermögen des Organismus im Hunger verringert ist. PUGLIESE verabreichte gut ernährten und hungernden Hunden eine kleine Menge Phenol und studierte den Grad der Oxydation. Er fand, daß bei dem gut gefütterten Hund 32—35,6% des Phenols oxydiert und 64,5—68,1% durch den Harn als Ätherschwefelsäure ausgeschieden wurden. Dieselben Hunde schieden im Hunger 82—85,3% des Phenols im Urin aus, während nur 14,7—18% der verabreichten Menge oxydiert wurden.

1. Synthetische Prozesse im Hunger. Trotzdem im Hunger die Gewebszerstörung vorherrscht, wäre es irrig anzunehmen, daß sich etwa gar keine synthetischen Vorgänge ereignen. THIERFELDER fand Glucuronsäure im Urin hungernder Kaninchen und bei Hunden, denen er Chloralhydrat oder tertiären Amylalkohol verabreicht hatte. Die Menge der beim hungernden Tier gefundenen Glucuronsäure war größer, als sie selbst einer im normalen Zustande zugeführten Glykogenmenge entsprochen hätte. Die Glucuronsäure muß daher im hungernden Organismus neu synthetisiert worden sein. Nach THIERFELDER liefern die Eiweißstoffe das Material für diese Synthese.

Diese Glykogenbildung bei Tieren, die der Unterernährung unterworfen waren, ist experimentell von ZUNTZ, VOGELIUS, ROLLY u. a. nachgewiesen worden. ZUNTZ und VOGELIUS machten Kaninchen durch Strychnin glykogenfrei. Strychnin ruft nämlich in toxischen Dosen Zukkungen hervor, die zu einem schnellen Glykogenverbrauch führen, so daß es praktisch aus den Geweben verschwindet. Die Tiere, die sofort nach beendeten Zuckungen getötet wurden, enthielten in ihren Geweben kein Glykogen oder nur Spuren. Die Tiere, die nach mehreren Tagen getötet und analysiert wurden, enthielten, obwohl sie keine Nahrung bekamen, beträchtliche Glykogenmengen (0,3—0,4 g in der Leber und 1,289—1,568 g in dem übrigen Teil ihres Körpers.)

Auch PFLÜGER zeigte, daß der Organismus während des Hungers niemals glykogenfrei wird. Bei einem Hunde, der 28 Tage hungerte und einen beträchtlichen Gewichtsverlust erlitt, fand er dennoch große Mengen von Glykogen (4,8% in der Leber, 0,16% in den Muskeln, 0,027% im Fell, 0,009% im Blut). Das ganze Glykogen muß synthetisch aus anderen Bestandteilen des Organismus, Fett oder Eiweiß, hergestellt worden sein, da im allgemeinen der im Körper vorhandene Glykogenvorrat nur für einige Tage ausreicht. Die Synthese der Kohlehydrate im hungernden Organismus ist von großer Bedeutung für die Erklärung der Stoffwechselvorgänge.

2. Hungerstoffwechsel niederer Tiere. Unsere Kenntnis vom Hungerstoffwechsel bei niedrigstehenden Organismen ist noch unvollkommen, da es Schwierigkeiten macht, bei diesen Tieren zuverlässige Daten, besonders über den Gasstoffwechsel zu erlangen.

LESSER untersuchte die chemischen Vorgänge bei Regenwürmern während fortdauernden Hungers. Er fand, daß die Würmer, bis sie $^1/_3$

ihres Körpergewichtes verloren haben, hauptsächlich von Eiweiß und Glykogen leben. Der durchschnittliche respiratorische Quotient (d. h. das Verhältnis zwischen der ausgeschiedenen Kohlensäure und dem aufgenommenen Sauerstoff) betrug 0,877, wodurch also bestätigt wird, daß der Stoffwechsel der Würmer vorherrschend durch Kohlehydrate und Eiweiß gedeckt wird. Der Energiebedarf für die ersten 9 Hungertage wurde in folgender Weise ermittelt: Die Würmer schieden 0,19 g Stickstoff aus, der einem Gesamtenergiebetrag von 5,3 Calorien entspricht; die Oxydation von 0,2503 g Glykogen und 0,31 g Fett lieferte 1,06 bzw. 0,3 Calorien. Es ist daher klar, daß von den gesamten 6,667 Calorien nahezu 80% aus dem Eiweiß stammen, ungefähr 18% aus dem Glykogen und nur wenig über 2% aus dem Fett. Da die Würmer 43,5 g wogen, betrug die tägliche Energieproduktion pro kg der hungernden Würmer 147,2 Calorien.

In einem späteren Stadium des Hungers (21—28 Tage) werden viel größere Mengen Fett umgesetzt, das Glykogen spielt aber dennoch eine wichtige Rolle im Stoffwechsel. Bei einem anderen hungernden Wurme, der dem Regenwurm ähnelt, nämlich dem Eingeweideparasiten Ascaris, konnte WEINLAND in den ersten 10 Hungertagen keine Anzeichen eines Fettumsatzes finden. Gewisse andere Unterschiede im Hungerstoffwechsel dieser beiden Arten von Würmern sind der Tatsache zuzuschreiben, daß beim Lumbricus die Zerlegungen immer vollständig sind, während beim Ascaris das Glykogen in Kohle dioxyd und Fettsäuren gespalten wird.

Interessante Beobachtungen wurden von BRUNOW gemacht, der mit Krabben experimentierte (Astacus fluviatilis). Die Art des Energie umsatzes normaler und hungernder Krabben kann leicht aus der nachfolgenden Tabelle entnommen werden:

Quelle	Energieumsatz bei 14° C in Cal.			Energieumsatz bei 20° C in Cal.		
	Beginn d. Hungers	80 Tage Hunger	140 Tage Hunger	Beginn d. Hungers	80 Tage Hunger	140 Tage Hunger
Eiweiß	0,9016	0,6216	0,3670	1,2320	0,8513	0,6826
Kohlehydrate .	0,1298	0,0596	0,0176	0,5645	0,2407	0,0970
Fett	0,0124	0,0095	0,0143	0,0551	0,0437	0,0732
Gesamt Cal.. .	1,0438	0,6907	0,3989	1,8516	1,1357	0,8528
% Energie aus eiweißfreier Quelle . . .	13,6	10	8	33,4	25	20

Der gesamte Stoffumsatz der Krabbe nimmt mit dem Hunger ab, und diese Verminderung ist besonders bei niederer Temperatur deutlich. Bei niederer Temperatur erfolgt die Abnahme in der Intensität des Stoffumsatzes allmählich, während bei höherer Temperatur das

Sinken in der ersten Zeit des Hungers viel plötzlicher erfolgt. Dies ist
darauf zurückzuführen. daß die verfügbaren Vorräte des Organismus
infolge des lebhafteren Stoffwechsels bei höherer Temperatur schneller
aufgebracht werden.

Man muß auch daran denken, daß bei weitem der größte Teil der
Gesamtenergie hungernder Krabben aus Eiweiß stammt (86,4—92% bei
14° C und 66,6—80% bei 20° C). Die vom Eiweiß wie von den Kohlehydraten gelieferte Energiemenge nimmt während des Hungers ab,
während die durch Fettumsatz gelieferte Energie während der späteren
Hungerstadien zunimmt, so daß diese Quelle gegen Ende des Hungers
mehr Energie als zu Beginn liefert.

3. Hungerstoffwechsel des Meerschweinchens. Wenn wir zu höheren
Organismen übergehen, so wächst unser Verständnis für die chemischen
Vorgänge beim Hunger. Wir werden den Stoffwechsel während des
Hungers bei Vertretern dreier verschiedener Tiergruppen — Meerschweinchen, Hund, Mensch — betrachten, zunächst weil sie verschiedene Grade der Stoffwechseltätigkeit darstellen; zweitens, weil sie auch
bestimmte Ernährungstypen darstellen.

Stoffwechsel beim hungernden Meerschweinchen.

Tage des Hungers	Körper-gewicht in g	Stickstoff-ausschei-dung in g	Gesamt-calorien	Calorien aus		Calorien	
				Eiweiß	Nicht-eiweiß	Energie aus Eiweiß %	pro Tag u. pro kg (Durch-schnitt)
1.	672	0,200	101,1	5,30	95,8	5,3	
2.	625	0,417	102,6	11,05	91,55	10,8	157,3
3.	582	0,395	89,9	10,5	79,4	11,2	
4.	550	0,332	77,1	8,8	68,3	11,4	
5.	524	0,332	72,4	8,8	63,6	12,1	148,2
6.	498	0,343	75,7	9,1	66,4	12,0	
7.	474	0,205	74,4	5,4	69,0	7,3	
8.	450	0,285	65,1	7,5	57,6	11,5	154,4
9.	428	0,294	69,1	7,8	61,3	11,3	

Aus der obenstehenden Tabelle, die die Ergebnisse bei einem **Meerschweinchen**, das 9 Tage hungerte, wiedergibt (RUBNER), können wir
mehrere wichtige Dinge lernen. An erster Stelle wird auffallen, daß
ungefähr 11,5% der während des Hungers aufgebrauchten Energie aus
dem Eiweiß stammen.

Die Menge des Eiweiß, die am ersten Hungertage umgesetzt wird,
ist sehr klein. Das beruht darauf, daß das Glykogen, das einen großen
Teil des Energiebedarfs im Hungerbeginn liefert, das Eiweiß vor Zerstörung bewahrt, eine Erscheinung, die, wie in diesem Kapitel gezeigt
werden wird, praktisch ganz allgemein ist. Vom 3.—6. Tage ändert sich

die Stickstoffmenge, die im Harn ausgeschieden wird, nicht. Der Stoffwechsel, der seit dem 2. Hungertage abgenommen hat, bleibt jetzt innerhalb enger Grenzen konstant. Da Meerschweinchen am 1. Hungertage im allgemeinen ungefähr 8% an Gewicht einbüßen, können wir annehmen, daß das Tier in den ersten beiden Tagen ungefähr 15% seines ursprünglichen Gewichtes verliert. Der durchschnittliche Stoffumsatz während dieser Zeit betrug 157,3 Calorien pro kg in 24 Stunden. Die nächsten 5 Tage, in denen das Körpergewicht um weitere 20% abnimmt (von 15% auf 35%), stellen eine Periode einer relativen Stoffwechselstabilität dar. Der tägliche Energieverbrauch beträgt nur 148,2 Calorien (Durchschnitt), was den niedrigsten Stand für dieses Tier bedeutet. Die letzten 2 Hungertage gruppieren sich zu einer anderen umschriebenen Periode. Der Körpergewichtsverlust am Ende der 9 Tage nähert sich 45%. Die Stickstoffausscheidung unterscheidet sich wesentlich von der der vorhergehenden oder mittleren Periode. Während dieser vorgerückten Hungerperiode fängt der Organismus an, pathologische Veränderungen zu erfahren. Der Gesamtstoffwechselumsatz pro kg und pro Tag steigt auf 154,4 Calorien, aber eine Prüfung der vierten Reihe der Tabelle zeigt, daß die Wärmeproduktion hungernder Meerschweinchen einen neuen plötzlichen Wechsel erfährt, so daß eine neue Stoffwechselphase am 8. Tage einsetzt. Man trifft ähnliche Vorgänge beim Hungerstoffwechsel des Hundes und des Menschen.

4. Hungerstoffwechsel des Hundes. Einen der gründlichsten und umfan reich ten Beiträge zur Kenntnis des Hungerstoffwechsels bietet Avrorows Untersuchung an hungernden Hunden. Die Tiere wurden in einem Calorimeter ohne Nahrung und Wasser gehalten und waren so in bezug auf Temperatur, Feuchtigkeit, Ventilation und Körperruhe unter idealen einheitlichen Bedingungen. Die Versuche wurden bis zum Tode fortgeführt, der bei den vier benutzten Hunden innerhalb von 17—66 Tagen erfolgte. Die tägliche Wärmeproduktion wurde direkt mit dem Calorimeter bestimmt. Die Kohlendioxydproduktion, der Sauerstoffverbrauch und der Wasserdampf, der innerhalb 24 Stunden ausgeatmet worden war, wurden regelmäßig bestimmt. Der Urin und der Kot wurden auf Stickstoff und Kohlenstoff analysiert; außerdem wurden am Ende jedes einzelnen Experimentes die Tierkörper auch vollständig analysiert.

Dem Hunger ging eine Vorperiode von einigen Tagen Dauer voraus. Während dieser Zeit erhielten die Tiere eine normale Kost und die Untersuchungen des Eiweiß- und des Gasumsatzes zeigten, daß sie sich in einem Zustand des physiologischen Gleichgewichtes befanden, als mit den Hungerversuchen begonnen wurde.

Bereits während des 1. Hungertages nahmen der Sauerstoffverbrauch und die Kohlendioxydproduktion — und ebenso die gesamte produzierte

Wärme — sehr plötzlich um 10—20%, verglichen mit der Vorperiode, ab. Obgleich der Gasstoffwechsel weiterhin in den nächsten Tagen abnahm, erreichte der Stoffwechselumsatz gewöhnlich etwa am 4. Tage ein neues Niveau und blieb eine beträchtliche Zeitspanne hindurch ziemlich konstant auf diesem niedrigen Niveau. Die Tiere passen sich schnell den Anforderungen der neuen Lage an, und der Grundumsatz, d. h. das Minimum an Energieproduktion, bleibt, wie bereits für das Meerschweinchen gezeigt worden ist, unverändert, bis in den weiter vorgerückten Stadien des Hungers ein noch weiteres Absinken eintritt. Solch ein neues plötzliches Sinken finden wir in den letzten paar Hungertagen, gerade vor dem Tode durch Erschöpfung.

5. Die vier Hungerperioden. Wenn wir den ganzen Verlauf des Hungers in vier Perioden teilen — wobei jede Periode nahezu $^1/_4$ des gesamten Gewichtsverlustes umfaßt — und den Durchschnitt der Resultate nehmen, die AVROROW bei seinen Hunden erhalten hat, so können wir eine klare Vorstellung der wesentlichen Veränderungen gewinnen, die in der chemischen Dynamik des hungernden Tieres stattfindet, während es sonst durch die Fülle der Details unklar wird. Diese Teilung in vier verschiedene Perioden ist nicht willkürlich, sondern entspricht der tatsächlichen Reihe von Vorgängen im Hunger. Die Forscher, die das Problem der Unterernährung studierten, haben allzuoft übersehen, daß der Zeitpunkt, an dem sie ihre Versuche abschlossen, in keinem Sinne physiologisch ist, d. h. das natürliche Ende des Hungers darstellt. Weiterhin bietet die Zeitdauer, die das Tier gehungert hat, kein Kriterium für die Wirkung, die durch die Nahrungsentziehung hervorgebracht worden ist. Es muß hier daran erinnert werden, daß LASAREW gezeigt hat, daß die Veränderungen in den verschiedenen Organen eine ausgesprochene Beziehung zu dem betreffenden Hungerstadium aufwiesen. Wenn man die chemischen Vorgänge, die bei einem hungernden Tiere beobachtet werden, mit denen bei einem anderen vergleichen will, ist es wichtig, daß dieser Vergleich sich auch auf vergleichbare Phasen des Hungers bezieht. Einige Tiere ertragen den Hunger länger als andere, was von dem Zustand ihrer Ernährung, der Rasse und sogar der Individualität abhängt.

Bei jedem vollkommenen Hunger können wir vier mehr oder weniger scharf getrennte Phasen unterscheiden: Erstens die Periode des Überganges aus dem Zustand der ausreichenden Fütterung zu dem Grundumsatz im Hunger. Die folgende Periode ist durch die Tatsache gekennzeichnet, daß die physiologische Tätigkeit auf ein für dieses Individuum entsprechendes Minimum herabgesetzt ist; sie ist in einen frühen und späten Abschnitt teilbar, die jedoch nicht sehr ausgesprochen sind und allmählich ineinander übergehen. Auf diese zwei Zwischenperioden folgt eine meist scharf begrenzte vierte Periode. Dieses

Tabelle VI.

Periode	Kohlendioxyd l	Ver-änderung %	Wasser-dampf g	Ver-änderung %	Verbrauchter Sauerstoff l	Ver-änderung %	$\frac{CO_2}{O_2}$	Calorien	Ver-änderung %
				Durchschnitt pro kg und 24 Stunden					
Normal	10,77	—	12,50	—	13,44	—	0,802	63,50	—
Hunger I	8,68	— 19,6	9,65	— 22,8	11,03	— 17,9	0,787	55,40	— 12,8
„ II	9,04	— 16,1	9,20	— 26,4	12,34	— 8,2	0,732	55,96	— 11,9
„ III	9,77	— 9,3	10,08	— 19,4	13,70	+ 2,0	0,713	61,53	— 3,1
„ IV	10,44	— 3,1	10,91	— 12,7	14,39	+ 7,2	0,725	67,90	+ 7,0

Endstadium des Hungers wird durch das Vorherrschen von pathologischen Erscheinungen gekennzeichnet, die durch den fortgesetzten Nahrungsmangel und die Erschöpfung der Gewebe verursacht sind. Ganz allgemein entspricht diesen Perioden ein gewisser Anteil am Gesamtkörpergewichtsverlust bis zur Zeit des Todes.

6. Gasstoffwechsel des hungernden Hundes. Während wir uns diese theoretischen Betrachtungen vor Augen halten, wollen wir jetzt Avrorows Resultate an hungernden Hunden betrachten: (Tab. VI.)

Während der ersten Hungerperiode nimmt die Bildung von Kohlendioxyd und Wasserdampf, ebenso wie der Verbrauch von Sauerstoff, sehr deutlich „pro kg" Körpergewicht ab. Auf dieser Basis berechnet, zeigt sich wieder eine Zunahme in den letzten zwei Perioden; der Sauerstoffverbrauch nimmt sehr schnell zu und überschreitet den normalen Verbrauch bereits in der dritten Periode. Dies ist wahrscheinlich mit einer Veränderung in der relativen Fettmenge verbunden, die umgesetzt worden ist. Die Ausscheidung des Wasserdampfes verändert sich sehr langsam, während die Kohlendioxydbildung pro kg etwas schneller zunimmt. Man darf aber nicht vergessen, daß die „pro kg"-Basis nur ein grober Index ist, da mit dem Verlust des vorhandenen Wassers, des Glykogens und mit dem fortschreitenden Aufbrauch des Gewebseiweiß und Fettes das „kg" des Körpergewichtes eigentlich während der verschiedenen Perioden der Unterernährung nicht das gleiche bleibt. Wir können daher verstehen, warum die Wärmeabgabe pro kg, die nach einem anfänglichen Sinken zu Beginn des Hungers lange Zeit fast nahezu konstant bleibt, sogar über den normalen Wert (um 7 %) in der letzten Periode ansteigt. Das ist dann der Fall, wenn der stark abgezehrte Organismus verhältnismäßig reicher an Protoplasma und ärmer an Reservestoffen wird.

Wenn man den „pro kg"-Stoffwechsel dem „Gesamt"-Stoffwechsel eines einzelnen Hundes gegenüberstellt, wird der Unterschied am deutlichsten. Ich wähle zu diesem Zwecke den Hund aus, der 66 Tage hungerte und 62% seines Körpergewichtes verloren hat. Dieser Hund bestritt seinen Haushalt vor dem Hunger täglich mit 505 Calorien. Während der ersten Hungerperiode produzierte er nur 424 Calorien pro Tag (— 16,8%). Während der dazwischenliegenden Perioden, die weit über 1 Monat dauerten, betrug die tägliche Wärmebildung bei beständiger Abnahme durchschnittlich ungefähr 306 Calorien pro Tag. In der letzten Periode und besonders in der Woche, die gerade dem Tode vorausging, sank die Wärmebildung ziemlich plötzlich auf 204 bis 144 Calorien.

Es ist nicht leicht, diese Tendenz des Gasstoffwechsels und die Wärmeabgabe pro kg Körpergewicht zu erklären, die beide die Neigung haben, im Laufe des Hungers zuzunehmen. Die erste Erklärung, die sich von selbst aufdrängt, ist, daß mit dem Schwund des Nährmaterials aus den Geweben nun die Zellelemente in einer Einheit des Körpergewichtes das Übergewicht erlangen; mit anderen Worten, in derselben Masse Körpersubstanz sind jetzt mehr Zellen vorhanden. Da die Zellen nicht nur die letzten Einheiten im Aufbau, sondern auch in der physiologischen Tätigkeit sind, so ist es klar, daß dieselbe Gewebsmasse jetzt der Sitz eines intensiveren Stoffwechselaustausches ist.

7. Stickstoff-Stoffwechsel des hungernden Hundes. Um die mannigfachen Umgestaltungen der Materie im Organismus während des Hungers erklären zu können, genügt es nicht, nur den Gasstoffwechsel zu besprechen. Wir müssen auch die Abbauprodukte kennen, die durch die Nieren ausgeschieden worden sind. Späterhin werden wir im einzelnen die Urinausscheidung während des Hungers behandeln. Zunächst wollen wir die Erörterung auf einen Überblick über Avrorows Daten beschränken, die an vier hungernden Hunden gesammelt worden sind. Wir ordnen diese wie vorher nach dem Grade des Hungers in der Tabelle VII, S. 114.

Die allmähliche Abnahme der durchschnittlichen täglichen Urinmenge ist von keiner besonderen Bedeutung, da die Hunde ohne Wasser hungerten. Die Veränderungen in der Ausscheidung des Stickstoffs und des Kohlenstoffs im Urin bedürfen einer genaueren Besprechung.

8. Prämortaler Anstieg der Stickstoffausscheidung. Die Stickstoffausscheidung pro kg steigt allmählich bis zum Ende des Hungers an. Kurz vor dem Tode tritt — besonders bei einigen Tieren — eine plötzliche Zunahme in der Stickstoffausscheidung auf, die mit dem

Tabelle VII.

Periode	Menge des Urins ccm	Ausgeschieden pro kg und pro 24 Stunden						
		Stickstoff g	Differenz %	Kohlenstoff g	Differenz %	Kohlenstoff aus Fett g	Differenz %	% d. gesamten Kohlenstoffs aus Fett
Normal	200	1,31	—	6,79	—	2,49	—	36,7
Hunger I . . .	56	0,30	— 77,1	4,91	— 27,7	3,93	+ 57,8	68,0
„ II . . .	49	0,38	— 71,0	5,06	— 25,5	3,82	+ 53,4	75,5
„ III . . .	47	0,48	— 66,4	5,63	— 17,1	4,20	+ 68,7	74,6
„ IV . . .	40	0,38	— 71,0	5,94	— 12,5	4,70	+ 88,8	79,1

nahen Ende des Hungers zusammenfällt. Diese Zunahme wird als der „prämortale Anstieg" bezeichnet und ist von vielen Forschern bei verschiedenen Tieren (von VOIT, FALCK, HEYMANS, SCHIMANSKI und RUBNER usw.) beobachtet worden. Einige glauben (VOIT), daß der prämortale Anstieg an stickstoffhaltigen Abbauprodukten direkt auf eine Zunahme des Eiweißabbaues zurückgeführt werden muß, der mit dem Aufbrauch der Fettvorräte zusammenfällt. Es muß jedoch darauf hingewiesen werden, daß die Tiere, die an Hunger sterben, häufig sogar makroskopisch nennenswerte Fettmengen zeigen. Die Kadaver verhungerter Hunde enthalten gewöhnlich 2% Fett; AVROROWS Hunde besaßen nach dem Tode eine Fettmenge, die mehr als 15% der gesamten übrigbleibenden potentiellen Energie gleichkam. SCHULZ und seine Schüler folgerten aus entsprechenden Befunden, daß der prämortale Anstieg der Stickstoffausscheidung mit einem plötzlichen Beginn einer ausgedehnten Zellzerstörung verbunden ist, doch ist der Beweis, den sie zur Stütze für diese Ansicht erbrachten, nicht überzeugend. ZUNTZ nimmt an, daß der prämortale Anstieg des Eiweißzerfalls durch irgendeine Art von Autointoxikation bedingt sein muß, und theoretisch ist diese Erklärung einleuchtend. Diese Hypothese wird durch die Tatsache gestützt, daß die gewöhnlich als Extraktstoffe bezeichneten Substanzen sich in den Geweben hungernder Tiere anhäufen.

MANSFELD und HAMBURGER weisen auf die Möglichkeit hin, daß der prämortale Anstieg in der Stickstoffausscheidung mit einer vermehrten Schilddrüsentätigkeit verknüpft ist. Bekanntlich führt mangelnde Oxydation, ganz gleich wodurch sie hervorgerufen wird, zu einer außerordentlich gesteigerten Stickstoffausscheidung. Dies tritt

jedoch bei Tieren ohne Schilddrüsen nicht ein. MANSFELD und HAM-
BURGER fanden, daß bei Kaninchen, denen die Schilddrüse exstirpiert
war, in den ersten beiden Hungertagen die Stickstoffausscheidung nicht
über 15 bis 20% hinausging, während sie bei Kontrolltieren an diesen
Tagen Werte von 110—180% erreichte. Aber die Schilddrüsenentfernung
verlängert auch sehr beträchtlich die Lebensdauer im Hunger (MARI-
NESCO und PARHON), so daß eine größere Menge Stickstoff bereits
ausgeschieden wird, bevor ein prämortaler Anstieg auftritt. Dies kann
vielleicht das Fehlen einer vermehrten Stickstoffausscheidung in den
beiden letzten Tagen erklären.

HEILNER und POENSGEN fanden, daß Kaninchenserum im vorgerückten Hungerstadium proteolytisches Ferment enthält, während es in
den ersten Hungertagen fehlt. Dies machen sie für den prämortalen
Anstieg der Stickstoffausscheidung, wie er im allgemeinen beobachtet
wird, verantwortlich.

Diese vermehrte proteolytische Kraft des Serums im vorgerückten
Hungerstadium wird nach den Untersuchungen von JOBLING und
PETERSON etwas anders gedeutet. Nach diesen Forschern wird die vermehrte enzymatische Tätigkeit durch einen Nichtausgleich des Ferment-
Antifermentgleichgewichts herbeigeführt, da Antitrypsin während der
Unterernährung verschwindet. Sie zeigen weiterhin, daß der Verlust
des antitryptischen Ferments mit dem Anstieg in dem nicht koagu-
lierbaren Stickstoff des Serums parallel geht, was seinerseits mit einer
vermehrten Stickstoffausscheidung durch die Nieren Hand in Hand
läuft. Mit anderen Worten ist nach JOBLING und PETERSON der
vorläufige Anstieg in der Stickstoffausscheidung dem teilweisen Verschwinden des Serumantitrypsins zu zuschreiben. Dies führt zu einer
Anhäufung von Eiweißabbauprodukten, die das System vergiften und
so den Tod des Tieres veranlassen. Dieser Nachweis stützt daher direkt
die Hypothese von ZUNTZ über eine Autointoxikation im vorgerückten
Hungerstadium und weiterhin indirekt die Ansicht von SCHULZ und
seinen Anhängern.

Die Bedingungen, unter denen das Ferment-Antifermentgleich-
gewicht im Serum ausbleibt, werden von JOBLING und PETERSON nicht
endgültig festgelegt. Aber ihre Versuche bestätigen, daß die Abnahme
des Antifermentgehaltes aus einer Verminderung der Blutlipoide hervorgehen kann. Wenn jedoch der prämortale Anstieg in der Stickstoffausscheidung indirekt durch einen Verlust von Lipoiden herbeigeführt
wird, so gewinnt VOITS Ansicht, obwohl in einer weit verbesserten Form,
neue Bedeutung. Es könnte scheinen, daß der prämortale Anstieg nicht
mit einem vollständigen Verschwinden des Fettes aus dem Organismus
verknüpft ist, sondern mit einem Verschwinden der Blutlipoide, die die
Fermenttätigkeit des Serums auf Eiweißkörper frei machen.

8*

Reichers Studien über das Blutbild mit Hilfe des Ultramikroskops erlangen in diesem Zusammenhang große Bedeutung. Reicher findet im Dunkelfeld nach 3 oder 4 Hungertagen, daß feine Fettkügelchen auftreten, d. h. gerade zur Zeit, wo die Vorräte an Glykogen praktisch aufgebraucht sind. Der Zusammenhang zwischen Kohlehydratumsatz und dem Erscheinen dieser feinen Fettkügelchen ist bei einem verhungerten Tiere durch Verabreichung von Rohrzucker per os experimentell gezeigt worden. Unter dieser Bedingung verändert sich das Blutbild unter dem Ultramikroskop sehr schnell, da die Fettkügelchen wieder aus dem Gesichtsfeld verschwinden. Reicher beobachtete weiterhin, daß die ausgesprochene Zunahme der Stickstoffausscheidung bis zu den vorgerückten Hungerstadien dem Verschwinden der Fettkügelchen aus dem Blut parallel geht. Wenn das Fett nicht gänzlich verschwindet, so nimmt die Stickstoffausscheidung bis zum Tode des Tieres einen entsprechenden Verlauf. Als einen noch weiteren Beweis, daß der prämortale Anstieg mit einer radikalen Veränderung im Fettumsatz verknüpft ist, erwähnt Reicher die Tatsache, daß vor dem prämortalen Anstieg in der Stickstoffausscheidung ein plötzliches Fallen in der Ausscheidung der Acetonkörper eintritt.

E. Voit zeigte, daß die während des Hungerns umgesetzte Eiweißmenge von der Fettmenge abhängt, die im Körper enthalten ist. Der Anstieg im Eiweißabbau, besonders der „prämortale Anstieg" wird nach diesem Gesetz von dem Verhältnis zwischen dem Stickstoffgehalt und Fettgehalt des Organismus beherrscht. Mit dem Fortschreiten des Hungers nimmt dieses Verhältnis $\dfrac{\text{N-Gehalt}}{\text{Fettgehalt}}$ an Größe zu, und dementsprechend wird die Stickstoffausscheidung durch den Harn größer. Der Prozentgehalt der gesamten Energieabgabe, die aus dem Eiweiß stammt, steigt dementsprechend an. Dieses Gesetz von dem reziproken Verhältnis zwischen Fett und Eiweiß als Energiequellen während des Hungers gilt nicht nur bei ein und demselben Indivduum im Verlauf des Hungers, sondern wird auch, wenn man verschiedene Individuen miteinander vergleicht, beobachtet.

Tier	Prozentualer ursprünglicher Fettgehalt	Prozententualer Verlust an Körperstickstoff zur Zeit des Todes
Hund	19	22
„	11	35
Vögel	26	26
„	9,1	39
„	2,7	41

9. Kohlenstoffumsatz beim hungernden Hund. Wenn wir zur Betrachtung der AVROROWschen Resultate zurückkehren, so bemerken
wir eine zunehmende Kohlenstoffausscheidung im Harn im weiteren
Verlaufe des Hungers. Es ist bedeutungsvoll, in diesem Zusammenhang darauf hinzuweisen, daß dieser Kohlenstoff nur zum kleinen Teil
aus dem Eiweiß stammt. Der aus dem Fett stammende Kohlenstoff
beträgt in der Zeit vor dem Hunger 2,49 g. Er erhöht sich in der
letzten Hungerperiode auf 4,7 g, d. h. fast um 89%. AVROROW erkannte nicht klar, daß diese Zunahme des Kohlenstoffs im Harn dem
Auftreten der Acetonkörper zuzuschreiben war. Daß diese Auslegung
seiner Harnresultate richtig ist, geht aus einem Vergleich zwischen der
Gesamtkohlenstoffausscheidung, und der Kohlenstoffausscheidung aus
dem Fett hervor. Bereits in der ersten Hungerperiode nimmt die
erstere um ungefähr 28% ab, während die letztere um 57,8% zunimmt
und während des ganzen Hungerverlaufes weiter anwächst.

Der Fettverbrauch steigert sich während des Hungers beträchtlich,
der Eiweißabbau dagegen wird sehr eingeschränkt. Hierfür spricht folgende Tatsache: Während bei gut gefütterten Hunden 85% der gesamten
Kohlenstoffausscheidung in Form von Kohlendioxyd erfolgt, scheiden
die hungernden Hunde 94,5% Kohlenstoff (Durchschnittswert für die
ganze Hungerzeit) als Kohlendioxyd, eines der Hauptoxydationspro-
dukte des Fettes, aus. Die gesamte Energiebildung verteilt sich auf die
Eiweißkörper und die Fette nach AVROROW in folgender Art:

Wärmeproduktion pro kg und pro 24 Stunden.

Periode	Gesamt-calorien	Aus dem Eiweiß		Aus Fett	
		Calorien	% der ge-samten Cal.	Calorien	% der ge-samten Cal.
Normal	64,7	34,0	53,2	30,7	46,8
Hunger I . . .	55,8	7,4	13,1	48,4	86,9
„ II . . .	56,5	9,4	16,5	47,5	83,5
„ III . . .	62,6	10,9	17,2	51,7	82,8
„ IV . . .	67,3	9,5	14,0	57,8	86,0

Ungefähr 15% der gesamten Energie (im Durchschnitt), die während
des Hungers aufgebraucht wird, wurde durch Eiweißverbrennung gewonnen, die übrigbleibenden 85% stammen aus nichteiweißhaltigen Quellen;
mit anderen Worten: ungefähr an einem von 7 Hungertagen wurden die
Hunde von Eiweiß erhalten. Bei dem Meerschweinchen lieferten die
Eiweißstoffe ungefähr 11,50% des gesamten Energiebedarfs.

10. Eiweißminimumstoffwechsel. Der Anteil der gesamten Energie,
welcher in einer langen Hungerperiode vom Eiweiß geliefert wird, deutet
auf das Minimum des Eiweißstoffwechsels hin (für verschiedene Tiere
schwankend), das zur Fortführung des Daseins völlig unentbehrlich ist.

Dieses Eiweißminimum schwankt natürlich mit dem Individuum, hängt von Geschlecht, Alter, Temperament und dem Zustand der vorhergehenden Ernährung ab. Im normalen Zustande hängt die Größe des Eiweißstoffwechsels gänzlich von der in der Nahrung zugeführten Eiweißmenge ab, im Hunger dagegen wird das Minimum des Eiweißstoffwechsels gleichsam automatisch festgelegt. Da für den größeren Teil der Hungerperiode der Organismus sich in jeder Hinsicht physiologisch normal verhält, kann das so festgelegte Minimum (auf jeden Fall in der ersten Hälfte der Hungerperiode) als das wirkliche physiologische Minimum betrachtet werden.

Obgleich die Eiweißstoffe als Träger potentieller Energie den Fetten nachstehen, so sind sie doch vom biologischen Gesichtspunkte aus von unvergleichlich größerer Bedeutung. Fette und Kohlehydrate sind in dem Haushalt des Organismus sehr notwendig, aber nicht absolut wesentlich, während Eiweißstoffe für den Fortbestand des Lebens selbst unentbehrlich sind. Die Mehrzahl der Stoffwechselvorgänge, die sich in den Zellen abspielen, mag es sich um aufbauende oder zerstörende handeln, sind Reaktionen des Protoplasmas, dessen physikalische Grundlage die Eiweißstoffe bilden. Selbst die Verwendung des Fettes, das im Körper aufgespeichert ist, wird nur durch Zelltätigkeit ermöglicht, da die Oxydation des Fettes bei Körpertemperatur ohne die Vermittlung eines komplexen Zellmechanismus unmöglich ist. Die Eiweißstoffe, die wesentlichen Bestandteile des Protoplasmas, sowohl der Zellen wie der Zellkerne, besitzen im Hunger eine große dynamische Funktion, während die anderen organischen Stoffe allein als aufgespeicherte Vorräte dienen, die aufgebraucht werden, wenn es die Not erfordert.

11. Der Anteil der Kohlehydrate am Hungerstoffwechsel. Bei Erörterungen über den Stoffwechsel hungernder Tiere wird gewöhnlich zuviel Nachdruck auf das rein zerstörende Moment gelegt. Die fortwährende Glykogenbildung beim hungernden Organismus ist bereits erörtert worden; dies schließt synthetische Vorgänge ein, die molekulare Neuordnungen von beträchtlichem Grade hervorrufen. Avrorow z. B. betrachtet ganz irrtümlich Fette und Eiweißstoffe als die alleinige Energiequelle bei hungernden Hunden. Aber wenn ich seine Daten für einen Hund mit Hilfe des Nichteiweiß-respiratorischen Quotienten[1])

---

[1]) Unter „Nichteiweiß-respiratorischen Quotienten" versteht man das Verhältnis zwischen dem Volumen gebildeten Kohlendioxyds und des bei der Oxydation von Fett und Kohlehydraten allein verbrauchten Sauerstoffs. Der Eiweißabbau ist durch die Stickstoffausscheidung im Harn bekannt, und 1 g Harnstickstoff entspricht einem Verbrauch von 5,91 l Sauerstoff und einer Bildung von 4,75 l Kohlendioxyd aus umgesetztem Eiweiß. Der Gasstoffwechsel, der dem Fett-Kohlehydratumsatz entspricht, läßt sich leicht berechnen, da er die Differenz zwischen dem gesamten Gasstoffwechsel und dem vom Protein stammenden ist. Es wird für die vollkommene Fettverbrennung mehr Sauerstoff

nachrechne, finde ich unverkennbar, daß neben dem Fett auch Kohlehydrate oxydiert werden, und zwar innerhalb 9 unter 17 Tagen, in denen der Hund hungerte.

Natürlich sind wir nicht in der Lage zu berichten, wieviel Fett in Kohlehydrate umgewandelt und wieviel direkt oxydiert wird. Der respiratorische Quotient, den AVROROW bei seinen Stoffwechselexperimenten fand, liegt häufig unter 0,70, welches bekanntlich der Quotient ist, wenn Fett allein verbrannt wird. Er machte im ganzen 188 Bestimmungen des respiratorischen Quotienten, von denen 39 (oder über $^1/_5$) unter 0,70 liegen (die niedrigsten Werte betragen 0,65—0,67). Hieraus geht hervor, daß die ausgeschiedene Menge Kohlendioxyd kleiner ist als diejenige, die bei der Fettoxydation gebildet wird. Mit anderen Worten, ein Teil von dem Sauerstoff wird nicht zur Kohlendioxydbildung verwandt, sondern wird im Körper in molekularer Verbindung zurückgehalten, so daß ein Stoff, der arm an molekularem Sauerstoff ist (Fett oder Aminosäure), in eine Substanz verwandelt wird, die verhältnismäßig reich an intramolekularem Sauerstoff (Glykogen) ist. Dies kann man durch die theoretische Formel ausdrücken:

$$100 \text{ g Fett} + 84 \text{ g } O_2 + 7,4 \text{ g } H_2O = 191,3 \text{ g Glucose}.$$

Man muß daran erinnern, daß es natürlich bei der Bildung von Kohlehydraten aus Fett zwei Möglichkeiten für ihre Herkunft gibt, entweder aus dem Glycerin oder aus Fettsäureradikalen[1]). Obgleich eine solche Umwandlung niemals sicher erwiesen worden ist, muß man daran erinnern, daß sie niemals widerlegt worden ist, und es ist sicherlich niemals gezeigt worden, daß sie chemisch unmöglich ist. Im Gegenteil zeigten RINGER und LUSK[2]) zweifellos die Bildung von Zucker aus solchen Aminosäuren wie Glykokoll und Alanin, auch aus Glutamin- und Asparaginsäure. Das Verlangen nach Kohlehydraten ist so unerbittlich, daß der Organismus, der in seiner Nahrung Kohlehydrate nicht erlangen kann, unter allen Umständen dieses Bedürfnis befriedigen will und dazu jede verfügbare Methode anwendet.

Die in dem hungernden Organismus synthetisierten Kohlehydrate würden aller Wahrscheinlichkeit nach schnell verbraucht werden, indem sie dazu dienen, den respiratorischen Quotienten zu erhöhen,

---

als für die der Kohlehydrate gebraucht, und das CO_2/O_2-Verhältnis schwankt von 0,70 bis 1,00 entsprechend den relativen Beträgen an Fett und Kohlehydraten im Gemisch. Aus der Tabelle, die von ZUNTZ und SCHUMBURG aufgestellt ist, können wir das Verhältnis an jedem einzelnen finden entsprechend den Nichteiweißquotienten, die sich zwischen den Grenzen von 0,70—1,00 bewegen.

[1]) CREMER, M.: Ergebnisse der Physiologie 1902. 1. S. 888. — WOHLGEMUTH, I.: Ibid. 1910. 3. S. 167.

[2]) RINGER und LUSK: Zeitschr. f. physiol. Chem. 1910. 66. S. 106; auch Journ. of the Americ. chem. soc. 1910. 32. p. 671.

während die synthetischen Vorgänge die gegenteilige Wirkung haben würden. Der respiratorische Quotient muß daher als die Resultante vieler Faktoren angesehen werden, die oft gegeneinander wirken. Durch die rein mathematische Betrachtung der respiratorischen Quotienten ist es nicht möglich, ihre wahre biologische Bedeutung zu erkennen.

In diesem Zusammenhange wollen wir auch BARDIERS' Versuche über den Gasstoffwechsel bei hungernden Gänsen erwähnen. Diese Tiere besitzen im allgemeinen ungeheure Mengen Fett. Es ist zweifelsfrei nachgewiesen, daß dieses Fett aus den Kohlehydraten der Nahrung gebildet wird. Die Umwandlung von Kohlehydraten in Fett hat eine ausgesprochene Wirkung auf den Gasstoffwechsel dieser Tiere. Sie findet darin ihren Ausdruck, daß der respiratorische Quotient größer als 1 (1,0) wird (betreffs eingehender Vergleiche siehe MORGULIS und PRATT). BARDIERS ließ zwei außergewöhnlich fette Gänse 17 Tage hungern. Die Kohlendioxydausscheidung, die vor dem Hunger 609 bzw. 544 ccm pro kg innerhalb 1 Stunde betrug, nahm schnell auf 418 bzw. 451 ccm am 1. Hungertage ab, blieb dann auf diesem Wert ungefähr 12 Tage lang sehr konstant. Eine Tatsache von besonderer Wichtigkeit für uns ist die grundsätzliche Veränderung in dem respiratorischen Quotienten während des Hungers. Vor dem Hunger schwankte der Quotient bei den Gänsen zwischen 0,75—0,89, sank aber in den ersten 5 Hungertagen auf 0,52 − 0,53. Diese äußerst niederen Quotienten zeigen an, daß Fett in Glykogen umgewandelt wird, wenn die Gänse keine Kohlehydrate, den vorherrschenden Bestandteil ihrer normalen Kost, erhalten. Mit anderen Worten, wenn eine Nahrungsbeschränkung vorherrscht, wie beim Hunger, so findet eine Umkehrung der chemischen Vorgänge statt, die sich bei reichlich gefütterten Gänsen abspielen.

12. Hungerstoffwechsel des Menschen. Menschen haben häufig als Objekt der Stoffwechselforschung für die Wirkung des Hungers gedient. Eine gründliche Kenntnis vom Stoffwechsel und von den Energiequellen während eines langdauernden Hungers, bei dem die Person von ihrer eigenen Körpersubstanz lebt, ist von großer Bedeutung. Alle wissenschaftlich studierten Hungerperioden beim Menschen sind aber von verhältnismäßig kurzer Dauer gewesen. Die längste Hungerperiode machte Succi durch, sie dauerte 40 Tage, und dabei verlor er nur 25% seines Anfangsgewichtes. Wenn man daher nach dem Gewichtsverlust urteilt, sind die Versuche über Hunger bei menschlichen Wesen niemals über jene Periode ausgedehnt worden, die wir als das zweite Stadium des Hungers bezeichnen. Trotzdem der Hunger lange Zeit ertragen wurde, so übte er doch keinerlei schädliche Wirkung auf die Versuchsobjekte aus, weil er ausnahmslos, lange bevor das Erschöpfungsstadium erreicht worden war, abgebrochen wurde. Die gründlichsten Beobachtungen über den Hunger beim Menschen sind an Levanzin gemacht worden; über sie ist in den Veröffentlichungen des Carnegie-Institutes berichtet worden (Publ. 203, herausgegeben von BENEDICT).

Während dieses 31 tägigen Hungers verbrachte Levanzin jede Nacht (12—13 Stunden) in einem besonders gebauten Bettcalorimeter, und sein Gasstoffwechsel wie die Wärmebildung wurden direkt gemessen. Am Tage wurde sein Stoffwechsel in einer Reihe von kurzen Respirationsversuchen bestimmt, und die Wärmebildung indirekt berechnet.

In der nebenstehenden Tabelle VIII sind die wichtigsten Ergebnisse, die sich auf den Stoffwechsel von Levanzin beziehen, kurz zusammengestellt. Der Einfachheit halber sind die Resultate als tägliche Durchschnittswerte in vier getrennten Gruppen dargestellt, jede Gruppe umfaßt $1/4$ der Hungerperiode. Wie später gezeigt werden wird, dehnte sich Levanzins Fasten über zwei Hungerperioden aus, die ersten zwei Gruppen entsprechen daher der ersten und die letzten zwei Gruppen der zweiten Hungerperiode. Die Gruppierung der Ergebnisse in halbe Perioden ist übersichtlicher. Ein kurzer Überblick über alle wesentlichen Tatsachen gestaltet sich viel besser als die Aufstellung aller einzelnen täglich gefundenen Werte in extenso.

Am Schluß der 31 Tage verlor Levanzin ungefähr 20% seines Gewichtes. Wenn man den Maximalverlust, den er möglicherweise überlebt hätte, zu 40% annimmt, so ist es wahrscheinlich, daß er den Hunger noch einen weiteren Monat hätte aushalten können, ohne daß ein tödliches Ende eingetreten wäre. Mit anderen Worten, der Hunger wurde in einem verhältnismäßig frühen Stadium abgebrochen, eine Tatsache, an die man bei der Erklärung der Resultate erinnern muß. Wenn man seinen Zustand mit dem bei AVROROWs Hunden vergleicht, so erkennt man, daß Levanzin sich noch innerhalb der Grenzen der zweiten Hungerperiode befunden hat. Ein Überblick

Tabelle VIII.

Periode		Ausgeschiedene CO_2 l	Verbrauchter O_2 l	Respiratorische Quotienten		Umgesetzte g von			Calorien aus			Gebildete Calorien	
				Nicht-eiweiß	Gesamt	Glykogen	Fett	Eiweiß	Glykogen	Fett	Eiweiß	Gesamt	Pro kg
I.	a	260,4	352,6	0,720	0,740	24,1	134,1	59,2	102,0	1284,6	262,0	1648,4	28,70
	b	219,5	303,2	0,706	0,724	4,05	115,4	60,5	17,1	1125,4	267,4	1409,9	26,18
II.	c	193,7	272,3	0,691	0,712	—	110,1	49,3	—	1049,0	217,3	1266,3	24,81
	d	192,3	270,3	0,695	0,714	—	110,4	46,4	—	1052,8	205,0	1257,8	26,02

über die Ergebnisse bestätigt vollkommen diesen Unterschied und zeigt weiterhin, daß der Hunger bei verschiedenen Tierarten demselben allgemeinen Verlaufe folgt. Die in den ersten beiden Reihen angegebenen Resultate stellen die Stoffwechselvorgänge in der Zeit dar, in der LEVANZIN ungefähr 10% an Gewicht verlor. Sie erstrecken sich über die Zeit, die wir als die erste Hungerperiode bezeichnet haben. In diesem Zeitraum, der beim Meerschweinchen nur 2 Tage, bei AVROROWS Hunden (Durchschnitt) ungefähr 12 Tage und bei Levanzin ungefähr 15 Tage dauert, stellt sich der Organismus aus dem Stoffwechselgleichgewicht, das er vor dem Hunger hatte, auf das wahre physiologische Minimum ein, das für das betreffende Individuum charakteristisch ist. Die Kohlensäureausscheidung und der Sauerstoffverbrauch nehmen in dieser Zeit sehr deutlich ab. Leider sind die Daten für die normale oder Vorperiode nicht so vollständig wie die während des Hungers. Es ist daher nicht möglich zu berechnen, bis zu welchem Grade der Stoffwechsel bei Levanzin in den ersten 2 Wochen des Hungers tatsächlich abgenommen hat. Nichtsdestoweniger ist es aber offenbar, daß der gesamte Stoffwechsel eine beträchtliche Abnahme erfahren hat, da in der zweiten Hälfte der ersten Periode die Kohlendioxyd- und Sauerstoffwerte noch um 15,7 bzw. 14% abnehmen. Diese 15 tägige Periode stellt daher den Übergang vom Stoffwechsel im gut genährten Zustand zu dem im Hungerstadium dar.

Die Veränderung im Gesamtstoffwechsel kann leichter auf Grund der täglichen Wärmebildung berechnet werden. Vor der Hungerperiode betrug Levanzins Wärmebildung pro Tag (im Durchschnitt) nach BENEDICT 1846 Calorien. Diese Berechnung beruht auf direkten calorimetrischen Messungen, die ausgeführt worden sind während die Versuchsperson schlief. Man wird daher wenigstens 10% dieses Wertes hinzufügen müssen, um den Mehrverlust an Energie während des Wachens zu decken, als die Versuchsperson in verschiedener Weise tätig war. Mit anderen Worten, Levanzins Gesamtstoffwechsel vor dem Hunger betrug 2030 Calorien pro Tag, ein Wert, der dem Durchschnittswert für einen Menschen von seinem Gewicht (60,5 kg) bei mäßiger Tätigkeit entspricht. Innerhalb der ersten 15 Hungertage nahm dieser Wert um nahezu 31% (19% in der ersten 7 Tagen) ab. Innerhalb der nächsten Periode (16 Tage) beobachten wir, daß die tägliche Kohlensäureausscheidung und der Sauerstoffverbrauch praktisch konstant bleiben. Der Stoffwechsel hat sich auf sein neues Gleichgewicht eingestellt, und obgleich das Körpergewicht, ebenso wie in der vorhergehenden Periode, nahezu um 10% abnahm, betrug die Abnahme im Gesamtstoffwechsel (gemessen an den täglich gebildeten Calorien) nur 10% anstatt 31% in der vorhergehenden Periode.

Betrachtet man die Tabelle VIII, S. 121, so zeigt sich, daß zu Beginn der ersten Periode 24,1 g Glykogen täglich umgesetzt wurden, welche 6,2% des gesamten Energiestoffwechsels lieferten. Die Wärmebildung aus Eiweiß betrug 15,8% der gesamten Wärmebildung; die übrigbleibenden 78% wurden vom Fett geliefert. Es ist jedoch sehr wichtig, diese Verteilung Tag für Tag zu studieren. Am 1. Hungertage wurden 68,8 g Glykogen verbraucht, am 3. Tage 38,5 g, am 4. und 5. Tage waren die Mengen noch geringer (4,3 und 15,1 g). Der Eiweißabbau verhielt sich in der Zwischenzeit umgekehrt wie der des Glykogens, indem er von einem Minimum von 42,6 g am 1. Hungertage auf 71,2 g am 4. Tage zunahm, an dem gerade die kleinste Menge an Glykogen verbraucht wurde.

Gegen Ende der ersten Periode deckt das Glykogen, wie aus den Daten der Stoffwechselversuche hervorgeht, nur 1,2% des gesamten Energiebedarfs (4,05 g pro Tag). Der Verbrauch an Fett nimmt ebenfalls ganz ausgesprochen ab (ungefähr 14,5%), während der Eiweißabbau etwas größer wird, weil jetzt weniger Glykogen zur Verfügung steht.

Wie schon bemerkt wurde, ist die nächste Periode durch die relative Konstanz des Gesamtstoffwechsels und des Gasstoffwechsels gekennzeichnet. Auch der Fettabbau pro Tag bleibt konstant, während der Eiweißzerfall nach einem plötzlichen Sturz (— 18,5%) in der vorhergehenden Periode während der nächsten 16 Tage allmählich abnimmt. Soweit wie die Stoffwechseldaten in Betracht gezogen werden können, trägt der Kohlehydratverbrauch nicht nennenswert zum allgemeinen Energieverbrauch während dieser Periode bei.

Wir können jedoch nicht BENEDICTs Ansicht beipflichten, daß das Glykogen am Stoffwechsel der zweiten Periode nicht teilnimmt. In erster Linie fallen die Nichteiweiß-respiratorischen Quotienten für diese Zeit häufig unter 0,70, den Quotienten für reine Fettverbrennung. Tatsächlich erreichen von 16 respiratorischen Quotienten, die während dieser Periode festgestellt wurden, nur sechs den Wert 0,70, die übrigen schwanken zwischen 0,68 und 0,69. Obwohl dieser Unterschied zunächst nicht sehr bedeutungsvoll zu sein scheint, muß darauf hingewiesen werden, daß praktisch die Hälfte der Angaben über die Größe des Gasaustausches aus Werten weniger Respirationsversuche berechnet worden ist. Die respiratorischen Quotienten, die in den Calorimeterversuchen an Levanzin mit 12 Stunden langer und länger fortgesetzter Bestimmung des Gasstoffwechsels gefunden worden sind, liegen fast ausnahmslos etwa 0,2 tiefer als die Quotienten, die sich aus den kurzen Tagesversuchen berechnen. Es liegt daher die Vermutung sehr nahe, daß die angegebenen respiratorischen Quotienten eher zu hoch als zu tief sind, und die Tatsache, daß sie unter 0,70 fallen, muß dahin ausgelegt werden, daß wahrscheinlich beständig Glykogen aus Fett[1]) gebildet wurde. Wahrscheinlich werden die von Tag zu Tag gebildeten Glykogenmengen rasch aufgebraucht werden, so daß nur ein kleiner Überschuß als Vorrat in den Geweben zurückbleibt. Obwohl die Oxydation dieser kleinen Mengen nur einen unbedeutenden Bruchteil der gesamten produzierten Energie liefern kann, so wissen wir von der biologischen Wichtigkeit des Kohlehydratanteils im Stoffwechsel so wenig, daß es gewagt erscheint, ihn, weil er quantitativ sehr klein ist, gänzlich zu vernachlässigen. Selbst wenn die dauernde Teilnahme der Kohlehydrate am Hungerstoffwechsel nicht nachgewiesen worden wäre, so wäre auch das noch kein unbestreitbarer Beweis gewesen, daß im Hunger ausschließlich Fett und Eiweiß umgesetzt werden. In BENEDICTs Untersuchungen an Levanzin, deren hervorstechendstes Merkmal die glänzendste Technik ist, stellen wir fest, daß keine Kohlehydrate am 6. und 7. Tage umgesetzt wurden.

Da Kohlehydrate die am leichtesten oxydablen Stoffe sind, und da sie stets die ersten sind, die beim Stoffwechsel verbraucht werden, kann diese Lücke zwischen dem 5. und 8. Tage entweder mit der Annahme erklärt werden, daß die Technik nicht so fehlerfrei war, wie man glaubt, oder daß das verbrauchte Glykogen durch neu gebildetes ersetzt wurde. Es ist aber sehr unwahrscheinlich, daß eine 48stündige Unterbrechung im Kohlehydratstoffwechsel eingetreten sein soll.

13. Rolle der Kohlehydrate beim Hungerstoffwechsel des Menschen. Man kann bei der Teilnahme der Kohlehydrate am gesamten Hungerstoffwechsel drei Stadien unterscheiden. Am 1. Hungertage, an dem ein freier Glykogenvorrat zur Verfügung steht, keine β-Oxybuttersäure im Harn ist, nimmt die Harnacidität, verglichen mit der der vorangehenden Tage, stark ab. Vom 2. Tage an steigt die Acidität des Urins sehr deutlich, erreicht dann allmählich ein Maximum (130% über der Acidität des 1. Hungertages bei LEVANZIN) zur selben Zeit, wie die Kohlensäurespannung in der Alveolarluft um 4 mm abnimmt, was den Beginn der Acidosis anzeigt. Diese grundlegenden Veränderungen in den chemischen Vorgängen im Organismus fallen eng mit dem fortschreitenden Glykogenschwunde zusammen. Die Acidität des Harns fällt, nachdem sie ein Maximum erreicht hat, etwa wieder auf das Niveau, das sie am 1. Hun-

---

[1]) Niedere respiratorische Quotienten sind auch bei anderen Menschen gefunden worden, die sich freiwillig einem langdauernden Hunger unterwarfen:

Versuchsobjekt	Hungertage									
	1	2	3	4	5	6	7	8	9	10
Cetti	0,72	0,68	0,68	0,65	0,66	0,67	0,67	0,68	0,67	0,68
Breithaupt	0,87	0,74	0,73	0,73	0,63	0,66	0,69	0,72	—	—

gertage erlangt hatte. Dieses zweite Stadium umfaßt daher die Zeit
— weder scharf begrenzt noch regelmäßig hinsichtlich der Dauer bei
verschiedenen Individuen —, in der kleine, aber noch meßbare Glykogenmengen am Stoffwechsel teilnehmen. Bei Levanzin trat ungefähr am
16. Hungertage eine plötzliche Zunahme der Acidität auf, parallelgehend
mit einem neuen Abfall der alveolaren Kohlensäurespannung. Dies
zeigt eine Veränderung der Acidität des Blutes an. Bis zum Schluß des
Versuches — 15 Tage später — bleibt die alveolare Kohlensäurespannung
unverändert auf dem niedrigen Niveau, während die Acidität des Harnes
allmählich wieder bis auf das Niveau der ersten Hungertage sinkt und bis
auf kleine tägliche Schwankungen auch konstant bleibt. Dieses Stadium
fällt mit der Hungerperiode zusammen, in der eine Anteilnahme der
Kohlehydrate am allgemeinen Stoffwechsel nicht erkennbar ist. Es ist
das Stadium, in dem die Synthese der Kohlehydrate kaum mit der
Oxydation Schritt hält, so daß im besten Falle nur kleine Mengen von
den Geweben zurückgehalten werden können. So weit ist die Hypothese in vollkommener Übereinstimmung mit den Tatsachen, die allgemein beim Hunger beobachtet werden. Die Störung im Eiweiß-
und Fettabbau, die wahrscheinlich auf Veränderungen in dem kolloidalen Zustand des Protoplasmas beruht, ist z. B. bei Säuglingen, die
einen höheren Stoffumsatz haben, besonders schwer. Wir werden auf
diesen Punkt bald zurückkommen. Ich will hier nur darauf hinweisen,
daß der Hungertod mit all den Erscheinungen, die ihm vorausgehen
und ihn begleiten, wie prämortaler Anstieg in der Stickstoffausscheidung, im Kreatin, allgemeine Herabsetzung des Stoffwechsels, Fallen
der Körpertemperatur usw., — daß all dieses einfach mit der Unfähigkeit des Organismus zusammenfällt, Kohlehydrate de novo zu bilden.
Dies wird auch bestätigt durch die Feststellung MICHAILESCOS, daß,
sobald der Körpergewichtsverlust sich der 40%-Grenze nähert, das
Glykogen gänzlich aus den Geweben verschwindet. Die schweren
degenerativen Veränderungen, die schließlich zum Tode des Organismus
führen, sind wahrscheinlich auf diese Erscheinung zurückzuführen.

II. Zusammensetzung des Urins im Hunger.

1. Der Urin und die Stickstoffverteilung. Der Gasstoffwechsel klärt
uns über den gesamten Stoffwechselumsatz auf. Um aber einen Einblick in die chemischen Vorgänge zu gewinnen, die sich im Hunger
abspielen, müssen wir auch den Nieren, die den anderen Ausscheidungs-
weg darstellen, unsere Aufmerksamkeit zuwenden und die Harnbestandteile sorgfältig untersuchen. Die stickstoffhaltigen Abbauprodukte
werden aus dem Organismus hauptsächlich auf diesem Wege ausgeschieden; daher sind die Veränderungen in der Zusammensetzung des
Urins von großer Wichtigkeit.

Sehr bedeutungsvoll sind in dieser Hinsicht die Harnanalysen von HOWE und seinen Mitarbeitern an hungernden Hunden, besonders ein Versuch, der sich über 117 Tage ausdehnt und damit den Rekord in Hungerexperimenten erreicht. In diesem außergewöhnlich langen Hungerzustand sank das Gewicht des Tieres von 26,2 auf 9,8 kg, d. h. es erlitt einen Verlust von 63%. In der gleichen Weise wie bei der Darstellung der Ergebnisse des Gesamtstoffwechsels habe ich die durchschnittliche tägliche Ausscheidung der verschiedenen Urinbestandteile je nach einzelnen Hungerperioden berechnet, von denen jede Periode $^1/_4$ des Gesamtverlustes an Körpergewicht umfaßt (1.—17., 18.—42., 43.—74. und 75.—117. Tag).

Stickstoffverteilung.

Periode	Gesamt	Harn-stoff	Ammo-niak	Krea-tinin	Krea-tin	Purin	Allan-toin
Normal { g	15,588	13,434	0,635	0,410	0,343	0,055	0,035
{ % d. ges. .	—	*86,2*	*4,07*	*2,66*	*2,20*	*0,42*	*0,23*
Hungerperiode							
I { g	4,487	3,576	0,307	0,285	0,060	0,025	0,031
{ % d. ges. . .	—	*79,7*	*6,85*	*6,33*	*1,34*	*0,56*	*0,69*
II { g	3,288	2,675	0,213	0,208	0,005	0,012	0,004
{ % d. ges. . .	—	*81,3*	*6,48*	*6,32*	*0,15*	*0,37*	*0,12*
III { g	3,018	2,515	0,254	0,183	0,008	0,016	0,012
{ % d. ges. . .	—	*83,25*	*8,42*	*6,07*	*0,26*	*0,53*	*0,40*
IV { g	2,594	2,205	0,202	0,075	0,029	0,008	0,009
{ % d. ges. . .	—	*85,0*	*7,78*	*2,89*	*1,12*	*0,30*	*0,35*

Die Gesamtstickstoffausscheidung nimmt sofort mit dem Beginn des Hungers sehr stark ab (von einem täglichen Durchschnitt von 15,588 auf 4,487 g). Dies ist im Hinblick darauf, daß der Hund von einer sehr eiweißreichen Kost lebt, keineswegs überraschend. Es ist jedoch bemerkenswert, daß die tägliche Stickstoffausscheidung für die zwei intermediären Perioden II und III nahezu gleich groß bleibt. Während der Unterschied in der täglichen durchschnittlichen N-Ausscheidung zwischen der normalen und der ersten Hungerperiode 71,2%, zwischen der zweiten und ersten Periode 26,8% beträgt, so nimmt zwischen den beiden intermediären Perioden, die 67 Tage umfassen, die Gesamtstickstoffausscheidung nur um 8,2% ab. In der vierten Periode, die wir bereits als das Stadium des nahenden Aufbrauchs und des endgültigen Zugrundegehens kennengelernt haben, kommt es zu einer mehr oder weniger plötzlichen Abnahme (13,8%).

Die Stickstoffausscheidung in den ersten Hungertagen ist von so großer Bedeutung, daß sie Tag für Tag verfolgt werden muß. Der Stickstoffverlust durch den Urin war am 1. Tage noch relativ groß (9,326 g), aber bereits in den nächsten beiden Tagen sank er auf ein sehr niedriges Niveau (2,029 und 4,532 g), um am 4. Tage wieder auf 9 g zu steigen. Die Veränderungen im Eiweißabbau, die hier nur skizziert sind, und die im Hunger immer auftreten, werden später im Zusammenhang mit der Stickstoffverteilung im Urin beim hungernden Menschen näher erörtert werden.

Wenden wir jetzt unsere Aufmerksamkeit den **stickstoffhaltigen Abbauprodukten und ihrem Mengenverhältnis im Urin während der verschiedenen Hungerperioden** zu, so sehen wir, daß **die Hauptmenge der Harnstoff** — als das am vollständigsten oxydierte Stickstoffderivat — einnimmt. Er betrug vor der Hungerperiode im Urin des Hundes 86,2% der Gesamtstickstoffausscheidung. In der ersten Hungerperiode sank er auf 79,7%, nahm aber in den folgenden Perioden allmählich zu, indem er während der allerletzten Phase des Hungers den Anfangsanteil (85%) nahezu erreichte. Die Tatsache, daß der Harnstoffgehalt zu Beginn des Hungers prozentualiter abnimmt, führte zu der Hypothese von der fortschreitenden Abnahme der Harnstoffausscheidung. Diese trifft aber nur für kurze Hungerperioden zu. Werden die Versuche über das erste Stadium hinaus ausgedehnt, so kann man den allmählichen Anstieg im relativen Harnstoffgehalt unfehlbar beobachten.

Die **Ammoniakausscheidung** steht direkt mit der sich entwickelnden Acidosis und Ketonurie im Zusammenhang. Dies wird im folgenden noch eingehender erörtert werden. Das schnellste und wirksamste Mittel, über das der Organismus verfügt, um sich gegen Säuren, die beim Stoffumsatz frei gemacht werden, zu schützen, besteht in der Neutralisation mit Ammoniak und der Ausscheidung von Ammoniumsalzen im Urin. Sobald der aufgespeicherte Glykogenvorrat aufgebraucht ist, verfügt der Stoffwechsel nur über die kleinen, durch Synthese gebildeten Mengen. Alsbald treten die Erscheinungen auf, wie sie gewöhnlich durch einen Kohlehydratmangel in der Kost entstehen; parallel mit der sich entwickelnden Acidosis finden wir, daß der Ammoniakstickstoff, der vor dem Hunger 4,07% der Gesamtstickstoffausscheidung ausmachte, auf 6,85% (Durchschnitt) in der ersten Hungerperiode ansteigt. Wir hatten bereits erwähnt, daß am 4. Tage die Stickstoffausscheidung beinahe um 5 g die des vorhergehenden Tages übertraf. Diese plötzliche Zunahme hatten wir dem nahezu völligen Aufbrauch an Reserveglykogen zuschreiben müssen; zur gleichen Zeit schied der Hund die größte Menge an Ammoniakstickstoff (0,63 g) aus, ein Zeichen, daß die Acidosis ihren Höhepunkt erreicht hatte.

Als **Kreatinin** scheidet der Hund im Hunger einen viel höheren Prozentsatz des Gesamtstickstoffs als während der Nahrungszufuhr aus; im weiteren Verlauf des Hungers sinkt aber der Prozentsatz an

Kreatinin allmählich von einem Durchschnitt von 6,33% (erste Periode) auf 6,07% (dritte Periode) ab. Es ist wichtig, daß in der vierten Hungerperiode — der Erschöpfungsperiode — die Kreatininstickstoffausscheidung plötzlich auf nur 2,89% des Gesamtstickstoffs fällt.

Der Urin des hungernden Hundes wird zeitweise praktisch kreatinfrei; das Verhalten der Kreatinausscheidung hängt gleichfalls von der jeweiligen Hungerperiode ab. Diese Darstellung bedarf der Erläuterung. Von einer Reihe von Forschern ist für verschiedene Tiere gezeigt worden, daß gewöhnlich durch Hunger Kreatinurie entsteht. Jedoch muß darauf hingewiesen werden, daß die Kreatinurie wahrscheinlich nicht durch den Hunger per se hervorgerufen wird, sondern nur eine Folgeerscheinung des Nahrungsmangels ist. Auf jeden Fall ist Kreatinurie zwar eine häufige, aber keine ständige Begleiterscheinung des Hungers. Unter gewissen Bedingungen ist es praktisch unmöglich, bei hungernden Schweinen Kreatinurie hervorzurufen. Die Kreatinurie muß daher von irgendeiner durch den Hunger bedingten Stoffwechselerscheinung abhängen und entsteht wahrscheinlich durch eine Reihe zusammenwirkender Faktoren. So sank in der ersten Periode der Einstellung die absolute Kreatinmenge auf $^1/_6$, betrug aber noch 1,34% des gesamten ausgeschiedenen Stickstoffs (2,2% beim normal genährten Hunde). In den nächsten zwei Perioden, die durch ein Gleichgewicht der Funktionen (bei minimalem Stoffumsatz) gekennzeichnet sind, nahm das Kreatin des Urins bis auf Spuren ab und bildete nur 0,2—0,3% des Gesamtstickstoffs. In der letzten Periode dagegen erscheint das Kreatin wieder in steigenden Mengen und beträgt wieder durchschnittlich 1,12% des im Urin ausgeschiedenen Stickstoffs. Der Anstieg in der Kreatinausscheidung, der erst nach $2^1/_2$ Monate langem Hunger einsetzt, fällt mit einer plötzlichen Abnahme in der Kreatininausscheidung zusammen. Der prämortale Anstieg in der Stickstoffausscheidung wird von einer Erscheinung begleitet, die Howe und seine Mitarbeiter als „creatin-creatinin crossing" bezeichnen, d. h. das Kreuzen beider Kurven, wenn die Resultate graphisch dargestellt werden; der Kreatinstickstoff steigt, während der Kreatininstickstoff fällt.

Morgulis und Edwards[1]) fanden bei ihren Untersuchungen über den Nichtproteinanteil im Blut hungernder Hunde, daß das Kreatinin auffallend konstant bleibt, während das Kreatin entweder allmählich zunimmt oder aber erst längere Zeit abnimmt, um dann plötzlich, wenn der Hunger bereits sehr lange gedauert hat, wieder anzusteigen. Dieser konstante hohe Kreatingehalt in der letzten Hungerperiode entspricht den Urinuntersuchungen von Howe und Hawk, die in der 4. Hungerperiode einen Anstieg in der Kreatinausscheidung beobachteten.

----

[1]) Unveröffentlichte Untersuchungen.

Der Harnsäuregehalt des Blutes ist beim Hunde sehr gering, nimmt aber allmählich beim Hunger zu. Nach dieser Beobachtung erscheint die fortschreitende Abnahme der Allantoinausscheidung während des Hungers in besonderer Weise bemerkenswert. Es liegt nämlich die Annahme nahe, daß die mangelhafte Allantoinbildung aus Harnsäure auf ungenügender Oxydation beruhen kann.

Die Ausscheidung des Purinbasenstickstoffs und des Allantoins zeigt ein zunehmendes Absinken mit dem Fortschreiten des Hungers.

a) Die Stickstoffverteilung im Urin beim hungernden Menschen. Wenden wir uns jetzt zu der Stickstoffverteilung im Urin hungernder Menschen, so müssen wir uns daran erinnern, daß wir es in jedem der bekannten Fälle nur mit den ersten Hungerstadien zu tun haben. Die Urinuntersuchungen bei Levanzin, die sich über die längste Hungerperiode

Tabelle IX. Durchschnittliche tägliche Stickstoffausscheidung.

| Stickstoffverteilung | Levanzin | | | | | | | Kozawa | | |
| | Normal | I. Hungerperiode | | | II. Hungerperiode | | | Normal | I. Hungerperiode (a + b) | II. Hungerperiod. (a) |
		(a)	(b)	(a + b)	(a)	(b)	(a + b)			
Gesamt-N g	13,98	9,87	10,09	9,98	8,21	7,73	7,98	12,05	12,18	8,64
Harnstoff-N {g / % . . .	— / —	7,50 / 75	7,42 / 73,5	7,46 / 74,8	5,68 / 69,2	5,53 / 71,5	5,60 / 70,4	— / (86,7)	— / (81,7)	— / (75,7)
Ammoniak-N {g / % . . .	0,64 / 4,57	1,170 / 11,87	1,574 / 15,6	1,372 / 13,75	1,700 / 20,7	1,38 / 17,85	1,54 / 19,3	0,524 / 4,45	1,257 / 10,3	1,223 / 14,16
Amino-N {g / % . . .	— / —	— / —	— / —	— / —	— / —	— / —	— / —	0,215 / 1,84	0,138 / 1,13	0,137 / 1,58
Harnsäure-N {g / % . . .	— / —	0,074 / 0,74	0,111 / 1,10	0,093 / 0,93	0,111 / 1,35	0,099 / 1,27	0,105 / 1,32	0,167 / 1,42	0,091 / 0,75	0,106 / 1,23
Purinbasen-N {g / % . . .	— / —	— / —	— / —	— / —	— / —	— / —	— / —	0,020 / 0,17	0,018 / 0,15	0,019 / 0,22
Ges.-Kreatinin-N {g / % . .	— / —	0,507 / 4,63	0,471 / 4,7	0,489 / 4,9	0,386 / 4,7	0,342 / 4,43	0,364 / 4,54	0,464 / 3,85	0,620 / 5,09	0,488 / 5,65

erstrecken, die eingehend erforscht ist, büßen dadurch leider sehr viel an Wert ein, daß wir keine Angaben über die dem Hunger vorhergehenden Perioden besitzen. Diese wären doch der gegebene Ausgangspunkt gewesen, um die Veränderungen in der Stickstoffverteilung während des Hungers zu erforschen. Die Untersuchungen von WATANABE und SASSA am Urin eines Mannes, der nur 14 Tage hungerte — Untersuchungen, die vom allgemein wissenschaftlichen Standpunkt aus denen BENEDICTS überlegen sind, wenn sie auch weniger umfangreich sind —, können benutzt werden, um die Mängel in den Untersuchungen des Levanzinschen Urins auszugleichen.

Levanzins durchschnittliche tägliche Stickstoffausscheidung betrug vor dem Hunger 13,98 g, von denen 0,64 g oder 4,57% in Form von Ammoniakstickstoff vorhanden waren. Die gesamten Daten sind in der Tabelle IX, S. 129 zusammengestellt, in vier Gruppen angeordnet, geradeso wie es vorher bei den Daten gemacht worden war, die sich auf den Gasstoffwechsel und den allgemeinen Stoffumsatz bezogen; je zwei aufeinanderfolgende Gruppen zusammen entsprechen der ersten bzw. der zweiten Hungerperiode.

Wir sehen, daß die Gesamtstickstoffausscheidung, die in den ersten Hungertagen sehr schnell abnimmt, während der zweiten Hälfte der ersten Hungerperiode eine Neigung zum Anstieg zeigt, dann nach einem weiteren plötzlichen Absinken während der zweiten Periode ziemlich konstant bleibt. Im gut ernährten Zustand schied Levanzin 0,230 g Stickstoff pro Tag und kg Körpergewicht aus; Kozawa 0,237 g; Cetti 0,237 g; Beauté 0,250 g; Succi 0,274 g (Hunger in Florenz), aber nur 0,141 g in Neapel und Rom.

b) Veränderungen der Stickstoffausscheidung in Beziehung zu den Kohlehydratreserven. Levanzins Stickstoffausscheidung sank am 1. Hungertage auf 0,118 g pro Tag und pro kg, stieg aber schnell an und erreichte am 4. Tage 0,207 g, um dann nach einigen Schwankungen allmählich auf 0,146 g Stickstoff am 31. Hungertage zu fallen. Bei Kozawa, der vor dem Hunger hauptsächlich von einer vegetabilischen Kost lebte, nahm die Stickstoffausscheidung am 1. Hungertage nur um 0,206 g ab, erreichte am 4. Tage den höchsten Gipfel von 0,316 g und sank dann auf 0,183 g Stickstoff am 14. Hungertage. Diese vorübergehende Abnahme beim Eiweißabbau während der ersten Hungertage ist zweifellos einer Sparwirkung zuzuschreiben, die durch einen überreichen Kohlehydratvorrat ermöglicht wird. Manchmal zeigt sich diese Sparwirkung am ausgesprochensten während des 1. Hungertages (Prausnitz), doch muß das nicht unbedingt der Fall sein; die maximale Stickstoffausscheidung kann jederzeit von dem 2. bis zum 4. Hungertage auftreten.

Tägliche Stickstoffausscheidung in Gramm.

Person	Normal	Hungertage			
		1.	2.	3.	4.
Beauté	16,45	10,51	**14,38**	13,72	13,72
Succi	17,85	15,19	12,13	**15,25**	14,08
Tosca	13,99	8,76	8,38	**10,73**	9,40
Succi	8,99	8,72	8,45	**9,05**	8,51
Levanzin	11,54	7,10	8,40	11,34	11,87
Kozawa	12,05	10,90	13,73	12,91	**15,11**

Wir können zwar keine starre und feste Formel aufstellen, nach der nun die Veränderungen in der Stickstoffausscheidung während der ersten Hungertage genau verlaufen; doch können wir immerhin sagen, daß die zeitweilige Abnahme und die dann folgende Zunahme der Stickstoffausscheidung zu den Veränderungen im aufgespeicherten Glykogenvorrat in Beziehung steht. Diese Hypothese wird nicht nur durch die Untersuchungen über die Beteiligung der verschiedenen organischen Stoffe am Stoffwechsel, auf die wir bereits hingewiesen haben, gestützt, sondern auch durch direkte experimentelle Beweise. MAY zeigte, daß die Injektion von Glucose beim hungernden Kaninchen eine Abnahme in der Stickstoffausscheidung im Urin hervorruft. Dies tritt auch dann ein, wenn durch ein infektiöses Fieber der Eiweißabbau stark vermehrt ist.

WIMMER fand, daß je nach der Menge der verfütterten Kohlehydrate Eiweiß bis zu 55% gespart werden kann.

HEILNER zeigte, daß man den Eiweißabbau im Hunger mit Hilfe subkutaner Injektionen von Rohrzucker einschränken kann. Er führt diese Sparwirkung auf Veränderungen im osmotischen Druck zurück, die durch die Rohrzuckerinjektion hervorgerufen werden. Worauf es nun auch beruhen mag, daß die Proteine geschont werden, so bleibt die Tatsache, daß sie gespart werden, unbestreitbar.

Die zweite Hungerperiode ist im allgemeinen durch einen neuen Sturz in der Stickstoffausscheidung gekennzeichnet. Indem sich nun der Organismus auf ein niederes Stoffwechselgleichgewicht einstellt, bleibt die Stickstoffausscheidung wieder leidlich konstant. Sowohl diese neue Einstellung des Eiweißumsatzes, wie die des Gesamtstoffwechsels fällt auch mit einer Einstellung der alveolaren Kohlensäurespannung auf ein niederes Niveau zusammen (Levanzin). Es ist vorläufig noch nicht möglich, die Beziehungen zwischen diesen Erscheinungen — dem niederen Stand des Stoffwechselgleichgewichtes einerseits und der höheren Acidität der Körperflüssigkeiten andererseits — zu ergründen. Es ist aber höchst wahrscheinlich, daß das Zusammentreffen nicht rein zufälliger Art ist.

Wir haben bereits darauf hingewiesen, daß die vorübergehenden Veränderungen im Eiweißabbau in den ersten Hungertagen mit einer Erschöpfung des Kohlehydratvorrates zusammenhängen. Der Fettabbau zeigt gleichfalls Veränderungen, wie sie für einen Kohlehydratmangel charakteristisch sind, z. B. das Auftreten der Acetonkörper im Urin. Der Säuregrad des Urins, der während des Hungers eine Reihe interessanter Veränderungen durchmacht, geht aus dem Zusammenwirken zweier Faktoren hervor: der Ausscheidung saurer Phosphate und der Acetonkörper. Die Acetonkörperausscheidung weist darauf hin, daß die Acidität beim Hunger in gewissem Sinne auf einer Ketosis beruht. BRUGSCH nahm an, daß die Ausscheidung der Acetonkörper im Hunger von dem Vorhandensein eines reichlichen Fettpolsters abhängt. FOLIN und DENIS haben aber nachgewiesen, daß die Fettleibigkeit weder als prädisponierender noch als mitwirkender Faktor bei dem Auftreten oder dem Grade der Acidosis irgendeine Rolle spielt.

Bei Levanzin z. B. zeigte sich am 2. Hungertage 0,5 g β-Oxybuttersäure im Urin. Am 3. und 4. Tage, als der Glykogenvorrat nahezu erschöpft war, stieg die β-Oxybuttersäureausscheidung auf 2,1 bzw. 3,5 g. Sie wurde während des Hungers dauernd ausgeschieden.

Bei hungernden Säuglingen ist das Auftreten der Acetonkörper im Urin besonders ausgesprochen, wie die Abb. 6 zeigt. Die Verabreichung von Lactose hebt die Ketonurie sehr schnell auf.

c) Hungerstoffwechsel des Säuglings. Der Stoffwechsel des Säuglings zeichnet sich angeblich dadurch aus, daß die Stickstoffausscheidung pro kg und pro Stunde von Tag zu Tag zunimmt. Dies wird einmal dem Umstand zugeschrieben, daß der kleine Glykogenvorrat schnell oxydiert wird, und fernerhin der Tatsache, daß auch beim gut genährten Säugling das Eiweiß in erster Linie dazu dient, die Gewebe aufzubauen. Die Erhaltungsenergie wird vom Fett und von den Kohlehydraten geliefert. Im Hunger ist der Säugling gezwungen, zur Erhaltung von seinen eigenen Eiweißkörpern zu zehren, besonders, da der kleine Glykogenvorrat dahinschwindet, wie die folgenden Versuche zeigen.

Bedingung	Stickstoffausscheidung pro kg und pro Stunde		
	(SCHLOSSMANN u. MURSCHHAUSER)	(KELLER)	(BENEDICT)
Gefüttert	0,0036 g	—	—
I. Hungertag . . .	0,0051 „	0,0045	0,0065
II. „ . . .	0,0068	0,0038	0,0084
III. „ . . .	0,0108	0,0044	0,0089
IV. „ . . .	—	0,0064	—

Vergleicht man diese Ergebnisse mit denen beim hungernden Erwachsenen, so sieht man sofort, daß die Annahme, die steigende Stickstoffausscheidung sei in irgendeiner Weise für den hungernden Säug-

ling charakteristisch, in keiner Weise zu rechtfertigen ist: Wie enge
Beziehungen zwischen der Stickstoffausscheidung und der Anteilnahme
des Glykogens am Gesamtstoffwechsel bestehen, erkennt man aus der

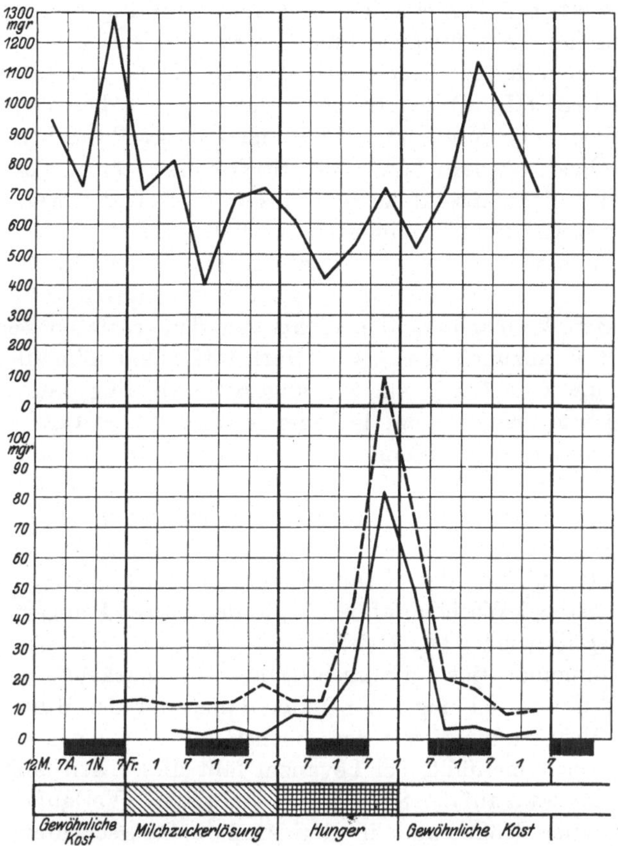

Abb. 6. Die Ausscheidung von N (obere Linie), Aceton (untere gerade Linie)
und β-Oxybuttersäure (gestrichelte Linie) im Urin von Säuglingen bei ausreichender Kost, bei ausschließlicher Ernährung mit Milchzucker und bei absolutem
Hunger. (Nach SCHLOSSMANN und MURSCHHAUSER.)

folgenden Berechnung, die auf Grund von BENEDICTS Werten bei hungernden Säuglingen aufgestellt ist.

	Gramm			Calorien			% d. Gesamtmenge		
	Ei-weiß	Fett	Gly-kogen	Ei-weiß	Fett	Gly-kogen	Ei-weiß	Fett	Gly-kogen
I. Hungertag	0,94	2,10	1,69	4,15	20,0	7,15	13,3	63,9	22,8
II. „	1,21	2,61	0,62	5,35	24,9	2,62	16,3	75,7	8,0
III. „	1,28	2,54	0,36	5,66	24,24	1,52	18,0	77,2	4,8

d) **Veränderungen in den Stickstoffabbauprodukten.** Der in der Form von Harnstoff ausgeschiedene Anteil des Gesamtstickstoffs nimmt im Hunger ab. Dies gilt jedoch nur für die Verhältnisse während der ersten Hungerstadien, und kein sorgfältiger Hungerversuch beim Menschen geht über sie hinaus. Wir haben gezeigt, daß der Harnstoff im weiteren Hungerverlauf den gleichen Prozentsatz wie im normalen Urin (Hund) zu erreichen sucht. Auch bei Versuchen mit menschlichen Versuchsobjekten kann man dieses Bestreben erkennen. Kozawa schied ungefähr 86,7% des Stickstoffs in Form von Harnstoff aus (dies ist nicht absolut korrekt, insofern als WATANABE und SASSA nicht Harnstoff direkt bestimmten, und die 86,7% auch solch unbedeutende Komponenten wie Allantoin, Oxyproteinsäuren usw. einschließen, die jedoch nicht mehr als 5% im ganzen betragen. Für Vergleichszwecke macht es aber nichts aus, den gesamten Betrag allein als Harnstoff anzunehmen). Der Harnstoff nahm allmählich bis auf ein Minimum von 74,4% am 8. Hungertage ab, fing dann wieder an zu steigen und erreichte am 14. oder letzten Hungertage 78,9%.

Die Harnstoffausscheidung bei Levanzin verläuft ähnlich. Während der Periode, die dem Hunger vorausgeht, muß der Harnstoff mehr als 80% betragen haben. Leider wurde er tatsächlich nicht bestimmt, aber innerhalb der 1. Hungerwoche betrug die Harnstoffausscheidung durchschnittlich 75% der Gesamtausscheidung. Sie sank auf 73,5%, in den nächsten 2 Wochen auf 69,2%, in der letzten Hungerwoche stieg sie aber bereits wieder auf 71,5%.

Die Ammoniakstickstoffausscheidung ist umgekehrt proportional der Harnstoffausscheidung. Wir finden daher, daß der Mindestprozentgehalt an Harnstickstoff mit dem höchsten Punkt der Ammoniakausscheidung zusammenfällt, bei Levanzin fällt dieser Zeitpunkt auf den 7. Tag, bei Kozawa auf den 8. Tag, usw. Im weiteren Verlauf des Hungers wird ein neuer Höhepunkt in der Ammoniakausscheidung erreicht, wenn eine weitere Zunahme in dem Säuregrad des Harnes erfolgt. Hiermit verbindet sich, wie beim Levanzinschen Hungerversuch gezeigt worden ist, eine Verminderung der alveolaren Kohlensäurespannung, die plötzliche Abnahme im gesamten Eiweißabbau und das Verschwinden von meßbaren Kohlehydratmengen als Energiespender beim Stoffwechsel. Dann nimmt die Ammoniakausscheidung aber wieder dauernd ab. Man kann daraus mit Sicherheit schließen, daß die Ammoniakausscheidung mit den graduellen Schwankungen in der „Hungeracidosis" eng verknüpft ist.

Die **Aminostickstoffausscheidung** ist nicht ausgiebig untersucht worden. BRUGSCH fand mit der Phosphor-Wolframsäuremethode bei Succi eine vermehrte Aminosäureausscheidung (von 2—3% auf 3,7 bis 6,9%). WATANABE und SASSA, die die Formoltitrationsmethode anwandten, konnten wenig oder überhaupt keine Veränderungen in der Aminostickstoffausscheidung nachweisen (0,16—0,27 g oder 1,4—2,1% in der Zeit vor dem Hunger, und 0,11—0,19 g oder 0,8—1,5% während des Hungers). Man muß aber dabei berücksichtigen, daß der Hungerversuch Kozawas sich nur über 14 Tage erstreckte und sich also nur wenig über die erste Hungerperiode hinaus ausdehnte. FUCHS fand bei seinen Versuchen an Hunden, bei denen er gleichfalls die Formoltitrationsmethode anwandte, eine Zunahme in der absoluten Menge des ausgeschiedenen Aminosäurestickstoffs. In der ersten Hungerperiode schied sein Hund täglich 0,0089 g pro kg aus, in der zweiten Periode 0,0103 g, in der dritten Periode 0,0126 g, und in der letzten oder vierten Periode 0,0213 g. Während aber die tatsächliche Menge dabei auf das Zweieinhalbfache stieg, veränderte sich, in Prozenten des Gesamtstickstoffs ausgedrückt, die Ausscheidung nur von 2,45 auf 1,96%.

Die Aminosäurestickstoffausscheidung ist beim Kaninchen zwar viel größer als beim Hund, verhält sich aber während des Hungers ganz ähnlich. So schied ein Kaninchen, das normalerweise 0,0228 g Aminostickstoff pro Tag und kg abgab, in den aufeinanderfolgenden Hungerperioden 0,0253 g, 0,0300 g und 0,0452 g aus. Der Prozentgehalt des Gesamtstickstoffs (in Form von Aminostickstoff) schwankte zwischen 2,25—2,33%.

Die Ausscheidung der Purinbasen und besonders der Harnsäure hängt sehr stark von individuellen Eigentümlichkeiten ab. CATHCART fand eine plötzliche Abnahme in der Harnsäureausscheidung zu Beginn des Hungers (Beauté), doch nahm sie im Verlauf des Hungers an Menge zu. Ähnliche Beobachtungen machten VAN HOOGENHUYZE und VERPLOEGH bei ihren Versuchen mit La Tosca, WATANABE und SASSA bei Kozawa und BENEDICT bei Levanzin.

WATANABE und SASSA fanden, daß das Verhältnis $\dfrac{\text{Purinbasen-N}}{\text{Gesamtpurin-N}}$ vor dem Hungern 9,1 betrug und während des Hungers beträchtlich abnahm. Das Verhältnis zeigte tägliche Schwankungen von 4,8—8,6, um mit der Wiederaufnahme der Nahrung ungewöhnlich hohe Werte zu erreichen (12,9—22,8). Dies würde darauf hindeuten, daß die Umwandlung der Purinbasen in Harnsäure beim Hunger unvollkommen ist.

Wichtig ist, daß auf die kurze Abnahme in der Harnsäure- (oder Gesamtpurinausscheidung) eine Zunahme folgt, die gewöhnlich eintritt, wenn der Körper 5—10% seines Gewichts verloren hat. So stellte bereits LASAREW in seiner Arbeit über die Gewichtsveränderungen der verschiedenen Organe beim Meerschweinchen zu verschiedenen Hungerstadien fest (siehe S. 80), daß sich das Gewicht der Milz während der ersten Periode nicht verändert, in der zweiten Periode aber praktisch den größten Verlust erleidet. Dieser plötzliche starke Gewichtsverlust der Milz ist auf den Verlust ihrer beweglichen Elemente zurückzuführen, die, wie wir in einem späteren Kapitel zeigen werden, wahrscheinlich nach den anderen Organen fortwandern. Nemsers Untersuchungen über das Verhalten der Nucleine beim Hunger stimmen hiermit überein. Er fand bei hungernden Mäusen eine relative Zunahme im Nuclein·P_2O_5, die sich zwischen 14,4—19,7% in der Leber, den Nieren und dem Darm bewegt, und die auf dem Transport der beweglichen Elemente der Milz nach diesen Organen beruhen dürfte. Auf jeden Fall muß die vermehrte Harnsäureausscheidung in irgendeiner Weise mit diesem Auswandern der Leukocyten aus der Milz im Zusammenhang stehen.

Die Gesamtkreatininausscheidung beim Hunger ist von doppelter Bedeutung: 1. in bezug auf den Muskelverbrauch durch den Hunger; 2. in Beziehung zu der Veränderung des Kohlehydratgehaltes im Organismus. Wir wollen nicht wiederholen, was wir bereits im vorhergehenden berichtet haben, und es ist auch nicht nötig, auf eine eingehende Erörterung dieser sehr verwickelten Frage einzugehen.

Verfolgen wir den Fall Kozawa, so sehen wir, daß in der Zeit vor dem Hunger das Verhältnis Gesamtstickstoffausscheidung zu Gesamtkreatininstickstoffausscheidung 9,7 : 1 betrug, während es in der 14tägigen Hungerperiode auf 7,1 : 1 sank. Wenn man annimmt, daß der Muskel 0,39% Kreatininstickstoff enthält und 3,33% des Gesamtstickstoffs, so beträgt das Verhältnis ungefähr 8,5 : 1.

Es wäre gewagt, aus solchen Angaben Schlüsse auf die Beziehung zwischen Kreatininausscheidung und Muskelabbau zu ziehen, besonders da außer den Muskeln noch andere eiweißreiche Gewebe während des Hungers große Verluste in ihrem Stickstoffgehalt erleiden.

Dagegen können wir im Hinblick auf den zweiten Punkt zu endgültigeren Schlüssen gelangen. Mendel und Rose zeigten, daß der Mangel an Kohlehydraten der hauptsächlichste Faktor für das Auftreten des Kreatins im Hungerharn ist. Dies wird auch durch Palladinos neueste Arbeit bestätigt. Wir wollen ferner auch darauf hinweisen, daß alles, was die Leber glykogenfrei macht, wie z. B. Hydrazin[1]), oder die glykogenbildende Tätigkeit der Leber stört, wie Chloroform oder Phosphor[2]), gleichzeitig das Auftreten von Kreatin im Harn veranlaßt. So hängt wahrscheinlich der Anstieg in der Kreatinausscheidung, der kurz vor dem Hungertod eintritt, mit degenerativen Veränderungen in der Leber zusammen, die ihre glykogenbildende Funktion hemmen. Dieser Anstieg kann aber auch auf das vollständige Verschwinden des Glykogens zurückzuführen sein, zu dem es nach Michailesco in dem letzten Hungerstadium kommt.

---

[1]) Underhill und Kleiner: Journ. of biol. chem. 1908. 4. p. 165.
[2]) Mendel und Rose: Ibid. 1911. 10.

Diese Auffassung wird zweifellos starken Widerspruch bei denen hervorrufen, die der Ansicht sind, daß das Harnkreatin direkt aus dem präformierten Muskelkreatin stammt. Der Verfasser will sich nicht leichtfertig auf strittige Probleme einlassen. Selbst die erfahrensten Forscher, die gewissermaßen aus erster Hand dies in Frage stehende Problem beurteilen können, sind in der Auslegung ihrer Ergebnisse ganz verschiedener Ansicht. BENEDICT und OSTERBERG (Journ. of biol. chem. 1914. 18. p. 195) widersprechen der Auffassung, daß Harnkreatin aus Muskelkreatin stammt. Sie experimentierten mit phlorhizinvergifteten Hunden, die große Mengen Kreatin ausschieden. Wenn man den Hunden in der Nahrung genügend Eiweiß gab, um Stickstoffgleichgewicht zu erzielen, waren die Tiere nicht imstande, die Kreatinausscheidung zu unterdrücken. Aus diesen Ergebnissen folgerten die Forscher, daß Kreatin ein ständiges Produkt des intermediären Stoffwechsels sein muß, das bei Anwesenheit von Kohlehydraten eine weitere Veränderung im Organismus erfährt, beim Fehlen der Kohlehydrate aber im Harn ausgeschieden wird. Sie halten es für ausgeschlossen, daß das Kreatin aus den Muskeln stammt, weil ihre Tiere sich im Stickstoffgleichgewicht befanden. Wenn auch diese Ansicht mit der oben vertretenen im Einklang steht, darf man nicht übersehen, daß das Stickstoffgleichgewicht nicht unbedingt das Fehlen eines Stoffumsatzes im Muskelgewebe beweist. Es wird dadurch nur gezeigt, daß Zufuhr und Ausscheidung von Stickstoff gleich groß sind. Möglicherweise kann durch die besonderen Bedingungen, die der durch Phlorhizin oder die weitgehende Unterernährung bedingte Zuckermangel im Organismus hervorruft, doch der endogene Eiweißumsatz gestört werden.

Die täglichen Schwankungen in der Kreatininausscheidung stehen sicherlich mit den Veränderungen im Glykogengehalt des Körpers im Zusammenhang. Kozawas Gesamtkreatininausscheidung war während seines 14tägigen Hungers viel größer als in der Vorperiode. Am 2. Hungertage stieg sie plötzlich von 0,473 auf 0,624 g und erreichte am 4 Tage ein Maximum von 0,692 g. Sie nahm dann allmählich ab, um am 14. Tage wieder auf das Niveau vor dem Hunger zurückzukehren. Dies stimmt im wesentlichen auch für Levanzins Gesamtkreatininausscheidung. Sie erreichte bei ihm ein Maximum von 0,53 g am 4. Hungertage, während meßbare Mengen von Kreatin bis zum 3. Tage nicht aufgetreten waren. In beiden Fällen fiel dies offenbar zeitlich mit dem vollständigen Aufbrauch der Glykogenreserven zusammen.

2. Die Mineralbestandteile des Harns. Die Endprodukte der Fett- und Kohlehydratverbrennung werden aus dem Organismus durch die Lungen in der Ausatmungsluft, die Produkte des Stickstoffabbaues im wesentlichen durch die Nieren entfernt. Die Mineralstoffe, die bei den Abbauprozessen in Freiheit gesetzt werden, werden entweder durch die Faeces oder durch den Urin ausgeschieden. Wenn im Verlaufe des Hungers die Kotentleerung dann meist ganz aufhört, stellt der Urin praktisch den einzigen Weg für die Ausscheidung der mineralischen Abbaustoffe dar.

Das Interesse, das der anorganische Stoffwechsel beim Hunger beansprucht, konzentriert sich im wesentlichen darauf, woher letzten Endes die Mineralstoffe stammen. Da der hungernde Organismus von außen her keinerlei anorganische Stoffe aufnimmt, müssen die Mineralbestandteile im Urin von zersetzter Gewebssubstanz herrühren, abgesehen von kleinen Spuren, die aus dem Trinkwasser stammen könnten. Bei den wenigen Versuchen an Menschen (Succi), in denen während des Hungers Mineralwasser getrunken wurde, ist die Analyse der anorganischen Bestandteile des Urins natürlich wertlos.

Betrachten wir die anorganischen Bestandteile, die der Urin im Hunger ausscheidet, so müssen wir zwischen Säureradikalen, wie Chlor, Phosphorpentoxyd und Schwefeltrioxyd, und den Alkalibasen Natrium, Kalium, Calcium und Magnesium unterscheiden. Die ersteren sind im Organismus häufig in organischen Verbindungen enthalten, entweder als Bestandteile des Eiweißmoleküls (S) oder in verschiedener Verbindung sowohl mit Eiweiß wie Lipoiden (P).

Obgleich über den anorganischen Stoffwechsel im Hunger keine ausführlichen Angaben vorliegen, und nur wenige Untersuchungen sich über den vollständigen Hungerverlauf ausdehnen, so können wir doch sagen, daß das Problem über den Ursprung der Mineralbestandteile im Urin während des Hungers vorläufig praktisch unlösbar ist. Die verschiedenen Hypothesen und Auslegungen, die nach den vorliegenden Untersuchungen gemacht worden sind, sind nur grobe Vermutungen aufs Geratewohl. Die Annahme, daß sie alle aus einer Quelle stammen — z. B. aus der Muskulatur —, ist durchaus falsch, weil die im Hungerharn gefundenen Mineralbestandteile einen mannigfachen Ursprung haben können. Solange wir keine Möglichkeit haben, festzustellen, welchen Anteil die einzelnen Gewebe dem Gesamtfonds, von dem der hungernde Organismus zehrt, wirklich liefern, ist es zwecklos zu versuchen, das Problem der Herkunft der anorganischen Stoffe zu lösen. Der Urin stellt das Schlußkapitel der Geschichte des Hungerstoffwechsels dar, die Ereignisse der vorhergehenden Kapitel jener Geschichte sind für uns aber noch größtenteils ein verschlossenes Buch. Immerhin zeigt eine Betrachtung der Mineralbestandteile des Urins einige interessante Punkte bezüglich des Hungers, und so wird eine solche Erörterung wertvoll.

a) **Die Säureradikale.** Woher das Chlor im Urin während der ersten Hungertage stammt, ist unbestimmt. Geht man davon aus, daß das Verhältnis N/Cl während der Vorperiode niedrig ist, so rührt sicher-

Tabelle X.

Durchschnittliche Ausscheidung der anorganischen Bestandteile.

Versuchsperson . .	Levanzin					Beauté			Hund		
Autor	(BENEDICT)					(CATHCART)			(MUNK)		
Periode	Normal	Hungerperiode I		Hungerperiode II		Normal	Hungerperiode I		Normal	Hungerperiode	
		a	b	a	b		a	b		I	II
Stickstoff	—	9,87	10,09	8,21	7,73	16,26	12,01	8,76	16,82	5,34	4,01
Chlor	—	1,076	0,290	0,160	0,140	6,47	1,64	0,340	0,266	0,091	0,045
$\frac{N}{Cl}$	—	9,18	34,8	51,3	55,2	2,5	7,3	25,8	68,4	58,7	89,1
Phosphorpentoxyd	—	2,337	1,860	1,738	1,434	3,823	2,548	1,566	1,990	1,018	0,082
$\frac{N}{P_2O_5}$	—	4,2	5,4	4,7	5,4	4,3	4,7	5,6	8,5	5,3	4,9
Schwefel	—	0,620	0,610	0,530	0,510	1,377	0,760	0,571	—	—	—
$\frac{N}{S}$	—	15,9	16,5	15,5	15,2	11,8	15,8	15,4	—	—	—
Calcium	0,307	0,249	0,234	0,220	0,147	0,272	0,195	0,125	0,061	0,031	0,058
Magnesium . . .	0,034	0,093	0,069	0,060	0,052	0,112	0,094	0,043	0,056	0,026	0,029
$\frac{Ca}{Mg}$	9,0	2,7	3,4	3,7	2,8	2,4	2,1	2,9	1,9	1,2	2,0
Kalium	—	1,437	0,898	0,654	0,658	3,160	1,147	0,594	—	—	—
$\frac{N}{K}$	—	6,9	12,4	12,6	11,8	5,2	10,5	14,8	—	—	—
Natrium	—	0,900	0,126	0,066	0,052	3,62	0,388	0,148	—	—	—
$\frac{N}{Na}$	—	11,0	8,0	124,4	148,6	4,5	31,0	59,1	—	—	—
$\frac{Na}{Cl}$	—	0,84	0,44	0,41	0,37	0,56	0,24	0,44	—	—	—
$\frac{K}{P_2O_5}$	—	0,62	0,48	0,38	0,46	0,83	0,45	0,38	—	—	—

lich das Chlor überwiegend aus dem Kochsalz her, das man der Nahrung zusetzt. Wie richtig diese Annahme ist, erkennt man am besten, wenn man das N/Cl-Verhältnis für Beauté (CATHCART) mit dem bei dem MUNKschen Hunde vergleicht. Im letzteren Falle wurde der Nahrung kein Salz zugefügt; das Verhältnis N/Cl war vor dem Hunger sieben- bis achtmal so groß wie bei Beauté.

Das Fleisch des Menschen enthält annähernd 0,07% Chlor. Wir können daher die Gesamtchlormenge, die aus ihm stammt, berechnen, wenn wir die Stickstoffausscheidung als Zeichen des Muskelabbaues ansehen. Lassen wir das erste Hungerstadium außer acht, in dem wahrscheinlich etwas ausgeschiedenes Chlor noch aus der vorher aufgenommenen Nahrung stammt! Beauté schied in der zweiten Hälfte seines Hungers 0,340 g Chlor aus. Die Menge Chlor, die die Muskelsubstanz theoretisch liefern könnte, würde nur 0,184 g betragen. Dieser große Überschuß an Chlor (46%) muß daher aus dem Abbau irgendeines anderen Gewebes stammen, das reicher an Chlor als die Muskelsubstanz ist.

Die bei Levanzin erhaltenen Ergebnisse sind sogar noch bemerkenswerter, weil seine Hungerzeit zwei Hungerperioden umfaßt und uns so Aufklärung über ein weit fortgeschrittenes Hungerstadium bringt. Außerdem trank er nur destilliertes Wasser. In der späteren Hälfte der ersten Hungerperiode (Ib) betrug die täglich ausgeschiedene Chlormenge 0,078 g oder 27% mehr, als die Muskulatur theoretisch hätte liefern können. Im Beginn und am Ende der zweiten Hungerperiode betrug der Überschuß nur 0,012 und 0,022 g (7,5% bzw. 15,7%) pro Tag. Natürlich kann man nicht annehmen, daß der ganze Stickstoff aus dem Fleisch stammt. Der Überschuß an Chlor kommt wahrscheinlich aus anderen Geweben, wie der Mucosa, die besonders reich an Chlor ist. Die Vermutung wird durch die Beobachtung gestützt, daß gerade diese Gewebe während des Hungers in besonders hohem Grade aufgebraucht werden.

Diese Auslegung paßt gleichfalls für den Hund. Während der ersten Hungerperiode ist die Chlorausscheidung täglich um 0,038 g (über 42%) größer, als dem Chlorgehalt der Muskulatur von 0,033% entspricht. In der zweiten Periode dagegen beträgt der Überschuß nur 0,005 g (oder 11%) täglich. Diese Resultate stimmen mit den bei Levanzin beobachteten besonders gut überein.

Die Ausscheidung von Phosphorpentoxyd ist ein wichtiger Faktor für die Größe der Harnacidität. Wir haben bereits darauf hingewiesen, daß die Acidität teilweise der Ketosis zuzuschreiben ist, die bei mangelhafter Fettoxydation entsteht, teilweise der Zunahme an den Säureabbauprodukten, besonders den Phosphaten. Die Beziehung der titrierbaren Acidität (ausgedrückt in ccm n/10 NaOH) zu der P_2O_5-

Ausscheidung ist leicht zu erkennen. So zeigt bei Levanzin die Harnacidität drei Höhepunkte am 4., am 9. bzw. am 16. Hungertage; ebenso zeigt die Phosphorausscheidung an diesen Tagen eine deutliche Zunahme.

Die Kurve der P_2O_5-Ausscheidung entspricht genau der Kurve der Gesamtstickstoffausscheidung. Das Verhältnis N/P_2O_5 ist jedoch viel niedriger, als man erwarten würde, wenn beide Stoffe aus der Muskulatur stammen würden. Nach MUNK beträgt das Verhältnis N/P_2O_5 für alle Weichteile (Muskeln und Drüsen) 6,6; nach LÜTHJE 7,2. Die entsprechende Reihe der Tabelle X zeigt, daß beim Hunger das Verhältnis sehr viel kleiner ist: für Levanzin 4,22—5,43; für Beauté 4,72—5,59; für Kozawa 5,3—5,6; für MUNKs Hund 4,89—5,25.

Es ist falsch anzunehmen, daß die gesamte ausgeschiedene P_2O_5-Menge durch Muskelabbau entstanden ist; denn man sieht, daß die folgende Tabelle damit nicht übereinstimmt.

Person	Ausgeschiedenes Gesamt-P_2O_5 (g)	Erwartetes P_2O_5 (Muskelabbau) (g)	Unterschied g
Levanzin	56,63	41,63	+ 15,0
Kozawa	26,28	28,71	− 2,41
Beauté	28,80	21,88	+ 6,92

Aus dieser Unstimmigkeit zwischen dem N/P_2O_5-Verhältnis im Muskel und Urin schloß MUNK, daß der Überschuß an Phosphor aus dem Knochengewebe stammen muß. WELLMANN glaubt sogar, daß er den experimentellen Beweis für diese Hypothese erbracht hat. Wir müssen uns jedoch daran erinnern, daß das N/P_2O_5-Verhältnis gerade zu Beginn des Hungers, wenn das Skelett sicher noch nicht angegriffen wird, besonders niedrig ist. Das Gewicht der Knochen kann in den ersten Hungerphasen tatsächlich zunehmen (siehe die beiden vorhergehenden Kapitel). Der Verlust der Knochen an Mineralstoffen hängt unbestreitbar mit der sich entwickelnden Acidosis zusammen. GOTO fand in seiner letzten Untersuchung über die Wirkung künstlich hervorgerufener Acidosis bei Kaninchen (vermittels Einspritzen von Mineralsäuren), daß die Knochen nur unbedeutende Mengen Calciumphosphat verlieren. Seine Beobachtung, daß das Calciumcarbonat der Knochen zwecks Neutralisation der Säure[1] erheblich mehr in Anspruch genommen wird, findet ihr Gegenstück in GUSMITTAS Analysen über die Zusammensetzung der Schenkelknochen eines hungernden Hundes. Bei seinen Untersuchungen sank im Hunger der Prozentgehalt an Calciumcarbonat deutlich, während der an Calciumphosphat etwas anstieg. Wenn sogar eine extreme Säurevergiftung noch keine nennenswerten Phosphatmengen aus den Knochen in Freiheit setzt, so ist es im höchsten Grade zweifel-

---

[1] GOTO K. Journ. of biol. chem. 1918. 36. p. 355—375.

haft, daß eine leichte Acidosis im Beginn des Hungers dazu imstande sein sollte; natürlich müssen wir zugeben, daß wir zur Zeit, da wir die Tatsachen noch sehr wenig kennen, auch noch keine geeignete Lösung für dieses Problem geben können. Wir müssen uns an NEMSERS Entdeckung erinnern, nach der es in verschiedenen Drüsenorganen während des Hungers zu einem vermehrten Nucleingehalt kommt (deshalb auch von P_2O_5, einer Komponente der Nucleoproteine). In diesem Zusammenhange müssen wir noch einmal SLOWTZOWS Resultate betrachten, die in dem vorhergehenden Kapitel zusammengestellt sind. Bei seinen Untersuchungen über die Verteilung des Phosphors und des Stickstoffs bei normalen und hungernden Käfern wies SLOWTZOW die Umwandlung von organisch gebundenem Phosphor in anorganische Phosphate nach. Vergleichen wir Stickstoff- und Phosphorgehalt der Käfer vor dem Hunger (a), nach dem Hunger (b) und in der verlorenen Körpersubstanz während des Hungers (c), so finden wir folgende Verhältniszahlen:

$$\frac{N}{P_2O_5} \ldots \quad \overset{(a)}{7,7} \qquad \overset{(b)}{8,7} \qquad \overset{(c)}{4,8}$$

Diese höchst interessante Reihe zeigt uns, daß wir aus dem Verhältnis von ausgeschiedenem Stickstoff zu ausgeschiedenem Phosphor (c) weder für die normale noch für die veränderte Beziehung zwischen Stickstoff und Phosphor im Organismus selbst einen Anhalt erhalten. Weiterhin gibt die obige Reihe einen Zustand wieder, wie wir ihn ähnlich beim hungernden Menschen und Hunde finden: das N/P_2O_5-Verhältnis in den Ausscheidungen ist viel niedriger als in der Zusammensetzung des Organismus vor und während des Hungers. Da bei den Käfern Skelettstrukturen nicht vorhanden sind, so stimmt die MUNKsche Hypothese mit den Tatsachen nicht überein.

Schwefel erscheint im Harn in drei Formen: als organisches Sulfat, als Ätherschwefelsäure und als neutraler und nicht oxydierter Schwefel. CATHCART bestimmte in Beautés Urin jede Art getrennt. In der folgenden Tabelle ist die durchschnittliche tägliche Verteilung (Prozent des Gesamtschwefels) aufgeführt, die ich für verschiedene Phasen des Hungers berechnete.

Periode	Anorganischer Schwefel %	Ätherschwefelsäuren-Schwefel %	Neutraler Schwefel %
Vorperiode	80,6	7,45	11,95
I. Hungerperiode { a . . .	78,3	5,60	16,10
{ b . . .	76,1	5,24	18,56

Die Ätherschwefelsäure nimmt während der Hungerperiode deutlich an Menge ab. Dies ist hauptsächlich darauf zurückzuführen, daß während des Hungers infolge der verringerten Darmfäulnis weniger Indican entsteht, wie von MÜLLER und in den letzten Jahren auch von SHERWIN und HAWK, von UNDERHILL und SIMPSON gezeigt worden ist.

Der neutrale oder nicht oxydierte Schwefelanteil steigt jedoch in dem Maße, wie der Hunger fortschreitet, schnell an. Leider wissen wir nichts über den neutralen Schwefel nach der ersten Hungerperiode, und es wäre sehr wichtig, wenn Untersuchungen über die Verteilung des Schwefels in den späteren Hungerstadien angestellt werden würden. Kann man den Neutralschwefel als einen Indikator für die Oxydationskraft des Organismus ansehen, so stehen die Resultate mit PUGLIESES Hypothese, daß die Oxydationskraft beim Hunger abnimmt, im Einklang.

Das Studium der Schwefelausscheidung im Urin ist besonders interessant, da Schwefel ein wirklich wesentlicher Bestandteil des Protoplasmas ist und als eine Komponente des Eiweißmoleküles auftritt. Das N/S-Verhältnis für die Muskelsubstanz beträgt 13,3.

Sowohl in dem Levanzinschen wie in dem Beautéschen Urin besitzt das N/S-Verhältnis eine bemerkenswerte Konstanz. Es schwankt zwischen 15,16 und 16,54 (L.) und zwischen 15,35 und 15,81 (B.). Man sieht jedoch, daß in beiden Fällen das Verhältnis größer ist, als es theoretisch sein könnte, wenn der ganze Stickstoff aus den Muskeln stammen würde. Es muß daher für den Harnstickstoff eine andere Quelle, die arm an Schwefel ist, geben. Es ist möglich, daß mit Hilfe der Schwefelwerte die wirkliche Menge an abgebautem Fleisch berechnet werden kann.

b) Die Alkalibasen. Um die Ausscheidung der Basen richtig beurteilen zu können, muß man sich über ihre verschiedenartige Zusammensetzung in der Muskelsubstanz und den Drüsenorganen, in den Geweben und den Körperflüssigkeiten klar sein. In den Muskeln ist siebenmal soviel Kalium wie Natrium vorhanden, in der Leber nur dreimal soviel, und in den anderen Organen ist das Verhältnis von **Kalium** zu **Natrium** noch kleiner. Bei hungernden Kaninchen fand KATZUYAMA, daß nach den ersten zwei Hungertagen die Kaliumausscheidung zur selben Zeit abzunehmen anfängt, wo die Natriumausscheidung zunimmt. Dieses Verhältnis dauert an, bis die letzte dem Tode vorausgehende Hungerphase beginnt. Nun dreht sich das Verhältnis wieder um, die Kaliumausscheidung nimmt zu, während die des Natriums in demselben Maße abnimmt. Dies kann man am besten an einem richtigen Beispiele sehen. Die folgende Tabelle gibt die prozentuale Verteilung von Na_2O und K_2O im Urin wieder, berechnet und angeordnet nach den einzelnen Hungerperioden (KATZUYAMS Resultate bei hungernden Kaninchen).

Hungerperiode	K_2O %	Na_2O %	$\dfrac{Na_2O}{K_2O}$
I.	89,9	10,1	11,3 : 100
II.	63,5	36,5	58,5 : 100
III.	67,4	32,6	49,3 : 100
IV.	81,6	18,4	21,4 : 100

Die relativen Mengen des ausgeschiedenen Natriums und Kaliums sind nicht in jedem Versuche während der ganzen Hungerperiode gleich. Der Kaliumanteil nimmt mit der Abnahme des Körpergewichtes zu.

Hungerdauer	Gewichtsverlust %	K_2O	Na_2O	$\dfrac{K_2O}{Na_2O}$
12 Tage	36	69,3	30,7	2,26
14 „	40,5	73,2	26,8	2,73
20 „	51,7	82,9	17,1	4,85

Betrachten wir die Natrium- und Kaliumausscheidung beim Menschen, so sehen wir, daß das Kalium nicht so schnell abnimmt wie das Natrium. Wenn wir die Werte, die für Levanzin gefunden sind (siehe Tabelle X, S. 139) betrachten, so finden wir, daß sich im Verlauf des Hungers die Kaliumausscheidung verhält wie 1 : 0,624 : 0,455 : 0,457, die Natriumausscheidung dagegen wie 1 : 0,096 : 0,058 : 0,048.

Die Verteilung von K_2O und Na_2O im Levanzinschen Urin war in den einzelnen Hungerperioden folgende:

Hungerperiode	K_2O %	Na_2O %	$\dfrac{Na_2O}{K_2O}$
I.	72,7	27,3	28,4 : 100
II.	90,8	9,2	9,0 : 100

Beim Kaninchen liegt die Sache praktisch umgekehrt. Diese Differenz beruht darauf, daß in der dem Hunger vorausgehenden Periode das Kaninchen eine vorwiegend kaliumreiche Kost verzehrt (Pflanzen). In der menschlichen Nahrung herrschen dagegen die Natriumsalze vor. So schied Levanzin am 1. Hungertage nicht nur relativ, sondern auch absolut mehr Natrium als Kalium aus, schon am 2. Tage wurde aber mehr Kalium als Natrium ausgeschieden.

Sieht man von den ersten Hungertagen (Ia) ab, so zeigt das Verhältnis N/K eine gewisse Konstanz, was dafür spricht, daß Kalium hauptsächlich aus der Muskelsubstanz stammt. Das Verhältnis K/P_2O_5 bleibt auch genügend konstant, so daß man vielleicht in der Annahme bestärkt wird, beide Elemente stammen hauptsächlich aus dem Protoplasma des Organismus, da ja sowohl Kalium wie Phosphor sich hauptsächlich als Zellbestandteile finden werden. Das Übermaß an K über

P_2O_5 in den Kontrollversuchen an Beauté ist zweifellos darauf zurückzuführen, daß das Kalium exogener Herkunft ist. ARON kommt in seiner Untersuchung über die Mineralstoffausscheidung bei hungernden Säuglingen auch zu dem Ergebnis, daß Kalium als Indikator für das Maß des Protoplasmaabbaues während der Unterernährung angesehen werden kann.

Das Verhältnis N/Na ist dagegen starken und unregelmäßigen Schwankungen unterworfen, so daß es unwahrscheinlich erscheint, daß Kalium und Natrium aus derselben Quelle stammen. Das Na/Cl-Verhältnis besitzt jedoch eine gewisse Bedeutung. Läßt man die Ergebnisse für die ersten Tage außer acht, so schwankt dieses Verhältnis zwischen 0,372 und 0,435 (Levanzin). Entsprechend beträgt es bei Beauté 0,436. Wenn wir nur die zweite Periode (L.) betrachten, so ist das Verhältnis 0,393. Dies ist praktisch identisch mit dem Quotienten, den man theoretisch erhalten würde, wenn das ganze Natrium und das ganze Chlor aus Natriumchlorid stammen würden (= 0,397). Dies könnte anscheinend die Annahme stützen, daß das Chlornatrium im Harn nach den ersten Hungertagen hauptsächlich aus den Körperflüssigkeiten herstammt.

Die Ausscheidung des **Calciums** nimmt beim Kaninchen im Hunger zuerst ab, vom 4. Tage ab nimmt sie aber bis zum Tode des Tieres allmählich Tag für Tag zu. Die Magnesiumausscheidung nimmt vom Anfang bis zum Ende des Hungers ab.

Bei drei Versuchen an hungernden Kaninchen fand KATZUYAMA die folgenden Verhältnisse von CaO und MgO im Urin während der ganzen Hungerdauer:

Hungerdauer	Gewichtsverlust %	CaO %	MgO %
16 Tage	36,4	67,4	32,6
18 „	48,8	64,6	35,4
18 „	50,0	66,0	34,0

Wir sehen aus den Angaben, daß beim hungernden Kaninchen die Ausscheidung von CaO und MgO innerhalb enger Grenzen eine feste Beziehung (annähernd 2 : 1) beibehält, die weder durch die Hungerdauer noch durch den erlittenen Gesamtverlust des Körpers beeinflußt wird. Hierin liegt ein grundlegender Unterschied gegenüber dem Verhältnis von K_2O zu Na_2O. Dieses nimmt, wenn der Gewichtsverlust beim Hungertode sein Maximum erreicht hat, von 2,3 : 1 bis auf 5 : 1 zu.

Beim Menschen können wir in der Calciumausscheidung diese zeitweilige Abnahme vor einem langsamen, aber stetigen Anstieg nicht feststellen. Ob die Calciummenge im Urin beim Menschen im fortgeschrittenen Hungerstadium täglich zunehmen würde, können wir nicht bestimmt wissen, sondern wir können nur Schlüsse aus Versuchen an Hunden ziehen. MUNKS Hund schied in dem späteren Hungerstadium mehr Calcium als in dem früheren aus (0,058 g täglich anstatt 0,031 g).

Die Muskelsubstanz enthält weniger Calcium als Magnesium, die Drüsen dagegen mehr Calcium als Magnesium. Das Ca/Mg-Verhältnis beträgt im Muskel beim Menschen (MAGNUS-LEVY) und beim Pferde (ARON) 0,33, beim Hund (ARON) dagegen 0,60. Das Ca/Mg-Verhältnis verhält sich im Urin der verschiedenen Versuchsobjekte wie folgt:

Versuchsobjekt	Hungerperiode	$\dfrac{Ca}{Mg}$
Mensch { Levanzin . . .	I	3,04
„ . . .	II	3,25
Beauté	I	2,50
Hund	{ I	1,19
{ II	2,00
Kaninchen	I—IV	2,00

Aus dieser Zusammenstellung geht klar hervor, daß die Muskelsubstanz nicht die alleinige Quelle für Calcium und Magnesium bildet. Auch ist es nicht wahrscheinlich, daß diese Elemente in beträchtlichen Mengen von den Knochen geliefert werden, in denen das Ca/Mg-Verhältnis bedeutend höher ist. Dagegen dürfen wir nicht übersehen, daß auch die Drüsen als Quelle für die im Urin ausgeschiedenen Calcium- und Magnesiummmengen in Betracht kommen.

4. Physiologische Erscheinungen beim Hunger.

Über die Veränderungen, die der hungernde Organismus in seinen Funktionen erleidet, wissen wir nur wenig. Nur gelegentlich wird in der Literatur diese Seite des Problems berührt. Ausgedehnte systematische Studien finden sich nur vereinzelt. Der Hunger zeigt weder in seinen frühesten Stadien noch in seinem weiteren Verlauf Störungen, die vom physiologischen Standpunkt aus einige Bedeutung hätten. Bei dem einzigen Hungerversuch am Menschen (Levanzin), der bei genügend langer Dauer auch von einer Reihe von Gesichtspunkten aus erforscht worden ist, gelang es nicht, irgendwelche bemerkenswerten physiologischen Veränderungen festzustellen. Ausgedehnte psychophysikalische Bestimmungen, die an diesem Versuchsobjekt 31 Tage lang regelmäßig ausgeführt wurden, führten zu dem allgemeinen Ergebnisse, daß der Hunger weder auf die Muskelkraft noch auf die Nerventätigkeit eine dauernd schädigende Wirkung ausgeübt hatte. Hatte hier die Funktionstätigkeit durch den Hunger in keiner Weise gelitten, so ist sehr bemerkenswert, daß bei Levanzin während des Hungers sogar eine wesentliche Verbesserung seiner Sehschärfe beobachtet wurde. Am Ende seiner 31tägigen Nahrungsenthaltung konnte Levanzin zweimal so weit sehen wie zu Beginn des Hungers.

Wenn wir die physiologischen Veränderungen während des Hungers betrachten, so müssen wir die grundlegende Einteilung in verschiedene aufeinanderfolgende Phasen des Hungers berücksichtigen, von der wir im vorhergehenden Kapitel gezeigt haben, daß sie für das richtige Verständnis der komplexen Erscheinungen des Stoffwechsels wesentlich ist. Leider besitzen wir nicht ins einzelne gehende systematische Untersuchungen über die verschiedenen Organfunktionen während der ganzen Dauer des Hungers. Wollen wir daher die in der Literatur angeführten Tatsachen kritisch betrachten, so ist es notwendig, die Art der Hungerphase scharf ins Auge zu fassen, auf die sich die Tatsachen beziehen.

Man nimmt gewöhnlich an, daß die Inanition mit Anämie verknüpft ist. Die älteren Forscher (COLLARD DE MARTIGNY, CHOSSAT, BIDDER und SCHMIDT) stützen ihre Ansicht auf experimentelle Beweise, aber ihr Vorgehen, um die Veränderungen in der Blutmenge zu bestimmen, war so grob, daß ihre Resultate in späteren Untersuchungen keine Bestätigung finden konnten. Die Untersuchungen von PANUM, VALENTIN, HEIDENHAIN, VOIT usw. sprechen wenigstens sehr stark dafür, daß die Blutmenge nur proportional der allgemeinen Abnahme des Körpergewichts abnimmt. Das relative Blutvolumen bleibt während des Hungers praktisch unverändert. Es wäre jedoch sehr wünschenswert, wenn das Problem mit neueren und genaueren Methoden aufs neue erforscht würde. Wenn wir bedenken, welche bedeutende Rolle das Blut für die Funktiontätigkeit des Organismus spielt, so verdient dieses Thema besondere Aufmerksamkeit.

a) Blutdruck.

Eine der ersten Untersuchungen über den Blutdruck während des Hungers wurde von KAGAN an Hunden angestellt, und seine Experimente erstrecken sich auf die verschiedenen Hungerstadien. Gegen KAGANS Versuche lassen sich dagegen ernste Einwände erheben (deren er sich auch bewußt war): erstens wegen der Operationen, die bei den Experimenten zur Blutdruckbestimmung ausgeführt wurden; zweitens, weil der Blutdruck bei hungernden Tieren häufig mit dem Druck bei anderen, aber normalen Tieren verglichen wurde. Obgleich KAGAN Hunde auswählte, die einander an Größe, Alter, Temperament usw. entsprachen, so können doch seine Schlüsse, die aus einem Vergleich des Blutdruckes bei verschiedenen Tieren gezogen wurden, nicht als sehr beweiskräftig angesehen werden. Seine Feststellung z. B., daß in dem Anfangsstadium des Hungers der Blutdruck die Neigung zu steigen zeigt (ungefähr 10% höher als der Druck normaler Hunde), ist nicht genügend bewiesen und kann falsch sein. Andererseits zeigen viele seiner Experimente eine Abnahme des Blutdruckes.

Blutdruck in der Carotis von Hunden.

Zustand des Hundes	Gewichtsverlust %	Durchschnittlicher Druck (mm Hg)
1. { Normal	—	177
Hungernd	11,0	173
2. { Normal	—	160
Hungernd	22,0	154
3. { Normal	—	147
Hungernd	26,0	127
4. „	35,5	166
5. „	42,0	154
6. „	46,4	41

Bei Hund 6 betrug bei einem Körpergewichtsverlust von nahezu 47%
— d. h. in einem weit fortgeschrittenen Hungerstadium — der Durch-
schnittsdruck in der Carotis nur 41 mm Hg. Der Blutdruck war also
noch niedriger als nach einem Blutverlust von $^2/_3$ der gesamten Blutmenge. Die Senkung des Druckes kann wohl durch verschiedene Faktoren herbeigeführt werden: verminderte Blutmenge, Erschöpfung des
vasomotorischen Zentrums, Schwächung des Herzens oder Veränderung
in den peripheren Gefäßen.

Die erste Möglichkeit kann ausgeschaltet werden, weil unsere gegen-
wärtige Kenntnis von der Blutmenge beim Hunger keine Stütze für
sie bietet. Geschwächte und verminderte Herztätigkeit, besonders
in sehr vorgeschrittenen Hungerstadien sind zweifellos mit Degenera-
tionsveränderungen im Myokard verknüpft. Nach MANASSEIN beginnt die Querstreifung der Herzmuskelfasern in fortgeschrittenen
Stadien zu verschwinden. Diese degenerative Veränderung im Herz-
muskel kann jedoch nicht für das Sinken des Blutdruckes, zu dem
es schon im Hungerbeginn kommt, verantwortlich gemacht werden.
Starke Dilatation der Blutgefäße wurde von MARCHAND und
VURPAS im Gehirn und von MEYERS in der Milz und dem Pankreas
beobachtet.

KAGAN beobachtete fernerhin, daß bei einem hungernden Hunde,
der bereits 48% seines Gewichtes verloren hatte, der Verlust von weniger
als $^1/_3$ des Blutvolumens tödlich wirkte, während normale Hunde einen
Blutverlust bis zu $^2/_3$ der ursprünglichen Menge ertragen können.
Dies muß einem noch weiteren Sinken des Blutdruckes unter den
kritischen Punkt zuzuschreiben sein, da der Druck bereits schon sehr
niedrig war.

Gegen die Blutdruckbestimmungen am hungernden Menschen mit
dem Sphygmomanometer kann man nicht die Einwände wie gegen
KAGANs Versuche machen. Sie stimmen alle darin überein, daß sie
ein deutliches Sinken des Druckes zu Beginn des Hungers zeigen.

Versuchsobjekt	Druck vor dem Hunger mm Hg	Druck am Ende des Hungers mm Hg	Hungertage
Penny	110	90	30
Beauté	108	88	14
Kozawa	110	103	14

Während des länger dauernden Hungers bei Levanzin haben BENE-
DICT und seine Mitarbeiter täglich den systolischen und diastolischen
Druck bei dem Versuchsobjekt im Sitzen oder Liegen bestimmt. Der
allgemeine Verlauf aller vier aufgezeichneten Kurven zeigt eine deutliche Abnahme des arteriellen Druckes während der ersten 15 Hungertage, d. h. während der ersten Hungerperiode, die, wie wir im vorhergehenden Kapitel gezeigt haben, eine Übergangsperiode ist. Auf dieses
beständige Absinken des Druckes folgt während des letzten Teiles des
Hungers (Ende der zweiten Hungerperiode) entweder ein durchschnittlich konstanter Wert oder ein ganz leichtes Ansteigen des Druckes.
Der Pulsdruck, d. h. der Unterschied zwischen dem systolischen und
dem diastolischen Blutdruck, zeigt gleichfalls bis etwa zum 15. Hungertage ein Sinken. In der nächsten Periode bleibt der Pulsdruck annähernd konstant. Zu dieser Konstanz des Blutdrucks und Pulsdrucks
kommt es während der zweiten Hungerperiode, die, wie wir im vorhergehenden Kapitel gezeigt haben, auch die Periode des Stoffwechselgleichgewichtes auf dem·physiologischen Minimum darstellt.

b) Atmung.

Die Zahl der Atemzüge und die Pulszahl erleiden während des
Hungers wesentliche Veränderungen. BIDDER und SCHMIDT machten
bei einer hungernden Katze während der letzten $3\,^1/_2$ Lebenstage,
also in dem Zustand, der das späteste Stadium der letzten Hungerperiode darstellt, folgende Beobachtung: Die normale Zahl der Atemzüge bei der Katze betrug 26—28 pro Minute, und die normale
Pulszahl 170 pro Minute.

| Stunden vor dem Tode der Katze | Zahl pro Minute | | Pulszahl |
	Atmung	Puls	Zahl der Atemzüge
87	28	160	5,7
76	25	159	6,4
64	27	134	5,0
51	23	121	5,3
33	22	112	5,1
18	18	109	6,0
11	15	100	6,7
7	16	88	5,6

Bei Kaninchen, deren normale Pulszahl 130—140 in der Minute beträgt, nimmt während der späteren Hungerstadien die Zahl bis auf ungefähr 65—70 ab. Chossat beobachtete, daß die Zahl der Atemzüge hungernder Tauben von 31 bis auf 23 pro Minute sinkt.

Bevor Levanzin sein Hungern begann, hatte er durchschnittlich pro Minute 10,5 Atemzüge. Seine Lungenventilation betrug normalerweise 5,13 l pro Minute oder 593 ccm pro Einatmung. Die Veränderungen, zu denen es während des 31 tägigen Hungers in der ersten und zweiten Hungerperiode kam, zeigt die folgende Tabelle:

Periode	Zahl d. Atemzüge pro Min.	Lungenventilation pro Min. l	Volumen pro Einatmung ccm
Normal	10,5	5,13	593
I. Hungerperiode. . . . { a . .	11,0	4,93	548
{ b . .	11,8	4,59	474
II. „ { c . .	12,9	4,78	449
{ d . .	13,8	4,87	428

Wir möchten auf folgende wichtige Tatsachen besonders hinweisen: Die Zahl der Atemzüge nimmt fortschreitend mit der Dauer des Hungers zu. Die Abnahme der Lungenventilation hängt wahrscheinlich mit der verminderten alveolaren Kohlendioxydspannung zusammen. Wir müssen darauf hinweisen, daß bei unserem Einteilungsprinzip der Stoffwechselvorgänge im Hunger eine deutliche Abnahme in der gesamten Lungenventilation in der ersten Periode eintritt, die den Übergang von dem gut ernährten Zustand zu dem Hungerzustand darstellt. Die zweite Periode, in der sich das Versuchsobjekt bereits in einem Zustand des physiologischen Gleichgewichtes befindet, ist durch eine ziemliche Konstanz in der Ventilation gekennzeichnet. Die Zahl der Atemzüge und das Atemvolumen verhalten sich umgekehrt proportional zueinander.

Die Lungenkapazität, die durch die ausgeatmete Luftmenge (in Litern ausgedrückt) bei einer Maximalausatmung gemessen wird, nimmt im Hunger ab. Kozawas Vitalkapazität nahm von 4 l vor dem Hunger auf 3 l nach einer nur 14 tägigen Hungerzeit ab. Levanzins normale Lungenkapazität wurde nicht bestimmt, aber ihre im Hungerverlauf fortschreitende Abnahme zeigt sich in folgenden Zahlen:

	Lungenkapazität l
2. Hungertag . . .	3,74
7. „ . . .	3,91
24. „ . . .	3,15
25. „ . . .	3,24
31. „ . . .	2,71

Diese Abnahme der Lungenkapazität kann die Beobachtungen FÉRÉS' erklären, daß hungernde Meerschweinchen gegen Erstickung einen geringeren Widerstand als normale Tiere besitzen. Während bei den letzteren die Erstickung innerhalb 3 Minuten und 17 Sekunden eintritt, so waren nach eintägigem Hunger die Tiere in 2 Minuten und 45 Sekunden, nach 4 tägigem schon in 2 Minuten und 33 Sekunden erstickt.

c) Puls- und Herztätigkeit.

Wir müssen noch der Pulszahl unsere besondere Aufmerksamkeit zuwenden. BIDDER und SCHMIDT haben bei der Katze gezeigt, daß sie während der letzten Hungerperiode (Periode der Erschöpfung) sehr rasch abnimmt. Die vollständigsten Beobachtungen über diesen Punkt stammen von BENEDICT und seinen Mitarbeitern bei ihren Untersuchungen an Levanzin.

Wenn ich ihre zahlreichen Messungen durchrechne, so finde ich für die verschiedenen Phasen seines langdauernden Hungers die folgenden Durchschnittswerte:

Periode	Pulszahl pro Minute		
	Tag	Nacht	Durchschnitt
Normal	72,5	70[1])	71,3
1. Hungerperiode . . . . { a .	68,6	63,3	66,0
{ b .	60,9	56,8	58,8
II. „ { c .	57,8	53,0	55,4
{ d .	60,6	57,0	58,8

In den ersten 3 Hungerwochen sinkt die Pulszahl kontinuierlich und nimmt um mehr als $^1/_5$ (22,3%) ab. BENEDICT legt zuviel Gewicht auf die Berechnung der Beziehung zwischen Pulszahl und Stoffumsatz. Während die Zahl der Herzschläge ganz im allgemeinen als ein Maßstab für die physiologische Tätigkeit des Organismus angesehen werden kann, so ist es doch ein sehr kühner Schluß, wenn man die Pulszahl für ein sicheres Maß für die Stoffwechseltätigkeit hält. Die Pulszahl ist vor allen Dingen die Resultante einer Anzahl von Faktoren, die in verschiedener Weise von dem Hunger beeinflußt werden können. Es ist sicher bemerkenswert, daß, während im Durchschnitt die Pulszahl um 22,3% sank, der Stoffumsatz (Wärmeproduktion für 24 Stunden) um 38,1% abnahm.

---

[1]) Wäre die Pulszahl für die erste Nacht mit in Betracht gezogen, so würde der Durchschnitt 76,5 betragen; da jedoch der schnelle Puls gerade in jener Nacht offenbar der Erregung des Versuchsobjekts zuzuschreiben war, das seine erste Nacht in einem Calorimeter verbringen sollte, hielt man es für das beste, diesen Wert für die Berechnung nicht mit in Betracht zu ziehen.

Während der zweiten Periode, in der der Stoffwechselumsatz unverändert bleibt, steigt der Puls von 55,4 auf 58,8 pro Minute. Der Hungerversuch wurde an Levanzin, bald nachdem die Pulszahl zuzunehmen begann, abgebrochen. Wir wissen nicht, wie der weitere Verlauf gewesen wäre, besonders weil wir keine Versuche an Menschen oder an Tieren besitzen, die Spekulationen über diesen Punkt rechtfertigen würden.

Es ist nicht leicht, eine Erklärung für die Tatsache zu finden, daß während der 4. Hungerwoche die Pulszahl zu steigen anfängt, es ist jedenfalls kaum wahrscheinlich, daß gleichzeitig eine größere Erregbarkeit des Herzens vorhanden ist. Wir wollen jedoch darauf hinweisen, daß dieses Steigen mit dem Maximum der Zahl der Atemzüge zusammenfällt. Vergleicht man das Verhältnis zwischen der Zahl der Herzschläge und der Zahl der Atemzüge pro Minute vor und während des Hungers (Levanzin), so erhält man die folgenden interessanten Reihen:

Zustand	$\dfrac{\text{Pulszahl}}{\text{Zahl der Atemzüge}}$
Normal	6,8
I. Hungerperiode $\big\{$ a .	6,0
b .	4,9
II. „ $\big\{$ c .	4,3
d .	4,3

Mit anderen Worten, während der ersten oder der Übergangsperiode erleidet das Verhältnis eine radikale Veränderung, in der zweiten Periode, in der ein neues physiologisches Niveau bereits erreicht worden ist, bleibt das Verhältnis dann aber konstant, wenn auch viel niedriger als in den dem Hunger vorausgehenden Tagen. Der Anstieg in der Pulszahl entspricht also der Vermehrung der Atemzüge, zu der es wahrscheinlich durch Erregung des Atemzentrums infolge der sich entwickelnden Acidosis kommt.

Einige Tatsachen sprechen dafür, daß das Herzhemmungszentrum durch Hunger beeinflußt wird. Hierin finden wir vielleicht eine Ursache dafür, daß die Pulszahl mit fortschreitendem Hunger die Neigung zeigt, anzusteigen.

ADUCCO stellt einige sehr interessante Beobachtungen über diese Frage zusammen. Bekanntlich schwankt bei Hunden und bei vielen anderen Tieren die Zahl der Herzschläge je nach der Respirationsphase. Sie nimmt während der Einatmung zu und während der Ausatmung ab. FRÉDÉRICQ schrieb diesen Wechsel des Rhythmus dem erhöhten Tonus des Herzhemmungszentrums während der Ausatmung zu, obgleich es auch möglich ist, diese Erscheinung mit einer erniedrigten Erregbarkeit des Zentrums zu erklären. Unter dem Einfluß des Hungers wird dieser

Wechsel des Rhythmus sehr ausgesprochen. Er tritt häufig schon gegen Ende der ersten 24 Hungerstunden auf, um im weiteren Hungerverlauf deutlicher zu werden. ADUCCO fand in einigen Versuchen an Hunden, daß in den 2 Sekunden der Inspirationsphase drei Systolen erfolgten, während nur eine einzige Systole in den 6 Sekunden der Ausatmung auftrat. Dies ergibt also eine Herzschlagfolge während der Inspiration von 90 in der Minute, während der Exspiration von nur 10 in der Minute. Im weiteren Hungerverlauf verschwindet jedoch dieser Unterschied allmählich, die Herzschläge werden während der Inspirationsphase sehr zahlreich, und die vermehrte Frequenz macht sich auch in der Exspirationsphase geltend. Diese Tendenz nimmt weiter zu, bis die Verlangsamung, durch die sich vorher die Exspirationsphase auszeichnete, gänzlich verschwindet. Die Folge der Herzschläge ist jetzt während beider Phasen der Atembewegung gleichmäßig und beschleunigt. Diesen Zustand findet man in dem letzten Stadium der vierten Hungerperiode, er fällt daher mit der äußersten Erschöpfung des Organismus zusammen. Er kann mit Recht auf die übermäßige Erregbarkeit des Herzens zurückgeführt werden, er ist möglicherweise mit Autointoxikation verknüpft, zu der es anscheinend in den letzten Stadien des Hungers kommt. Man darf jedoch nicht übersehen, daß die vermehrte Pulsfrequenz dem Sinken des Blutdrucks zugeschrieben werden könnte, das nach KAGANS Versuchen an Hunden in der vierten Hungerperiode sehr erheblich wird. Wichtig ist, daß das Tier, wenn es einmal in diesen Zustand gebracht worden ist, durch Wiederauffütterung nicht mehr zu retten ist. Die Erschöpfung betrifft in erster Linie die Nervenzentren, und ADUCCO zeigte, daß die Reizung des N. vagus unmittelbar nach dem Tode des Hundes Hemmung oder sogar vollständigen Stillstand des Herzschlages verursacht. Seiner Ansicht nach ist sowohl der Vorgang, daß der Hemmungsimpuls während der exspiratorischen Phase das Herz nicht erreicht, wie die allgemeine Beschleunigung des Herzschlages rein zentralen Ursprungs.

Diese Auffassung muß jedoch kritisch betrachtet werden, denn der Vagus selbst erleidet im Laufe des Hungers auch wichtige Veränderungen. BUSQUET hat gezeigt, daß bei Fröschen, die einige Tage gehungert hatten, die Reizung des Vagus bei 86% der Tiere zu einer Hemmung, und nur bei 14% zu einem vollkommenen Herzstillstand führte. Hatten aber die Frösche 2 Monate gehungert, so verlief der Versuch gerade umgekehrt; die Hemmung folgte auf Vagusreizung in 14%, ein vollkommener Herzstillstand in 86% der Fälle. Wurden die Frösche 7 Tage gefüttert, so trat die anfängliche Form der Reaktion auf Vagusreiz wieder ein.

JORDAN stellte fest, daß der Vagus hungernder Hunde seine Reizbarkeit verliert. Dieser Vorgang wird um so deutlicher, je länger der

Hunger dauert. Außerdem fand STATKEWITSCH ausgedehnte pathologische Veränderungen in den Herzganglien der Kaninchen, wenn sie lange gehungert hatten.

LAWSON, MORGULIS und GUENTHER haben Untersuchungen über die Physiologie des Herzens bei Hunden während langdauernden Hungers mit Hilfe des Saitengalvanometers angestellt (unveröffentlichte Resultate). Bei einem Hunde, der mehrere Wochen gehungert und über 40% seines Gewichtes verloren hatte, bestanden die Hauptveränderungen am Herzen, wie sie in den Elektrokardiogrammen zum Ausdruck kamen, in Verlangsamung des Herzschlages und deutlicher Arrhythmie, die sich gleich zu Beginn des Hungers einstellte. Die Elektrokardiogramme haben auch einen gewissen Grad von Instabilität gezeigt, die bei einem zweiten Hunde nach unseren Beobachtungen noch deutlicher wurde. Dieser Hund hungerte genau so lange, bis sein Gewicht um 40% abgenommen hatte. Dann wurde er wieder gefüttert und 2 Wochen lang beobachtet. Die Elektrokardiogramme zeigten bei dem Tier vor Beginn des Hungers vorzeitige Schläge und ein deutliches Übergewicht nach links. In Abb. 7 werden fünf Elektrokardiogramme wiedergegeben, die aus einer Gesamtzahl von zwölf bei dem Hunde aufgenommenen ausgewählt sind. Soweit uns das möglich war, wurden die Elektrokardiogramme in ganz gleicher Weise bei den Tieren immer in derselben Lage aufgenommen.

Man wird bemerken, wenn man die R-Zacke in der dritten Ableitung verfolgt, daß das Übergewicht nach links während des Hungers völlig verschwindet, um dann in der folgenden Periode der Wiedererholung sogar noch verstärkt aufzutreten. Die T-Zacke, die vor dem Hunger (A) ziemlich undeutlich war, wurde stark negativ zur Zeit, in der das Gewicht des Hundes um 14% abgenommen hatte (B); später, als der Gewichtsverlust 40% erreichte (C), war sie wieder deutlich positiv. Am 15. Tage der erneuten Nahrungszufuhr wird die T-Zacke noch einmal negativ (E). Die Form der P-Zacke blieb in allen Elektrokardiogrammen ziemlich konstant mit Ausnahme vielleicht in der dritten Ableitung der Kurve E.

Wie man auf den ersten Blick erkennen kann, traten die deutlichsten Veränderungen bei der R-Zacke auf, wenn man die dritten Ableitungen in den fünf Kurven nachprüft. Unsere elektrokardiographischen Untersuchungen befinden sich noch im Anfangsstadium, und bis nicht mehr Tatsachen vorliegen, möchten wir mit Folgerungen oder Schlüssen aus unseren Beobachtungen noch zurückhalten. Die bisher von uns erhobenen Befunde sprechen wohl gegen die Annahme, daß die beobachteten Veränderungen in der Herztätigkeit neurogenen Ursprungs sind. Erst weitere Untersuchungen können die Fragen klären, die über die Natur der Wirkung des Hungers auf die Physiologie des Herzens in dieser Abhandlung aufgeworfen worden sind.

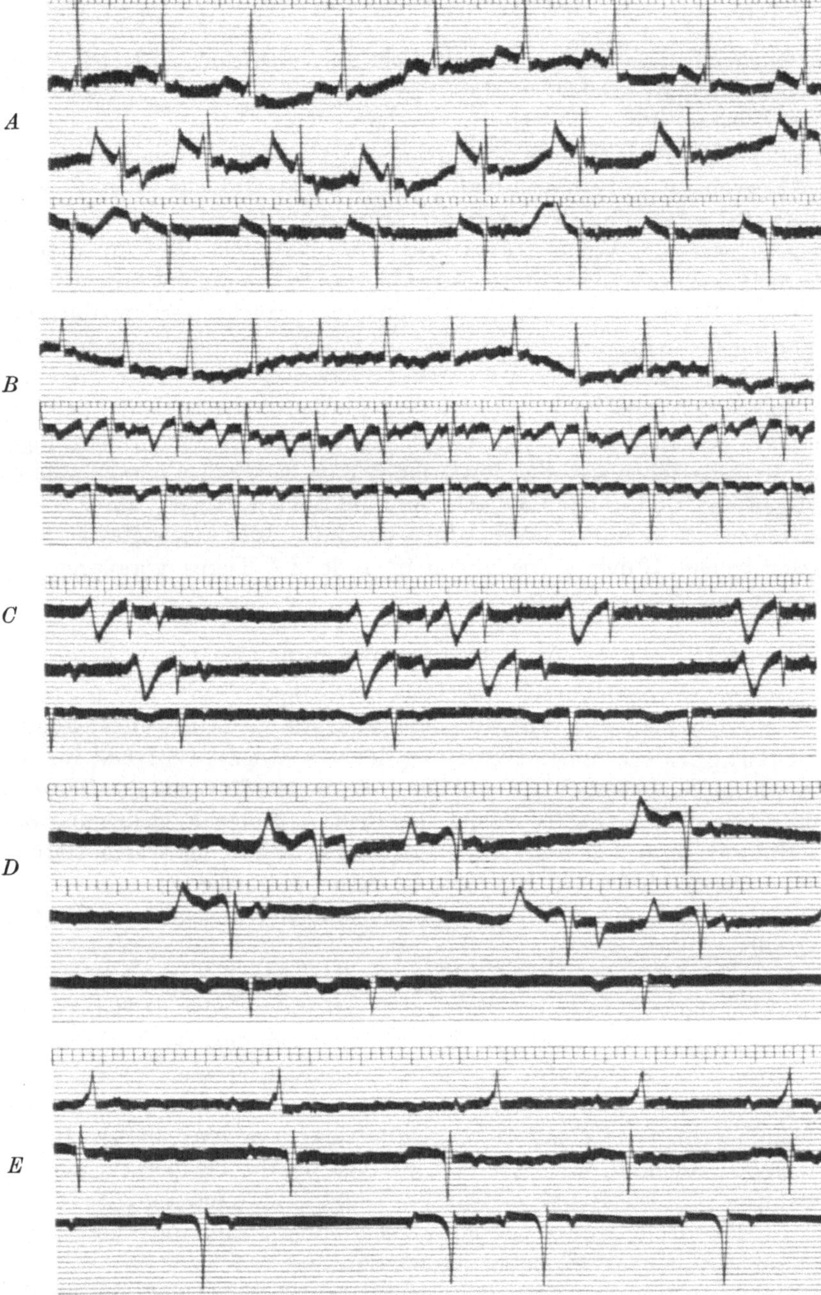

Abb. 7. Elektrokardiogramme eines hungernden Hundes.
Die Elektrokardiogramme *A*, *B*, *C*, *D* und *E* zeigen die Aufnahmen bei dem Hund 2: *A* vor dem Hunger; *B* als der Hund 14⁰/₀, *C* 40⁰/₀ an Gewicht verloren hatte, die letzten beiden sind an dem Tage, nachdem der Hund mit Fleisch aufgefüttert wurde (*D*) und dann 14 Tage später (*E*) aufgenommen. Die drei Aufzeichnungen in jedem Elektrokardiogramm stellen die drei verschiedenen Ableitungen dar. (LAWSON, MORGULIS und GUENTHER.)

Obgleich diese Beobachtungen nicht zahlreich sind, so lassen sie es doch zweifelhaft erscheinen, daß, wie man bisher annahm, das Zentralnervensystem durch den Hunger wenig oder gar keine Veränderungen erleidet. Diese irrige Auffassung gründet sich auf die Beobachtung, daß das Nervensystem verhältnismäßig nur wenig an Gewicht verliert. Man übersieht dabei, daß der Gewichtsverlust kein Maßstab für die wirkliche Schwere der Veränderungen im Organ selbst ist. Der prozentuale Gewichtsverlust hängt größtenteils von der Menge der im Gewebe enthaltenen Reservestoffe ab, die schnell aufgebraucht werden, um dem Nahrungsbedürfnis des Organismus zu genügen. Da das Zentralnervensystem keine nennenswerten Vorräte an Reservestoffen besitzt, erleidet es einen verhältnismäßig viel kleineren Gewichtsverlust als die anderen Organe. Solange wie die im Organismus aufgespeicherten Nahrungsvorräte ausreichen, ist allerdings der Bedarf des Zentralnervensystems gut gedeckt, und es kann daher seine Funktionstüchtigkeit am längsten bewahren. Erst in der Erschöpfungsperiode — der am weitesten fortgeschrittenen Hungerphase, die dem Tode des Tieres vorausgeht — versagt das Nervensystem.

d) Wärmeregulation.

Diesen Zusammenbruch der Leistungsfähigkeit des Zentralnervensystems kann man auch in den Temperaturschwankungen während des Hungers erkennen. Wärme ist der wesentliche Ausdruck für die Energie in den chemischen Vorgängen, die den Stoffumsatz des Organismus ausmachen. Es ist daher natürlich, daß eine Erniedrigung des Stoffumsatzes, wie er im Hunger stattfindet, sich in der Wärmebildung und daher auch in der Körpertemperatur widerspiegelt, die ja einfach die Resultante aus der gebildeten und der abgegebenen Wärme darstellt.

In den Anfangsstadien des Hungers findet man kaum bemerkenswerte Veränderungen in der Körpertemperatur oder höchstens eine geringe Neigung zur Abnahme. SCHIMANSKI fand, daß die durchschnittliche tägliche Temperatur (morgens, mittags und abends) bei einer hungernden Henne während der ersten zwei Hungerperioden eine geringe Abnahme von 41,5° C auf 41° C zeigte (Gewichtsverlust 21%). In der nächsten Periode (Gewichtsverlust = 30%) fiel die Temperatur auf ungefähr 39° C. Die Henne starb 2 Tage später. Die letzten 2 Tage umfassen die vierte Hungerperiode (Erschöpfung), und die Temperatur fiel zuerst auf 38,6° C, dann am letzten Tage auf 32,8° C.

CHOSSAT fand bei seinen Versuchen an Tauben, daß die größte Differenz zwischen den Temperaturen mittags und zu Mitternacht bei gut gefütterten Tieren 0,74° C betrug; diese Differenz wurde im Hunger ausgesprochener. Wenn wir das Mittel der Rectaltemperatur für die

Anfangs-, Mittel- und Endperiode im Hunger nehmen, finden wir die folgenden charakteristischen Veränderungen:

Zustand	Mittags	Unter-schied	Mitter-nacht	Unter-schied	Unterschied zwischen den Mittags- und Mitternachts-temperaturen
Normale Tauben . .	42,22 ° C	—	41,48 ° C	—	— 0,74 ° C
Hungernde Tauben					
Anfangsperiode I . .	42,10 „	— 0,12 ° C	39,80 „	— 1,68 ° C	— 2,30 „
Mittl. Periode (II—III)	41,90 „	— 0,32 „	38,70 „	— 2,78 „	— 3,20 „
Endperiode IV . . .	41,40 „	— 0,82 „	37,30 „	— 4,28 „	— 4,10 „

Die wichtigsten Tatsachen, die hier auffallen, sind: 1. die fortschreitende Abnahme der Körpertemperatur, 2. der große Sturz der Mitternachtstemperatur; und endlich die immer mehr wachsende Amplitude der täglichen Temperaturschwankungen von 0,74° C beim gut genährten Vogel bis auf 4,10° C in dem am weitesten fortgeschrittenen Hungerstadium. Das tiefere Fallen der Mitternachtstemperatur hängt natürlich von dem Umstand ab, daß die Mitternachtsluft im allgemeinen kälter als die Tagesluft ist. Die allmähliche Zunahme in dem Temperaturunterschied innerhalb 12 Stunden zeigt an, daß die Leistungsfähigkeit des Wärmeregulationsmechanismus im weiteren Hungerverlauf nachläßt.

Es scheint angezeigt, in diesem Zusammenhange auf F. T. ROGERS Beobachtungen an Tauben hinzuweisen: „Wenn man dem normalen Vogel 5—7 Tage lang die Nahrung, aber nicht das Wasser entzieht, so hat dies wenig Einfluß auf die Körpertemperatur. Während der 2. Hungerwoche wird die Körpertemperatur aber subnormal, und nach 14—15 Tagen kann sie bei einem Vogel in einem Käfig bei gewöhnlicher Zimmertemperatur von 20° C bis auf 36° C sinken. Während dieses Hungerstadiums (der letzten Erschöpfungsperiode) verliert der Vogel seine Fähigkeit, eine konstante Körpertemperatur zu bewahren, und verhält sich fast ebenso wie ein Kaltblüter. Setzt man zu dieser Zeit den Vogel der Kälte aus, so sinkt, setzt man ihn der Wärme aus, so steigt die Körpertemperatur. Es ist daher möglich, durch langdauernden Hunger Tauben in einen Zustand zu bringen, in dem die Körpertemperatur zum Teil eine Funktion der Umgebung wird. Bei all diesen Versuchen ist sorgfältig darauf geachtet worden, daß der hungernde Vogel immer reichlich Wasser bekommt. Füttert man den Vogel jetzt ausreichend, so stellt sich die Körpertemperatur wieder auf das normale Niveau, natürlich nur dann, wenn der Hunger nicht so lange ausgedehnt wurde, daß der Tod unmittelbar bevorsteht."

In diesem Stadium ist es nicht allein der Wärmeregulationsmechanismus, der aufhört, richtig zu arbeiten, sondern die Wärmebildung des

Organismus ist auch ernsthaft in Frage gezogen, und, wie Chossat gezeigt hat, können die Vögel noch gerettet werden, wenn ihnen Nahrung verabreicht wird und sie zu gleicher Zeit warm gehalten werden. Nahrungszufuhr allein genügt nicht, um Vögel wiederherzustellen, wenn einmal der Mechanismus der Wärmebildung angegriffen worden ist.

Lasarew fand, daß die Körpertemperatur des Meerschweinchens unverändert bleibt, solange das Gewicht um etwa 10—12% abgenommen hat (d. h. während der ersten Hungerperiode), daß die Körpertemperatur aber zu sinken beginnt, wenn der Gewichtsverlust 18—23% erreicht hat, d. h. am Ende der zweiten oder zu Beginn der dritten Hungerperiode. In der dritten Periode nimmt die Temperatur sehr schnell ab und kann bis auf 31 °C fallen. In der letzten oder vierten Periode, die schließlich mit dem Tode endet, fällt die Körpertemperatur durchschnittlich auf 25 °C (21,6—29,6 °C).

Nachfolgend führe ich einige Messungen der Rectaltemperatur an Meerschweinchen und Kaninchen (Simonowitsch) und an Hunden (Avrorow) im vollkommenen Hunger (weder Nahrung noch Wasser) an:

Tier	Gewichtsverlust %	Temperatur in °C		
		Morgens	Abends	Durchschnitt
Meerschweinchen	Normal	39,0	39,0	39,0
	I 7,4	38,0	38,8	38,4
	II { 15,1	38,0	38,2	} 38,2
	{ 19,7	38,1	38,6	
	III { 25,0	38,7	38,5	} 37,6
	{ 28,1	37,7	37,8	
	{ 32,5	37,4	37,4	
	IV { 35,1	35,0	36,4	} 35,2
	{ 36,6	34,8	34,6	
Kaninchen	Normal	39,4	38,6	39,0
	I { 1,8	38,6	38,9	} 38,8
	{ 9,7	39,0	38,8	
	II { 10,6	39,3	39,3	} 39,0
	{ 15,2	38,8	38,8	
	III { 22,4	38,7	39,0	} 38,7
	{ 24,7	38,6	38,4	
	IV { 28,9	37,4	37,2	} 36,8
	{ 34,8	35,7	?	
Hund	Normal	38,2		38,2
	I { 8,1	38,3		} 38,3
	{ 16,6	38,3		
	II { 24,2	37,9		} 37,8
	{ 31,0	37,7		
	III { 28,4	37,8		} 37,7
	{ 47,0	37,6		
	IV { 54,8	37,2		} 36,4
	{ 62,0	35,6		

e) Physiologie der Muskeln.

Lebt der Organismus nur von den Reserven, die in seinen Geweben zu Zeiten des Überflusses aufgespeichert wurden, so drängt sich uns die Frage auf, welchen Einfluß das auf die andere Form der Stoffwechseltätigkeit, nämlich die Fähigkeit, mechanische Arbeit zu leisten, ausübt? Wir können zur Lösung dieses Problems von solchen Versuchen völlig absehen, wie sie z. B. MAGGIORA angestellt hat, der mit dem Mossoschen Ergographen fand, daß die Arbeitsfähigkeit von Personen, die nur 24 Stunden hungerten, abnimmt. Abgesehen von den allgemeinen Einwänden, die gegen die ergographische Methode erhoben werden können, sollte der psychische Einfluß auf das Individuum nicht außer acht gelassen werden. So konnte MANCA, der die ergographischen Versuche wiederholte, feststellen, daß ein 24—36stündiger Hunger weder einen Einfluß auf die geleistete Arbeitsmenge hervorrief noch auf die Geschwindigkeit, mit welcher die Ermüdung eintrat. MANCA arbeitete gleichfalls mit Mossos Ergographen; das Versuchsobjekt hob das Gewicht sowohl spontan wie auf direkten elektrischen Reiz. GAGLIOS Untersuchung über die Kontraktion des Gastrocnemius (Reizung des Ischiadicus) bei normalen und hungernden Fröschen zeigte zum erstenmal beim Muskel überzeugend eine Abnahme des Kontraktionsvermögens während des Hungers. LEE und MORGULIS (unveröffentlichte Ergebnisse) erforschten systematisch auf einer mehr oder minder breiten Basis die Frage der Ermüdung und Arbeitsfähigkeit der Muskeln beim hungernden Tiere. Sie machten ihre Untersuchungen an dem isolierten Zwerchfell und dem M. extensor cruris von Katzen. Den gut gefütterten Kontrolltieren standen Tiere in verschiedenem Hungerstadium gegenüber. Die Durchschnittswerte sind unten angeführt:

Körpergewichtsverlust %	Zahl der Tiere	Zwerchfell				Extensor			
		Arbeitsdauer in Minuten	%	Geleist. Arbeit g-mm	%	Arbeitsdauer in Minuten	%	Geleist. Arbeit g-mm	%
Normal	18	185	100	113,954	100	83	100	32,893	100
1—9	6	142	77	139,131	122	93	112	36,715	112
10—19	6	186	100,5	79,940	70	77	93	26,894	82
20—29	13	111	60	62,953	55	42	51	21,471	65
30—40	5	93	50	63,149	55	47	57	19,805	60

Aus diesen Untersuchungen sehen wir, daß sowohl der Extensor wie das Diaphragma ihre Arbeitsfähigkeit um so schneller verlieren und daß sie um so eher ermüden, je weiter das Hungerstadium fortgeschritten ist. Die Verminderung der Leistungsfähigkeit beginnt in der zweiten Hungerperiode (Körpergewichtsverlust 10—19%). Schreitet der Hunger weiter fort (Gewichtsverlust = 30—40%), so sinken sowohl die Arbeitsdauer wie die Arbeitsleistung (siehe Tabelle) auf ungefähr die Hälfte der Werte, wie wir sie bei der normalen Katze finden. Als eine Tatsache von besonderer Bedeutung fällt uns jedoch auf, daß in der ersten Hungerperiode die Arbeitsleistung und die Arbeitsdauer zunehmen. So verrichtet bei Katzen, die infolge des Hungers ungefähr 10% an Gewicht verloren hatten, die Zwerchfellsmuskulatur 22%, der M. extensor 12% mehr Arbeit, gemessen in g-mm, als bei den gut genährten Kontrolltieren. Wir können vorläufig noch keine Hypothese aufstellen, die diese vorübergehende Zunahme der Muskelkraft unter dem Einfluß einer kurzen Hungerperiode erklären könnte. Es sei aber noch darauf hingewiesen, daß die Messungen bei Levanzin eine ähnliche Erscheinung zeigten. Während die zahlreichen Proben, die bei ihm gemacht worden sind, innerhalb des 31 tägigen Hungers kein Nachlassen seiner Kraft erkennen ließen, zeigt die Arbeitsleistung, die er sowohl mit dem rechten wie mit dem linken Arm verrichtete, eine deutliche und beträchtliche Zunahme gegenüber der Anfangsperiode. Das Maximalgewicht, das mit dem linken Arm gehoben wurde, betrug 120 engl. Pfund, oder ungefähr 7% mehr als im normalen Zustand. Dieses Maximum wurde am 6. Hungertage erreicht. Das Maximalgewicht, das mit dem rechten Arm gehoben wurde, betrug 115 engl. Pfund (+ 17%), und dies ist am 10. Hungertage erreicht worden. Wir können diese Zunahme der Muskelkraft bei Levanzin nicht auf Übung zurückführen; denn die maximale Leistungsfähigkeit hält nicht an, sondern nimmt bald wieder ab. Wir müssen daher annehmen, daß die unbestreitbare Zunahme seiner Muskelkraft auf eine andere Ursache zurückzuführen ist. Ebenso wie bei unseren hungernden Katzen trat die Zunahme der Leistungsfähigkeit innerhalb der ersten Hungerperiode auf.

f) Reaktion auf Arzneimittel.

Da viele Krankheiten mit einem Zustand vollkommener oder teilweiser Unterernährung einhergehen, ist es praktisch außerordentlich wichtig, festzustellen, wie der hungernde Organismus auf verschiedene Arzneimittel reagiert. ADUCCOS Untersuchungen stellen einen der ersten Versuche zur Lösung dieses Problems dar; sie bringen klare und deutliche Ergebnisse. Er untersuchte, wie Hunde im Hunger (mit und ohne Wasser) auf einige Nervengifte, wie Cocain, Strychnin und Phenol, reagierten. Sie wurden mit dem Magenschlauch oder durch subcutane Injektion den Hunden beigebracht.

Salzsaures Cocain wurde in Dosen von 0,02 g pro kg Körpergewicht verabreicht. Die Wirkung des Mittels wurde nach dem Temperaturanstieg und nach der Intensität der motorischen Reflexe beurteilt. Beide Reaktionen wurden im Hungerzustand stärker. Die Reaktionsfähigkeit nahm mit dem Fortschreiten des Hungers zu. Um ein einzelnes

Beispiel anzuführen, so veranlaßte die Verabreichung von 0,02 g Cocain pro kg Körpergewicht am Vorabend des Hungers einen Temperaturanstieg von 1,45° C, die motorischen Reflexe waren schwach. Als dieselbe Dosis demselben Hunde, nachdem er 13 Tage gehungert hatte, gegeben wurde, betrug der Temperaturanstieg 3,8° C, und nach 40 Hungertagen 4,0° C. In beiden Fällen waren die motorischen Reflexe sehr lebhaft.

Ähnliche Resultate wurden mit Strychnin hervorgerufen. ADUCCO verwandte das Sulfat und blieb unter der letalen Dosis (d. h. unter 0,45 mg pro kg). Die Dosis, die beim gut genährten Hunde keine oder doch nur eine geringe Wirkung hervorrief, erwies sich bei Hunden, die bereits eine Zeitlang gehungert hatten, als tödlich, oder verursachte mindestens einen beträchtlichen Temperaturanstieg und heftige Krämpfe. Mit Phenol wurden im Hunger gleichfalls Krämpfe von solcher Stärke hervorgerufen, wie sie bei gut gefütterten Hunden nur bei viel größeren Dosen möglich gewesen wären. Dies mag auf die verminderte Fähigkeit des hungernden Organismus, Phenol zu oxydieren, zurückzuführen sein (PUGLIESE).

Wenn auch Hunde in ihrer Empfindlichkeit gegen die in Frage kommenden Arzneimittel sehr variieren, ist ADUCCOS Schluß doch gerechtfertigt, daß die Gifte eine stärkere Wirkung bei hungernden als bei wohlgefütterten Tieren hervorrufen.

Ebenso fand DELAFUOY, daß hungernde Frösche empfindlicher gegen Strychnin sind als gut genährte Frösche.

MANSFELD untersuchte die Wirkung der Gruppe der Narkotica: Chloralhydrat, Morphium, Paraldehyd, Äthylalkohol, Amylhydrat, Äthylurethan. Seine zahlreichen Experimente an gefütterten und an hungernden Kaninchen sind in der Tabelle S. 162 zusammengestellt. Sie gibt eine Zusammenstellung seiner ganzen Ergebnisse.

Diese Resultate zeigen deutlich, daß die Empfindlichkeit des Organismus gegenüber den verschiedenen Giften durch den Hunger nicht in gleicher Weise beeinflußt wird. Es ist auch bemerkenswert, daß die Verbindungen, die das Äthylradikal enthalten, sich in ihrer Wirkung auf gefütterte und hungernde Tiere nicht unterscheiden. MANSFELD versucht seine Ergebnisse auf Grund der MEYER-OVERTONESCHEN Hypothese zu erklären. Nach ihr hängt die narkotische Wirksamkeit einer Substanz von ihrer verschiedenen Löslichkeit in Wasser und Lipoiden ab $\left(Q = \dfrac{\text{Lipoidlöslich}}{\text{Wasserlöslich}} \right)$. Je leichter sich ein Stoff in Lipoid als in Wasser löst, desto stärker zeigt er das Bestreben, sich in dem lipoidreichen Zentralnervensystem anzuhäufen. Er wird daher eine viel stärkere toxische Wirkung als andere Stoffe ausüben, die, bei ihrer größeren Wasserlöslichkeit, sich gleichmäßiger im ganzen Organismus verteilen.

Ver-such	Narkoticum	Wirkung der Arzneimittel beim gefütterten Kaninchen	Wirkung der Arzneimittel beim hungernden Kaninchen	Dauer des Hungers in Tagen	Gewichts-verlust %
1.	Chloralhydrat	Sehr leicht. Nark.	Exitus letalis	8	28
2.	„	„	„	5	35
3.	„	„	„	4	19
4.	„	„	Vollk. Narkose	9	18
5.	Paraldehyd	„	Exitus letalis	5	20
6.	„	Keine Narkose	„	5	6 ?
7.	„	Geringe Unruhe	Vollk. Narkose	5	30
8.	„	Leichte Narkose	„	5	26
9.	Salzsaur. Morphium	„	Exitus letalis	4	30
10.	„	Schläfrigkeit	„	5	20
11.	„	„	„	5	9,6
12.	„	Keine Wirkung	„	4	29
13.	„	Leichte Narkose	Starke Zuckung	4	7
14.	Äthylalkohol	Starke Vergiftung	Starke Vergiftung	4	18
15.	„	Tiefe Narkose	Tiefe Narkose	4	22
16.	„	„	„	4	26
17.	Amylhydrat	Leichte Narkose	Leichte Narkose	7	27
18.	„	„	„	5	28
19.	„	„	„	5	22
20.	„	„	„	5	27
21.	„	Keine Narkose	„	5	23
22.	Urethan	Leichte Narkose	„	4	19
23.	„	Tiefe Narkose	Tiefe Narkose	6	26
24.	„	„	„	5	20
25.	„	„	„	4	23
26.	„	„	„	3	24

Auf Grund dieser Hypothese nimmt man an, daß die größere Wirksamkeit der Narkotica bei hungernden Tieren darauf beruht, daß ihr Nervensystem im Vergleich zu normalen Tieren verhältnismäßig lipoidreicher ist. Die weitgehenden Eingriffe, die während des Hungers in den Fettvorräten des Körpers vor sich gehen, hinterlassen das Nervensystem als das lipoidhaltigste Gewebe, und deshalb wird von ihm der größte Teil der Narkotica abgefangen. Diese Hypothese ist jedoch auf den hungernden Organismus kaum anwendbar, denn wir wissen nicht, welch tatsächlichen Veränderungen im Lipoidgehalt des Nervensystems stattfinden, und ob tatsächlich das Nervengewebe selbst an Wasser reicher wird oder nicht. Die erste Voraussetzung für die Hypothese beruht daher auf einer Vermutung, die erst bewiesen werden muß. Außerdem verdanken gewisse Stoffe, wie z. B. Chloralhydrat, ihre Wirkung einer besonderen Affinität zum Nervengewebe.

Es ist leicht erklärlich, daß die Wirkung des Chloralhydrats usw. während des Hungers stärker wird; denn das Nervensystem nimmt im Verhältnis zum übrigen Organismus um so mehr an Gewicht zu, je weiter der Hunger fortschreitet. Dieselbe Dosis wird daher infolge der größeren Konzentration des Mittels im Zentralnervensystem stärkere Wirkungen hervorrufen. Es wird noch klarer, wenn wir uns erinnern, daß 1 kg Körpergewicht nicht eine konstante Größe ist, sondern bei einem wohlgenährten und bei einem hungernden Tiere qualitativ sehr verschieden ist. Das kg Körpergewicht verändert sich im Laufe des Hungers fortwährend, indem es nicht nur in seiner chemischen, sondern auch in seiner morphologischen Zusammensetzung schwankt (siehe S. 83). Die Dosierung des Arzneimittels auf Grund der Einheit des Körpergewichtes verliert daher seine „raison d' être", wenigstens soweit hungernde Organismen in Betracht kommen. Es ist natürlich eine vollkommen willkürliche Annahme, daß relativ dieselbe Giftmenge dem hungernden und dem wohlgenährten Tiere zugeführt wird, wenn die Dosis auf Grund des Körpergewichtes berechnet wird. Die herabgesetzte Widerstandsfähigkeit des hungernden Organismus können wir daher mit der Reaktion auf eine Überdosierung oder jedenfalls auf eine stärkere Dosis, als tatsächlich den Kontrolltieren verabfolgt worden ist, erklären.

Andererseits dürfen wir nicht übersehen, daß die intracellularen Oxydationsvorgänge bei der Unterernährung herabgesetzt sein können, und dieser Umstand kann wahrscheinlich für die größere Giftigkeit mancher Substanzen, so z. B. des Phenols, verantwortlich gemacht werden; außerdem wissen wir praktisch nichts über die Aufnahme- und Ausscheidungsgeschwindigkeit im Hunger, die durch den Hunger wahrscheinlich starke Veränderungen erleiden. Diese Faktoren spielen zweifellos bei der vermehrten Empfindlichkeit gegen Arzneimittel eine wichtige Rolle. Die Sache scheint daher komplizierter zu liegen, als MANSFELD sich vorstellt, wenn er versucht, alles auf den einfachen Mechanismus der verschiedenen Löslichkeit nach der MEYER-OVERTONE-Theorie zurückzuführen. Solange die obenerwähnten Faktoren unberücksichtigt bleiben, wird seine Erklärung für die Reaktion des hungernden Organismus auf Arzneimittel wohl kaum Zustimmung finden.

Auch die Tatsache, daß der hungernde Organismus auf Substanzen, die das Äthylradikal (Äthylalkohol) enthalten, nicht empfindlicher ist, braucht man nicht in dem Sinne auszulegen, daß diese Stoffe, da sie sehr wasserlöslich sind, sich nicht hauptsächlich im Nervensystem anhäufen und so keine größere toxische Wirkung hervorrufen. Der hungernde Organismus ist imstande, Alkohol in gewissen Konzentrationen zu verbrennen und ihn als Energiequelle zu benutzen. KOCHMANN und HALL zeigten, daß die Lebensdauer hungernder Kaninchen durch die Verabreichung von kleinen Mengen Alkohol verlängert werden kann.

Sowohl LEWIN wie ROGER fanden, daß das hungernde Tier eine größere Widerstandskraft gegen Alkaloide, wie Chinin, Atropin und

Nicotin, besitzt; dagegen fand JORDAN, daß die Widerstandskraft gegen Digitalis verringert ist, so daß die letale Dosis für hungernde Hunde kleiner war als für gut gefütterte. Auch die Wirkungsweise der Digitalis verändert sich wesentlich, was wahrscheinlich auf Veränderungen im Herzmechanismus beruht. So kommt es z. B. innerhalb der ersten Phase der Digitaliswirkung zu keiner Pulsverlangsamung. Hiermit hängt wahrscheinlich die verminderte Erregung des Vagus, auf die wir bereits hingewiesen haben, zusammen. HOOPER, KOLLS und WRIGHT haben gefunden, daß hungernde Tiere gegen Arsphenaminvergiftungen empfindlicher als gut gefütterte Tiere sind.

g) Schutzwirkung des Blutes.

Die Frage, wie sich der hungernde Organismus gegen Infektionen verhält, ist ebenfalls von großer praktischer Bedeutung. DELAFUOY und BOURGUIGNOU entdeckten vor einigen Jahren eine ansteckende Krankheit bei Schafen, die nur bei schlecht ernährten Tieren auftritt. Die Krankheit konnte auf Schafe in gutem Ernährungszustand nicht übertragen werden, und die kranken Tiere erholten sich schnell, wenn man für eine ausreichende Ernährung Sorge trug. Diese Beobachtung regte CANALIS und MORPURGO zu Versuchen an, in denen sie die Wirkung der Unterernährung auf die Empfindlichkeit gegen Infektionen bestimmen wollten. Sie wählten zu diesem Zwecke den Milzbrandbacillus und arbeiteten mit Tauben und Ratten, die eine natürliche Immunität gegen diesen Bacillus besitzen. Bei den Ratten wurde keine Veränderung in der Widerstandskraft beobachtet, anders verhielten sich aber die Tauben. Von den 12 Kontrolltieren, die mit Milzbrandbacillen geimpft wurden, starben nur 2. Ließ man aber die Tauben sofort nach der Impfung hungern, oder hatten sie zur Zeit der Impfung bereits einige Tage gehungert, so entwickelte sich die Krankheit ausnahmslos, und die Tauben starben. Von 16 hungernden, mit Milzbrand infizierten Vögeln starben 15 innerhalb von 2—7 Tagen nach der Impfung. Durch Fütterung erlangten die Tauben ihre verlorene Immunität wieder, wenn sie noch nicht länger als 8—9 Tage gehungert hatten; d. h., in der letzten Hungerperiode, wenn der Organismus bereits ernsthafte pathologische Veränderungen erlitten hat, besteht keine Möglichkeit mehr, die Tiere durch Nahrungszufuhr zu retten.

Diese Resultate wurden später von LONDON bestätigt, der außerdem noch die interessante Beobachtung machte, daß bei hungernden Vögeln die Milzbrandbacillen bereits am 2. Tage nach der Impfung im Blut erscheinen. Die Immunität geht nicht nur verloren, wenn man die Tauben vollständig hungern läßt, sondern auch dann, wenn die zur Erhaltung des Körpergewichts notwendige Nahrungsmenge auf $^1/_4$ herabgesetzt wird. Sehr interessant ist, daß nach LONDON ähnliche schäd-

liche Folgen bei einer Herabsetzung der Nahrungsmenge auf $^1/_3$ nicht
auftreten, obgleich der Unterschied in der wirklich vorhandenen Nahrungsmenge sehr unbedeutend ist (d. h. 2 g Erbsen weniger pro Tag).
Bei weitem der wirksamste Faktor, einen Verlust der Immunität hervorzurufen, ist der Wassermangel. Bei reichlicher Zufuhr von Wasser
genügt bereits $^1/_5$ der festen Nahrung (Erbsen), um die Widerstandskraft gegen Infektion zu sichern; andererseits wird die volle Ration der
Erbsen bei einer ungenügenden Wassermenge gerade die entgegen-
gesetzte Wirkung hervorrufen. Es ist möglich, daß die verminderte
Widerstandskraft gegen Krankheiten auf den Veränderungen in der
morphologischen Beschaffenheit des Blutes beruht, obgleich kein deutlicher Beweis dafür vorliegt.

Ein wichtiger Faktor beim Zustandekommen von Infektionen ist,
wie FICKER gezeigt hat, die vermehrte Durchlässigkeit der Epithelzellen
des Verdauungskanals. Seine Versuche zeigen das schnelle Einwandern
der Mikroorganismen in die Gewebe während des Hungers und beleuchten
eine Reihe von Erscheinungen, die im hungernden Organismus vor
sich gehen. FICKER fand bei hungernden Tieren (Kaninchen, Hunden,
Katzen, Mäusen, Ratten) ein regelmäßiges Auswandern der Bakterien aus
dem Magen-Darmkanal in die Gewebe auf dem Lymph- und Blutwege. Dies
gilt sowohl für Bakterien, die den Verdauungstrakt regelmäßig besiedeln,
als auch für solche, die auf experimentellem Wege hereingebracht werden. Der Augenblick, wo diese Wanderung beginnt, hängt anscheinend
von dem Hungerstadium ab. Bei Kaninchen findet dies gewöhnlich
nach 3-, bei Hunden nach 15tägigem Hunger statt, d. h. in beiden Fällen
am Ende der zweiten oder zu Beginn der dritten Hungerperiode. Zu
diesem Zeitpunkt sieht man die Invasion der Bakterien aus dem Verdauungstrakt in den Organismus. Sowohl die Wanderung der Leukocyten in die Darmwand, von der in dem nächsten Kapitel die Rede sein
wird, wie das Verschwinden der beweglichen Elemente aus der Milz am
Ende der zweiten Hungerperiode, wovon in einem früheren Zusammenhang berichtet worden ist (siehe S. 80), scheinen verwandte Vorgänge
zu sein. Ganz entsprechend sind die Beobachtungen bei den winterschlafhaltenden Tieren; mit anderen Worten, diese Erscheinung ist sowohl
der physiologischen wie der experimentellen Unterernährung eigen.

Das Einwandern der Bakterien in den Blutstrom wird beim
hungernden Organismus durch den Grad des Hungers reguliert. So fand
FICKER beim Hund, daß das Wandern erst anfängt, wenn das Tier
ungefähr 14 Tage lang gehungert hat. Dies erklärt, warum MELTZER
und NORRIS aus dem Blut hungernder Hunde, die mit Typhusbacillen
geimpft waren, keine Typhusbacillen züchten konnten. Sie untersuchten
das Blut von Hunden, die erst 5 Tage lang hungerten. Es wäre daher
wünschenswert, ihre Versuche zu wiederholen und die baktericide Wir-

kung des Blutes infizierter Tiere in den verschiedenen Hungerphasen, die durch den Verlust an Körpergewicht festgestellt werden können, zu bestimmen.

Nach FICKER wird das Agglutinationsvermögen des Serums von hungernden Kaninchen nicht verändert.

Unterernährung ist offenbar kein prädisponierender Faktor bei der Anaphylaxie. KONSTANSOFF sensibilisierte Meerschweinchen mit verschiedenen Proteinen und fand, daß die Tiere im Hungerzustand selbst gegen Dosen resistent waren, die um ein Vielfaches die verhängnisvolle Injektion übertrafen. Die Widerstandskraft ist proportional dem Hungergrad, und in einer gewissen fortgeschrittenen Phase des Hungers tritt der anaphylaktische Schock überhaupt nicht mehr auf.

Nach KONSTANSOFF nimmt der Komplementgehalt während der Unterernährung ab.

BIZZOZERO zeigte, daß Hämolysine, die sich bei Hühnern bei der Immunisierung mit roten Blutkörperchen von Schafen entwickeln, durch vollständigen Hunger nicht verändert werden; er betrachtet diese Tatsache als Beweis dafür, daß die hämolytische und die bakteriolytische Kraft des Organismus verschiedene Erscheinungen sind.

ZILVA untersuchte den Einfluß von verschiedenartigen unzureichenden Kostformen auf die Bildung von Agglutininen, Komplement und Amboceptor. Er fand, daß Meerschweinchen sowohl bei einer quantitativ beschränkten, aber gemischten Kost wie bei einer skorbutogenen Kost sich nicht anders verhielten als Tiere, die unbeschränkt gemischte Kost bekamen.

Ein noch wenig erforschtes, aber sehr wichtiges Thema ist die Resistenzerhöhung gegen Infektionen bei Organismen, die sich von einer Unterernährung erholen. ROGER und JOSUÉ berichten von einer solchen erhöhten Widerstandskraft gegen Bact. coli bei Kaninchen, die eine Hungerperiode von 5—7 Tagen durchgemacht hatten. Die Impfung mit der Bakterienkultur fand 3—11 Tage, nachdem der Hunger abgebrochen war, statt. In jedem Falle erlag das Kontrollkaninchen der Infektion, während alle Kaninchen, die vorher gehungert hatten, die Impfung überlebten. Im Hinblick auf die Tatsache, daß wir über die Giftigkeit der Colibacillen wenig wissen, und daß die Virulenz der Colibacillenkulturen großen Veränderungen unterworfen ist, müssen die Resultate von ROGER und JOSUÉ mit Vorsicht betrachtet werden. Ihre Schlußfolgerung kann daher nicht eher anerkannt werden, bis die Versuche wiederholt, und die Resultate bestätigt worden sind.

h) Drüsentätigkeit.

Obgleich der Hunger einen Zustand des Organismus darstellt, bei dem das Aufhören der Verdauung die hervorstechendste Eigenschaft ist, so hören doch die rhythmischen Bewegungen des Magen-Darmkanals und die Drüsentätigkeit während des Hungers nicht auf.

CARLSON fand in seinen Untersuchungen über die Magenkontraktionen eines Menschen, der 2 Wochen hungerte, daß die Verminderung des Hungergefühls nicht auf einer Intensitätsabnahme der Hungerkontraktionen des Magens, sondern auf der cerebralen Depression und auf der Asthenie des Magens beruht.

ROGER, der im Laboratorium von CARLSON arbeitete, beobachtete einen vermehrten Tonus der Magenmuskulatur bei hungernden Kaninchen; PATTERSON machte ähnliche Beobachtungen bei hungernden Hunden. Beim Hund dauerte die Hungerkontraktion, trotzdem das Hungergefühl unterdrückt war, an, und in den letzten Hungerstadien wurden die Kontraktionen sogar noch verlängert und in ihrem Charakter fast tetanisch.

Die Speichelsekretion ist stark vermindert; nach BARBÉRA schied Succi am 7. Hungertage in 3 Stunden nicht mehr Speichel ab, als normal in 5 Minuten. Die Abnahme der Speichelsekretion ist nicht auf ein Versagen des nervösen Apparates, der die Sekretion reguliert, zurückzuführen. Beim hungernden Hund kann die Submaxillaris selbst in einem fortgeschrittenen Hungerstadium auf Chorda-tympani-Reizung in Tätigkeit treten. Die Latenzzeit ist sogar noch kürzer als beim normalen Hunde. Der so gewonnene Speichel ist zwar an Menge geringer als in der Norm, zeigt aber qualitativ keine Veränderungen. Der Mechanismus der reflektorischen Sekretion bleibt gleichfalls ungestört: durch Einführung von Essigsäure in die Mundhöhle kommt es zu einer vermehrten Sekretion eines klaren wässerigen Speichels.

Die Sekretion wird durch Injektionen von Pilokarpin und Atropin in derselben Weise wie bei gut gefütterten Hunden beeinflußt, indem das eine erregend, das andere hemmend wirkt; unter Atropinwirkung kommt es bei Chorda-tympani-Reizung zu keinem Speichelfluß.

Die sekretorischen Fasern der Chorda tympani, die die Submaxillardrüse versorgen, bewahren ihre Erregbarkeit, solange das Tier lebt; Reizung der Halssympathicusfasern ruft dagegen keine Sekretion hervor.

Die Magensaftsekretion dauert gleichfalls während des ganzen Hungers an. Ob während des Hungers, wie von verschiedenen Beobachtern behauptet wird, eine Hypersekretion oder Hyposekretion des Magensaftes besteht, braucht hier nicht erörtert zu werden, da solche Unterschiede wahrscheinlich nicht von grundlegender Bedeutung sind und nur durch besondere Bedingungen veranlaßt werden.

BARBÉRA studierte die Magensekretion bei Hunden mit „Pawlowmagen“. Der Saft wurde aus dem kleinen Magen gesammelt, während der periphere Stumpf des durchtrennten Vagus durch Induktionsschläge

gereizt wurde (60—70 pro Minute). Der bei Hunden, die bis zu 35%
ihres Gewichtes durch Hungern verloren hatten, auf diese Weise gewonnene Saft enthielt sehr wenig freie Säure, seine fermentative Wirksamkeit, die durch Verdauung von Albumin zu Pepton nachgewiesen
wurde, war nur schwach. Die Magendrüsen behalten demnach gleichfalls selbst in dem letzten Stadium des Hungers ihre Sekretionsfähigkeit.
Der nervöse Mechanismus, welcher die Drüsentätigkeit reguliert, bleibt
ebenfalls intakt. Die Veränderungen, die BARBÉRA fand, waren wesentlich quantitativer Art.

RUTIMEYER fand, daß bei einem 24 Tage hungernden jungen Mädchen die Gesamtacidität und die freie Säure des Magensaftes gegen Ende
des Versuches stark abnahmen, daß aber die peptische Verdauungskraft
(METTsche Röhrchen) nur wenig beeinflußt wurde.

TANGL bestimmte die Wasserstoffionenkonzentration des Mageninhaltes bei einem hungernden Menschen und stellte Veränderungen in
den H^+ von 0,016—0,085 g Äquivalenten pro Liter fest, was 0,06 bis
0,33% freier Chlorwasserstoffsäure entspricht.

CARLSON beobachtete bei einer 15 Tage hungernden Versuchsperson,
daß die Magensekretion während der ganzen Hungerperiode andauerte.

Ebensowenig geht die tryptische Wirksamkeit des Pankreassaftes im Hunger verloren. CARVALLO und PACHON, die mit Glycerinauszügen des Pankreas von gut gefütterten und von hungernden Hunden
arbeiteten, fanden, daß beide Trypsin enthielten. Sowohl WERTHEIMER
wie BARBÉRA zeigten, daß die Pankreaszellen, die durch Einführung
von Säure in das Duodenum zur Sekretion gereizt wurden, auch bei
lange dauerndem Hunger ihre Reizbarkeit nicht vollkommen verloren.
Der so erhaltene Pankreassaft hydrolysiert Eiweiß und kann Stärke
in Glucose umwandeln, aber er ist viel weniger wirksam als der Saft von
einem gut genährten Tiere. BARBÉRA fand sogar, daß der Pankreassaft
bei Hunden, die 45% ihres Gewichtes im Hunger verloren hatten, noch
proteolytische Kraft besitzt, und der Enterokinasegehalt des Dünndarms
verhält sich fast ganz so wie bei dem normalen Hunde.

Die Gallenabsonderung beim hungernden Tiere ist von einem
rein quantitativen Gesichtspunkte aus gründlicher erforscht worden.
LUKJANOW untersuchte sowohl bei normalen als auch bei Meerschweinchen, die sich in den verschiedenen Hungerperioden befanden, die Galle,
die er durch eine Fistel erhielt. Die pro Stunde in den einzelnen
Stadien abgeschiedene Menge wird in Tabelle S. 169 angeführt.

Die Gallensekretion ist während der ersten Hungerperiode etwas
größer als beim normalen Meerschweinchen (+2,2%). Dies beruht
darauf, daß die Galle flüssiger wird und einen höheren Prozentsatz
Wasser enthält. In den nächsten zwei Perioden (II und III) bleibt die
Sekretion, obgleich sie viel geringer ist als bei gut gefütterten Tieren

(— 18,8 — 19,1 %), doch konstant, und erst in der letzten oder vierten Hungerperiode tritt eine weitere plötzliche Abnahme (— 40,1 %) in der Gallensekretion auf. Wir sehen hier einen neuen Beweis dafür, daß der Verlauf des Hungers ganz natürlich in vier verschiedene Phasen zerfällt, von denen die zweite und dritte einen Zustand des physiologischen Gleichgewichtes auf einem niederen Niveau darstellen.

| | Gramm Galle stündlich abgeschieden | | |
Periode	Pro kg des Körpergewichtes	Pro 10 g der Leber	Veränderung in Prozenten
Normal	9,3006	2,7523	—
I. Hungerperiode	9,5023	3,1500	+ 2,2
II. ,, ...	7,5552	2,2301	— 18,8
III. ,, ...	7,5259	2,2152	— 19,1
IV. ,, ...	5,5729	1,5364	— 40,1

Die Galle ist beim hungernden Tier etwas ärmer an Mucin, enthält aber einen höheren Prozentsatz an Stoffen, die in Alkohol und Äther löslich sind. Die Hauptveränderung, die der Hunger in der Gallensekretion hervorruft, ist quantitativer Natur.

Die Milchsekretion unterscheidet sich von der Sekretion der anderen Drüsen dadurch, daß die Brustdrüsen, die nur vorübergehend tätig sind ihre Produkte aus Nährstoffen bilden, die ihnen durch das Blut und die Lymphe zugeführt werden. Das Produkt ihrer Tätigkeit (Milch) erfüllt im mütterlichen Organismus keinerlei Zwecke. Die Milchsekretion bedingt eine Schwächung der Kräfte, selbst dann, wenn der Organismus mit Nahrung wohlversorgt ist. Es ist daher nicht überraschend, daß die Milchsekretion sowohl quantitativ wie qualitativ sehr leicht beeinflußt wird, wenn die Ernährung der Mutter mangelhaft ist.

Barbéra studierte experimentell die Frage des Einflusses vollkommenen Hungers auf die Milchsekretion. Die Milchmenge nahm mit dem Hunger fortschreitend ab und betrug nach 14 Tagen nur noch $^1/_7$ der normalen Menge. Die Milch selbst wurde ärmer an Wasser, Eiweiß, Zucker und anorganischen Salzen. Der Fettgehalt blieb dagegen unverändert.

Diese Resultate werden auch durch neuere Forschungen über die Wirkung der verschiedenen ungünstigen Ernährungsbedingungen und der Unterernährung auf die Zusammensetzung der Kuhmilch bestätigt. Rühle[1] ebenso wie Weidemann und Singer[2], Vollhase und Stau[3] fanden keine Abnahme im Fettgehalt der Milch. Dagegen waren

---

[1] Zeitschr. f. Unters. d. Nahrungs- u. Genußm. 1919. 38. S. 277.
[2] Ibid. 1920. 39. S. 130.
[3] Milchwirtschaftl. Zentralbl. 1920. 49. S. 1.

das Volumen der Milch und der Prozentgehalt an Trocken-substanz, abgesehen vom Fett, verringert.

Aus den vom Kriege heimgesuchten Teilen Europas wird berichtet, daß die unterernährten und halbverhungerten Mütter nicht imstande waren, ihre Säuglinge zu stillen, weil ihr heruntergekommener Organismus den Brustdrüsen nicht die notwendigen Stoffe zur Milchproduktion liefern konnte. Selbst wenn die Mütter stillen konnten, so gediehen doch die Kinder bei dieser Kost nicht. KAUPPE untersuchte die Milch bei einer großen Zahl stillender Frauen; da er den Fettgehalt praktisch normal fand, so nahm er an, daß das ungenügende Gedeihen der Säuglinge psychischen Einflüssen zuzuschreiben war, die die Sorge und Angst der Kriegszeit mit sich brachten. Aus BARBÉRAS Ergebnissen geht jedoch klar hervor, daß der Fettgehalt den unzuverlässigsten Index für die Veränderungen der Milch im Hunger darstellt. KLOTZ berichtet, daß der calorische Wert der Frauenmilch abnahm. Es ist außerdem nicht nötig, seine Zuflucht zu solch phantastischen Auslegungen wie psychische Einflüsse zu nehmen, wenn wir doch wissen, daß der Milch hungernder oder unterernährter Mütter wahrscheinlich jene unwägbaren Bestandteile fehlen, die die gewöhnlichen chemischen Analysen nicht nachweisen können (MC COLLUM), die aber trotzdem für das normale Wachstum der Kinder absolut unentbehrlich sind.

ALLESSANDRO fand, daß die Tränenabsonderung bei Unterernährung allmählich abnimmt.

i) Resorption und Assimilation.

Man könnte vielleicht einwenden, daß es unangebracht ist, die Frage der Resorption und Assimilation in diesem Zusammenhang aufzurollen, da ja im Hunger der Organismus in einem Zustand ist, in dem keine dieser Funktionen ausgeübt wird. Aber sie werden durch den Hunger zweifellos geschädigt; dies sieht man deutlich, sobald wieder Nahrung aufgenommen wird.

MORGULIS fand bei Versuchen an Forellen, daß nach 2 Wochen langem Hunger die Resorption des Fettes wesentlich verschlechtert war. Die Ausnutzung des Nahrungsfettes nahm von 94,2% auf 91,7% ab, und die Faeces wurden ungewöhnlich fetthaltig. Ob dies auf einem Mangel an lipolytischem Enzym oder auf einer Störung im Resorptionsmechanismus beruht, können wir vorläufig noch nicht endgültig entscheiden. Die erstere Annahme hat weniger Wahrscheinlichkeit für sich, da ja, wie wir gezeigt haben, die Drüsentätigkeit im allgemeinen sehr wenig durch den Hunger beeinflußt wird.

Eine andere für die Unterernährung sehr charakteristische Erscheinung ist der Hungerdiabetes von HOFMEISTER. Er fand, daß selbst nach einem kurzen Hunger die Verabreichung von Stärkepulver bei

Hunden das Auftreten einer Glykosurie bedingt, die 1—2 Stunden nach der Nahrungszufuhr auftritt und fast 4 Stunden lang anhalten kann. Fast 30% der Stärke kann aus dem Harn als Zucker wieder zurückgewonnen werden. Die mangelhafte Assimilation des Zuckers ist einer Herabsetzung der Toleranz zuzuschreiben. Sie gleicht dem Verhalten beim milden Diabetes und wurde daher von HOFMEISTER „Hungerdiabetes" genannt. Wir wissen, daß diese Erscheinung bei anderen Tieren nicht auftritt, und können sie daher nicht als eine typische Wirkung der Unterernährung betrachten. Sie findet sich nicht beim erwachsenen Menschen, dagegen zeigen Säuglinge nach einem kurzen Hunger gewöhnlich eine ähnliche Abnahme in der Fähigkeit, Zucker zu assimilieren, der dann im Harn auftritt (RIETSCHEL).

ALLEN hat Versuche an Hunden, denen er das Pankreas zum Teil exstirpiert hatte, angestellt. Er bestätigt HOFMEISTERs Untersuchungen und zeigt gleichzeitig, daß dies keineswegs im Widerspruch zu der wohlbegründeten Tatsache steht, daß nach einer Hungerperiode eine vermehrte Zuckertoleranz eintritt. Er sagt: „HOFMEISTERs Arbeit wird durch die Versuche an diesen Hunden (nach teilweiser Pankreasexstirpation) fast noch treffender bestätigt als durch die Versuche an normalen Hunden, da oft schwere Glykosurie eintritt, wenn man Brot allein oder mit Zucker verfüttert. Dieselbe Erscheinung ist häufig bei Hunden beobachtet worden, die plötzlich von einer Eiweiß- oder Fettkost auf Kohlehydratkost gesetzt wurden. Wie schwer die Glykosurie aber auch auftritt, sie ist geradeso wie bei HOFMEISTERs normalen Hunden immer vorübergehend, und es ist niemals gelungen, auf diese Art einen Diabetes bei einem Tiere zu erzeugen, das bei der gleichen Kost vor der Hungerperiode nicht diabetisch war. Diese Zuckerausscheidung scheint irgendeinen Zustand des Körpers darzustellen, in dem er auf den ungewohnten Kohlehydratüberschuß nicht vorbereitet ist. Sie beruht nicht auf einer wahren diabetischen Funktion und bildet keine Ausnahme von der Regel, daß die Pankreastätigkeit durch den Hunger verstärkt wird[1]."

5. Morphologische Erscheinungen im Hunger.

Das morphologische Bild von Geweben zeigt bei winterschlafhaltenden Organismen vorherrschend das Gepräge der Ruhe, in der nach MONTI die Zellteilung praktisch aufhört. Bei experimenteller Unterernährung trifft dies nicht zu. In den Geweben hungernder Tiere kommt es zu Zellteilungen, bisweilen sogar während der letzten Hungerperioden. HOFMEISTER fand bei hungernden Katzen Kernteilungsfiguren in den Epithelzellen des Magen-Darmkanals. Ähnliche Beobachtungen sind von BIZZOZERO und von MORPURGO gemacht worden. Auch RETZIUS

---

[1] Journ. of exp. med. 1920. 31. p. 575—586.

stellte fest, daß Zellteilungen während des Hungers zwar seltener auftreten, jedoch nicht gänzlich fehlen. Rabl fand viele mitotische
Teilungen in der Epidermis und den Zungendrüsen von Salamandra
atra, die 5—7 Monate lang gehungert hatten. Dies wird durch Beobachtungen von Morgulis an hungernden Süßwassermolchen bestätigt.
Wenn nach einer Hungerperiode wieder Nahrungszufuhr erfolgt, so setzt
unfehlbar und schnell eine sehr gesteigerte Mitose ein. Morpurgos Untersuchungen an jungen Hunden veranschaulichen diese Erscheinung sehr
gut: Bei Hündchen, die einige Tage gehungert hatten, war die Zahl der
Kernteilungsfiguren bedeutend größer als bei Hündchen desselben Alters,
die keinen Hunger durchgemacht hatten. Morgulis fand beim Süßwassermolch, Diemyctylus, daß die Wiederaufnahme der Nahrung nach
einer vorangegangenen Hungerperiode unfehlbar zahllose mitotische
Teilungen zur Folge hat. Nussbaum und Oxner berichten, daß die
Epithelbekleidung des Darmkanals bei hungernden Nemertines aufgezehrt und durch neue Zellen unaufhörlich wieder ersetzt wird. Außerdem wird das Regenerationsvermögen eines Organismus durch Unterernährung nicht sehr geschädigt, so daß selbst der stark heruntergekommene Organismus von seinen dürftigen Gewebsreserven zehrt,
um den verlorengegangenen Anteil wieder zu ersetzen (Morgan, Child,
Morgulis).

a) Zellveränderungen.

Der Hunger wirkt auf die einzelne Zelle in bestimmter Form, was
sich bereits in den ersten Stadien durch eine mehr oder weniger beträchtliche Abnahme in der Größe zeigt. Diese Zellenverkleinerung erfolgt
bei den Drüsenorganen sehr schnell. Morpurgo war einer der ersten,
der dieses Problem vom quantitativen Standpunkt aus erforschte. Er
fand, daß bei hungernden Tauben das Volumen der Leberzellen nur
0,36 von dem normaler Vögel beträgt; Heumann beobachtete, daß bei
hungernden Tauben auch die Zellkerne der Leberzellen kleiner sind.
Lukjanov stellte die Veränderung in der Größe der Leber- und Nierenzellkerne hungernder Ratten fest. Bei Ratten, die 29,4% ihres Gewichtes verloren hatten (85 Stunden hungernd), waren die Leberzellkerne nur halb so groß wie bei normalen Ratten (213 statt 426
Kubikmikrons). Die Nierenzellkerne verloren jedoch nur 23% ihres
Normalvolumens.

Messungen, die sowohl Zellen wie Kerne betreffen, sind nicht zahlreich, doch verdient das Verhalten von Zelle zu Zellkern im Hunger
unsere besondere Aufmerksamkeit. Dieses Problem der Beziehungen
zwischen Zellkern und Zellkörper unter dem Einfluß des Hungers ist
von Morgulis an verschiedenen Organen von Süßwassermolchen erforscht worden.

Die Leberzelle eines normalen Salamanders hat ein Volumen von schätzungsweise 23 400 Kubikmikrons (Kubikmikron $= 0,000\,000\,001$ cmm), und ihr Zellkern beträgt ungefähr 1190 Kubikmikrons. Der Zellkern nimmt mit anderen Worten ungefähr $1/20$ der Zellmasse ein. Der Zellkern ist seiner Gestalt nach sphärisch. Bei Salamandern, die einen Monat lang gehungert hatten, betrug das Durchschnittsvolumen der Leberzelle nur 12 300 Kubikmikrons oder 48 % des normalen Volumens; die Zellkerne maßen 590 Kubikmikrons oder 50,4 % der normalen. Ferner hat sich der Zellkern, wie das Verhältnis zwischen den zwei Hauptachsen anzeigt, etwas verlängert. Die sphärische Gestalt ist in eine elliptische übergegangen. Dies wird auch durch STATKEWITSCHS Beobachtungen an Leberzellkernen bei einer großen Zahl von Säugetieren bestätigt. Das Verhältnis des Zellkernes zum Zellkörper bleibt jedoch im wesentlichen das gleiche wie beim normalen Tier. Nach zweimonatigem Hunger betrug das Zellvolumen nur 6030 Kubikmikrons oder kaum mehr als $1/4$ des normalen Volumens. Der Zellkern hat dagegen keine weitere Abnahme erfahren, so daß das Verhältnis von Zelle zu Kern wesentlich verändert worden ist; der Zellkern nimmt jetzt $1/10$ des gesamten Volumens ein. Mit anderen Worten: die Leberzelle hat, obgleich sie an Masse sehr abgenommen hat, nach 2 Monaten Hunger einen Zellkern, der im Verhältnis zur Zelle doppelt so groß wie beim normalen Salamander ist. Nach 3 Monaten Hunger wird die Zellwand verschwindend dünn, so daß man die Zellgrenzen nicht mehr erkennen kann, auf großen Flächen verschwinden die Wände gänzlich, indem ein Syncytium oder eine verschmolzene Protoplasmamasse zurückbleibt, in der Zellkerne verstreut herumliegen. Wenn man nun die Protoplasmamasse, die zu jedem Zellkerne gehört, abschätzt, so findet man, daß das Volumen der Zelle auf $1/6$ des normalen abgenommen hat. Der Zellkern hat gleichfalls etwas abgenommen, macht aber noch ungefähr $1/10$ des Zellkörpers aus.

Betrachtet man die Ergebnisse dieser Untersuchungen, so müssen zwei Umstände besonders hervorgehoben werden: Erstens geht der Gewichtsverlust, den der Zellkörper sowohl wie der Zellkern erleiden, dem Körpergewichtsverlust nicht proportional. Selbst nach viermonatigem Hunger beträgt der Gewichtsverlust des Gesamtorganismus ungefähr 50 %, die Abnahme des Volumens der Leberzelle beträgt dagegen 52 % in einem Monat, 74 % in 2 und 80—85 % in 3 Hungermonaten. Der andere wichtige Punkt ist der, daß, während der Zellkörper beständig abnimmt, der Zellkern sein Volumenminimum zu einer verhältnismäßig frühen Zeit erlangt. Von da ab ist er nur noch sehr geringen Veränderungen unterworfen. Demgemäß wächst das Verhältnis zwischen Zellkern und Zellkörper bald von 1:20 auf annähernd 1:10, wie es dann während der letzten Hungerphasen etwa bestehen bleibt. Es sei noch darauf hingewiesen, daß die Zellkerne nicht sphärisch bleiben, sondern allmählich länglich werden.

Die Epithelzellen des Magen-Darmkanals sind bei einem normalen Salamander groß und schmal, mit einem breiten Cilienrand an der freien Fläche. Das Verhältnis zwischen der Höhe und Breite dieser Zellen beträgt 2,8 : 1, so daß die durchschnittliche Normalzelle ungefähr dreimal so lang wie breit ist und ein Volumen von nahezu 26 000 Kubikmikrons einnimmt. Der Zellkern ist natürlich oval, das Verhältnis zwischen seinem langen und kurzen Durchmesser beträgt 1,73 : 1, er nimmt ungefähr $^1/_{15}$ des gesamten Zellvolumens ein. Im Hunger nimmt das Volumen der Darmepithelzellen schnell ab. Bereits nach einmonatigem Hunger beträgt das Volumen der Zelle ungefähr nur noch 10 000 Kubikmikrons, auch der Zellkern ist kleiner, infolge seiner langsameren Abnahme nimmt er aber jetzt $^1/_{10}$ des Gesamtvolumens ein. Die Gestalt der Zelle bleibt unverändert, das Verhältnis zwischen Höhe und Breite ist dasselbe wie bei der normalen Zelle. Der Zellkern dagegen erleidet sowohl in der Größe wie in der Gestalt eine Veränderung. Das Verhältnis zwischen den zwei Durchmessern wird 1, 96 : 1 und zeigt, daß der Zellkern jetzt weit länglicher als beim normalen Salamander ist. Im weiteren Hungerverlauf werden die Zellen noch kleiner, nehmen allmählich mehr an Breite als an Länge ab, so daß die Zellen schmäler werden. Das Volumen der Epithelzellen ist nach 1 Monat Hunger ungefähr 60%, nach 2 Monaten 70% und nach 3 Monaten 85% kleiner, als der Norm entspricht. Die Verkleinerung der Epithelzellen des Magen-Darmkanals entspricht also dem Verhalten der Leberzellen. Das Verhältnis zwischen Zellkern und Zellkörper verändert sich kontinuierlich, und nach 3 Monaten Hunger nimmt der Zellkern etwas weniger als $^1/_5$ des Gesamtvolumens ein. Der Zellkern verändert sich jetzt jedoch nicht mehr in seiner Gestalt, sondern behält die längliche Form, die er in einem früheren Hungerstadium angenommen hatte. In dem 1. Hungermonat büßt er etwa $^2/_3$ seines Volumens ein und verändert seine Gestalt deutlich, bei fortschreitender Dauer des Hungers bewahrt er aber unter weiterer langsamer Abnahme an Größe seine Gestalt.

Ähnliche Beobachtungen sind bei den Pankreaszellen erhoben worden. Beim normalen Salamander haben diese ein Volumen von ungefähr 7600 Kubikmikrons, ihr Zellkern von ungefähr 740 Kubikmikrons. Der letztere ist schwach ellipsenförmig, das Verhältnis zwischen seinen Hauptachsen beträgt 1,13 : 1. Der Zellkern nimmt daher annähernd $^1/_{10}$ der gesamten Zelle ein. Am Ende des 1. Hungermonats hat der Zellkörper 36,4% seines Anfangsvolumens eingebüßt, während der Zellkern nur um 19,4% abgenommen hat. Die Pankreaszelle nimmt daher in geringerem Maße ab als die Leberzelle oder die Epithelzelle der Eingeweide. Der Zellkern zeigt keine bemerkenswerten Veränderungen seiner Gestalt und macht jetzt $1/_8$ der gesamten Zelle aus, weil er langsamer abnimmt als der übrige Zellkörper. In dem Maße, wie der Hunger fortschreitet, wird die Zelle allmählich kleiner, beträgt nach 2 Monaten weniger als die Hälfte, nach 3 Monaten Hunger etwas über $1/_4$ der normalen Größe. Der Zellkern nimmt wie gewöhnlich in einem viel langsameren Maße ab und büßt nur ungefähr $1/_3$ seiner Masse in 2 oder 3 Hungermonaten ein. Das Verhältnis Kern zu Zellvolumen verändert sich fortwährend, so daß nach 3 Monaten der Zellkern etwa $1/_5$ des Gesamtvolumens einnimmt; d. h. die Zellkerne sind im Verhältnis zweimal so groß geworden wie bei der normalen Pankreaszelle.

Das Bild zeigt eine Reihe verschiedener Zellen, die mit Hilfe einer Camera lucida bei derselben mikroskopischen Vergrößerung gezeichnet worden sind. Es sind typische Zellen, wie sie bei normalen Salamandern und bei Salamandern, die 1—3 Monate gehungert haben, vorkommen. Weiterhin wird die Wiederherstellung der Zellen gezeigt, wenn die Tiere wieder ernährt wurden, nachdem sie $3\,1/_2$ Monate gehungert hatten. Die Regeneration der Zellen erfolgt fabelhaft schnell. Der anfängliche normale Zustand wird nach 14tägiger Nahrungszufuhr wieder erreicht. Abb. 8 und 9.

Wir wollen in diesem Zusammenhang das Zellwachstum, das bei der Wiederaufnahme der Nahrung einsetzt, betrachten. Nach viertägiger Nahrungszufuhr haben in der Leber Zellen und Zellkerne 34 bzw. 31% zugenommen, das Verhältnis Zelle zu Zellkern hat sich nicht geändert. Nach weiteren 4 Tagen (d. h. nach achttägiger Nahrungszufuhr) hat der Zellkörper bereits mehr als die Hälfte an Volumen zugenommen (d. h. sich um 143% vermehrt), während das Volumen des Zellkernes 66% zunahm; das normale Verhältnis Zelle zu Zellkern wird so allmählich wiederhergestellt. Nach 14tägiger Nahrungszufuhr haben die Zellkerne bereits wieder normale Dimensionen angenommen, obgleich die Zellen bis jetzt noch nicht ihre normale Größe erreicht haben. Es sei auch erwähnt, daß nach den ersten 4 Tagen Nahrungszufuhr der Zellkern wieder sphärisch wird. Diese Veränderungen in der Gestalt, deren unmittelbarste Wirkung sich in der kleineren Berührungsfläche mit dem Zellkörper zeigt, treten bei überreichlicher Nahrungszufuhr ein, wenn also die entgegengesetzten Bedingungen wie im Hunger vorhanden sind, wo die Menge an Nährstoffen in den Zellsäften sehr abnimmt. In beiden Fällen ist die Größe der resorbierenden Oberfläche maßgebend für das Verhältnis von Zelle zu Zellkern.

Die Epithelzellen des Duodenums vergrößern sich sogar noch schneller. In den ersten 4 Tagen der Nahrungszufuhr nimmt das Volumen der Zelle und des Zellkernes 45 bzw. 24% zu, der Zellkern erhält seine normale Gestalt. Nach 8 Tagen hat sich das Zellvolumen fast vervierfacht. Zu dieser Zeit haben sich sowohl die Zellen wie der Zellkern ausgedehnt,

die Zelle wird breiter und der Zellkern rundlicher. Nach 14 Tagen haben
Zelle und Zellkern wieder normale Dimensionen erlangt; der Zellkern

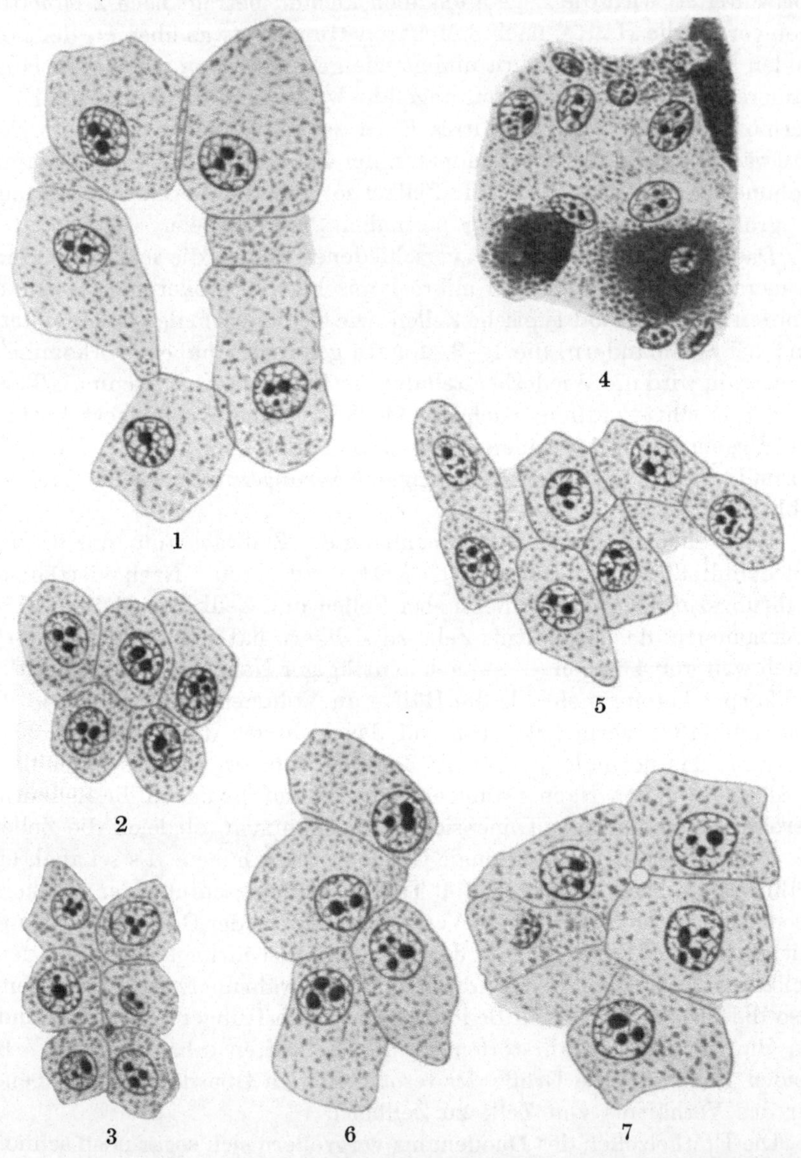

Abb. 8. Leberzellen eines normalen Salamanders (1) und von Salamandern,
welche einen (2), zwei (3) und drei (4) Monate gehungert haben. Die Leberzellen 5,
6 und 7 stammen von Salamandern, welche nach einer Hungerperiode von
$3^1/_2$ Monaten vier, acht und vierzehn Tage lang mit rohem Fleisch gefüttert
wurden. (Nach S. MORGULIS.)

zeigt wieder seine normale Gestalt, und sein früheres Verhältnis zum Zellkörper ist wiederhergestellt.

Das Gleiche trifft für die Regeneration der Pankreaszellen zu, wobei wir die unbedeutenden Einzelheiten des Vorganges außer acht lassen wollen.

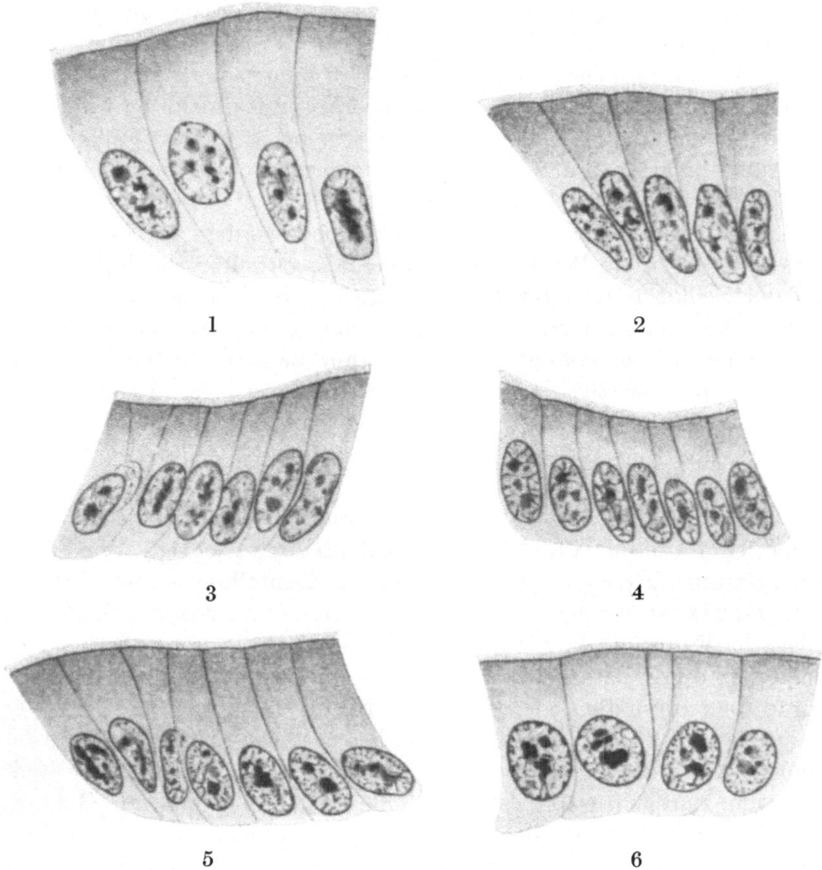

Abb. 9.   Duodenalzellen eines normalen Salamanders (1) und von Salamandern welche einen (2), zwei (3) und drei (4) Monate gehungert haben. Die Zellgruppen 5 und 6 stammen von Salamandern, welche nach einer Hungerperiode von $3^{1}/_{2}$ Monaten vier und acht Tage lang mit rohen Fleisch gefüttert wurden. (Nach S. Morgulis.)

Zu etwas anderen Ergebnissen führen die Untersuchungen an Zellen und Zellkernen bei weißen Ratten, die infolge chronischer Unterernährung verkümmert waren.   Die Leberzelle hatte bei der normalen Ratte (110 Tage alt) im Durchschnitt ein Volumen von 5075 Kubikmikrons, der Zellkern von 247 Kubikmikrons.   Bei zwei verkümmerten Ratten, die dasselbe Alter wie die normale Ratte hatten, aber nur die Hälfte bzw. ein Drittel so viel wogen, betrug das Volumen der Zelle 3752 und 3981 Kubikmikrons, des Zellkernes 226 bzw. 195 Kubikmikrons. Die Pankreaszelle der normalen Ratte maß 1829 Kubikmikrons, bei den beiden verkümmerten Ratten im Durchschnitt 1346 bzw. 955 Kubikmikrons. Das Volumen der Pankreaszellkerne betrug bei verkümmerten Ratten 65 bzw. 59 Kubikmikrons, bei der normalen Ratte 94 Kubikmikrons. Die Abnahme des Zellvolumens und des Zellkernes steht mit der Abnahme des Gesamtkörpergewichtes nicht im Einklang. Außerdem zeigten die Zellkerne nicht wie bei den akut hungernden Salamandern die Neigung, sich zu verlängern, sie machten auch nicht den größeren Teil des Zellkörpers aus. Diese Unterschiede können möglicherweise auf die Tatsache zurückgeführt werden, daß bei unseren Ratten, die in ihrem Wachstum zurückgeblieben waren, beide, die Zelle und der Zellkern, in ihrer Entwicklung gehemmt worden sind.

Es seien auch JAROTKYS Untersuchungen an den Pankreaszellen hungernder Mäuse erwähnt. Wenn bei ihm die Mäuse einen Gewichtsverlust von über 30% erlitten hatten, so nahm das Volumen der Pankreaszellkerne um 23% ab (von 87 auf 67 Kubikmikrons), die Zellänge sank von 17,9 auf 13,6 Mikrons und die Zellbreite von 13,8 auf 11,5 Mikrons.

Diese Tatsachen, die sich auf das Verhältnis Zelle zu Zellkern beziehen, sind für das Problem von der Zellteilung wichtig. Wir haben schon darauf hingewiesen, wie der Hunger Kernteilungsfiguren hervorruft. GERASSIMOV zeigte an der Pflanze Spirogyra, daß die Größe der Zelle eine Funktion ihrer Zellkernmasse ist, daß die Vergrößerung des Zellkernes die Zelle zu weiterem Wachstum anregt. Dieser Gedanke wurde auch durch die Beobachtung BOVERIS bestätigt, daß die Größe der Seeigeleier direkt von der Zahl ihrer Chromosomen abhängt. HERTWIG nahm an, daß die Veränderung in dem Verhältnis Zellkörper zu Zellkern den Anreiz für die Zellteilung darstellt. Bei unseren Hungerversuchen sahen wir, daß das Verhältnis Zelle zu Zellkern nicht konstant ist, sondern von den Daseinsbedingungen des Organismus abhängt. Zu den zahlreichen Zellteilungen kommt es bei der wiedereinsetzenden Fütterung, wenn die Zellkerne tatsächlich zu groß für den Zellkörper geworden sind, nicht zu klein, wie man es nach HERTWIGS Hypothese erwarten könnte. Aus den Hungerversuchen geht klar hervor, daß ein Reiz, der in diesem Falle wahrscheinlich ernährend wirkt, notwendig ist, um Kernteilungen hervorzurufen.

Es ist interessant, das Verhalten der Zellkerne im experimentellen und physiologischen Hunger zu vergleichen. LEONARD fand bei winterschlafhaltenden Fröschen, daß die Größe der Leberzellkerne in umgekehrtem Verhältnis zur Größe der Zellen steht. Die Zellkerne sind

am größten während des Winterschlafes, am kleinsten im Sommer, wenn
die Zellen ihre größte Dimension erreicht haben.

Im physiologischen Hunger wird der Zellkern tatsächlich auf Kosten
der Zellsubstanz größer; im experimentellen Hunger dagegen nehmen
sowohl Zelle wie Zellkern ab, wenn auch in verschiedenem Maße, so daß
der Zellkern bald relativ größer wird.

Die Zahlen, die wir bei diesen Untersuchungen an Zelle und Zellkern
erhalten, liefern den klaren Beweis, daß der Zellkern einen regulierenden
Einfluß auf die Zelle ausübt, und daß auf diese Weise der von den verschiedenen Geweben und Organen erlittene Gewichtsverlust schließlich
durch die Zellkerne geregelt wird. Dies zeigen unsere unten angeführten Ergebnisse bei den Süßwassermolchen (Diemyctylus vir.):

Organ	Anfangsvolumen des Zellkernes in Kubikmikrons	Volumenabnahme in Prozenten		Hungerdauer
		Zellkern	Zelle	
Pankreas	740	19	36	1 Monat
		37	56	. 2 Monate
		35	71	3 „
Leber	1190	50	50	1 Monat
		50	74	2 Monate
		60	81	3 „
Duodenum	1800	41	62	1 Monat
		48	69	2 Monate
		56	83	3 „

Die Pankreaszelle, die den kleinsten Zellkern besitzt, erleidet die
relativ kleinste Abnahme, während die Epithelzelle des Duodenums, die
den größten Zellkern hat, auch den größten Verlust erfährt.

Frl. ALLESCHER zeigte gleichfalls, daß bei verschiedenen hungernden
Infusorien der Volumenverlust direkt proportional der Oberfläche ist,
mit der Zellkern und Zellkörper sich berühren.

Frl. ALLESCHERS Ergebnisse sind deshalb so wichtig, weil sie noch
deutlicher als unsere eigenen Versuche den regulierenden Einfluß des
Zellkerns auf das Zellvolumen darlegen. Sie zeigen, daß Infusorien mit
einem kompakten Zellkern (Paramecium) viel weniger an Volumen abnehmen als solche, die einen geteilten Zellkern besitzen (Dileptus) und
die — bei höheren Temperaturen — auf $1/_{100}$ ihres Anfangsvolumens
zusammenschmelzen.

Organismus	Prozentualer Verlust an Volumen bei			
	8° C	15° C	25° C	30° C
Dileptus	56	97	98	99
Stentor	32	54	76	—
Paramecium	28	49	58	—

b) Einzellige Organismen.

Die Wirkung des Hungers auf einzellige Organismen ist, soweit es sich um morphologische Vorgänge handelt, sehr weitgehend. Wir finden hier viele Vergleichsmomente mit den Veränderungen, wie wir sie bei den Geweben der vielzelligen Organismen sehen. Sosnowsky fand, daß Stentor, wenn man ihn hungern läßt, noch zwei oder drei Teilungen durchmacht, im weiteren Hungerverlauf werden seine Zellkerne unregelmäßig, reich an Vakuolen und zerfallen häufig in einzelne Teile; das Tier selbst nimmt verschiedene merkwürdige Formen an und stirbt schließlich. Borowsky fand, daß Actinosphaerium 14—18 Hungertage aushält. Die Zellkerne werden seltener, was wohl auf einer Zusammenschmelzung beruht, da die einzelnen Zellkerne bedeutend größer als bei normalen Organismen sind. Diese Zusammenschmelzung der Zellkerne verkleinert die Kontaktoberfläche, und auf diese Weise wird der Volumenverlust der Zelle geringer. In fortgeschrittenen Stadien wird das Protoplasma sehr reich an Vakuolen.

Die vollständigsten Untersuchungen über den Einfluß des Hungers auf Infusorien wurden von Wallengren ausgeführt, der sowohl mit Paramecium wie Colpidium arbeitete. Die cytologische Wirkung des Hungers tritt erst dann auf, wenn die in den Vakuolen enthaltenen Reservenährstoffe vollständig aufgebraucht sind und wenn offenbar die Ansprüche an die Substanz des Organismus herantreten. Paramecien können mindestens 14 Tage hungern. Erst am 3. Hungertage treten die ersten äußeren Anzeichen des Hungers auf und dokumentieren sich in der Verlängerung und in erhöhter Durchsichtigkeit des Körpers. Vakuolenbildung im Protoplasma, die wichtigste degenerative Erscheinung, beginnt erst etwa am 9. Tage. Man kann daher sagen, daß die morphologische Unverletztheit des Organismus während $^2/_3$ der Hungerperiode erhalten bleibt. Wenn man bedenkt, daß die Vakuolenbildung zuerst nur schwach ist, so ist es durchaus wahrscheinlich, daß während des größeren Teiles des Hungers der Organismus in demselben Sinne morphologisch normal ist, wie er seine physiologische Unverletztheit bewahrt. Etwa am 14. Hungertage ist jedoch die Vakuolenbildung im Protoplasma so weit vorgeschritten, daß viele der Infusorien zu verfallen und abzusterben beginnen. Schaudinn (Abh. d. kgl. Akad. d. Wiss., Berlin) berichtete im Jahre 1899 von ähnlichen Beobachtungen bei Versuchen mit Trichosphärium: zunächst verschwinden die Protoplasmaeinschlüsse, dann folgt schließlich die Vakuolenbildung im Protoplasma (nach ungefähr 3 Wochen), um den vollständigen Zusammenbruch des Organismus zu vollenden.

Wenn man Wallengrens Messungen der Veränderungen in Länge und Breite der Paramecien als maßgebend für den Verlust an Körpersubstanz auffaßt, so muß man den Verlust zu der Zeit, wo die Vakuolenbildung weitgehend wird, auf über 40% schätzen.

Sowohl die Abnahme in der Größe wie die Zunahme in der Durchsichtigkeit des Infusoriums sind der Tatsache zuzuschreiben, daß die endoplasmatischen Granula aufgebraucht sind. Das Ektoplasma oder die äußere Schicht des Organismus zeigt in den ersten Hungerstadien keine sichtbaren Veränderungen, aber nach 10 Hungertagen, d. h. wenn nach unserer Schätzung der Organismus ungefähr 40% an Substanz verloren hat und das Endoplasma bereits stark vakuolisiert ist, wird auch das Ektoplasma angegriffen. Es wird immer dünner, verliert die Wimperhaare, während die ihrer Stütze beraubten Trichocysten in den Körper hineingezogen und dort resorbiert werden. Eine entsprechende allmähliche Resorption der äußeren Schicht ist auch von BOROWSKY bei Actinosphaerium beobachtet worden.

Besonders bemerkenswert ist das Verhalten des Makro- und Mikronucleus. Der erstere zeigt nach vierstündigem Hunger beträchtliche Veränderungen (Granulation, Vakuolisation). Er zerfällt schließlich in einzelne Teile und dient dem übrigen Organismus zur Nahrung. Der Mikronucleus zeigt dagegen während der ganzen Hungerperiode keine degenerativen Veränderungen. Er bleibt ebenso wie die pulsierende Vakuole, die zwar kleiner wird, aber ihre Tätigkeit nicht einstellt, bestehen und scheint seine charakteristischen Eigenschaften zu bewahren. Diese beiden verrichten daher Funktionen, die unentbehrlich für das weitere Bestehen des Organismus sind.

Ist der Granulazerfall des Protoplasmas und die Vakuolenbildung noch nicht sehr weit fortgeschritten, so führt erneute Nahrungszufuhr zum schnellen Verschwinden der Vakuolen, und der Körper wird in seinen normalen Dimensionen ungefähr in 3 Tagen wiederhergestellt. Neue Wimperhaare und Trichocysten werden wieder gebildet, nur die tiefergehenden cytologischen Hungerwirkungen verschwinden langsamer. Sind aber die degenerativen Veränderungen bereits zu weit fortgeschritten, so kann der Organismus nicht mehr gerettet werden.

Die Erhaltung des Mikronucleus bei hungernden Infusorien und die wichtige Rolle, die ihnen bei den Regenerationsvorgängen zufällt, zu denen es durch die Wiederaufnahme von Nahrung kommt, stellt uns einem der wichtigsten Probleme in der allgemeinen Physiologie des Hungers gegenüber. Der Gegensatz im Verhalten der beiden Zellkerne — der Makronucleus löst sich im Hunger verhältnismäßig früh auf, die verschiedene Art, in der Ektoderm und Endoderm geschädigt werden, die Persistenz der pulsierenden Vakuole — alle diese Tatsachen beweisen unverkennbar, daß selbst bei einzelligen Organismen gewisse Gebilde dem Hunger besser als andere widerstehen. Diese Gebilde sind für die Existenz des Organismus wesentlich und bewahren ihre Unverletztheit auf Kosten der weniger widerstandsfähigen. Man braucht nicht anzunehmen, daß die Erhaltung der Organe, die anscheinend eine regulierende Kraft auf den Zellstoffwechsel ausüben, einem Zweck im teleologischen Sinne gehorchen, wie jemand bei oberflächlicher Betrachtung der Dinge glauben könnte. Es handelt sich um einen Kampf zwischen den verschiedenen Teilen des Zellgewebes um den dürftigen Anteil an Nahrung. Alle Teile des Organismus werden in der Nahrungszufuhr verkürzt, aber nicht alle sind in demselben Grade imstande, sich Nahrung heranzuholen. Die Oxydationsvorgänge sind in der Umgebung des Zellkerns besonders lebhaft. Das kann bewirken, daß ihm mehr Nahrung zur Verfügung steht, ebenso wie bei den höher stehenden Organismen die tätigeren Organe stärker durchblutet sind und auf diese Weise reichlicher Nahrung erhalten.

c) Niedere Tiere.

Bei den Organismen, die auf einer höheren Entwicklungsstufe stehen, wo die einzelnen Organe stärker differenziert sind, tritt die verschiedenartige Beteiligung an der Unterernährung noch deutlicher hervor. Sehr schön zeigt dies STOPPENBRINKS Bild einer hungernden Planaria. (Abb. 10.)

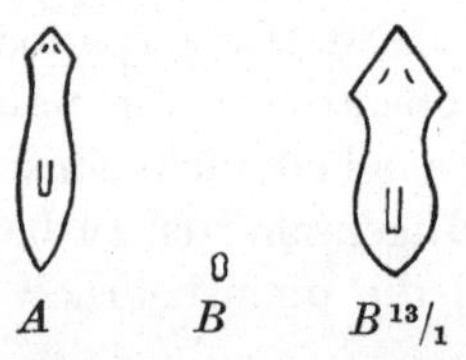

Abb. 10. Eine normale Planaria gonocephala (A) neben einer längere Zeit hungernden (B). Das hungernde Tier nahm bis auf $^1/_{13}$ der ursprünglichen Größe ab. In der dritten Zeichnung dasselbe Planarium, 13 mal vergrößert, zum Vergleich mit dem Normaltier. Man beachte die deutlichen Veränderungen in den Proportionen des Gesamtorganismus, die durch die verschieden starke Einschmelzung der einzelnen Körperteile bedingt sind. (Nach STOPPENBRINK.)

Die Würmer, die durch den Hunger auf $^1/_{13}$ ihrer normalen Größe reduziert worden sind, haben eine ganz andere Gestalt bekommen, weil das Vorderteil, das die Gehirnganglien und Augen enthält, viel weniger als das Hinterteil abgemagert ist. Solche Veränderung in der Körperform kann man auch bei den höher entwickelten Organismen beobachten. So wird durch den Hunger bei dem Süßwassermolch der Schwanz mehr als der Leib verkürzt, so daß verhungerte Salamander kurzschwänzig sind. Ebenso fand HATAI bei seinen Untersuchungen über die Wirkung der Unterernährung auf wachsende weiße Ratten, daß das hervorstehendste äußere Merkmal gegenüber normalen Tieren das veränderte Verhältnis zwischen Körperlänge und Schwanzlänge ist; die verkümmerten Ratten waren kurzschwänzig.

Diese augenfälligen morphologischen Veränderungen durch den Hunger finden ihr Gegenstück in den wichtigeren Unterschieden zwischen den einzelnen Geweben. Diese sind von so grundlegender Bedeutung, daß wir sie selbst bei den äußerst niedrig organisierten Tieren ganz charakteristisch finden. So zeigten NUSBAUM und OXNER in ihren histologischen Untersuchungen an hungernden Nemertines einwandfrei, daß das Nervensystem das widerstandsfähigste Gewebe ist. Die Muskeln erleiden, obgleich sie beträchtlich atrophieren, außer bei lang andauerndem Hunger (1 Jahr), keinen Zerfall. Das Epithelgewebe wird weit mehr als der Muskel geschädigt.

Läßt man die Atrophie der Zelle und des Zellkernes außer acht, so ereignet sich vor den fortgeschrittenen Hungerstadien wenig Bedeutungsvolles. Aber bevor wir darauf im einzelnen eingehen, wollen wir zunächst einige sofort auftretende cytologische Veränderungen betrachten. Die am frühesten auftretende Hungerwirkung sind die in den verschiedenen Zellen nachweisbaren Fetttröpfchen. TRAINA hat gezeigt, daß diese Fetttröpfchen physiologisch vorkommen, da die Lipoidsubstanz einen wesentlichen Bestandteil des Protoplasmas bildet. Bald im Hungerbeginn läßt sich diese Lipoidsubstanz leicht nachweisen, während sie unter normalen Bedingungen durch Färbemethoden nicht gezeigt werden kann. Die Tatsache, daß diese Fettkügelchen im Hungerbeginn sofort sichtbar werden, weist auf degenerative Vorgänge hin. Es liegt auch kein Grund vor, mit NIKOLAIDES anzunehmen, daß diese Fettkügelchen durch Albuminumwandlung des Protoplasmas entstanden sind. Im allgemeinen wird übersehen, daß das Protoplasma infolge seiner kolloidalen Beschaffenheit eine große Menge Fett enthält. Das Protoplasma ist eine Emulsion von Eiweiß, Fett und Kohlehydrat. Letzteres hat die wichtige Aufgabe, die Emulsion zu erhalten und sie vor Auflösung zu schützen. Wenn aber im Hunger der Kohlehydratanteil des Protoplasmas aufgebraucht wird, kann eine Fett-Eiweißemulsion nicht bestehen, und das Fett fängt an, sich in Form von kleinen Partikeln abzuscheiden. Je mehr nun die Kohlehydrate aufgezehrt werden, desto mehr vergrößern sich die Fettkügelchen und bewirken somit im mikroskopischen Bild solche Veränderungen, wie sie bereits von CESSA-BIANCHI in den Leber- und Nierenzellen hungernder Tiere gezeigt worden sind.

Wenden wir uns jetzt dem mikroskopischen Bilde zu, das die Gewebe der Organismen bei fortgesetztem Hunger zeigen, so fällt mehr die geringe Zahl dieser Veränderungen als eine wirkliche schwere Veränderung auf. Es ist schwierig, einen verständlichen Überblick über die morphologischen Veränderungen zu geben. Erscheinungen von allgemeiner Bedeutung werden dagegen besonders hervorgehoben werden. Wir werden uns bei den morphologischen Veränderungen hauptsächlich mit den fortgeschrittenen Hungerstadien beschäftigen, da die frühen Veränderungen dem Charakter nach physiologisch und nicht pathologisch sind.

d) Blut.

Da sich das Blut aus beweglichen Zellelementen zusammensetzt, die aus verschiedenen Quellen stammen und nur eine begrenzte Lebensdauer haben, muß man wohl während des Hungers eine wesentliche Änderung in seiner morphologischen Zusammensetzung erwarten. In der Tat ist das Blut das einzige Gewebe, in dem es zu fortschreitenden Veränderungen kommt, die bereits in dem ersten Hungerstadium auftreten. Die Zahl der Erythrocyten kann ähnlich wie bei LJUBOMUDROVS Hunden während der ersten Hungerperiode vorübergehend zunehmen. Diese anfängliche Zunahme finden wir aber nicht immer, und es ist auch nicht ausgeschlossen, daß sie etwa mit einer geringen Kondensation des Blutes zusammenhängt. So zeigen auch hungernde Hunde (POLETAEWS Hunde), die kein Wasser erhalten, eine Vermehrung in der Zahl der roten Blutkörperchen bis in ein viel späteres Stadium hinein (Verlust = 30%). Aber selbst hier nimmt schließlich die Zahl der Erythrocyten ab und sinkt immer weiter bis zum Tode des Tieres. Beim hungernden Menschen fand man in der Erythrocytenzählung nur wenig Veränderungen. Bei Levanzin war die Zahl der roten Blutkörperchen zwar von Tag zu Tag schwankend, am 31. Hungertage doch etwa ebenso groß wie zu Beginn des Hungers. Ebenso fand TAUSZK, der Succis Blut untersuchte, daß die Zahl während des 30tägigen Hungers unverändert blieb.

Noch viel interessanter ist die Wirkung auf die weißen Blutkörperchen. Eine der auffallendsten morphologischen Erscheinungen ist vielleicht die Leukopenie, die zu Beginn des Hungers eintritt. Da die Leukopenie sehr schnell einsetzt, so muß man annehmen, daß sie nicht auf einem Mangel an neuen Zellen, die in die Blutbahn eintreten, beruht, sondern auf einem Auswandern der Leukocyten in die Gewebe. Diese Auslegung wird in der tatsächlichen Beobachtung eines Eindringens der Leukocyten in gewisse Organe bestätigt.

TAUSZK fand im Blute Succis, daß das Verhältnis der roten zu den weißen Blutkörperchen vom ersten bis zum letzten Hungertage allmählich zunahm, und da die Zahl der roten Blutkörperchen — wie bereits erwähnt worden ist — konstant bleibt, müssen die weißen Zellen fortwährend an Zahl abnehmen. Das Verhältnis betrug 545 : 1 am 3. Tage, 744 : 1 am 7. Tage und 1302 : 1 am letzten, am 30. Hungertage. Daraus ergibt sich, daß die Zahl der Leukocyten auf $^1/_3$ gesunken war. Die Lymphocyten nahmen relativ ab, die Eosinophilen und polymorphkernigen Leukocyten relativ zu.

CHARTERISES Differentialzählung bei Beauté weist während des 14tägigen Hungers auch eine allmähliche relative Zunahme der eosinophilen Leukocyten auf. LJUBOMUDROV stellte gleichfalls bei hungernden Hunden eine Vermehrung der Eosinophilen fest. Man muß berücksichtigen, daß die Ergebnisse für den Hund nicht sehr beweiskräftig sind. So fanden HOWE und HAWK bei der Differentialleukocytenzählung an hungernden Hunden nur bei einem Tiere eine allmähliche Zunahme der Eosinophilen, während bei allen anderen die Eosinophilen verschwunden zu sein schienen. HOWE und HAWK stellten ferner fest, daß es im Hunger zu einer fortschreitenden Abnahme der polymorphkernigen Zellen kommt, der eine Zunahme der Lymphocyten parallel läuft. Bei einem Hunde, der 112 Tage hungerte, stiegen die Polymorphkernigen anfänglich vom Normalniveau bei 52,8% bis auf 68%, um im weiteren Hungerverlauf allmählich bis auf nur 24,8% am letzten Hungertage zu sinken. Zu gleicher Zeit erlitten die Lymphocyten am ersten Hungertage einen vorübergehenden Sturz vom Normalstand bei 41,4% auf 28,4%, nahmen dann aber schnell zu und erreichten 76% am 106. Hungertage, nahmen aber wieder etwas ab und betrugen schließlich am letzten Hungertage 67,2%. Leider haben diese Forscher keine Gesamtzählung der weißen Blutkörperchen ausgeführt und haben scheinbar gänzlich versäumt, zwischen mononucleären Leukocyten und Lymphocyten zu unterscheiden.

Bei einer ausgedehnten Untersuchung mit Differentialzählungen bei Kaninchen in verschiedenen Hungerstadien fand OKINTSCHITZ folgende interessante Tatsachen:

Periode	Prozent des Gesamtbetrages			
	Lymphocyten	Mononucleäre Leukocyten	Eosinophile Leukocyten	Polymorphkernige
Normal.	25,9	11,6	51,0	11,5
I. Hungerperiode .	24,5	12,7	49,6	13,0
II. „ .	16,6	16,3	56,7	10,4
III. „ .	16,1	18,8	60,1	4,7
IV. „ .	9,0	21,6	66,3 [1])	2,6

Man sieht deutlich, daß das morphologische Bild des Kaninchenblutes besonders in dem fortgeschrittenen Stadium des Hungers sein Aussehen völlig ändert. Sehr interessant ist, daß die Zahl der Lymphocyten sich innerhalb der ersten Periode nur wenig ändert, ein deutlicher

---

[1]) Die außerordentlich hohe Zahl der Eosinophilen, die OKINTSCHITZ für das Kaninchen angibt, würde auf den ersten Blick vielleicht einen Irrtum vermuten lassen. Ich veranlaßte daher meinen Assistenten, Herrn JAHR, die Differentialzählung bei einer Anzahl normaler Kaninchen in unserem Laboratorium nachzuprüfen. Blutausstriche wurden von dem Blut aus einer Ohrvene gemacht und nach der WRIGHTschen Methode gefärbt. Obgleich JAHRs Ergebnisse über die Leukocytenzählung schwanken, so wird doch durch die sehr hohe Zahl der Eosinophilen jeder Zweifel an der Genauigkeit der OKINTSCHITZschen Tabelle beseitigt. Es scheint, daß beim normalen Kaninchen die Eosinophilen einen sehr großen Teil der gesamten weißen Blutkörperchen ausmachen.

und einigermaßen plötzlicher Abfall tritt erst in der zweiten Periode auf. Bekanntlich fand LASAREV, daß die Milz — eine der wichtigsten Quellen für die Lymphocyten — in der ersten Hungerperiode an Gewicht nicht verliert, jedoch eine Maximalabnahme in der zweiten Periode erfährt. Während der beiden mittleren Perioden (II und III) bleibt die relative Lymphocytenzahl unverändert, in der vierten oder der Erschöpfungsperiode kann aber ein neuer plötzlicher Sturz beobachtet werden. Dieses neue Absinken wird zweifellos von einem allgemeinen Zustand der Erschöpfung begleitet, der in diesem Hungerzustand alle Organe, einschließlich der verschiedenen lymphatischen Drüsen, betrifft. Die Zunahme der Eosinophilen und die Abnahme der Polymorphkernigen verhalten sich reziprok. Nach EHRLICH stammen die polymorphkernigen Leukocyten aus den Mononucleären. Es ist daher wahrscheinlich, daß die hämatopoetischen Organe zwar weiter neue Mononucleäre in das Blut abgeben, diese aber nicht in polymorphkernige Zellen umgewandelt werden. Nachdem die Polymorphkernigen in der ersten Hungerperiode vorübergehend zugenommen haben, kommt es zu einem Sturz, der fast zu einem völligen Verschwinden aus dem Blutbilde führt. Vielleicht beruht ihr Verschwinden auf einer Umwandlung in eosinophile Zellen, deren Zahl besonders zu der Zeit steigt, wenn die Polymorphkernigen den größten Verlust erfahren.

Für diese Möglichkeit sprechen die Regenerationsvorgänge, zu denen es bei der Wiederaufnahme von Nahrung kommt. OKINTSCHITZ fütterte Kaninchen, wenn sie die vierte Hungerperiode erreicht hatten (beurteilt nach ihrem Gewichtsverlust), und führte, bis die Tiere ihr Anfangsgewicht wiedererlangt hatten, verschiedene Differentialzählungen aus. Seine interessanten Ergebnisse seien hier vollständig angeführt:

Zustand des Kaninchens	Prozente dez Gesamtbetrages			
	Lymphocyten	Mononucleäre Leukocyten	Eosinophile Leukocyten	Polymorphkernige
Normal	26,0	10,5	52,2	11,3
Gehungert (— 32,7%)	13,6	20,6	60,3	5,3
Fütterung wieder aufgenommen:				
20% unter normal .	23,9	12,4	53,7	9,9
10% „ „ .	25,6	11,2	48,5	14,5
4% „ „ .	24,0	9,9	49,3	16,7

Bald nach Wiederaufnahme der Nahrung, wenn das Gewicht des Tieres noch 20% unter dem Anfangsgewicht steht, können wir drei Veränderungen in der Verteilung der weißen Blutkörperchen bemerken: eine deutliche Zunahme der Lymphocyten und der Polymorphkernigen, eine Abnahme der mononucleären Zellen. Dies weist auf eine erneute Tätigkeit der lymphatischen Organe hin und auf eine schnelle Umwandlung der Mononucleären in Polymorphkernige, vielleicht infolge einer Verbesserung des Oxydationsvorganges. Allmählich wird das anfängliche Körpergewicht nahezu wieder erreicht, die Differentialzählung entspricht, abgesehen von einer Vermehrung der Polymorphkernigen auf Kosten der Eosinophilen, wieder fast der Norm.

Im Hinblick auf die Leukopenie während des Hungers ist es von besonderer Bedeutung, daß, während das Blut seine Leukocyten verliert, die Schleimhaut des Magen-Darmkanals und die darunter liegenden Gewebe von Leukocyten überschwemmt werden. Sie treten entweder einzeln oder in Massen auf. Nach MINGAZZINI (Lav. dell' istit. anat. di Roma 1900. 58) häufen sich bei Nahrungsmangel Leukocyten nicht allein in der Wand des Magen-Darmkanals an, sondern durchwandern tatsächlich auch die Schleimhaut und sammeln sich im Lumen an, wo sie schließlich zerfallen. Diese Auswanderung der Leukocyten in den Magen-Darmkanal ist bereits in seiner Beziehung zum physiologischen Hunger (Winterschlaf) erörtert worden. Die Erscheinung hat im experimentellen Hunger zweifellos dieselbe Bedeutung und soll daher im Sinne der bereits erwähnten FICKERschen Entdeckung betrachtet werden. Nach FICKER nimmt die Durchlässigkeit der Zellmembran für Bakterien im Hunger zu (S. 165). FICKER hat gezeigt, daß ungefähr am Ende der zweiten Hungerperiode die Durchlässigkeit ihr Maximum erreicht. Die Auswanderung der Leukocyten hängt wahrscheinlich mit dieser Erscheinung zusammen.

e) Knochenmark.

Da das Knochenmark wohl das am besten erforschte hämatopoetische Organ ist, so scheint es an dieser Stelle angebracht, auf seine Veränderungen während des Hungers näher einzugehen. Wir haben bereits darauf hingewiesen, daß es sehr weitgehende chemische Veränderungen erleidet. Sowohl SOLTZ wie ROGER und JOSUÉ halten auf Grund ihrer mikroskopischen Untersuchungen diese Veränderungen für mucoidartig. Die Fettzellen werden oft kleiner und sternförmig, häufig behalten sie auch ihre Gestalt bei, füllen sich aber, nachdem das ganze Fett verschwunden ist, mit Mucoidsubstanz an. ROGER und JOSUÉ machten Untersuchungen an Knochenmarkzellen bei hungernden Kaninchen und fanden, daß der Degenerationsprozeß im wesentlichen in einer Atrophie und Vakuolenbildung besteht, daß aber, wenn der Hungertod tatsächlich eintrat, die Verödung des Marks eine vollkommene war; ganze Räume waren dann ohne Zellstrukturen. SOLTZ beobachtete ein weitgehendes Wandern von Erythrocyten aus den Capillaren in das umliegende Gewebe; hier zerfielen sie und führten zu einer Pigmentinfiltration des Knochenmarks. Das wird auch von ROGER

und Josué bestätigt, die Massen von gelbem Pigment in der Mark-
substanz vorfanden.

Die Blutgefäße des Marks erweitern sich sehr stark. Dies ist wahrscheinlich rein physikalischen Ursachen zuzuschreiben: da das Fett aufgebraucht und durch Wasser ersetzt wird und die Substanz des Marks
in ihrer Konsistenz gelatinöser wird, so wird dem Innendruck der Blutgefäße weniger Widerstand geboten, so daß sie sich nach und nach
weiten. Soltz beschreibt die Bildung vieler Thrombosen in den Capillaren und Venen; Meyers fand auch bei einem Menschen, der an Hunger
starb, die Capillaren des Knochenmarks stark mit Blut angefüllt.

Als wir von dem Sinken des Blutdrucks im Hunger sprachen, erwähnten wir, daß das möglicherweise auf einer Ausdehnung der feineren
Gefäße beruht. Es mußte zu einer allgemeinen Verlangsamung des
Blutstromes kommen, die auch auf der vermehrten Frequenz des Herzschlages beruhen kann. Die Pulsbeschleunigung im fortgeschrittenen
Hungerstadium ist wahrscheinlich eine kompensatorische Erscheinung,
um den sinkenden Druck zu überstehen. Wird wieder Nahrung aufgenommen, so erfordert die Wiederherstellung des Marks auf den normalen Zustand eine lange Zeit. Das Knochenmark nimmt allerdings
schnell einen lymphoiden Charakter an, die Zellteilung wird sehr lebhaft. Normoblasten mit einem oder zwei Zellkernen sind zahlreich vorhanden. Je mehr sich freilich die Hungerwirkungen ausgleichen, desto
langsamer geht auch die Zellvermehrung vor sich. Der Durchmesser der
Capillargefäße nimmt allmählich wieder bis auf normale Dimensionen ab.

f) Drüsenorgane.

Leber. Da dieses Organ zahlreiche Funktionen verrichtet, ist es
von vornherein wahrscheinlich, daß seine Veränderungen schwieriger
als bei anderen Drüsenorganen zu beurteilen sind. Es ist natürlich auch
möglich, daß während des Hungers die Leberzellen die Zerfallsprodukte
des Stoffwechsels nicht ausscheiden können. Die Anhäufung solcher
Abbauprodukte würde einen Reiz auf die Zellen ausüben und zu Degenerationserscheinungen führen. Die trübe Schwellung, die Statkewitsch
in den allerersten Stadien beobachtete, beruht zweifellos darauf, daß
das Glykogen gleich zu Hungerbeginn aus den Leberzellen verschwindet.
Hierdurch kommt es zu einer Veränderung in dem kolloidalen Zustand
des Protoplasmas. Granulation des Protoplasmas und deutliche Fetttröpfchen findet man, wenn das Tier 10—15% seines Körpergewichtes
verloren hat, also am Ende der ersten oder zu Beginn der zweiten
Hungerperiode. Die Zahl der Fetttröpfchen nimmt dann bis gegen
Ende der zweiten Hungerperiode nicht wesentlich zu (Gewichtsverlust = 20—25%). Im weiteren Verlauf koagulieren die Fettkügelchen
gewöhnlich in der Nähe der Pfortader zu Tropfen von beträchtlicher

Größe, die bisweilen sogar den gesamten Zellkörper einnehmen. STATKEWITSCH findet, daß diese fettige Degeneration auf die Zellen in der Mitte der Läppchen beschränkt bleibt, während die äußeren Zellen nur wenig Fett und ein grob granuliertes Protoplasma aufweisen. Ebenso fand MEYERS, daß bei einem Menschen, der nach 53 Tage langem Hunger starb, die Leberzellen an der Peripherie der Läppchen besser erhalten waren als die nahe der Ader. MORGULIS, HOWE und HAWK machten Untersuchungen an der Leber bei einer Reihe an Hunger zugrunde gegangener Hunde. Das histologische Bild zeigte jede Stufe von leichten Veränderungen bis zur vollständigen Fettdegeneration. Stellenweise hatten die Zellen jedes normale Aussehen verloren; sie besaßen noch die gewöhnliche polygonale Gestalt, das Protoplasma war aber auf einen zarten Gürtel reduziert, der einen riesigen Fetttropfen umschloß. Aber selbst wenn die fettige Degeneration so vollständig ist, so erstreckt sie sich doch nicht auf das ganze Organ, sondern bleibt auf einzelne Stellen beschränkt. Man kann immer noch Partieen finden, in denen sich die Zellen nur durch ihre geringere Färbefähigkeit von den normalen unterscheiden. Vakuolenbildung im Zellprotoplasma ist allgemein und wird von vielen Forschern beschrieben.

STATKEWITSCH beschreibt weitgehende Kernveränderungen in den Leberzellen: Verlust an Chromatin, auf den in den letzten Hungerstadien Chromatolyse und Vakuolenbildung folgt. Wir konnten dagegen bei unserem Material keine entsprechenden Zellkernveränderungen finden.

Bei hungernden Salamandern beobachtete MORGULIS einen Pigmentzerfall des Leberprotoplasmas, goldgelbe Körner häuften sich sowohl intra- wie extracellulär an. Manchmal dehnte sich das angehäufte Pigment über große Flächen aus, und die Zellen waren vollständig mit Körnern angefüllt. Waren die Veränderungen im Protoplasma so weit fortgeschritten, und war der Zellkern vollkommen von dem Pigment umgeben, so traten gewöhnlich auch Veränderungen im Zellkern auf. MEYERS fand bei einem Menschen, der den Hungertod gestorben war, ziemlich viel Pigment in der Leber.

Speicheldrüsen. Die Läppchen der Ohrspeicheldrüse verkleinern sich auf etwa 0,6—0,8 ihrer normalen Größe. Das Protoplasma zeigt in den ersten Hungerstadien deutlich trübe Schwellung; Granulation und fettige Entartung treten aber erst in den späteren Stadien auf. Bei der Submaxillaris fand STATKEWITSCH fettige Degeneration der Schleimzellen, nach MEYERS' Untersuchungen an Menschen waren diese besser aber als die halbmondförmigen und die serösen Zellen erhalten. In den Präparaten, die MORGULIS und seine Mitarbeiter untersuchten, fiel nichts Bemerkenswertes auf; das Protoplasma färbte sich schwach, war klar und homogen; die Zellen zeigten das gewöhnliche Aussehen, der

Zellkern lag in der Mitte. MEYERS fand rings um die Speichelgänge Anhäufungen von Lymphocyten.

Pankreas. In den allerfortgeschrittensten Hungerstadien kann das Drüsengewebe, wenn es auch an Volumen einbüßt, noch gut erhalten sein, dagegen sind die LANGERHANSschen Inseln oft kaum zu erkennen und können sogar ganz verschwinden.

Schilddrüse. MISSIROLI fand bei Kaninchen, daß bald nach Hungerbeginn die Kolloidsubstanz nicht mehr ausgeschieden wird, sondern sich in den Follikeln anhäuft und diese dadurch ausdehnt. MEYERS machte beim Menschen eine ähnliche Beobachtung. Das Epithel ist sehr niedrig, was für die Drüse mit herabgesetzter Sekretionstätigkeit charakteristisch ist. Wird das Tier wieder gefüttert, so wird das Kolloid sehr schnell ausgeschieden, so daß MISSIROLI annahm, daß das Kolloid in gewissem Sinne für die Ausnutzung der Stoffe, die vom Magen-Darmkanal absorbiert werden, notwendig ist. „Fettige Degeneration" des Kolloids ist gelegentlich auch im fortgeschrittenen Hunger beobachtet worden.

JACKSON erörtert in einer äußerst schönen Arbeit über die Schilddrüse bei der Ratte, daß unter dem Einfluß des Hungers das Epithel der Follikel zunächst eine einfache Atrophie zu erleiden scheint, die das Cytoplasma mehr als den Zellkern schädigt. Die Zellenstärke wird dann bei verhältnismäßig großem Zellkern niedriger. In fortgeschrittenen Hungerstadien treten deutlich degenerative Veränderungen auf. Die Follikelzellen bleiben ihrer Lage nach unverändert, desquamieren aber, da sie das Kolloid ersetzen. Das Cytoplasma, für das in den ersten Stadien die Vakuolenbildung charakteristisch ist, schrumpft zusammen, färbt sich stark und erscheint mehr oder weniger homogen, kann aber auch zerfallen, indem es eine unregelmäßige Masse bildet. Man fand oft, daß sich der Zellkern stärker färbt, dies kann aber einfach darauf beruhen, daß die Chromatinmasse um so kompakter wird, je kleiner der Zellkern wird. JACKSON beschreibt weiterhin karyopyknotische und karyolytische Veränderungen in den Kernen. Es ist jedoch zu beachten, daß alle diese durch Hunger hervorgerufenen Veränderungen der Schilddrüse in mehr oder minder hohem Grade auch unter anderen Bedingungen auftreten; sie sind auch identisch mit den Veränderungen, die die Pathologen in verschiedenen anderen Geweben beschrieben haben.

Nebenschilddrüsen. PEPERE beobachtete sowohl beim Hund wie beim Menschen im Hunger Atrophie des Parenchyms mit Cytoplasmaschwund und Vakuolenbildung. Der Zellkern wird hyperchromatisch, d. h. er färbt sich intensiver; im ganzen werden die Nebenschilddrüsen relativ weniger als andere Eingeweideorgane geschädigt. Dies stimmt mit JACKSONs Beschreibung von den Nebenschilddrüsen bei hungernden Ratten überein, nur daß er in den fortgeschrittenen Stadien auch Anzeichen von Kernzerfall wie Pyknose und Karyolyse findet.

Thymus. Der Bau und die Größe der Thymus werden nicht nur durch das Alter des Tieres, sondern auch durch andere Umstände wie Unterernährung, wie chronische und zehrende Krankheiten beeinflußt. FRIEDLEBEN stellte bei hungernden Hunden fest, daß die Thymus an Größe mehr als der ganze Körper oder irgendeine andere Drüse abnahm. Bei hungernden Fröschen und Kaninchen konnte HAMMAR zeigen, daß die Thymus einen Verlust an Lymphocyten, eine Verminderung der Kernteilungen und andere weitgehende Veränderungen, wie sogar das vollkommene Verschwinden der HASSALschen Körper, erlitt. In einer sorgfältigen Untersuchung an Kaninchen, die akutem und chronischem Hunger unterworfen waren, fand JONSON, daß sich die Thymus schnell zurückbildete. 9 Hungertage führten zu einer Abnahme der Thymus auf etwa $^1/_4$ ihres ursprünglichen Gewichts. Die Wirkung auf das Parenchym, das auf etwa 10% zusammenschrumpfte, ist besonders ausgesprochen. Im chronischen Hunger ist die Verkümmerung der Thymus, die auf 3—4% des ursprünglichen Gewichtes reduziert wird, noch ausgesprochener. Besonders leidet die Cortex: nach fünftägigem Hunger beträgt sie nur noch etwa $^1/_5$ der normalen Größe, um dann fast vollständig zu verschwinden. Dies führt man hauptsächlich auf den Zerfall und das Auswandern der Lymphocyten zurück. Da jedoch die Kernteilungen auch sehr selten werden, so muß die Reduktion teilweise einer mangelhaften Zellvermehrung zugeschrieben werden. Obgleich die Mitose nie ganz aufhört, so nimmt doch in 4 Hungertagen die Gesamtmenge der Kernteilungen von 28 500 000 auf 6 500 000 ab. Die Zahl der HASSALschen Körperchen verringert sich gleichfalls. Die einzelligen Körper sind scheinbar weniger widerstandsfähig und nehmen von 170 000 auf 44 000 ab, während die Zahl der vielzelligen Körper sich von 741 500 auf 352 700 verringert.

Hypophyse. GUERRINI machte Untersuchungen an der Hypophyse von Hunden, Kaninchen und Tauben. Er fand, daß im fortgeschrittenen Hunger die Färbbarkeit allmählich abnimmt und es zu Vakuolenbildung im Protoplasma kommt. Dieselben Veränderungen wurden im wesentlichen von JACKSON bei hungernden Ratten beobachtet. In der Pars nervosa findet man als einzige Veränderung während des Hungers das Fehlen cytoplasmatischer Granulation. Das Cytoplasma wird allmählich homogen und zeigt auch häufig feine Vakuolen. Die intensivere Färbung des Zellkernes beruht wahrscheinlich auf einer Verdichtung des Chromatinmaterials. Wir wollen auch hervorheben, daß JACKSON immer, wenn es zu ausgesprochenen degenerativen Veränderungen im Kern, wie Pyknose, kam, eine erhöhte Acidität feststellen konnte.

In der Pars anterior sind die durch den Hunger hervorgerufenen Veränderungen sehr ungleichmäßig, normale Flächen wechseln mit solchen, die eine beträchtliche Umgestaltung zeigen. Das Cytoplasma hat gewöhnlich an Volumen abgenommen, ist häufig sehr reich an Vakuolen und färbt sich nur wenig. Die Kolloidsubstanz in der Pars nervosa scheint durch den Hunger nicht geschädigt zu werden.

Beim hungernden Menschen fand MEYERS, daß die Epithelzellen größtenteils kleiner werden und zerfallen, kleine Kolloidmengen bleiben aber bestehen.

Nebennieren. MEYERS findet, daß das Parenchym der Nebennieren stellenweise vollkommen zerfallen ist, und daß im Mark die Zellen Vakuolen enthalten.

VENULET und DMITROWSKY behaupten, daß die Chromatinsubstanz während des Hungers verschwinde, und daß es möglich sei, durch die Verabreichung von Adrenalin das Leben der hungernden Organismen zu verlängern.

Niere. Eine Reihe sehr interessanter Veränderungen tritt während des Hungers in der Niere auf. Hier begegnet man mannigfachen Hungererscheinungen, die einem ziemlich genauen Schema folgen. In den allerersten Hungerstadien kann, wie auch bei vielen anderen Geweben, trübe Schwellung und feine Granulation des Protoplasmas auftreten. Zu den wirklichen Degenerationserscheinungen kommt es aber erst in den fortgeschrittenen Stadien. Jetzt finden wir immer eine Verdickung der BOWMANschen Kapsel, die den Glomerulus einschließt. Im Verlauf der Tubuli trifft man verschiedene Grade und Phasen des Zerfalls an, die Tubuli enthalten häufig verschiedenartige Cylinder — zellige, hyaline und granulierte. Die Zellen der Tubuli contorti zeigen starke Granula und immer Vakuolen. Gelegentlich beobachteten wir in den Nieren von Hunden, die an Hunger starben, so weitgehende Vakuolenbildung, daß die Tubuli ein honigwabenartiges Aussehen bekamen. Gleichzeitig verschwinden die Zellgrenzen, so daß die Tubulizellen zu einem Syncytium zusammenschmelzen. In der HENLEschen Schleife ist die Vakuolenbildung sowohl im aufsteigenden wie im absteigenden Schenkel ein äußerst seltene Erscheinung. Dagegen kommt es in der Schleife nach STATKEWITSCH sehr häufig zu einer fettigen Degeneration, die sich in einer Auflösung der einzelnen Zellen mit Cylinderbildung zeigt. Sowohl die Zellen der Sammelröhren wie die der geraden Tubuli der Markschicht zeigen nur geringe Veränderungen. Ihr Protoplasma ist homogen und glasähnlich, ohne Granula, mit einer klaren, den Zellkern umgebenden Zone. Hier und da findet man Zellen ohne Zellkerne, die dann immer verhältnismäßig groß und rund sind und deutlich in das Lumen der Tubuli hineinragen.

Keimdrüsen. Die Geschlechtsdrüsen sind ursprünglich für die Existenz des Individuums nicht wesentlich, obgleich sie für die Erhaltung der Rasse an erster Stelle stehen. Im vorhergehenden Kapitel, das den Einfluß des physiologischen Hungers behandelt, ist sehr ausführlich dargelegt worden, wie sich die Drüsen sehr schnell auf Kosten anderer Organe des hungernden Organismus entwickeln. Ganz anders liegt es bei der experimentellen Unterernährung. HEIDKAMP zeigte, daß bei hungernden Süßwassersalamandern (Triton cristatus) zuallererst die vollständig entwickelten Eier des Weibchens resorbiert und als Nahrungsvorrat vom hungernden Tiere verbraucht werden. MORGULIS machte ähnliche Beobachtungen am Molch Diemyctylus: Die vollentwickelten Weibchen setzen dem Hunger mehr Widerstand entgegen, da die in den reifen Eiern aufgespeicherten Reservenährstoffe allmählich resorbiert und so die anderen Organe und Gewebe vor Zerstörung geschützt werden.

LEO LOEB stellte bei Untersuchungen an unterernährten Meerschweinchen fest, daß die Unterernährung das Reifen der Eifollikel hindert. Selbst die Follikel, die zu wachsen anfangen und eine mittlere Größe erreichen, werden bald wieder kleiner.

LOEB fand, daß Unterernährung zunächst die Epithelelemente (Granulosa) der Follikel schädigt. Der hypotrophische Zustand der Ovarien, der unter diesen Umständen entsteht, ist unvereinbar mit Ovulation, und daher versiegt der normale Verlauf des Sexualzyklus. Seine Versuchsergebnisse klären daher die Beobachtungen REYNOLDS und MACOMBERS auf, welche zeigten, daß unzureichende Ernährung Unfruchtbarkeit hervorrufen kann, eine Tatsache, die nicht nur durch ihre Laboratoriumsversuche an Ratten bestätigt worden ist, sondern auch in größtem Maßstabe durch die leidende Bevölkerung des vom Krieg heimgesuchten Europas, wo infolge der schlechten Ernährung die Menstruation bei den Frauen aufhörte und der Beginn der Regel bei den heranwachsenden Mädchen sehr verzögert war.

GRANDIS und SIMONOWITSCH beobachteten, daß in den Hoden die die Samenkanälchen begrenzenden Zellen, aus denen alle anderen Zellen entstehen, am längsten ihren normalen Charakter bewahren. Ausgesprochene degenerative Erscheinungen, wie Fettdegeneration, Vakuolisation und sogar Nekrose, können jedoch in den fortgeschrittenen Stadien des Hungers auftreten, aber selbst dann bleiben Teile des Parenchyms gänzlich normal neben den degenerierten Teilen erhalten. In den nicht ergriffenen Teilen fand SIMONOWITSCH bei Kaninchen und bei Merrschweinchen die Samenkanälchen mit lebenden Spermatozoen erfüllt. LOISEL kommt in seinen Untersuchungen über die Spermabildung beim hungernden Hunde zu dem Schluß, daß dieser Vorgang aufhört. Dies stimmt mit GRANDIS' Untersuchungen an hungernden Tauben überein, bei denen er auch zeigte, daß im Verlauf des

Hungers keine neuen Spermatozoen gebildet werden, daß aber trotzdem die bereits gebildeten Samentierchen weiter wachsen können. Wie dieser Forscher feststellte, starben die Spermatozoen innerhalb der Tubuli im allgemeinen ab.

Aus diesen Forschungen geht klar hervor, daß die Geschlechtselemente ausgesprochene degenerative Veränderungen erleiden, eine Tatsache, die vielleicht UGRIUMOVS interessante, in einem vorhergehenden Kapitel besprochene Beobachtung erklären kann, daß die von hungernden Männchen stammenden Jungen deutliche Degenerationserscheinungen aufweisen, wohingegen die Jungen von unterernährten Weibchen (aber normal genährten Männchen) nach RUDOLSKI nur zeigen, daß sie sich gleichwie die Mutter in einem Zustande von Unterernährung befinden.

g) Muskelgewebe.

Die Muskelzellen nehmen im Hunger an Größe ab. HEITZ fand, daß die Herzmuskelfasern eines normalen Kaninchens 13,1 mal 10,5 Mikrons messen, die eines hungernden Kaninchens dagegen nur 11,1 mal 7,3 Mikrons. Nach STATKEWITSCH werden die Papillärmuskeln viel mehr als die Muskeln der Herzwand geschädigt, in den fortgeschrittenen Stadien weist aber das Protoplasma fast aller Muskelfasern einen grobkörnigen Zerfall auf. Diese Beobachtung wurde auch von OKHOTIN bestätigt, der berichtet, daß die Fasern im fortgeschrittenen Hungerzustand ihre charakteristische Querstreifung verlieren. Die Granula bestehen nicht aus Lipoiden, und die Umwandlung kann daher nicht auf fettiger Degeneration beruhen. Die Zellkerne bleiben normal, werden nur allmählich länglich, was aber wahrscheinlich auf einer rein mechanischen Wirkung beruht.

Wenn der Organismus ungefähr 20% seines Gewichtes verloren hat, beginnen sowohl Durchmesser wie Länge der Muskelfasern des Magen-Darmkanals abzunehmen, und zur Zeit des Hungertodes haben die Fasern ungefähr $^1/_4$ ihrer Masse verloren. MORGULIS und seine Mitarbeiter fanden, daß bei hungernden Hunden die Zellen der glatten Muskulatur des Darmes getrübt erscheinen und ihre Längsstreifung verlieren. Die Fasern trennen sich weiter voneinander, so daß das Gefüge des Muskels sehr locker wird. Die Zellkerne werden unregelmäßig begrenzt und färben sich schwach mit DELAFIELDS Hämatoxylin.

Die quergestreiften Muskeln werden durch den Hunger etwas schneller in Mitleidenschaft gezogen als die glatten Muskeln. Das Aufquellen findet sich häufiger, und besonders bei länger dauerndem Hunger werden die Fasern der gestreiften Muskeln infolge dieser Erscheinung größer. In den extremen Hungerstadien verschwindet die Querstreifung der Muskeln fast gänzlich. MOULTON hat den Durchmesser der Fasern des Bicepsmuskels von Ochsen gemessen, die infolge monatelanger

Unterernährung ungefähr 45 kg ihres Muskelgewebes eingeschmolzen hatten. Der Durchmesser der Fasern hatte bis auf 20 Mikrons abgenommen, wohingegen beim gut gefütterten Ochsen der Durchmesser gewöhnlich zwischen 50—45 Mikrons betrug. Die Länge der Fasern hatte auch von 14,4—10,9 Mikrons bei gut genährten Ochsen bis auf 6,4 Mikrons bei den unterernährten Tieren abgenommen. Das relative Volumen eines Muskelsegmentes betrug durchschnittlich 9000 Kubikmikrons bei fetten Ochsen, 5500 bei mageren, aber nur 640 Kubikmikrons bei dem hungernden Ochsen. Trotz dieser sehr großen Verringerung in der Größe zeigte die Muskelfaser keine Zeichen von Degeneration, und ihre vitale Struktur war erhalten.

h) Nervensystem.

Vom morphologischen Standpunkte aus bietet das Nervensystem besonderes Interesse, weil es im Hunger am wenigsten leidet. Einige bemerkenswerte Veränderungen in der Erregbarkeit der Nerven sind bereits in dem Kapitel über die Physiologie des Hungers besprochen worden. Man kann als sicher annehmen, daß jedenfalls während der ersten Hälfte des Hungers keine wesentlichen morphologischen Erscheinungen auftreten. Im fortgeschrittenen Stadium sind jedoch atrophische Veränderungen in den Ganglienzellen, in den Zellen des Gehirns und Rückenmarks beobachtet worden. Bereits die ersten Forscher, die diese Frage studierten, MANKOWSKI und ROSENBACH, beschrieben eine Reihe allgemeiner Veränderungen, wie Trübung, Pigmentbildung, Granulation, Verlust des Färbungsvermögens und ausgedehnte Vakuolisierung. Diese Degenerationserscheinungen scheinen sich aber auf die Nervenzellen zu beschränken und treten bei den Nervenfortsätzen und bei der Neuroglia nicht auf. DOWNEROWITSCH stellte fest, daß bei hungernden Kaninchen der Durchmesser der Kerne und der Nucleoli der Nervenzellen des Cervical- und Lumbalmarks um 14—17% abnimmt. PERI untersuchte Kaninchen, Katzen und Hunde in den extremsten Hungerstadien als die Tiere 40% an Gewicht verloren hatten, und fand im Nervensystem vornehmlich atrophische Veränderungen, nur gelegentlich mit Zeichen hyaliner Degeneration. Im Achsencylinder war außer der Verringerung der myelinen Substanz keine andere Veränderung nachzuweisen. MONTI, der das GOLGISCHE Darstellungsverfahren benutzte, kam zu dem Ergebnis, daß die Fortsätze der Nervenzellen die gleiche gewundene Struktur annehmen wie bei Gehirnembolien. Es ist möglich, daß in beiden Fällen die Veränderungen in den Nervenfortsätzen durch mangelhafte Sauerstoffzufuhr hervorgerufen werden.

In Bezug auf die feinere Struktur der Neuronen bestehen erhebliche Meinungsverschiedenheiten. SCHAFFER zeigte mit Hilfe der NISSLschen

Methode, daß bei hungernden Kaninchen, die auch kein Wasser erhielten, in dem Gebiet um den Kern Chromatolyse einsetzt und dann weiter fortschreitet, bis schließlich das Protoplasma erfüllt von einem Spray feiner Granula erscheint, die durch den Zerfall der Nisslkörper entstehen. Der Zellkern, der gewöhnlich ungefärbt bleibt, nimmt unter dem Einfluß der Unterernährung allmählich Färbbarkeit an, und schließlich färbt er sich so stark, daß der Nucleolus von dem übrigen Zellkern nicht mehr zu unterscheiden ist. Frankenberger hat ein ähnliches Verhalten des Zellkernes im Hunger beschrieben. Im Gegensatz zu den Resultaten Schaffers konnte Jacobsen in den Nisslkörpern der Nervenzellen aus dem Vorderhorn des Rückenmarks keine Veränderungen feststellen; er untersuchte sowohl einen Igel nach mehreren Wochen Winterschlaf wie auch Kaninchen nach 7—10 Tage langem Hunger. Die gleiche Frage ist auch von Martinotti und Tirelli mit mikrophotographischer Methodik untersucht worden. Diese Forscher kamen zu dem Ergebnis, daß während des Hungers die Struktur der Nervenzelle intakt bleibt. Die Nisslkörper verlieren wohl ihre Affinität zu Farbstoffen, verschwinden aber tatsächlich nicht. Die Autoren nehmen daher an, daß keine Chromatolyse oder Zerstörung der Nisslkörper stattfindet, sondern daß die Substanz einfach eine chemische Umwandlung erfährt, die ihre Färbarkeit beeinflußt. Hiernach müßte man die Hypothese fallen lassen, nach welcher die Nisslkörper eine nutritive Funktion für die Nervenzelle besitzen.

Die Resultate Martinottis und Tirellis entsprechen denen Marchands und Vurpas in Bezug auf die Anfangsstadien des Hungers. In den extremen Stadien fanden die letztgenannten Autoren die Nisslkörper aber vollkommen in eine dünne Schicht von Granula zerfallen. Die Vakuolen, die im allgemeinen zuerst an der Peripherie auftreten, erfüllen bald den gesamten Zellkörper, und der Zellkern wird unsichtbar. Die Fibrillenstruktur der Zelle wird hartnäckig aufrechterhalten, mit Ausnahme der Stellen, an denen die Fibrillen von den Vakuolen verdrängt werden. Die unzureichende Atmung dort kann vielleicht die Ursache dafür sein, daß die Vakuolisation an der Peripherie der Zelle beginnt.

Wenn wir die in den verschiedenen Organen beobachteten Veränderungen zusammenfassend betrachten, so sehen wir, daß es sich meist um gewisse allen gemeinsame degenerative Veränderungen handelt, wie Vakuolisation, Verlust der Färbbarkeit, Granulabildung, fettige Degeneration, Pigmentbildung, seltener um hyaline oder gar wachsartige Veränderung des Protoplasmas. Mit anderen Worten, die morphologischen Veränderungen, die bei fortgeschrittenem Hunger beobachtet werden, sind praktisch identisch mit denen, die allgemein bei jedem pathologischen Zustand gefunden werden; sie bieten daher nichts Besonderes. Man kann daher annehmen, daß alle pathologischen Veränderungen der Gewebe in erster Linie Wirkungen der Unterernährung sind. Die Geschwindigkeit, mit welcher diese Unterernährungserscheinungen so ausgesprochen werden, daß sie zu deutlich erkennbaren pathologischen Veränderungen führen, hängt vollkommen von der Natur der Unterernährung ab. Es scheint angebracht, darauf hinzuweisen, daß der Endeffekt der Unterernährung immer der gleiche ist, nur ihr Beginn kann sich bei manchen Formen des Hungers schneller zeigen als bei anderen. So ruft z. B. Hunger mit Wasserzufuhr dieselben morphologischen Erscheinungen hervor wie Hunger ohne Wasseraufnahme, die Zeit, welche erforderlich ist, damit die Symptome erscheinen, ist aber länger; beim partiellen Hunger dagegen treten die pathologischen Veränderungen nur viel langsamer auf. Sauerstoffhunger (d. h. Asphyxie) wirkt umgekehrt sehr schnell.

Abgesehen von den ausgesprochen pathologischen Erscheinungen in den letzten Hungerstadien gehen die histologischen Besonderheiten im Anfang der Unterernährung mit Veränderungen im kolloidalen Zustand des Protoplasmas einher und sind überhaupt nicht degenerativer Natur. Die fortschreitende Atrophie, die wir bei der Unterernährung finden, ist wohl einfach bedingt durch das allmähliche Verschwinden der metaplasmatischen Einschlüsse, die die Nahrungsreserven der Zellen darstellen. Die atrophieartige Verkleinerung der Zellen wie der Zellkerne ist daher keine pathologische Erscheinung. Außerdem sind ja die morphologischen Vorgänge bei der Unterernährung nicht ausschließlich destruktiver Art, die Zellteilung geht ja auch dann weiter, wenn die Nahrung dem Organismus lange Zeit hindurch entzogen wird.

Wir wissen nicht, wie weit sich die durch Unterernährung hervorgerufenen morphologischen Folgeerscheinungen auf die folgenden Generationen übertragen. Neuere Untersuchungen von Braun an Proteusbacillen sind in diesem Zusammenhang sehr bemerkenswert. Er fand, daß sich bei den auf nährstoffarmen Nährböden gezüchteten Bacillen sehr bald die Folgen der Unterernährung in Abnahme der Größe und Verlust der Geißeln zeigen. Wenn diese veränderten Proteusbacillen auf einen geeigneten Nährboden überimpft wurden, bekamen sie allmählich die verlorenen Geißeln wieder und nahmen wieder normales Aussehen an. Braun folgert aus diesen Beobachtungen, daß die durch Unterernährung hervorgebrachten Schädigungen sich nicht auf das Keimplasma erstrecken und daß dieses selbst unter ungünstigen Bedingungen normal bleibt.

B. Partielle Unterernährung.

Unter partieller Unterernährung verstehen wir einen Zustand, in dem nur einer der zahlreichen für die Existenz des Organismus wesentlichen Stoffe in der Nahrung fehlt. Die Wirkung partieller Mängel ist für den Organismus gewöhnlich viel schädlicher als vollkommener Hunger. Die Untersuchung der Frage der partiellen Unterernährung ist jedoch technisch erheblich schwieriger, insofern als die vollständige Ausschaltung eines bestimmten Bestandteiles aus der Kost häufig kaum möglich ist. Aus diesem Grunde sind die experimentellen Ergebnisse der Untersuchungen über partielle Unterernährung bisweilen nicht sehr überzeugend, andere wiederum müssen auf Grund der in den letzten Jahren erzielten Fortschritte einer gründlichen Revision unterworfen werden. Obgleich der Ausdruck „Kost" gewöhnlich nur in bezug auf solche Stoffe gebraucht wird, die der Organismus mit seiner Nahrung aufnimmt, verwenden wir den Ausdruck in einem viel weiteren Sinne und verstehen darunter alles, was der Organismus aus der äußeren Umgebung aufnimmt, um beliebig lange ungefährdet weiterexistieren zu können. Wenn man dem Organismus manche Stoffe (wie z. B. Sauerstoff) entzieht, so führt dies schnell zum Tode, die Entziehung anderer Stoffe (wie z. B. der Kohlehydrate) wirkt dagegen wenig oder überhaupt nicht unmittelbar auf sein Wohlbefinden ein.

1. Sauerstoffmangel.

Die Frage der Beziehung der Sauerstoffversorgung zur weiteren Existenz des Organismus hat große biologische Bedeutung; sie hat besonderes Interesse, seit SPALLANZANI entdeckt hat, daß die kleinen Tierchen Anguilla aceti in ganz auffallendem Maße Sauerstoffmangel zu ertragen imstande sind. Diese Fähigkeit besitzen aber nicht viele Organismen, und sie ist selbst nicht allen niederen Organismen gemeinsam. So fand LOEB, daß Copepoden gegen die Entziehung von freiem Sauerstoff außerordentlich empfindlich sind. In einer Reihe interessanter Versuche hat LOEB gezeigt, daß die Widerstandsfähigkeit der sich entwickelnden Eier gegen Sauerstoffmangel bei den verschiedenen Tierarten außerordentlich verschieden ist. Die Eier des Fisches Ctennolabrus werden beinahe sofort nach Unterbrechung der Sauerstoffzufuhr geschädigt, so daß die Segmente des sich teilenden Eies allmählich zu einer syncytialen Masse verschmelzen. Die Eier des Fundulus sind dagegen in dieser Beziehung sehr widerstandsfähig. Selbst beim embryonalen Fundulus kann das Herz ohne Sauerstoff 10 Stunden weiter schlagen, die Zahl der Herzschläge nimmt allerdings von 120 auf 20 pro Minute ab. Es ist zwar nicht sicher, daß in diesen Versuchen der Sauerstoff wirklich vollständig ausgeschaltet war, es können aber nicht mehr als geringe Spuren vorhanden gewesen sein. Wenn kein freier Sauerstoff mehr zur Verfügung steht, muß die Oxydation, welche die für den Herzschlag notwendige Energie liefert, unter Zuhilfenahme von intramolekularem Sauerstoff weitergehen. PFLÜGER zeigte in seinen

klassischen Versuchen, daß Frösche in einer Atmosphäre aus reinem
Stickstoff weiterleben und Kohlendioxyd ausscheiden, und bewies dadurch endgültig, daß die Oxydation unter diesen Verhältnissen durch
molekulare Umlagerung vor sich gehen muß. Wo kein intramolekularer
Sauerstoff vorhanden oder dessen Menge unzureichend ist, wie bei den
Eiern der Ctenolabrus oder bei den Copepoden, macht sich die Wirkung
der Asphyxie unmittelbar nach Aufhören der Zufuhr des atmosphärischen Sauerstoffs bemerkbar. LOEB folgert daher ganz mit Recht,
daß die beobachtete morphologische Wirkung (Zellverschmelzung) die
Folge einer chemischen Umwandlung des Protoplasmas ist.

Bei den höher differenzierten Organismen wirkt Sauerstoffmangel
zweifellos deshalb so rasch gefährlich, weil die wichtigen Nervenzentren
leicht infolge Sauerstoffmangels versagen. Asphyxie der Gewebe entsteht
nach wenigen Minuten und führt schließlich zum Tode des Organismus.
Während vollkommener Sauerstoffmangel rasch und sicher zum Tode
führt, ruft die teilweise Verminderung des Sauerstoffs in der von den
Organismen eingeatmeten Luft — wenn der Sauerstoffgehalt unter eine
gewisse Grenze sinkt — eine Reihe für Sauerstoffmangel charakte-
ristischer Folgeerscheinungen hervor. HOPPE-SEYLER und ARAKI haben
als erste gezeigt, daß bei Sauerstoffmangel Milchsäure im Harn auftritt. Das gleiche Resultat erzielte ARAKI, wenn die Oxydationsvorgänge
auf andere Art (Abkühlen, Blutverlust usw.) gestört wurden. Späterhin
zeigten REALE und BOESI, daß bei Sauerstoffmangel die Ausscheidung
von Oxalsäure und Aceton vermehrt ist. Wie diese Forscher fanden, ist
bei Hunden, die sauerstoffarme Luft einatmen, der Eiweißumsatz gesteigert. Die Ammoniakausscheidung (zweifellos infolge der großen
Menge von sauren Abbauprodukten) und die Ausscheidung des neutralen
oder nichtoxydierten Schwefels nehmen gleichfalls zu. Im Gasstoffwechsel eines Hundes, der in Luftmischungen mit einem Sauerstoffgehalt
von 10,5—87% lebte, fand TERRAY keine Unterschiede. Wenn aber der
Sauerstoffgehalt der eingeatmeten Luft unter 10,5% sank, so zeigte sich
die Wirkung in übermäßig lebhafter Atmungstätigkeit. Bei weiterer
Abnahme des Sauerstoffgehaltes auf ungefähr 5% traten im Harn Milch-
und Oxalsäure, ferner Eiweiß und gelegentlich auch Zucker auf. Die
Albuminurie ist wahrscheinlich durch die Wirkung der partiellen
Asphyxie auf das Nierenepithel bedingt. Die Kohlensäureausscheidung
war in diesem Zustande vermehrt, die Alkalinität des Blutes herabgesetzt. Asphyxie beginnt, wenn der Sauerstoffgehalt der Luft unter
3% ($^1/_7$ des normalen Gehaltes) herabsinkt.

Noch bevor HOPPE-SEYLER und ARAKI ihre interessanten Beobachtungen über die Wirkung des Sauerstoffmangels auf den intermediären
Stoffwechsel anstellten, hatte ALBITZKI den Einfluß des partiellen Sauerstoffmangels beim Hunde studiert. Er stellte fest, daß keinerlei Ver-

änderungen auftraten, bis der Sauerstoffgehalt der eingeatmeten Luft unter 9% sank. Sank der Sauerstoffgehalt auf 8%, so nahm die Körpertemperatur von 38,3° C auf 36,6° C ab, und bei weiterem Sinken des Sauerstoffgehaltes fiel sie noch rapider. In einer Atmosphäre, die nur 4,8% Sauerstoff enthielt, fiel die Körpertemperatur innerhalb 7 Stunden auf 33,1° C und bei Fortsetzung des Versuches auf 28° C. Bei einem Sauerstoffgehalt unter 8% trat immer Hämoglobinurie auf, die mit der Erniedrigung des Sauerstoffgehaltes direkt an Intensität zunahm. Die roten Blutkörperchen waren wirklich zerfallen, die Harnkanälchen oft mit Hämoglobinzerfallsprodukten verstopft. Die Gallensekretion ist, wie man unter diesen Umständen eigentlich erwarten darf, bei Sauerstoffmangel ebenfalls bedeutend gesteigert.

Diese Tatsachen gewinnen noch besonders an Interesse im Zusammenhang mit HENDERSONS Theorie der Blutveränderungen bei Asphyxie. Nach dieser Theorie ruft die Milchsäure, die infolge des Sauerstoffmangels gebildet wird, keinen Zustand von Acidosis hervor, die Erscheinungen, die sich zeigen, bedeuten vielmehr eine Alkalosis. Die Acidosis ist durch einen hohen Quotienten $H_2CO_3 : NaHCO_3$ im Blute gekennzeichnet, die Alkalosis wird durch einen niedrigen Quotienten und eine daher herabgesetzte Wasserstoffionenkonzentration hervorgerufen. Die Reaktion des Atemzentrums auf Veränderungen in der Wasserstoffionenkonzentration schwankt mit der Sauerstoffspannung des Blutes, und zwar derart, daß seine Empfindlichkeit in dem Maße zunimmt, wie die Sauerstoffspannung fällt, und vice versa. Wenn die eingeatmete Luft weniger als 10,5% Sauerstoff enthält, nimmt die Sauerstoffspannung in den Alveolen gleichfalls ab, und das Atmungszentrum reagiert zu gleicher Zeit besser. So wird, wie TERRAY auch beobachtet hat, die Atmung ausgiebiger und durch die Überventilation das Verhältnis $H_2CO_3 : NaHCO_3$ unter das normale Niveau herabgedrückt, wodurch ein Zustand von Alkalosis im Organismus entsteht. Das Herabgehen der Alkalinität des Blutes ist zweifellos bis zu einem gewissen Grade auf den Verlust an Basen ($NaHCO_3$) zurückzuführen, die für die Neutralisation der Milchsäure gebraucht und durch die Nieren als Natriumlactat ausgeschieden werden.

Vollkommene Entziehung des Sauerstoffs aus dem Blute oder Anoxämie bringt mit unglaublicher Schnelligkeit alle Lebensvorgänge zum Stillstand. Anoxämie wirkt direkt auf jedes Organ ein, doch ist das Gehirn besonders empfindlich gegen Sauerstoffmangel. Nach BARCROFT kann akute Anoxämie, auch wenn sie nicht so lange anhält, daß das Versuchsobjekt zu nahe an den Rand des Todes gebracht wird, doch so weitgehende Schädigungen hervorrufen, daß diese bei gesunden Menschen bisweilen wochenlang anhalten, bei nicht ganz gesunden aber unheilbaren Schaden verursachen. Chronische Anoxämie, wie sie z. B. in sehr großen Höhen auftritt, macht den Organismus zu besonderen physischen Anstrengungen unfähig, weil die zum Ausgleich der niederen Sauerstoffspannung der Luft erforderliche übermäßige Atmungsarbeit alle verfügbare Energie aufbraucht. Der Anpassungsvorgang ist mit einer Veränderung der chemischen Eigenschaften des Blutes verbunden, denn die Kohlensäure wie die Alkalireserve nehmen ab, wie das auch HENDERSON angenommen hatte. BARCROFT unterscheidet drei Typen der Anoxämie oder des Sauerstoffmangels des Blutes: Der erste Typ tritt dann auf, wenn die Luft den Lungen, wie bei der Bergkrankheit, nicht genügend Sauerstoff liefert und der partielle Sauerstoffdruck des Blutes demnach abnimmt. Dies ist der sogenannte anoxische Typus, der durch ungenügende Sättigung des Hämoglobins und durch niedrige Sauerstoffspannung des Blutes gekennzeichnet ist. Der zweite oder anämische Typus ist durch einen wirklichen Mangel an aktivem Hämoglobin bedingt, der entweder durch einen zu niedrigen Prozentgehalt an Hämoglobin oder durch eine Umwandlung des Hämoglobins in Methämoglobin oder durch eine Beschlagnahme des Hämoglobins durch Kohlenmonoxyd hervorgerufen werden kann. Der dritte Typ der Anoxämie schließlich entsteht weder durch ungenügende Sauerstoffzufuhr noch durch Mangel an aktivem Hämoglobin, sondern durch Zirkulationsstörungen, infolge derer das Blut nicht die Gewebe erreichen und ihnen nicht das Quantum Sauerstoff liefern kann, das für ihren Stoffumsatz notwendig ist. Dieser Fall tritt z. B. bei Blutungen oder beim Shock ein. Den chronischen Sauerstoffmangel, den alle drei Typen der Anoxämie hervorrufen, versucht der Organismus in irgendeiner Weise auszugleichen; dabei ist der anoxische Typ der gefährlichste, weil er den Organismus in allen Teilen trifft. In allen den geschilderten Zuständen des Sauerstoffmangels unterstützt man den Organismus bei seinem Bestreben, sich selbst zu helfen, zweckmäßig allein durch reichliche Sauerstoffzufuhr.

2. Wassermangel (Trockenfütterung).

Die weitaus größte Masse jedes lebenden Organismus besteht aus Flüssigkeit. Abgesehen davon, daß ein Teil Wasser in molekularer Verbindung vorhanden ist, sind die Gewebe tatsächlich in Körperflüssigkeit gebadet, und man kann sie mit Recht als suspendiert in einem flüssigen Milieu betrachten. Die Gewebeflüssigkeiten sind für das Leben des Organismus unbedingt notwendig, da, wie das alte Sprichwort sagt — „Corpora non agunt nisi fluida". Das Leben des Organismus wird sehr bald gefährdet, wenn der Flüssigkeitsgehalt merklich abnimmt. Wird einem Tier jede Nahrung entzogen und ist außerdem der Feuchtigkeitsverlust durch Schwitzen bedeutend, so wird gewöhnlich durch die Zerlegung der organischen Stoffe genügend Wasser frei gemacht, um eine ausreichende Zirkulation der Körperflüssigkeiten aufrechtzuerhalten. Aus den Erfahrungen an hungernden Tieren, die noch Wasser zum Trinken erhielten, geht übereinstimmend hervor, daß ihre Widerstandskraft gegen den Hunger durch die Wasserzufuhr etwas zunimmt. Den Menschen, die freiwillig hungern, muß man gestatten, reichlich Wasser zu trinken, damit ihre Magenbeschwerden gemildert werden und das Wassergleichgewicht im Organismus gut aufrechterhalten wird, weil dadurch unnötiges physisches Unbehagen verhindert wird. Ob nun aber Wasser aufgenommen wird oder nicht, stets hat der Körper während der Unterernährung das Bestreben, seinen relativen Wassergehalt zu vermehren. Anders liegen die Dinge aber bei Wassermangel. Da Wasser vom Körper in großen Mengen abgegeben wird, so kann tatsächlich durch verschiedene Ursachen ein wirklicher Wassermangel entstehen. Die Wirkungen des Wasserverlustes können vorübergehender Natur sein, sie können aber auch den Tod des Organismus herbeiführen. Durch übermäßige Wasserverdampfung, bei Atmung von trockner, warmer Luft oder bei starkem Schwitzen oder durch Einnehmen großer Mengen von Abführmitteln kann der Körper große Wasserverluste erleiden. Ein sehr bemerkenswertes Beispiel für einen solchen gefährlichen Eingriff in den Flüssigkeitsbestand des Organismus ist die schwere Diarrhöe bei der asiatischen Cholera, durch die eine beträchtliche Konzentration der Körperflüssigkeiten hervorgerufen wird und die oft zum Tode führt. Man hat festgestellt, daß die Gewebe Cholerakranker 10% weniger Wasser als normale enthalten. FALCK und SCHEFFER fanden die Organe von Hunden, die durch Durst starben, ungefähr 4% wasserärmer als die Organe normaler Hunde.

NOTHWANG stellte Fütterungsversuche mit trockenen Erbsen bei Tauben an. Er beobachtete, daß die bei einer solchen trockenen Kost gehaltenen Vögel große Unruhe und Zuckungen zeigten und ihre Flügel hängen ließen. Da diese Symptome schon nach 2 Tage langer Trockenfütterung auftreten, können sie kaum als Folgeerscheinungen einer Polyneuritis angesehen werden. Die Tauben starben in ungefähr $4\frac{1}{2}$ Tagen und hatten dabei einen viel geringeren Gewichtsverlust als hungernde Tauben in derselben Zeitspanne. Die trocken gefütterten (durstenden) Tauben verloren kaum 10%, hungernde Tauben, wenn sie starben, dagegen gewöhnlich ungefähr 40% ihres Stickstoffbestandes. Daß der Gewebszerfall nur so viel geringer ist, erklärt sich wohl daraus, daß der Tod durch Wassermangel viel eher eintritt. Wir kommen also zu dem Ergebnis, daß der Tod infolge Wassermangels im Gegensatz zu dem Tode infolge vollkommener Unterernährung nicht durch außerordentlich weitgehenden Zellzerfall bedingt wird, sondern auf irgendeine andere wichtige organische Störung zurückgeführt werden muß. In der Tat treten, wie man weiß, weitgehende Veränderungen in der chemischen Zusammensetzung der Gewebe ein. Der Aschengehalt der Muskelsubstanz nimmt unter dem Einfluß der Trockenkost etwas zu. Besonders bemerkenswert ist die Vermehrung der Extraktivstoffe. Die Gesamtmenge der Extraktstoffe nahm bei Tauben von 15,9% auf 17,2% der Trockensubstanz zu. Außerdem sind die Extraktstoffe der an Wassermangel zugrunde gegangenen Tauben entschieden reicher an Natriumchlorid, Phosphor und Stickstoff als die Extraktstoffe normaler Tauben. Der P_2O_5-Gehalt steigt von 1,028 auf 1,158 und der des Stickstoffs von 9,21 auf 11,6 auf 100 Teile Extraktstoffe. Die größten Veränderungen zeigt aber der Wassergehalt des Organismus, was sehr treffend durch NOTHWANGS vergleichende Untersuchungen normaler, hungernder und Wassermangel leidender Tauben beleuchtet wird. Auf fettfreie Substanz berechnet, waren bei den normalen Vögeln 76,96% Wasser in den Muskeln, 73,04% Wasser im übrigen Körper einschließlich Knochen vorhanden, bei den auf Trockenkost gehaltenen Tauben enthielten die Muskeln nur 70,63% und alle übrigen Organe zusammen 66,08% Wasser. Dies beweist unverkennbar eine Austrocknung der Gewebe. Bei den vollkommen hungernden Tauben andererseits war eine relative Wasseranreicherung der Gewebe festzustellen, der Wassergehalt in den Muskeln stieg auf 81,64% und der der übrigen Organe auf 74,57%.

Die Untersuchungen über den Einfluß des Wassermangels sind oft unzureichend, weil die Tiere, denen man das Wasser entzieht, meist ihren Appetit verlieren und sich weigern, die trockene Nahrung aufzunehmen, oder das, was sie gefressen haben, wieder erbrechen. Dies erschwert natürlich die Sache sehr, da das Tier dann wenigstens eine Zeitlang vollkommen hungert. LANDAUER versuchte diese Schwierigkeit dadurch auf ein Mindestmaß zu beschränken, daß er die den Versuchshunden verabreichten Wassermengen allmählich verringerte. Er fand, daß partieller Wassermangel einen vermehrten Eiweißumsatz hervorrief, wie die vermehrte Ausscheidung von Stickstoff, Phosphor und Schwefel im Harn erkennen ließ. Diese Ergebnisse werden auch von DENNING bestätigt, der feststellte, daß durch Durst die Stickstoffausscheidung um 29% gesteigert sein kann; infolge der geringen Resorption am ersten Tage kann die Stickstoffausscheidung zwar vorübergehend eine Abnahme zeigen, die fortgesetzte Wasserbeschränkung führt aber endgültig stets zu einer vermehrten Stickstoffausscheidung. STRAUB fütterte Hunde mit trockenem Fleischpulver und geschmolzenem Schweinefett und bestätigte im wesentlichen die Untersuchungen LANDAUERS. Im Blut seiner Hunde fand er eine Abnahme des Wassergehaltes von 2,5%. Auf Grund dieser Blutkonzentration kann man möglicherweise erklären, daß während der Trockenfütterung der Pulsdruck sehr stark abnimmt (von 50 auf 15 mm Hg), während der mittlere Blutdruck unverändert bleibt. Anscheinend wird der größte Teil der Herzkraft gebraucht, um den größeren Widerstand zu überwinden, den die durch die Konzentration erhöhte Viscosität des Blutes hervorruft.

STRAUB wie SPIEGLER sehen die vermehrte Stickstoffausscheidung als Folge eines außerordentlich gesteigerten Eiweißzerfalls an, nicht etwa als eine einfache Ausschwemmung aus den Geweben, um so mehr, als die an normalen und an Dursttagen ausgeschiedene Harnmenge nicht wesentlich verschieden ist. Der erhöhte Eiweißzerfall hat eine gewisse Ähnlichkeit mit dem sehr starken Abbau der Eiweißstoffe bei Infektionskrankheiten. Dieser Abbau der Gewebe im Fieber kann durch eine ergiebige Zufuhr von Kohlehydraten verhindert werden, die ja die Fähigkeit besitzen, Eiweißstoffe vor Abbau zu schützen. Die Beobachtungen bei der Trockenfütterung bieten auch eine „raison d'être" für die ausgiebige Anwendung der Wassertherapie, besonders in Verbindung mit Glucose, als eines besonders wirksamen Mittels, um den wertvollen Eiweißbestand des Protoplasmas vor Zerfall zu schützen. Einen weiteren Beweis für die nahen Beziehungen zwischen Wassermangel und infektiösem Fieber liefern die Untersuchungen von PERNICE und SCAGLIOSI an Hunden und Hühnern. Die Hühner gedeihen bei dem Trockenfutter recht lange Zeit, Versuche an diesen Tieren laufen deshalb weniger Gefahr, durch das Eintreten vollkommenen Hungers beeinträchtigt zu werden. Dagegen fressen die Hunde sehr wenig von dem Trockenfutter und hören, wenn der Versuch weiter fortgeführt wird, überhaupt auf, Nahrung zu nehmen. Durch die Untersuchung der Zahl der Blutkörperchen und des Hämoglobins wird eine zweifellos allmählich fortschreitende Eintrocknung oder Blutkonzentration bewiesen. Die Zahl der roten Blutkörperchen nahm beim Hunde allmählich von 5,2 auf 7,4 Millionen zu, der Prozentgehalt an Hämoglobin in 6 Tagen von 65 auf 105, der Färbeindex blieb praktisch unverändert. Die Zahl der Blutkörperchen und das Hämoglobin nahmen wieder ab, wenn die Tiere weniger und weniger vom Trockenfutter verzehrten, und in den letzten, dem Tode vorausgehenden Tagen, an denen die Hunde überhaupt keine Nahrung nahmen, kehrten Blutkörperchenzahl und Hämoglobingehalt wieder zum ursprünglichen normalen Stand zurück. Die Tiere starben, bevor sie 25% ihres Körpergewichtes verloren hatten. Es wäre interessant und vom theoretischen Standpunkt aus höchst wertvoll gewesen, wenn man untersucht hätte, ob die Verabreichung von Wasser im kritischen Augenblick die frühere Widerstandskraft des Tieres wiederhergestellt hätte. Die Hühner fraßen das Trockenfutter in reichlicher Menge fast bis zum Ende des Versuches weiter, und es ist beachtenswert, daß die Konzentration des Blutes — wie man aus dem ununterbrochenen Steigen der Zahl der roten Blutkörperchen und dem Prozentgehalt des Hämoglobins erkennen kann — auch wirklich bis zum Ende fortschreitet.

In der Zahl der weißen Blutkörperchen zeigen sich zwei ausgesprochene Veränderungen: Zuerst findet sich eine deutliche Abnahme in der Zahl, wie übereinstimmend in verschiedenen Untersuchungsstadien festgestellt worden ist. Aller Wahrscheinlichkeit nach ist diese Leukopenie auf die gleiche Erscheinung des Auswanderns zurückzuführen, über die bereits bei Gelegenheit des Winterschlafes und der akuten experimentellen Unterernährung gesprochen worden ist. Diese Annahme wird bestätigt durch die Beobachtungen PERNICES und SCAGLIOSIS, nach denen das interstitielle Gewebe im Magen-Darmkanal, in den Nieren usw. mit ausgewanderten Leukocyten angefüllt ist. Die Verminderung der weißen Blutkörperchen im Blut bei Trockenfütterung ist jedoch nur vorübergehend; es folgt darauf eine sich stark entwickelnde Leukocytose. So beginnt beim Hunde die Zahl der Leukocyten, die am 4. Tage der Trockenfütterung auf 9300 abgenommen hat, wieder zu steigen und erreicht schließlich, gerade einige Tage vor dem Tode, den hohen Stand von 41 850 pro cmm. Eine ähnliche Leukocytose wurde bei den Hühnern ebenfalls beobachtet, und das deutet darauf hin, daß der Wassermangel zweifellos mit einem fieberhaften Zustand verknüpft ist, vergleichbar dem bei Infektionskrankheiten.

Obgleich Hunde wie Hühner während des größeren Teiles des Versuches das Trockenfutter verzehren, tritt eine allgemeine Abmagerung auf. Die Autopsie ergibt, daß die Muskeln blaß und trocken, ihre Hüllen ganz geschrumpft sind. Der Herzbeutel ist fast ganz ohne Flüssigkeit. Gehirn, Rückenmark, Nieren, Magen und Leber sind infolge zu starker Blutfüllung hyperämisch. Mikroskopisch zeigen außerdem die Nervenzellen ein geringes Färbungsvermögen, besonders im Vorderhorn des Rückenmarks, wo man viele atrophische Zellen finden kann. Der Zustand der Muskeln ist ähnlich dem, den man bei fortgeschrittenen Stadien der Unterernährung findet: die Querstreifungen sind nicht mehr sichtbar, die Fibrillen sehr dünn, sie erscheinen deshalb weiter voneinander entfernt. Ferner wird oft eine Vermehrung der Zellkerne beobachtet, wie auch bei den Muskelfasern von Tieren, die vollkommenem Hunger erlegen sind. Die Intimae der Blutgefäße zeigen unverkennbare Anzeichen von Entzündungsprozessen, die sich bis zum Herzen erstrecken können. Die Zellen zahlreicher Organe sind atrophisch, kleiner und färben sich schlechter als normale Zellen. Die Vakuolisation besonders der Epithelzellen des Magen-Darmkanals ebenso wie der Zellen des Zentralnervensystems ist sehr ausgesprochen. Die Drüsen im Pylorusgebiete sind von Leukocyten erfüllt, die stellenweise so zahlreich auftreten, daß sie wie sich bildende Lymphknötchen erscheinen. Zur Vervollständigung des Bildes der morphologischen Veränderungen in den Geweben der an Wassermangel zugrunde gegangenen Tiere sei noch erwähnt, daß neben atrophischen und degenerativen Veränderungen auch Zellen vorhanden sind, die sich gerade mitotisch teilen. Da ja nun die Tiere, denen das Wasser fehlt, sich am Schlusse weigern, Nahrung aufzunehmen, und daher in einem Zustande vollkommener Inanition sterben, ist es natürlich nicht leicht zu sagen, ob die beobachteten Veränderungen allein dem Wassermangel oder der allgemeinen Unterernährung zuzuschreiben sind. Es muß immerhin darauf aufmerksam gemacht werden, daß die morphologischen Veränderungen eigentlich im Prinzip die gleichen sind wie die im fortgeschrittenen Stadium akuter und vollkommener Inanition. Die Veränderungen treten jedoch scheinbar schneller auf als beim Hunger.

Das Kapitel über den Wassermangel soll nicht geschlossen werden, ohne daß wir auf die Bedeutung dieser experimentellen Befunde für die therapeutische Anwendung der Trockenkost hinweisen, die allgemein als SCHROTTsche Kur bezeichnet wird. Diese Diätkur beruht auf einer wirksamen Beschränkung in der Zufuhr von Flüssigkeiten. Sie wurde von einem Bauern SCHROTT entdeckt und fand später einen Anhänger in dem berühmten Arzte CANTANI, der auf dieser Kost ein wissenschaftliches System aufbaute. CANTANI wandte seine Diätbehandlung derart an, daß er Patienten bei verschiedenen Affektionen, wie Gicht, Rheumatismus, Diabetes usw., mit altbackenen Semmeln ernährte. Es ist äußerst fraglich, ob der Erfolg von CANTANIs Behandlung wirklich auf einer Verbesserung der Gewebsoxydation durch die Trockenkost beruhte. In einer Kost aus trockenen Semmeln sind alle Nährstoffe mangelhaft vertreten. Die Patienten hungern bei der SCHROTTschen Kur in jeder Hinsicht. Die Diät begünstigt zweifellos den Gewebszerfall, wie die vermehrte Stickstoffausscheidung anzeigt. Es bliebe aber noch zu zeigen, daß dies nicht die Folgeerscheinung des Fiebers ist, das allgemein bei Trockenernährung auftritt. Als ein Mittel gegen die Fettleibigkeit ist der Wert der SCHROTTschen Kur endgültig in Frage gestellt. NOTHWANGs Hunde, die eine vollständige Trockenkost bekamen, verloren nur wenig Fett, während andere Hunde, die eine gleiche Zeit lang vollkommen hungerten, einen beträchtlichen Teil ihres Fettgehaltes einbüßten. Die SCHROTTsche Trockensemmelkur ist strenggenommen nicht eine Durstkur. Es ist höchstwahrscheinlich, daß man durch gewöhnlichen Hunger ähnliche Erfolge schneller und mit bedeutend weniger Unannehmlichkeiten für den Patienten erzielen würde als durch die strenge Trockenkost.

3. Mineralstoffmangel.

Unsere Anschauungen über Ernährung und Diätetik standen mehrere Jahrzehnte lang unter dem verderblichen Einfluß einer Lehre, die ihren Blick fast ausschließlich auf den Energiegehalt der Nahrung richtete, so daß die Mineralbestandteile der Kost kaum Beachtung fanden. Da die Mineralbestandteile unserer täglichen Nahrung nicht Energiespender in demselben Sinne wie die organischen Nährstoffe sind, so wurden sie nur als verhältnismäßig wenig wichtig eingeschätzt. Erst innerhalb der letzten paar Jahre haben die Forscher über Ernährungsfragen immer mehr betont, daß die anorganischen Stoffe, obwohl sie nicht wie Fette, Kohlehydrate und Eiweißstoffe Energie in Form von Wärme liefern, nichtsdestoweniger doch für das Wohlbefinden des Organismus, für Leben, Wachstum und Fortpflanzung absolut unentbehrlich sind. Salze verschiedener Art finden sich stets als Bestandteile des Protoplasmas, und in gewissen Geweben, wie den Knochen, machen sie tatsächlich die Hauptmenge aus. Die Durchlässigkeit der Zellmembran, von der der Stoffaustausch mit dem umgebenden Medium abhängt, wird durch gewisse Ionen verändert, und der osmotische Druck der Zellen und der Gewebe, der Grundbedingung für die Leistung ihrer physiologischen Aufgaben ist, beruht hauptsächlich auf der Gegenwart von Mineralstoffen. Osmotischer Druck bewirkt eine innere Kraft von einer Größe, die nicht vernachlässigt werden kann. Weiterhin spielen gewisse Elemente, wie Eisen oder Jod, obgleich sie nur in kleinen Mengen gefunden werden, eine äußerst wichtige Rolle als Katalysatoren für mannigfache chemische Vorgänge, wie den Sauerstofftransport, andere sind für enzymatische Wirkungen, besonders bei der Verdauung oder zum Entgiften der Abbauprodukte des Zellstoffwechsels, notwendig, weil sie eine chronische Vergiftung des Protoplasmas verhüten. Nicht zuletzt aber haben die Mineralbestandteile die wichtige Aufgabe, die Blutreaktion und die Reaktion der Körperflüssigkeiten zu regulieren. Die Pufferwirkung von Stoffen wie Bicarbonaten und Phosphaten, durch die jede Gefahr plötzlicher und übermäßiger Änderungen in der Wasserstoffionenkonzentration aufgehoben wird, ist ja wohl bekannt und bedarf keiner weiteren Erörterung.

Die Aufzählung der verschiedenen Funktionen, die die Mineralbestandteile erfüllen, würde aber allein nicht ihre große Bedeutung im Haushalt des Organismus erklären können; wir müssen auch wissen, daß die anorganischen Elemente in bestimmten Verhältnissen unbedingt vorhanden sein müssen, um die eigentlichen physiologischen Existenzbedingungen des Organismus zu sichern. Gewisse Ionen würden eine toxische Wirkung ausüben, wenn ihnen andere Ionen nicht entgegenwirken. Wie LOEB in einer Reihe glänzender Untersuchungen gezeigt hat, müssen die Salzlösungen in ganz bestimmter Weise ausgeglichen sein, damit sie die Existenz des Organismus aufrechterhalten. Der Salzgehalt der Körperflüssigkeiten, der Lymphe und des Blutes muß nicht nur hinreichend sein, um den osmotischen Druck hervorzubringen, sondern die Zusammensetzung der Salze muß qualitativ so geregelt sein, daß die Muskeln, die Nerven, das Herz richtig arbeiten können. Außerdem müssen gewisse Elemente, wie Calcium und Phosphor, die am Aufbau des Skelettgebildes des Organismus teilnehmen, in ausreichender Menge geliefert werden, damit das Wachstum des Knochengerüstes normal vonstatten geht.

Der Mangel an gewöhnlichem Kochsalz in der Nahrung selbst hat, wie die Versuche von Belli, Goodall und Joslin gezeigt haben, keine schädlichen Wirkungen weder auf den Gesamtstoffwechsel noch auf die Verdauungstätigkeit. Nach Belli jedoch nimmt der Stickstoffumsatz zu, wenn der Nahrung kein Chlornatrium zugesetzt wird. In diesem Falle wird das Übermaß an Kochsalz aus dem Organismus ausgeschieden, der festgebundene Teil wird aber zurückgehalten. Noch schlagender geht das aus den Versuchen Grünwalds hervor, der Kaninchen bei einer praktisch chloridfreien Kost hielt. Die Chlorausscheidung im Harn hörte fast augenblicklich auf, schädliche Wirkungen wurden aber nicht beobachtet. Wenn jedoch nach Aufhören der Chlorausscheidung Diuretin verabreicht wurde, wurde ca. 1 g Chlorid abgegeben, und wenn die Gabe mehrere Male wiederholt wurde, traten Symptome von Toxämie auf, wie außerordentliche Muskelschwäche, Zittern, Lähmung der Hinterbeine, die sich bald auch auf den vorderen Teil des Körpers ausdehnte und in wenigen Tagen zum Tode führte. Der Chlorgehalt des Blutes nahm tatsächlich um 50% und in gewissen extremen Fällen sogar um 75% ab. Diese Wirkung war ausschließlich durch eine Ausschwemmung des Chlors aus den Geweben und nicht durch das Diuretin selbst hervorgerufen; denn dieses selbst hatte keinerlei schädliche Wirkung, wenn es in Verbindung mit Kochsalz verabreicht wurde.

Das Kochsalz ist jedoch nur entbehrlich, vorausgesetzt, daß die Zufuhr von Kaliumsalzen nicht besonders groß ist. Tiere, die von Pflanzenkost leben, oder Vegetarianer, deren Kost ungewöhnlich reich an Kaliumsalzen ist, zeigen ein starkes Verlangen nach Natriumsalzen. Dies beruht nach Bunge darauf, daß das Natrium richtig aus den Geweben herausgezogen wird, und wenn nicht durch eine ausreichende Zufuhr dieses Elementes in der Kost ein Ausgleich geschaffen wird, so kommt es zu einer Verarmung der Gewebe und der Körperflüssigkeiten an Natrium, durch die der Organismus schwer geschädigt wird. Es ist wohlbekannt, daß Tiere, die von Natur ängstlich und schreckhaft sind, ihr Furchtgefühl leicht überwinden, wenn es sich darum handelt, ihr viel stärkeres Verlangen nach Salz zu befriedigen. Jäger auf Rotwild haben z. B. immer diesen Instinkt ausgenützt, indem sie das Wild in der Nähe von Salzlecken erwarten.

Ganz anders liegen die Verhältnisse, wenn alle Mineralstoffe in der Nahrung fehlen oder jedenfalls nur in verschwindend geringer Menge zugeführt werden. Sehr interessante Selbstversuche von Taylor zeigen, welche Wirkungen eine Kost hervorruft, die genügend Calorien bietet,

aber sehr arm an Mineralien ist. Bald nach Beginn der mineralstoff-
freien Ernährung trat zuerst bei ihm Diurese auf, die jedoch nach zwei
Tagen verschwand. Die Wasserausscheidung durch die Haut war gleichfalls sehr erhöht, und die Diaphorese hielt während des ganzen Versuchs
an. Anscheinend war diese außerordentliche Schweißsekretion in gewisser Hinsicht durch eine allgemeine Erniedrigung des Gefäßtonus bedingt. Andauerndes Wärmegefühl an der ganzen Haut zeigte, daß die
peripheren Gefäße erweitert waren. Gleich zu Anfang des Versuches
verlor TAYLOR seinen Appetit, und nachdem er 5 Tage lang unter
strengem Ausschluß von Mineralstoffen gelebt hatte, waren außerdem
seine Muskeln steif, gegen Berührung sehr empfindlich und leicht er-
müdbar. Es ist möglich, daß die Verstopfung, über die er klagte,
gleichfalls auf einen Tonusverlust der Darmmuskulatur zurückgeführt
werden muß.

Die älteren Versuche von FORSTER, LUNIN und anderen, welche die
Frage des Einflusses des Mineralstoffmangels zu lösen versuchten, haben
viel von ihrer Bedeutung eingebüßt, seit sich unsere Kenntnisse über die
Ernährung in den letzten Jahren erweitert haben. FORSTER z. B. bereitete
eine aschefreie Kost derart, daß er die Nahrung wiederholt mit kochen-
dem Wasser extrahierte. Durch dieses Verfahren schaffte er jedoch
auch viele andere Stoffe heraus, von deren Existenz man zu seiner Zeit
nichts ahnte, und von denen wir erst in den letzten Jahren gelernt haben,
daß sie mit der Verhütung solcher Krankheiten wie Beri-Beri in Zusammenhang stehen. In der Tat zeigten die Tauben, die FORSTER bei
seiner „aschefreien" Kost hielt, eigentlich unverkennbar, daß sie hauptsächlich unter einem Mangel an dem sogenannten wasserlöslichen Vitamin litten, von dem in einem späteren Abschnitt noch ausführlicher die
Rede sein wird. Nach ungefähr 10 Tagen wurden die Tauben bei einer
solch extrahierten Nahrung von Krampfanfällen heimgesucht, und ihre
Glieder wurden zu schwach, um ihren Körper zu tragen. Alles dies sind
wohlbekannte typische Symptome, welche das Syndrom der Polyneuritis bilden. Die Hunde gediehen gleichfalls bei dieser aschefreien Kost
sehr schlecht. Die Tiere wurden bald von allgemeiner Schwäche und
Schlaffheit befallen, eine Erscheinung, die bei Hunden, selbst in den
fortgeschrittenen Stadien der Unterernährung selten, wenn überhaupt
je, beobachtet wird.

LUNIN unternahm seine Untersuchungen auf BUNGES Veranlassung
mit der Absicht, festzustellen, wieweit die Hypothese richtig war, daß
die FORSTERschen Hunde nicht infolge Mineralstoffmangels erkrankten,
sondern deshalb, weil der Organismus nicht imstande war, die bei der
Zersetzung des Eiweiß gebildete Schwefelsäure zu neutralisieren. Die
Versuche sind im günstigsten Falle als unentscheidend zu bezeichnen.
LUNIN verwandte eine Nahrung, die mehr oder weniger gereinigte Stoffe

enthielt, und kam zu dem Ergebnis, daß seine Nahrung durch Zulagen einer Salzmischung, die den Salzen in der Milch entsprach, für Mäuse nicht ausreichend gemacht werden konnte; wenn aber an Stelle des Salzgemisches eine entsprechende Menge Milch zugelegt wurde, lebten die Mäuse nicht nur weiter, sondern nahmen auch an Gewicht zu. Lunins Auslegung dieser Versuche, daß der Organismus nicht allein eine gewisse Menge an Mineralbestandteilen braucht, sondern daß diese in organischer Bindung vorhanden sein müssen (Milch, nicht aber Milchsalze!) ist natürlich irrig. Der angewandten Grundkost, die aus gereinigten Stoffen bestand, fehlte es an Vitaminen, die in der Milch in reichlicher Menge vorhanden sind. Deshalb konnte kein Wachstum erzielt werden, und die Tiere konnten auch bei dieser Kost nur erhalten werden, wenn rohe Milch hinzugefügt wurde. Die Versuche liefern keinen Beweis dafür, daß ein Bedürfnis nach Mineralstoffen in organischer Bindung besteht. Diese Frage der Ernährungslehre ist endgültig durch die Untersuchungen der Landwirtschaftlichen Stationen entschieden worden, denen es erfolgreich gelang, Rindvieh bei ausgezeichneter Gesundheit zu halten, wenn die notwendigen Mineralstoffe ausschließlich in Form von anorganischen Gemischen gegeben wurden.

Einen wesentlichen Fortschritt für die Erforschung dieser Probleme bedeutete die Verfeinerung der experimentellen Methoden, nach denen die Menge der einzelnen Mineralbestandteile und nicht die der Gesamtasche in einer sonst in jeder Hinsicht zureichenden Kost verändert wird. Osborne und Mendel erzielten dadurch, daß sie ein synthetisches Nahrungsgemisch, das die beiden wichtigsten Vitaminfaktoren enthielt, anwandten, große Erfolge bei der Lösung der Frage nach der Wirkung des Mangels an Mineralstoffen. Diese Forscher benutzten eine Grundnahrung, die aus 18% Eiweiß, 1,5—2% trockener Bierhefe, 25,5—27,5% Stärke, 18% Butterfett, 7% Schmalz und 28—29,5% einer Milchzuckersalzmischung bestand und in der jedes anorganische Element beliebig variiert werden konnte.

Die letztgenannte Mischung wurde bereitet durch Eindampfen von 246 g Lactose mit folgenden Mengen anorganischer Salze:

$CaCO_3$ . . . . 13,48 g	H_3PO_4 . . . 10,32 g	Zitronensaures Eisen 0,634 g
$MgCO_3$ . . . . 2,42 „	HCl . . . . 5,34 „	KJ . . . . 0,002 „
Na_2CO_3 . . . 3,42 „	H_2SO_4 . . . 0,92 „	$MnSO_4$ . . . . . 0,0079 „
K_2CO_3 . . . . 14,13 „	Zitronensäure 11,11 „	$K_2Al_2(SO_4)_2$ . . . . 0,00245 „

Wenn man den einen oder den anderen von diesen verschiedenen Mineralstoffen fortläßt, kann man eine Fülle von Versuchsnahrungen bereiten, die gestatten, den Einfluß des Mangels eines jeden Elementes zu studieren. Es muß jedoch darauf hingewiesen werden, daß es selbst mit dieser Versuchstechnik unmöglich war, Kostformen herzustellen, die wirklich frei von dem jedesmal in Frage stehenden Stoff waren. Bei Nahrungsgemischen, denen entweder Magnesium oder Natrium oder Chlor fehlten, wuchsen die Ratten stark. Da sowohl von Natrium als von Chlor weniger als 0,04% vorhanden waren, ist es klar, daß selbst solche Spuren ausreichen, um vollkommenes Wachstum zu erzielen. Gutes Wachstum wurde auch schon mit 0,01% Magnesium oder 0,03% Kalium erreicht. Wenn jedoch sowohl Natrium wie Kalium fehlten, stockte das Wachstum und konnte erst wieder in Gang gebracht werden, wenn der eine oder der andere der beiden Stoffe gegeben wurde. Ein Mangel an Calcium oder Phosphor rief prompt Stillstand oder auf jeden Fall Verlangsamung des Wachstums hervor. Magnesium konnte das Calcium nicht ersetzen. Die sehr interessanten Resultate dieser Versuche zeigen, daß eine weitere Ausdehnung dieser fruchtbringenden Forschung sehr wünschenswert wäre.

Die wichtige Frage der Beziehung des Calciums und Phosphors zum Wachstum des Knochengerüstes hat natürlich weitgehendes Interesse erregt. DIBBELT machte Versuche an trächtigen Hündinnen, die er mit einer an Calcium armen Kost ernährte, und stellte fest, daß das Knochengerüst der neugeborenen Jungen einen vollkommen normalen Calciumgehalt aufwies, daß aber die Muttertiere ausnahmslos an Osteomalacie litten. Offensichtlich gebrauchte der kräftiger wachsende Fötus nicht nur das Calcium, das sich in Zirkulation befand, sondern holte sich tatsächlich auch das Calcium aus den Knochen der Muttertiere heraus, um Stoff für den Aufbau des embryonalen Knochengerüstes zu gewinnen. Bis zu 30% Calcium wurde so aus den Mutterknochen herausgeholt. Dies zeigt, wie notwendig es ist, den schwangeren Organismus mit einer reichlichen Menge Calcium zu versorgen. ARON und SEBUAER fanden, daß die Wirkung einer calciumarmen Kost auf den wachsenden Organismus sich darin äußert, daß Knochen mit einem höheren Prozentgehalt an Wasser als in der Norm gebildet werden. Außerdem bleibt die organische Grundsubstanz unvollkommen verkalkt. HEUBNER, LIPSCHÜTZ, ebenso wie HART, MC COLLUM und FULLER stellten Versuche mit phosphorarmer Ernährung an und fanden, daß das Wachstum zwar nicht völlig stockte, daß die Jungen aber an Größe zurückblieben und ausgesprochene Schädigungen des Knochengerüstes aufwiesen. HARTS, MC COLLUMS und FULLERS Tauben bekamen bei phosphorarmer Kost so schwache Knochen, daß sie außerstande waren, ihren Körper aufrechtzuerhalten, und fast die ganze Zeit über lagen. Bei LIPSCHÜTZ' Hunden blieben die Knochen weich, die vorderen Gliedmaßen waren infolge ungenügender Verknöcherung verbogen. Histologisch zeigten außerdem die Knochen der Tiere, die mit unzureichenden Mengen Phosphor gefüttert waren, wie SCHMORL nachgewiesen hat, deutliche Unterschiede gegenüber normalen Knochen.

14*

Bei den Tieren, welche mit mineralstoffarmen Kostformen gefüttert werden, wird fast stets Anorexie oder Appetitmangel beobachtet. Dies muß natürlich zur Abmagerung führen, zumal gleichfalls häufig Erbrechen auftritt, wodurch dieser Zustand noch verschlimmert wird. Allerdings muß vorläufig die Frage noch offenbleiben, ob das wirklich die direkte Folge des Mineralstoffmangels ist oder durch einen gleichzeitig vorhandenen Vitaminmangel hervorgerufen wird. Die früheren Versuche können also nicht das Problem der Bedeutung der Mineralstoffe der Kost lösen. Damit steht nicht im Widerspruch, daß dann, wenn Mineralstoffe wie Calcium und Phosphor, welche unentbehrliche Baustoffe sind, und andere, die im Haushalt des Organismus bedeutungsvoll sind, nicht in genügender Menge aufgenommen werden, ausgesprochene Erscheinungen des Teilhungers auftreten. Aber die Frage des Mineralstoffwechsels muß in Hinblick auf unsere jetzigen Kenntnisse der Ernährungslehre aufs neue geprüft werden, und die Bedeutung der anorganischen Stoffe für Wachstum, für Entwicklung und Fortpflanzungsfähigkeit sollte an der Hand sorgfältig durchgeführter Versuche nach den durch die neueren Forschungen gewonnenen Gesichtspunkten festgestellt werden.

4. Kohlehydrat-, Eiweiß- und Fettmangel.

Wir haben bisher die Folgen einer Beschränkung in der Zufuhr von Sauerstoff, von Wasser und Mineralstoffen betrachtet. Keiner von diesen Stoffen liefert dem Organismus Energie. Nun wird aber das Geschäft des Lebens auf der Grundlage genauer Berechnung geführt. Täglich wird eine gewisse Menge von Energie gebraucht, um die mannigfaltigen physiologischen Aufgaben zu verrichten, und diese Energie muß in ausreichender Menge durch die tägliche Kost geliefert werden. Wenn das nicht der Fall ist, ist der Organismus gezwungen, auf seine eigenen Energiereserven zurückzugreifen. Er muß die in den Geweben aufgespeicherten Vorräte heranziehen. Die energieliefernden Nahrungsstoffe sind die organischen Hauptbestandteile der Kost: Kohlehydrate, Fette, Eiweiß. Es ist natürlich möglich, dem Organismus die erforderliche Menge an Calorien zu verschaffen und ihm ein für seine Funktionstüchtigkeit ausreichendes Energieeinkommen zu sichern, obwohl der eine oder der andere dieser Nährstoffe entweder vollkommen oder teilweise fehlt. Eine Beschränkung in der Kohlehydrat-, der Fett- oder der Eiweißzufuhr schafft einen Zustand, der vor allem einen ungünstigen Verlauf des Stoffwechsels bewirkt. So ruft das Fortlassen oder selbst nur eine weitgehende Verringerung der kohlehydrathaltigen Bestandteile der Kost im allgemeinen eine charakteristische Reaktion im Organismus hervor, die in der Entwicklung einer Ketosis zum Ausdruck kommt. Allerdings tritt diese Reaktion nicht allgemein auf.

Beim Menschen kann diese Ketosis mit Leichtigkeit allein durch Beschränkung des Kohlehydratanteils hervorgerufen werden; bei anderen Tieren dagegen führt eine solche Diätbeschränkung nur dann zum Ziel, wenn das Tier zu gleicher Zeit mit Phlorhizin vergiftet wird, weil dann der Kohlehydratvorrat der Gewebe sehr rasch aufgezehrt wird.

Die Ergebnisse der Versuche, die nur eine beschränkte Zeitspanne umfassen, zeigen, daß die Wirkung manchmal gänzlich vernachlässigt werden kann oder in der Entwicklung einer Ketosis oder der mit Störungen im Fettstoffwechsel einhergehenden Bildung von Acetonkörpern zum Ausdruck kommen kann. Dagegen tritt die Ketonurie fast ausnahmslos unter pathologischen Bedingungen auf, wie wir sie im Diabetes oder bei langdauernder Unterernährung finden, weil hier der Kohlehydratvorrat des Organismus fast vollständig erschöpft ist.

Die Eiweißkörper sind deshalb so wichtig, weil sie den Organismus nicht allein mit Energie versorgen, sondern weil sie auch Gewebsbildner „par excellence" sind. Dem wachsenden Organismus muß daher in seiner Kost eine genügende Menge von Eiweiß zur Verfügung gestellt werden, damit er Material zur Ergänzung der gewöhnlichen Abnutzung, dann aber vor allem auch für neues Gewebswachstum erhält. Während des Wachstums ist eine positive Stickstoffbilanz unbedingt erforderlich. Bei dem ausgewachsenen Organismus besteht jedoch ein Gleichgewicht zwischen der Stickstoffmenge, die in Form von Eiweiß aufgenommen, und dem Stickstoff, der in den Abbauprodukten ausgeschieden wird. Weiterhin ist von Bedeutung, daß sich das Stickstoffgleichgewicht beim Erwachsenen auf verschiedene Höhen des Verbrauchs einstellen kann. Das Vorhandensein eines Stickstoffgleichgewichts bietet genügende Garantie dafür, daß der Organismus keinen Stickstoff aus seinen eigenen Geweben verliert. Dies bedeutet auch, daß jeder Überschuß an stickstoffhaltiger Nahrung oberhalb oder über eine gewisse Grenze hinaus einfach abgebaut wird. Dieser Überschuß vermehrt auch die Funktionsarbeit der Nieren, denn diese haben hauptsächlich die Aufgabe, die Eiweißabbauprodukte, die im Organismus weiter keinen anderen Zweck mehr haben, fortzuschaffen. Auf diesen Gedankengängen sind die verschiedenen Ernährungstheorien aufgebaut, die einen niedrigen Eiweißgehalt der Kost als Grundbedingung für das dauernde Wohlergehen des Organismus empfehlen. Nach der orthodoxen Anschauung sollten 16—20 g Eiweißstickstoff täglich verbraucht werden. Durch die grundlegenden Untersuchungen CHITTENDENS ist aber überzeugend nachgewiesen worden, daß sowohl Stickstoffgleichgewicht wie physiologisches Gleichgewicht (stationäres Körpergewicht) bei Kostformen aufrechterhalten werden können, die sehr viel weniger Stickstoff enthalten, mit dem Endresultat, daß die physische Leistungsfähigkeit und der allgemeine Gesundheitszustand gleichfalls besser werden. Die Ergebnisse der Versuche, die an einer größeren Reihe von Menschen aus verschiedenen Berufsschichten angestellt wurden, führten CHITTENDEN zu dem Schlusse, daß bei einer den Energiebedarf ausreichend deckenden Zufuhr an nichtstickstoffhaltigem Material der tägliche Eiweißbedarf eines Erwachsenen nur 0,85 g Stickstoff pro kg Körpergewicht beträgt, oder ungefähr die Hälfte der Menge, die nach den allgemein anerkannten Kostsätzen von VOIT und ATWATER gefordert wurden. Obwohl diese Ergebnisse sehr scharf kritisiert worden sind, hat man doch wohl eingesehen, daß Maßhalten mit der stickstoffhaltigen Nahrung im allgemeinen für das Wohlergehen des Organismus förderlich ist. Vor kurzem hat SHERMAN die Frage des Eiweißminimums nachgeprüft und kam zu dem Ergebnis, daß 35—45 g für einen Menschen von 70 kg Körpergewicht ausreichend sind. Dieser Wert liegt allerdings noch bedeutend niedriger als der von CHITTENDEN angenommene.

Wenn der Eiweißgehalt jedoch unter das Minimum sinkt, das zur Aufrichtung des Stickstoffgleichgewichtes notwendig ist, tritt ein Zustand des wirklichen Eiweißmangels ein. KINBERG stellte derartige Selbstversuche an und nahm eine Kost zu sich, die zwar genügend Calorien lieferte, aber sehr arm an Stickstoff war — nur 1—2 g pro Tag —, entsprechend etwa 12,5 g Eiweiß. Dies war ungefähr $^1/_6$ der Menge, die CHITTENDEN als Mindestmaß aufgestellt hatte. KINBERG blieb bei dieser eiweißarmen Kost 2 Wochen lang; in dieser Zeit nahm sein Gewicht von 81,5 kg auf 79,5 kg ab. Dieser Gewichtsverlust war natürlich viel kleiner, als er bei völligem Hunger von gleicher Dauer gewesen wäre (ungefähr 10 kg). Es sei jedoch ausdrücklich betont, daß trotz der reichlichen Zufuhr von 40 Calorien pro kg Körpergewicht die Kost durchaus nicht hinreicht, um das physiologische Gleichgewicht, d. h. konstantes Gewicht zu erhalten; während des ganzen Versuches war die Stickstoffbilanz negativ. Die tägliche Stickstoffausscheidung zeigt, daß hier eine Erscheinung nicht auftritt, die bei vollkommenem Hunger gewöhnlich zu beobachten ist, daß nämlich die Stickstoffausscheidung entweder am 2., 3. oder 4. Hungertage einen Maximalwert erreicht. Wie im vorhergehenden gezeigt worden ist, ist diese Erscheinung mit dem Aufbrauch des Glykogenvorrates im hungernden Organismus verbunden. KINBERGS Stickstoffausscheidung nahm im Gegensatz hierzu während der ersten Versuchswoche regelmäßig von Tag zu Tag ab. Dann blieb sie praktisch konstant. Die Stickstoffausscheidung während der 2. Woche betrug nur ungefähr 0,07—0,08 g pro kg Körpergewicht. Levanzin schied noch am 31. Hungertage 0,147 g Stickstoff pro kg aus. Der außerordentlich geringe Stickstoffverlust bei KINBERG ist natürlich der Sparwirkung der Kohlehydrate und der Fette in seiner Kost zuzuschreiben.

Die Stickstoffverteilung im Harn während der 14tägigen Beschränkung der Eiweißzufuhr unter das physiologische Minimum zeigt gewisse Unterschiede gegenüber der Stickstoffverteilung bei vollkommenem Hunger. Der Harnstoffstickstoff nahm zunächst ab, und zwar von 79,1% auf 68,4% am 10. Tage des Versuches. Er begann dann wieder zu steigen und erreichte am 14. Tage das normale Niveau (80,6%). Bei Versuchen an hungernden Menschen wird das Ansteigen des Prozentgehaltes an Harnstoffstickstoff wegen der meist verhältnismäßig kurzen Dauer dieser Versuche nicht überall beobachtet. Bei länger dauernden Hungerversuchen an Hunden fand man aber, daß nach einem anfänglichen Sinken die Harnstoffstickstoffausscheidung wieder ansteigt. Die Versuche mit partiellem Eiweißmangel bestätigen die Ergebnisse der Tierversuche.

Die Ausscheidung des Ammoniakstickstoffs zeigt ebenfalls ein deutlich anderes Verhalten als bei vollkommenem Hunger. Beim hungernden Mensch verdreifacht sich, wie bereits vorher gezeigt worden ist, der Ammoniakstickstoff im Harn innerhalb weniger Hungertage und nimmt mit fortschreitendem Hunger noch weiter zu. Es wurde nachgewiesen, daß dies eng mit den Veränderungen im Glykogengehalt des Körpers und der durch den Mangel an Kohlehydraten bedingten abnormen Bildung von Fettsäuren zusammenhängt. In KINBERGS Versuchen nahm tatsächlich der Prozentgehalt des Ammoniakstickstoffs (ungefähr 4,5%) in der 1. Woche ab und stieg erst gegen Ende der 2. Woche auf 7,5%. Diese Tatsachen stehen vollkommen im Einklang mit der Erklärung, die für die Veränderungen im Ammoniakstickstoff während des Hungers gegeben wurden. Bei diesem Versuch, in welchem eine hinreichende Menge von Kohlehydraten zur Verfügung stand, wird natürlich der Glykogenvorrat nicht aufgebraucht, daher entsteht auch keine Acidose, die ein Übermaß von Ammoniak zur Neutralisation erfordern würde.

Die Gesamtkreatininausscheidung zeigt auch ein bemerkenswertes Verhalten. Bei Levanzin oder bei Kozawa, die beide 31 bzw. 14 Tage lang vollständig hungerten, war der Kreatininstickstoff im Harn höher als normal; er veränderte sich aber praktisch während der ganzen Versuchsdauer nicht. Bei dem partiellen Hunger, bei dem nur der Eiweißanteil der Kost unzureichend war, stieg die Gesamtmenge des Kreatininstickstoffs andauernd von 3% in der Vorperiode bis auf 9,5% am 12. Tage des Eiweißmangels.

Wenn es dem Organismus nicht möglich ist, Kohlehydrate zu bekommen, wie bei partieller oder völliger Unterernährung, so tritt ausnahmslos Ketonurie auf. Wenn der Organismus nicht genügend Eiweiß hat, um den Stickstoffbedarf für die Abnutzung zu decken, so werden auch dann, wenn der Energiebedarf des Körpers durch Fette und Kohlehydrate weitgehend gedeckt ist, die Gewebe zunehmend eingeschmolzen. Die Wirkung, die die Ausschaltung oder eine weitgehende Beschränkung des Fettgehaltes der Kost auch bei völlig ausgewachsenen Organismen hervorruft, ist bis jetzt experimentell noch nicht genügend festgestellt. Diese Frage ist besonders schwierig zu erforschen, weil die Fette im ganzen Körper mit der heterogenen Gruppe der Lipoide eng verbunden vorkommen. Es ist deshalb eine äußerst verwickelte Aufgabe, natürliche Nährstoffe von diesen Substanzen zu befreien, und das Problem der Ernährung mit synthetischen Nahrungsgemischen aus chemisch reinen Ingredienzien ist bis jetzt noch nicht erfolgreich gelöst. Die Lage wird noch verwickelter durch die Tatsache, daß mit den Fetten verbunden Stoffe unbekannter Konstitution vorkommen, die von vitaler Bedeutung für den Organismus sind. Da der nächste Abschnitt einer Betrachtung dieser unbekannten Stoffe gewidmet ist, wird es genügen, hier festzustellen, daß es oft unmöglich ist, zu entscheiden, ob eine beobachtete Wirkung dem Mangel an Fett als solchem oder dem Fehlen jener Begleitstoffe zuzuschreiben ist, die häufig mit ihnen zusammen auftreten.

STEPP griff die Frage nach der Unentbehrlichkeit der Fette in der Nahrung auf, als er zu bestimmen versuchte, ob Tiere und Pflanzen die Fähigkeit haben, ihre Lipoide zu synthetisieren. STEPP versuchte Mäuse mit einer ausreichenden Nahrung zu füttern, die jedoch vorher mit Äther und Alkohol extrahiert worden war, und fand, daß die Versuchstiere unweigerlich nach wenigen Wochen starben. Das frühzeitige Eingehen konnte nur dadurch verhindert werden, daß der Nahrung der Alkoholätherextrakt hinzugefügt wurde. STEPP überzeugte sich selbst, daß die Besserung im Zustand seiner Mäuse weder auf dem Gehalt des Extraktes an anorganischen Stoffen noch an Neutralfetten beruhte. Es gelang ihm nicht, das Leben der Mäuse durch Hinzufügen von Tripalmitin, Tristearin oder Triolein zu verlängern. Die Beobachtung, daß er seine mit einer ätheralkoholextrahierten Kost gefütterten Mäuse nicht wieder gesund machen konnte, wenn er der Nahrung Butter zulegte, bedarf noch weiterer Nachprüfung. Abgesehen vom Alkoholätherextrakt der Nahrung waren auch Milch und Eidotter, wie er fand, imstande, die Tiere wiederherzustellen. Obwohl die Resultate dieser Versuche mit lipoidfreier Kost vollständig abgeschlossen und unzweideutig waren, war STEPP so vorsichtig, daß er nicht behauptete, seine Versuche hätten die Unentbehrlichkeit der Lipoide für das tierische Leben bewiesen. Denn er bedachte auch die weitere Möglichkeit, daß bei dem Extraktionsvorgang gewisse unbekannte, von den Lipoiden absorbierte Stoffe hätten fortgeschafft sein können.

OSBORNE und MENDEL gelang es scheinbar mit künstlichen Nahrungsgemischen, die sie als fettfrei, aber nicht als lipoidfrei ansahen, weil die Nahrung nur mit Äther allein extrahiert war, weiße Ratten bis zur Reife aufzuziehen (mit Mäusen gelang es ihnen nicht). Ihre Versuchskost enthielt Casein oder Edestin als Eiweißquelle, Saccharose und Stärke als Kohlehydratquelle, die Mineralstoffe wurden von einer Salzmischung geliefert, deren qualitative und quantitative Zusammensetzung der der Milchasche glich („künstliche eiweißfreie Milch"). Die Ratten wuchsen bei dieser Kost gut, und OSBORNE und MENDEL kamen zu dem Ergebnis, daß Wachstum ohne echtes Fett möglich ist. Da die Ratten jedoch nicht volle Größe erreichten, da einige der Versuchstiere schließlich an Gewicht abzunehmen anfingen und sogar vorzeitig starben, ziehen sie ihre Schlüsse nur mit einigem Vorbehalt. Leider haben die Forscher viele wichtige Punkte nicht hinreichend erklärt, und es scheint sogar zweifelhaft, ob ihre Kost fettfrei war. Jedenfalls haben TAYLOR und NELSON [1]) erst ganz kürzlich nachgewiesen, daß Fett von der Stärke in sehr inniger Verbindung festgehalten wird und nicht durch einfache Ätherextraktion entfernt werden kann. Weiterhin kann außerdem auch das Casein etwas Fett so zurückhalten, daß es durch gewöhnliche Ätherextraktionen nicht vollkommen entfernt werden kann. Man muß daher annehmen, daß die angewandte Kost bestenfalls fettarm, aber nicht fettfrei war.

JANSEN konnte bei Ratten mit fettfreien Nahrungsgemischen kein Wachstum erzielen, und er hatte ebensowenig Erfolg, wenn er der Grundkost solche Pflanzenfette wie Kokusnußöl oder Olivenöl zusetzte. Die letzteren sind bekanntlich frei von jenen Vitaminen, deren Natur und Funktion wir eingehender im nächsten Kapitel besprechen werden. Es ist daher sehr wahrscheinlich, daß, wie auch OSBORNE und MENDEL angenommen haben, Fette per se zum Wachstum nicht unentbehrlich sind. Als OSBORNE und MENDEL ihre Versuche mit fettfreien Nahrungsgemischen ausführten, wurde ganz sicher die Bedeutung der Vitamine für die Ernährung noch nicht gewürdigt. In ihren späteren Untersuchungen verwandten OSBORNE und MENDEL geeignete synthetische Nahrungsmittel aus fettfreien Stoffen, denen das sogenannte fettlösliche Vitamin zugesetzt wurde. Dies geschah entweder in Form eines durch Konzentration des Ätherextraktes aus den an diesem Vitamin reichen Pflanzenblättern gewonnenen Präparates oder durch Beigabe trockener Alfalfablätter in geeigneten Mengen. Die Tiere vervierfachten ihr Gewicht innerhalb der üblichen Zeit. Nach Angabe der Verfasser enthielt die tägliche Ration nicht mehr als ungefähr 0,08 g ätherlöslicher Substanz. Bemerkenswert ist, daß bei dieser außerordentlich fettarmen Kost das Wachstum der Ratten, jedenfalls in den ersten Wochen, raschere Fortschritte machte als in der Norm. OSBORNE und MENDEL

---

[1]) Journ. of the Americ. chem. soc. 1920. 42. p. 1726.

schließen, daß, wenn echte Fette für das Wachstum überhaupt notwendig sind, das notwendige Minimum tatsächlich sehr gering sein muß. Bei eingehender Betrachtung der Zahlenwerte können wir diesen Schluß nicht völlig bestätigt finden. Wenn man annimmt, daß das Körpergewicht der Ratten während der Versuchszeit im Durchschnitt 200 g betrug, so folgt daraus, daß die Tiere 0,4 g pro kg Körpergewicht erhielten. Dies würde täglich etwa 28 g bei einem erwachsenen Menschen von 70 kg entsprechen. Betrachtet man die Sache von diesem Gesichtspunkt, dann erscheint die Menge der ätherlöslichen Stoffe in der Kost der Ratten nicht mehr so zu vernachlässigen zu sein. VOITS Kostmaß fordert nur 56 g Fett pro Tag. Wie gleich gezeigt werden wird, ist die Gültigkeit dieses Standardmaßes von Forschern auf dem Gebiete der Ernährungslehre ernsthaft angezweifelt worden.

Vor kurzem berichteten DRUMMOND und COWARD über ähnliche Versuche bei Ratten mit einer praktisch fettfreien Kost. Sie bestätigen OSBORNES und MENDELS Resultate, daß junge Ratten, denen die Neutralfette möglichst weitgehend entzogen waren, wuchsen und sich normal entwickelten, wenn der Vitamingehalt der Kost auf einem ausreichenden Niveau gehalten wurde. Vom rein physiologischen Standpunkte aus könnten die Neutralfette möglicherweise als entbehrliche Bestandteile der Nahrung betrachtet werden. Die größere Sterblichkeit unter den fettfreiernährten Tieren zeigt aber, daß ihre Lebenskraft doch vielleicht geringer als in der Norm ist. Weitere Untersuchungen in dieser Hinsicht müssen abgewartet werden, um die mannigfachen Fragen entscheiden zu können, die sich aus dem Problem der fettfreien Ernährung ergeben[1]).

Schon vor vielen Jahren hat HERTER den Einfluß des Fettmangels bei wachsenden Ferkeln untersucht, eine Arbeit, die aber allgemein übersehen worden ist. Er begann seine Versuche in der Absicht, experimentell festzustellen, ob Fettmangel für die Entwicklung von Rachitis bei Kindern verantwortlich sein kann. Er fütterte junge Schweine nahezu 1 Jahr lang mit zentrifugierter „WALKER-GORDON-Milch". Dieser Prozeß macht die Milch fast fettfrei, der Fettgehalt beträgt nur 0,05% oder ungefähr 0,005 des normalen Fettgehaltes der Sauenmilch. Es muß darauf hingewiesen werden, daß durch das Zentrifugieren das fettlösliche Vitamin nicht vollständig entfernt wird, was natürlich nur ein glücklicher Zufall bei diesen Versuchen war. Die Schweine erhielten während des größeren Teiles des Jahres nicht mehr als 0,7 g Fett pro Tag, und selbst in den letzten 4 oder 5 Wochen des Versuches, als die tägliche Milchration sehr gesteigert wurde, bekamen sie nicht mehr als

---

[1]) Vgl. auch die Untersuchungen ARONS über die Bedeutung der Nahrungsfette und den »Sondernährwert«. Bioch. Zeitschr. 1918 92. 211—33. Ibid. 103. 172—77 und 115. 118 (1921).

2 g täglich. Dies ist natürlich eine relativ viel kleinere Menge als die, welche die Ratten in OSBORNES und MENDELS Versuchen erhielten (ungefähr 0,05 g anstatt 0,4 g Fett pro kg). Die Schweine nahmen langsam an Gewicht zu. Als sie 4 Monate bei dieser fettarmen Kost waren, begannen gewisse Abnormitäten in die Erscheinung zu treten. Es fiel auf, daß die Haut sehr trocken und das Wachstum der Haare dürftig war. Diese Wirkungen wurden mit der Zeit immer deutlicher. Dann wurden die Beine der Tiere schwach, und schließlich waren die Schweine unfähig, sich auf den Füßen zu halten. Die Muskeln wurden außerdem ausgesprochen schlaff, jedoch nicht atrophisch, der Hämoglobingehalt des Blutes war sehr gering (65%), und es entwickelten sich an verschiedenen Teilen des Körpers hämorrhagische Erscheinungen, die HERTER ihrem Charakter nach als skorbutisch ansah.

Die auffälligste Störung im Stoffwechsel war eine abnorm hohe Harnstoffausscheidung parallelgehend mit einer sehr niedrigen Phosphatausscheidung. Die letztere war offenbar durch ungenügende Resorption im Darm verursacht, und diese war wiederum auf die fettarme Kost zurückzuführen. Die geringe Resorption wurde durch eine Bestimmung des Aschengehaltes im Trockenkot nachgewiesen. Normalerweise enthalten Schweinefaeces ungefähr 17% Asche, bei der Ernährung mit zentrifugierter Milch nahm der Aschegehalt aber auf 50 und sogar bis auf 70% zu. Daß die geringe Resorption von Phosphor mit dem niedrigen Fettgehalt der Nahrung in Zusammenhang stand, wurde auch direkt bestätigt. Es wurde der Nahrung Talg hinzugefügt, und nun trat sofort eine Umkehr ein: die Harnstoffausscheidung nahm ab, die des Phosphors stieg sichtlich an.

Die Schwäche der Gliedmaßen scheint daher wohl die gleiche Ursache zu haben wie bei den Schweinen, die HART, McCOLLUM und FULLER mit phosphorarmer Nahrung aufzogen. Die prozentuale Zusammensetzung des Femurs blieb hinsichtlich des Gehaltes an Calciumphosphat und Gesamtasche unverändert, aber die Entwicklung des Knochengerüstes war sehr verzögert. In beiden Fällen haben wir es mit einer Wirkung des Phosphorhungers zu tun; in dem einen wird der Zustand durch zu geringe Resorption infolge Fettmangels hervorgerufen, im anderen durch eine tatsächlich unzureichende Phosphatzufuhr. Es ist daher höchst wahrscheinlich, daß die von HERTER beobachtete Gliederschwäche tatsächlich nicht die Folge einer Rachitis, sondern die Folge einer Entwicklungsstörung der Knochen war, die durch partiellen Mineralstoffmangel und durch Skorbut verursacht wurde.

Das ebenfalls von HERTER untersuchte histologische Bild ist in mancher Hinsicht interessant. Bei Fettmangel erfährt das Fettgewebe der Tiere eine gelatinöse Atrophie, ebenso wie bei vollständigem Hunger. „Die sinnfälligste Folge des Fettmangels ist eine allgemeine

seröse oder gelatinöse Veränderung der subcutanen und anderen Fett-
depots. Nach einigen Monaten des Fettmangels schrumpfen die Zellen
etwas zusammen, ihr Inhalt besteht aber weiterhin gänzlich aus Fett.
Späterhin zerfällt der Inhalt einer Reihe von Zellen in größere und
kleinere Fettkügelchen und in einen zwischen diesen Kügelchen liegenden Stoff, der nicht Fett ist und sich schwach mit Hämatoxylin und
basischen Anilinfarben färbt. Diese Veränderung wird dann allgemein,
die Zellen nehmen an Größe sehr ab, die Zellmembran wächst infolge
der Abnahme des Volumens des Zellkörpers unregelmäßig. Der Zellkern liegt nicht mehr der Zellmembran an, sondern nimmt irgendeine
beliebige Lage in der Zelle ein. Der im Laufe der Zeit stark zusammen-
geschrumpfte Zellinhalt enthält kein Fett mehr und besteht nur noch aus
einer kleinen Menge homogenen Materials, das sich schwach mit Hämatoxylin färbt, daneben treten gewöhnlich feine Granula im Zellkern auf.‘‘

Obgleich HERTERS Versuche anscheinend die schädliche Wirkung des
Fettmangels zeigen, können sie tatsächlich noch in einem ganz anderen
Sinne ausgelegt werden. Es ist klar, daß die Knochenerkrankungen nur
sekundär durch den Mangel an Fett entstanden. Die Veränderungen in
dem Haut- und dem Haarwachstum, ebenso wie die skorbutischen Erscheinungen müssen teils auf einen Mangel an wichtigen Vitaminen in
der zentrifugierten Milch und teils auf eine ungenügende Abwechslung
in der Kost zurückgeführt werden. Der niedrige Hämoglobingehalt des
Blutes läßt sich leicht erklären, da Milch eine ausgesprochen eisenarme
Nahrung ist, und eine ausschließliche Milchkost ruft immer Anämie
hervor. Wäre eine gewisse Menge von Pflanzenstoffen der Milchkost
hinzugefügt worden, so hätten sich zweifellos diese schädlichen Wirkungen beseitigen lassen. Was also die Wirkungen des Fettmangels
an sich angeht, so scheinen sie sich auf die morphologischen Veränderungen im Fettgewebe zu beschränken. Es ist sehr wahrscheinlich, daß
eine reichlichere Zufuhr von Kohlehydraten auch eine gewisse Besserung hätte bewirken können. Jedenfalls wurde in einem Versuch einem
Schwein ein Übermaß an Kohlehydraten verabreicht, und dieses Tier
litt viel weniger als die anderen. Es ist möglich, daß eine Fettsynthese
aus Kohlehydraten stattgefunden hat. Wenn man sich vergegenwärtigt,
daß die Schweine nur den 200. Teil der Fettmenge erhielten, die in der
Nahrung normal genährter Schweine enthalten ist, so ist die Frage wohl
berechtigt: Würde es möglich sein, völlig gesunde und normal wachsende
Schweine zu züchten mit einer Fettmenge von nur $^{1}/_{100}$ oder $^{1}/_{50}$ oder
vielleicht $^{1}/_{10}$ der Menge, die die Natur in der Muttermilch liefert?
Nach allem, was wir wissen, scheint dies nicht außerhalb aller Möglichkeiten zu liegen.

Bis hierher ist das Problem des Fetthungers nur so weit betrachtet
worden, als es sich auf die Wirkung auf junge wachsende Organismen

bezieht. Im nächsten Abschnitt wird diese Frage noch weiter besprochen werden, aber wir haben doch schon den Weg klargelegt, um die Frage des Einflusses einer beschränkten Fettzufuhr auf den völlig ausgewachsenen Organismus beantworten zu können. Dieses Problem ist im soziologischen Sinne ebenso wichtig wie die Frage des Eiweißminimums, und beide Fragen verdienen vom sozialökonomischen Standpunkt aus eingehende Betrachtung. Die Richtigkeit dieses Satzes ist durch die Ereignisse während des letzten Weltkrieges durchaus bestätigt worden. Die orthodoxe Ernährungslehre schreibt zusammen mit einer hohen Eiweißzufuhr mindestens 56 g Fett pro Tag vor. Die wissenschaftliche Anschauung neigt schon mehr zur Mäßigkeit hinsichtlich der früheren Zahlen, und es sind auch Stimmen laut geworden, welche sich gegen die Fettmengen in unserem Kostmaß wenden. SCHITTENHELM und SCHLECHT schreiben allerdings dem Fettmangel das Auftreten des Kriegsödems zu. Diese Ansicht scheint jedoch nicht haltbar, da KOHMANN experimentell gezeigt hat, daß das Auftreten von Ödemen in keiner Weise mit Fettmangel noch mit Vitaminmangel zusammenhängt, sondern auf eine allgemeine Unterernährung durch zu niedrigen Eiweißgehalt und zu geringen calorischen Wert der Nahrung zurückzuführen ist.

Für eine geringe Fettmenge in der Kost ist vor allem HINDHEDE, der Veteran auf dem Gebiet der Ernährungslehre, eingetreten. Er führte Ernährungsversuche an jungen gesunden Männern 1 ½ Jahr lang durch. Die Versuche werden heute noch fortgesetzt. Die jungen Männer lebten von einer Kost, die ausschließlich aus Brot, Kartoffeln, Kohl, Rhabarber und Äpfeln bestand, und der keinerlei Fett zugelegt wurde. (Der Fettgehalt der Nahrung betrug durchschnittlich 2 g täglich mit einem Maximum von 5 g, das nur sehr selten erreicht wurde.) Selbst diese geringe Fettmenge reichte aus, um den Nährstoffbedarf kräftiger und gesunder Individuen zu decken, und lieferte alles, was erforderlich war, um die Jünglinge gesund und kräftig zu erhalten, unter der Voraussetzung, daß eine genügende Menge Vegetabilien in der Kost vorhanden war.

Diese Frage ist von besonderer Bedeutung, weil in Fällen zwingender Not die Ernährung eines Volkes ein Problem der Aufbaupolitik werden kann. Im letzten Kriege herrschte eine allgemeine Nahrungsmittelknappheit, und die Grundfragen der Ernährungslehre erlangten eine ungeahnte Bedeutung. Durch das richtige Verständnis dieser fundamentalen Grundfragen konnten ernste Folgen vermieden oder heraufbeschworen werden. HINDHEDE ist der Meinung, daß infolge der verschiedenen Stellungnahme zu den Grundfragen der Ernährungslehre Holland, sein Heimatland, vor den vernichtenden Folgen einer Hungersnot geschützt geblieben, Deutschland dagegen das Opfer schwerster Unterernährung geworden ist. Der deutsche Gedanke und die deutsche

Praxis waren vollkommen von Voits Kostmaß beherrscht, das einen hohen Eiweißgehalt und einen hohen Fettgehalt forderte. Um das zu erreichen, mußte Deutschland wertvolle Ackerländer opfern, um auf ihnen zahllose Viehherden zu züchten, zu gleicher Zeit hungerte aber die Bevölkerung aus Mangel an Bodenfrüchten. Holland dagegen konzentrierte seine Energie darauf, das Höchstmaß an Kartoffeln, Brot und Vegetabilien zu erzielen. Es versorgte so sein Volk mit einer vorwiegend vegetarianischen Kost unter Zugabe von Milchprodukten. So war es ihm möglich, sich durch die düsteren und schweren Kriegsjahre durchzuschlagen, ohne jene erschreckenden Folgen zu erleiden, durch welche die deutsche Bevölkerung physisch ruiniert wurde. In der Tat hat Holland weise die Produktionsfähigkeit seines Landes ausgenutzt und Kartoffel- und Weizenfelder angebaut. Dadurch war es in der Lage, für sein eigenes Volk zu sorgen und dabei noch seinen Nachbarn helfend die Hand zu reichen.

5. Vitaminmangel[1]).

Die Entdeckung von der Isodynamie der Nährstoffe, auf welcher die Ernährungslehre der letzten 25 Jahre des verflossenen Jahrhunderts aufgebaut war, verliert in gewissem Sinne an Bedeutung, wenn wir die Fortschritte ins Auge fassen, zu denen wir in den letzten Jahren in Ernährungsfragen gelangt sind. Das Gesetz von der Isodynamie behauptet, daß Eiweiß, Fette und Kohlehydrate eine genau bestimmte meßbare Menge an Energie, ausgedrückt in Wärmeeinheiten (Calorien), darstellen und daß weiterhin diese Nährstoffe gegeneinander austauschbar sind, wenn der Organismus bei dem Austausch die äquivalente Menge an Energie erhält. Die Entdeckung dieses wichtigen Gesetzes stellte die Ernährungslehre auf eine feste wissenschaftliche Grundlage und bedeutete einen großen Fortschritt in der Entwicklung der Ernährungsphysiologie. Aber gleichzeitig übte dieses Gesetz dadurch einen schädlichen Einfluß aus, daß es die rein quantitativen Beziehungen der Nährstoffe zu sehr betonte und so das Studium der Ernährung in eine enge

---

[1]) Von Drummond ist vorgeschlagen worden, im Englischen an Stelle von „Vitamine" besser „Vitamin" zu schreiben, um dadurch anzudeuten, daß die „Vitamine" nicht Körper bekannter chemischer Struktur sind. Im Deutschen läßt sich ein solcher Unterschied der Schreibweise nicht durchführen. Der Name „Vitamine" wird beibehalten, weil er sehr treffend auf die hohe Bedeutung dieser Stoffe hinweist und vor allem, weil er sich im allgemeinen am besten eingeführt hat. Andere Ausdrücke, wie „akzessorische" Nährstoffe, „fettlösliche" und „wasserlösliche" Faktoren, sind unbestimmt und viel unbequemer. Akzessorisch können mit gleicher Berechtigung Nahrungsstoffe genannt werden, die nichts mit dem großen Nährwert der Vitamine gemein haben; während beschreibende Bezeichnungen, die sich auf die Löslichkeit beziehen, irreführend sind, weil sie überhaupt nicht spezifisch sind. Vitamin A, B, C entsprechen dem fettlöslichen A, dem wasserlöslichen B und dem antiskorbutischen C.

mechanische Bahn zwang. Der praktische Wert der Theorie der Isodynamie ist allerdings unübersehbar groß. Sie hat es möglich gemacht, auf exakter und objektiver Grundlage die für Kranke und für Gesunde zur Erhaltung oder zur Arbeit notwendigen Kostformen zusammenzustellen. Aber da die Theorie ausschließlich die Energie liefernden Nährstoffe berücksichtigt, war sie dazu verdammt, früher oder später einen Stillstand in der wissenschaftlichen Forschung hervorzurufen. Jene Zeit konnte keinen weiteren Fortschritt bringen, und in der Tat waren erst größere Erfolge zu verzeichnen, als anstatt der quantitativen Gesetze der Ernährungslehre der qualitative Wert der Nährstoffe ohne Rücksicht auf ihren Energiegehalt in den Mittelpunkt des Interesses und der Forschung gerückt wurde. Die Epoche, in der die Vitamine entdeckt wurden, gehört dieser Ära der Ernährungslehre an.

Die Gruppe der »Vitamine« genannten Stoffe ist durch die bemerkenswerte Tatsache gekennzeichnet, daß ihre wichtige Aufgabe im Haushalt des Organismus in gar keinem Verhältnis zu der Menge steht, die von diesen Stoffen gewöhnlich gebraucht wird. Als Energiespender sind diese Stoffe zweifellos ohne jede Bedeutung. Mit Rücksicht auf unsere völlige Unkenntnis von der chemischen Natur der Vitamine ist es bisher unmöglich, zu entscheiden, ob ihre große Bedeutung dem Umstande zuzuschreiben ist, daß sie den Organismus mit gewissen spezifischen Baustoffen versorgen, den das Tier nicht zu synthetisieren vermag, oder daß sie nach Art der Katalysatoren die verwickelten chemischen Vorgänge im Körper befördern. Wie bei den Enzymen, deren chemische Natur bis jetzt auch noch nicht geklärt ist, können wir auf die Anwesenheit, das Fehlen oder einen ungenügenden Gehalt von Vitaminen nur dadurch schließen, daß wir den Erfolg ihrer Wirkung studieren. Mit anderen Worten, die Probe auf Vitamine ist rein biologisch. Da wir hier ausschließlich das Problem des Hungers behandeln, werden wir nur die Wirkung eines Vitaminmangels oder Vitaminhungers zu betrachten haben. Vitaminmangel zeigt sich gewöhnlich in einer Hemmung des Wachstums und zunehmendem Gewichtsverlust, aber ebenso auch in mannigfachen und ganz bestimmten pathologischen Zuständen, die die Form spezifischer Krankheiten annehmen. Während Gewichtsverlust eine allgemeine Unterernährungserscheinung darstellt, tritt bei der Unterernährung keineswegs immer Stillstand der Wachstumsvorgänge ein. Es scheint daher wohl, als ob die Wachstumshemmung mehr oder weniger spezifisch für die partielle Unterernährung mit Vitaminen ist.

Der erste wichtige Schritt, der zur Entdeckung der Vitamine führte, ward getan, als Eijkman zeigte, daß die Beri-Berikrankheit auf den ausschließlichen Gebrauch von geschältem oder poliertem Reis zurückzuführen ist. Beri-Beri trat niemals auf, wenn die Kost aus Vollreis bestand. Dies ließ natürlich sofort vermuten, daß etwas in den Hülsen vorhanden sein mußte, was unbedingt notwendig ist, um den Organismus gesund zu erhalten. So wurde zum ersten Male die Tatsache festgestellt, daß eine spezifische Krankheit durch ein Fehlen oder durch einen Mangel an einem bestimmten wichtigen Stoff entstehen kann, der mit der Nahrung aufgenommen werden muß. Aber die richtige Würdigung der qualitativen Eigenschaften der Nahrung kam erst durch die neuen klassischen Untersuchungen von Hopkins, der versuchte, Tiere mit einer aus gut gereinigten Bestandteilen zusammengesetzten Nahrung aufzuziehen. Es ist zwar bekannt, daß der Tierkörper in gewisser Hinsicht bemerkenswerte synthetische Fähigkeiten besitzt, die er bei der Bildung verschiedener Bestandteile des Protoplasmas entfaltet, z. B. bei der Bildung der komplizierten organischen Phosphorverbindungen, der Nucleinsäuren usw. aus einfachen Stoffen. Trotzdem ist der Organismus aber unfähig, seine Vitamine selbst herzustellen, und ist vollständig von der Zufuhr dieser Stoffe in der Nahrung abhängig. Die Pflanzen sind die alleinigen Produzenten der Vitamine. Pflanzenfressende Tiere erhalten ihren Vorrat aus der Pflanzenwelt, von der sie leben, und helfen andererseits, diese Stoffe den fleischfressenden Tieren zu liefern, die von den Pflanzenfressern als Nahrung leben. Die Milch der Pflanzenfresser ist gleichfalls eine sehr wichtige Quelle verschiedener Vitamine, und neuere Untersuchungen zeigen, daß der Vitamingehalt der Milch unmittelbar von der Frische der Pflanzenkost abhängig ist.

Bei der Zusammenstellung seiner Fütterungsversuche kam Hopkins zu dem allgemeinen Ergebnis, daß Tiere nicht imstande sind, längere Zeit von Mischungen aus reinem Eiweiß, Fett und Kohlehydraten zu leben. Selbst wenn das notwendige anorganische Material sorgfältigst verabreicht wird, kann das Tier auch noch nicht unbegrenzt lange Zeit von einer Kost aus chemisch reinen Nahrungsstoffen leben. Wie nachgewiesen werden konnte, war ungenügende Nahrungszufuhr nicht die Ursache des schlechten Wachstums, des Körperverfalls und des schließlich eintretenden Todes der Tiere. Allerdings machen neuere Untersuchungen auf dem Gebiet wahrscheinlich, daß durch Fehlen der Vitamine der Appetit verschlechtert und daher indirekt die Menge an aufgenommener Nahrung herabgesetzt wird.

Die natürliche Nahrung von Tieren besteht entweder aus pflanzlichen oder tierischen Geweben, die bekanntlich neben Eiweiß, Fetten und Kohlehydraten mannigfache Stoffe enthalten. Alle diese sind für das Wohlergehen des Organismus bedeutungsvoll. Skorbut, Beri-Beri, Rachitis und anscheinend auch Pellagra entstehen alle miteinander durch fehlerhafte Ernährung und sind daher mehr oder weniger einer diätetischen Behandlung zugängig.

Wäre durch Hopkins' Experimente allein die Tatsache festgestellt worden, daß der tierische Organismus sich nicht in guter Gesundheit, in richtiger Funktionstätigkeit zu erhalten vermag bei einer Kost, die aus vollkommen chemisch reinen Stoffen besteht, so wäre die Bedeutung seiner Versuche hauptsächlich negativ gewesen. Aber Hopkins ist viel weiter gegangen. Denn als er kleine Mengen Milch (ungefähr 4% der gesamten Nahrungsmenge) der Grundration, die aus reinem Caseinogen, Stärke, Rohrzucker, Schmalz und anorganischen Salzen bestand, hinzusetzte, entdeckte er, daß die Ratten nun ununterbrochen wuchsen und normale Größe erreichten. Dasselbe überraschende Resultat konnte mit einem Extrakt aus einem eiweiß- und aschefreien Milchrückstande und durch Zusatz von Hefe erzielt werden. Der fördernde Einfluß von kleinen Mengen Milch zeigte sich bereits bei dem ersten der Experimente Lunins, die in dem vorhergehenden Abschnitt behandelt worden sind. Lunin, der mit salzarmen Nahrungsgemischen experimentierte, führte den Nährwert der zugesetzten rohen Milch auf das Vorhandensein „mineralisierter organischer Verbindungen" zurück.. Dies ist natürlich vollkommen irrig. Lunin gründete seine Ansicht auf die Tatsache, daß seine künstliche Salzmischung, die in der Zusammensetzung der Milchasche ähnelte, nicht imstande war, das Wachstum zu fördern, eine Tatsache, die später auch Osborne und Mendel fanden, als sie eine „künstliche eiweißfreie Milch" aus einer Mischung von Lactose und Salzen anwandten. Der Unterschied zwischen der biologischen Wirkung dieser milchähnlichen synthetischen Präparate und der der natürlichen Milch muß daher auf der Anwesenheit eines gewissen Stoffes in der Milch beruhen, der sich mit unseren chemischen Methoden bis jetzt noch nicht identifizieren und isolieren läßt.

Die Versuche Hopkins zeigen, daß man nicht imstande ist, das normale Wachstum zu beschleunigen und die ganze Lebensdauer des Tieres zu bestimmen, selbst wenn die Nahrung genügend Baumaterial und Energie in Form der Normalkost liefert. Dadurch wurde der rein physikalischen Auffassung von der Ernährung, die so lange das wissenschaftliche Feld beherrscht hatte, ein jähes Ende bereitet. Hopkins' Versuche eröffneten eine neue Ära, deren schöpferischer Geist noch nicht erloschen ist und der die Ernährungswissenschaft auf festen Felsengrund zu stellen verspricht, mit Ausblicken auf weitere große Fortschritte.

Nächst den Untersuchungen von Hopkins, und an Bedeutung für Ernährungsfragen ihnen gleich sind die zahlreichen Untersuchungen von Mc Collum und seinen Mitarbeitern zu nennen. Wir verdanken diesen Forschern die Einteilung in zwei scharf getrennte Gruppen von Stoffen, die neben den Mineralstoffen und energieliefernden Nährstoffen für die Gesundheit, das Wachstum und die Fortpflanzung unentbehrlich sind. Zunächst stellte Mc Collum fest, daß es bei Verfütterung einer

Grundration aus Caseinogen, Lactose, Schmalz und anorganischen Salzen
nicht gelingt, die für ein andauerndes Wachstum von Ratten notwendigen Ernährungsbedingungen zu schaffen. Die Tiere gingen aber
bei dieser Kost nicht vorzeitig zugrunde. Bei den verschiedenen von ihm
angestellten Versuchen fand er, daß Ätherextrakt aus Eidotter oder aus
Butter allein die für das normale Wachstum erforderlichen wirksamen
Faktoren abgaben, indem sie offenbar etwas lieferten, was in der künstlichen Nahrung fehlte. Dies wurde auch von OSBORNE und MENDEL
bestätigt, die endgültig nachwiesen, daß der fehlende Faktor aus der
Fettfraktion der Butter stammt. Weil dieser Stoff zuerst an Fett gebunden aufgefunden wurde, bezeichnete ihn Mc COLLUM als den „fettlöslichen“ Faktor. Es ist bereits darauf hingewiesen worden, warum
diese Bezeichnung aufgegeben werden sollte; sie entspricht dem Vitamin A der Terminologie, die wir bei unseren Darlegungen benutzen.

Das Vitamin A ist sehr verbreitet und kommt in verschiedenen
Pflanzen, wie Kohl, Salat, Spinat, Karotten, im Embryo oder Keimling
des Weizenkornes, Mais und Reis, vor; es ist gleichfalls in großer Menge
in den Eiern aller Tiere vorhanden. Bei den Tieren wird das Vitamin A
hauptsächlich in Drüsengeweben, wie Leber, Pankreas, Nieren, gefunden.
Weiterhin sind gewisse Tierfette, besonders solche aus drüsigen Organen,
wie Leberöle (Lebertranöl) und Milchfett (und daher auch alle Milchprodukte, wie Butter, Rahm und Käse), mit die wirksamsten Träger des
Vitamins A. Es ist besonders auffallend, daß Pflanzenöle mit sehr
wenigen Ausnahmen praktisch frei von diesem Vitamin sind. Mc COLLUM
stellte als erster fest, daß durch Beigabe von Olivenöl zur synthetischen
Nahrung das Wachstum nicht in dem Maße gefördert und die Gesundheit
nicht ebenso erhalten werden konnte, wie durch Hinzufügen der Äther-
extrakte aus Eidotter und Butter. Weitere Forschungen haben Mc COL-
LUM zu dem Ergebnis geführt, daß der Tierorganismus anscheinend
genug Vorräte an Vitamin A in seinen Drüsenorganen enthält, um seinen
unmittelbaren Bedarf zu decken, wenn kein Vitamin A mit der Nahrung
geliefert wird. Dies kann vielleicht darauf zurückgeführt werden, daß
das Vitamin A verhältnismäßig recht beständig ist. Sobald jedoch der
im Organismus vorhandene Vorrat erschöpft ist, kommt das Wachstum
zum Stillstand. Zu gleicher Zeit beginnt das Tier, das bis dahin normal
und gesund aussah, Zeichen verringerter Lebensfähigkeit und herabgesetzter Widerstandskraft gegen Infektionen zu zeigen. Mc COLLUM
beobachtete, daß sich bei den Ratten, die er mit Vitamin A-freien Nahrungsgemischen fütterte, eine besondere Augenkrankheit entwickelte,
von der seitdem festgestellt ist, daß sie eine für diesen Vitaminmangel
spezifische Affektion darstellt. Die Krankheit, die als Xerophthalmie
identifiziert wurde, macht sich zuerst in einer einfachen Entzündung
der Augenlider bemerkbar, die sich später auf die Conjunctiva ausbreitet

und bald zu blutiger und sogar eitriger Sekretion führt. Wenn die Entzündung nicht behandelt wird, so greift sie auf die Cornea über und führt schließlich zur Erblindung. Ist die Krankheit nicht zu weit fortgeschritten, so kann sie schnell und wirksam durch Zufuhr von Vitamin A geheilt werden; denn Fehlen dieses Faktors ist die spezifische Ursache der Krankheit.

An einer anderen Stelle dieses Buches war darauf hingewiesen worden, daß schlechte Ernährung gewöhnlich mit pathologischen Affektionen der Augen, wie Nachtblindheit usw., einhergeht. Ein ähnliches Verhalten wie bei den Versuchsratten von Mc Collum ist auch bei Säuglingen beobachtet worden, wenn in ihrer Nahrung Vitamin A fehlte. So beschrieb vor vielen Jahren Mori[1]) eine Erkrankung des äußeren Auges — „Hikan" —, die er bei Kindern in gewissen Fischerdörfern fand. Lange bevor man etwas von der Wichtigkeit, ja nur von der Existenz der Vitamine wußte, führte Mori die Krankheit auf einen Mangel in der Kost, besonders auf den Fettmangel der Nahrung zurück. Die Nahrungsmittel, die er anwandte, um diese Krankheit zu heilen und ihr Auftreten zu verhindern, wie z. B. Aalfett, Lebertran, Hühnerleber usw., werden heutzutage als die wichtigsten Quellen des Vitamins A anerkannt. In den letzten Jahren berichtete Bloch über eine Reihe von Augenkrankheiten bei Säuglingen, die mit zentrifugierter Milch künstlich ernährt wurden. Die Affektion der Augen zeigte sich von einer milden Xerosis der Conjunctiva bis zu schweren, die Cornea angreifenden Veränderungen und führte bei Säuglingen bis zu vollkommener Erblindung. Klinische Behandlung dieser Patienten erwies sich als erfolglos, dagegen bewirkte ein Wechsel in der Ernährung, Ersatz der zentrifugierten Milch durch Vollmilch zusammen mit einer reichlichen Beigabe von Lebertran eine schnelle Besserung im Zustand der Säuglinge, und zwar sowohl ihrer Augen wie des allgemeinen Gesundheitszustandes. Vor Umgestaltung der Ernährungsart waren alle Kinder weit unter dem normalen Niveau.

Das zweite Vitamin, das für das normale Wachstum und das dauernde Wohlergehen des Tieres notwendig ist und dessen Existenz gleichfalls von Mc Collum nachgewiesen worden ist, wurde aus dem Wasserextrakt gewisser biologischer Stoffe erhalten. Aus diesem Grunde bezeichnete Mc Collum diesen Stoff als den „wasserlöslichen Faktor", wir werden ihn aber „Vitamin B" nennen. Es ist durchaus verschieden von dem Vitamin A, von dem er sich nicht nur durch seine Löslichkeit, sondern auch durch seine physiologischen Eigenschaften unterscheidet. Das Vitamin B ist weniger beständig als das Vitamin A, und der Organismus hat einen viel kleineren

---

[1]) Jahrb. f. Kinderheilk. 59, 175. 1904.

Vorrat davon. Der Organismus ist daher weit mehr auf die Zufuhr in der Nahrung angewiesen. Sei es nun, daß weniger Vitamin B in den Geweben der Tiere vorhanden ist oder daß es unbeständiger ist. Mangel an diesem Vitamin in der Nahrung bedingt bald eine Abnahme des Körpergewichtes, ruft nervöse Inkoordination und schließlich den Tod hervor. Bei Besprechung der älteren Versuche FORSTERS über die Wirkung einer Nahrung, die vorher mit Wasser extrahiert worden war, um die Salze fortzuschaffen, war die Vermutung geäußert worden, die Tatsache, daß seine Versuchstiere, Tauben wie Hunde, bei jener Kost nicht leben konnten und unter verschiedenen Lähmungserscheinungen starben, rechtfertige, nicht die These FORSTERS die Tiere hätten unter Mineralstoffmangel gelitten. Es läßt sich nicht leugnen, daß dieser Faktor bei seinen Versuchen eine gewisse Rolle gespielt haben mag, die von ihm beschriebenen Symptome entsprechen aber mehr denen, die wir jetzt als Wirkungen des Vitamin B-Mangels kennengelernt haben.

Das B-Vitamin ist wie das A-Vitamin ein Produkt des Pflanzenstoffwechsels, und seine Ursprungsquelle ist das Pflanzengewebe. Es ist reichlichst in der Hefe vorhanden (sowohl der Trockenhefe wie im Hefeextrakt), im Embryo oder Keimling verschiedener Saatkörner und ebenso auch in den Tiereiern. Es wird auch in großen Mengen in allen Gebilden aus Pflanzenzellen, wie Blättern und Früchten, gefunden. Die Milch der Tiere, deren Nahrung reich an diesem Vitamin ist, ist gleichfalls eine wichtige Quelle des Vitamins B. Von den tierischen Geweben sind die verschiedenen Drüsenorgane besonders reich an Vitamin B.

Bis hierher ist besonders die Wirkung eines Vitaminmangels auf junge, noch wachsende Organismen betont worden. Bei ihnen zeigen sich Defekte in der Nahrung rasch im Stillstand des Wachstumsvorganges. Daher kann das junge Tier zur Prüfung auf Vorhandensein oder Fehlen von Vitaminen in einer Nahrung gebraucht werden. Der ausgewachsene Organismus ist dem Einfluß der Vitamine in nicht geringerem Maße unterworfen, aber die Wirkung eines Mangels oder sogar eines völligen Fehlens tritt langsamer in die Erscheinung und ruft anscheinend eine Störung des Gesamtstoffwechsels hervor, die schließlich möglicherweise auch zu einer spezifischen Krankheit mit einem gut charakterisierten Syndrom führt. Die Behandlung der Krankheit ist vollkommen diätetisch.

Eine Krankheit, von der man schon viele Jahre lang wußte, daß sie bei Menschen auftritt, die besonders in tropischen Gebieten von Reis leben, ist endgültig als Folgeerscheinung fehlerhafter Ernährung anerkannt worden. Diese Krankheit entsteht immer durch Reis, der auf modernen Maschinen gemahlen oder poliert wird. Hier wird dem Korn die Hülse gemeinsam mit dem Keim entfernt. Es ist bereits dargelegt worden, daß der Keim der Körner das Vitamin B enthält. Die Krankheit,

Beri-Beri, die sich bei einer Kost entwickelt, der es an diesem Element fehlt, ist eine Form peripherer Neuritis, die von Ödemen begleitet sein kann oder nicht, und die im allgemeinen tödlich endet. In der Behandlung dieser Krankheit hat man große Fortschritte gemacht, seit entdeckt wurde, daß die Krankheit identisch mit einem pathologischen Zustand ist, der bei Vögeln durch ähnliche Diätfehler (Polyneuritis gallinarum) auftritt. Die Krankheit kann auch durch andere Kostformen herbeigeführt werden, die aus Vitamin B-freien Nahrungsmitteln zusammengesetzt sind. Stets übt die Verabreichung dieses Vitamins eine ausgesprochene Heilwirkung aus. Es ist eine anerkannte Tatsache, daß die antineuritische (oder Anti-Beri-Beri-) Substanz mit dem Vitamin B von Mc COLLUM identisch ist. Die Identifizierung der Beri-Berikrankheit als Folge eines Vitamin B-Mangels hat sehr wichtige praktische Resultate gehabt. Natürliche Nahrungsmittel, wie Hefe, Keime verschiedener Getreidekörner, Eier und Drüsengewebe von Tieren, sie alle enthalten bekanntlich dieses Vitamin, sind daher sehr wirksame prophylaktische Mittel und können auch mit großem Erfolg bei der Behandlung der Krankheit verwandt werden.

Sehen wir von der spezifischen Wirkung des Vitamin A-Mangels auf die Augen ab, so haben wir wenig Anhaltspunkte für eine pathogenetische Bedeutung dieses Vitaminmangels. Man hat geglaubt, daß die während des Krieges bei Leuten, die wenig Fett in der Kost erhielten, auftretenden Ödeme Folgeerscheinungen eines Vitamin A-Mangels seien. Wir müssen aber diese Hypothese fallen lassen, weil die Versuche von KOHMAN zeigen, daß die Ödeme durch zahlreiche Faktoren, vor allem schlechte Ernährung zusammen mit einer sehr geringen Eiweißzufuhr, hervorgerufen werden. Neuere von englischen Forschern ausgeführte Untersuchungen deuten darauf hin, daß Rachitis vielleicht die Folgekrankheit eines Vitamin A-Mangels darstellt. Wir wiesen bereits auf HERTERS Versuche an seinen mit einer äußerst fettarmen Kost gezüchteten Schweinen hin. Diese Versuche führten uns zu dem Schluß, daß sich bei den Schweinen eher Skorbut als Rachitis entwickelt hätte. Die schlechte Entwicklung der Knochen dieser Tiere war offenbar auf mangelhafte Verkalkung infolge verringerter Resorption des Calciumphosphates im Magen-Darmkanal zurückzuführen. Sie muß daher als die Folge eines Mineralstoffmangels und nicht als Folge eines Vitamin A-Mangels betrachtet werden. DRUMMOND hat gezeigt, daß der Mangel an Vitamin A die Fettresorption nicht schädigt, und weiterhin, daß Ratten, die mit Vitamin A-freier Nahrung gefüttert werden, fähig sind, Körperfett selbst aus Fettsäuren zu synthetisieren. Das kann vielleicht erklären, warum nach den Untersuchungen der englischen Forscher sogar Pflanzenöle, die bekanntlich frei von Vitamin A sind, eine gewisse günstige Wirkung bei der Verhütung des Auftretens der Rachitis ausüben. Diese Wirkung kann gänzlich auf einer besseren Resorption des Calciumphosphats beruhen, durch die dann einer schlechten Verkalkung der Knochen entgegengearbeitet wurde. Die amerikanischen Forscher auf diesem Gebiete, Hess sowie McCollum und seine Mitarbeiter, fanden keinen Beweis für die Hypothese, daß zwischen Rachitis und Vitamin A-Mangel irgendeine Beziehung besteht. Hess legt dar, daß die Krankheit sogar bei Kindern auftritt, die große Mengen Milch mit reichlich Vitamin A erhalten. Blattgemüse und Rahm, die beide an diesem Vitamin reich sind, sind als Vorbeugungsmittel verhältnismäßig unwirksam. Mc Collum kann ebenfalls nicht finden, daß der Mangel an Vitamin A alleinig für die Entwicklung der Rachitis verantwortlich ist. Nach seiner Ansicht wird diese Krankheit durch mannigfache Ernährungsfehler verursacht, auch Faktoren wie Calcium und Eiweiß spielen mit eine Rolle. Lebertran ist das wirksamste Stimulans für das Wachstum und hat größten therapeutischen Wert bei der Behandlung der Rachitis. Neuere Untersuchungen zeigen, daß auch ultraviolettes Licht und Unterernährung therapeutisch für die Behandlung der Rachitis wichtig sind. Es ist daher sehr wahrscheinlich, daß das Vitamin A nicht als ein spezifisch antirachitischer Stoff in demselben Sinne wie das Vitamin B als ein antineuritischer Faktor angesehen werden kann.

Unsere Kenntnis von den Vitaminen hat sich in den letzten Jahren auch noch auf einen dritten Nahrungsfaktor ausgedehnt, das Vitamin C, das für normales Wachstum gleichfalls notwendig ist. Wenn dies Vitamin in der Kost fehlt, nimmt das Tier im Gewicht ab. Der Mangel an Vitamin C ist die spezifische Ursache des Skorbuts, einer Krankheit, von der schon lange Jahre bekannt war, daß sie auf fehlerhafte Ernährung zurückgeführt werden muß. Die Krankheit war immer eine der gefürchtetsten Plagen der Seeleute und der Gefangenen, deren Kost im allgemeinen ohne Abwechslung ist und denen es an frischen Lebensmitteln fehlt. Vitamin C wirkt spezifisch antiskorbutisch. Gleich dem Vitamin A und B findet es sich reichlich in pflanzlichen Gebilden, besonders in jenen, die beim Stoffumsatz tätig sind. Es unterscheidet sich von den anderen Vitaminen dadurch, daß es am wenigsten beständig ist und sogar schon beim Trocknen der Stoffe, die es enthalten, zerstört wird. Der Saft von Zitronen, Orangen, Rüben, Kohl und gekeimten Hülsenfrüchten (nicht aber trockenen) gehören zu den wirksamsten antiskorbutischen Nahrungsmitteln. Zitronensaft ist schon seit den ältesten Zeiten als ein wirksames Heilmittel gegen die Krankheit bekannt gewesen.

Skorbut kann experimentell bei Meerschweinchen erzeugt werden. Die Symptome des Skorbuts bei Meerschweinchen sind praktisch die gleichen wie bei Menschen, die unter dieser Krankheit leiden: Anschwellen und Empfindlichkeit der Gelenke, des Zahnfleisches und der Kiefer, Hämorrhagien an den Extremitäten und nicht selten im Magen-Darmkanal; Knochenbrüchigkeit und Lockerwerden der Zähne. Junge Meerschweinchen, deren Kost frei von Vitamin C ist, zeigen die Symptome der Krankheit in einer Zeit von ungefähr 20 Tagen. Wenn man nicht versucht, schnell Abhilfe zu schaffen, so sterben die Tiere gewöhnlich innerhalb von 2 oder 3 Wochen. Die Heilung erfolgt dadurch, daß man den fehlenden Nahrungsmittelfaktor zulegt. Frisches Gemüse, wie Kohl oder Steckrüben, und Früchte (Zitronen, Orangen usw.) haben die stärkste antiskorbutische Wirkung. Zerealien und wichtige Quellen des A- und B-Vitamins, wie Hefe, Eier und Milch, haben dagegen praktisch keinerlei therapeutischen Wert.

Man hat angenommen, daß das sehr unbeständige Vitamin C sich nur in Pflanzengeweben mit einem aktiven Stoffumsatz, z. B. Blättern und Früchten, findet. Da es durch Trocknen zerstört wird, fehlt es in den Samen, es tritt aber auf, wenn ihre Stoffwechseltätigkeit durch Keimen wieder angefacht wird.

C. Chronische Unterernährung.

Der Ausdruck chronische Unterernährung bezeichnet einen Zustand, der im wesentlichen durch ungenügende Nahrungszufuhr oder unzureichende Ernährung charakterisiert wird. Die chronische Unterernährung entspricht nicht der partiellen Unterernährung; denn diese tritt bei einem Mangel einer bestimmten Komponente in der normalen Kost auf, während jene streng genommen auf einem Calorienmangel beruht, d. h. die von dem Organismus verbrauchte Nahrung reicht nicht aus, um die für den Stoffwechsel des Organismus notwendige Energie zu liefern. Es ist nun einleuchtend, daß eine schwer arbeitende Person bei einer Kost, die nur für geringe Arbeit Energie liefert, etwa in denselben Zustand chronischer Unterernährung geraten wird wie jemand, der durch Unfall, Krankheit oder Unglück gezwungen ist, von unzureichenden Nahrungsmengen zu leben. In jedem Falle wird ein negatives Gleichgewicht zwischen der Zufuhr und dem Verbrauch an Energie bestehen, ein Mangel, den der Organismus dadurch ausgleichen muß, daß er langsam, aber fortdauernd von seinen aufgespeicherten Reserven zehrt. Chronische Unterernährung oder ungenügende Nahrungszufuhr können unabhängig von der qualitativen Zusammensetzung der Nahrung sein, die oft ausreichend sein kann. Unter den Bedingungen, wie wir sie während einer Hungersnot infolge von Mißernten oder während des letzten Krieges fanden, als einige Gegenden nicht genug von allen wesentlichen Nahrungsmitteln erhalten konnten, handelte es sich strenggenommen nicht ausschließlich um chronische Unterernährung. Es war eine Mischung von partieller und chronischer Unterernährung; die Kost war sowohl der Quantität wie der Qualität nach unzureichend. Als soziales Phänomen ist daher die ungenügende Nahrungszufuhr selten von der einfachen Form des Calorienmangels, sondern sie nimmt mehr die komplexe Natur der minderwertigen Ernährung an.

Während akuter Hunger, zumal wenn er sich länger hinzieht, eine verhältnismäßig seltene Erscheinung ist, die vom soziologischen Standpunkt aus nur wenig Bedeutung hat, so tritt chronische Unterernährung nahezu tagtäglich auf. Menschen, die infolge Krankheit nicht genügend Nahrung zu sich nehmen können, und Neurastheniker, die selbst systematisch hungern, da sie von der Furcht vor etwaigen schlechten Folgen einer zu reichlichen Ernährung geplagt werden, sind dem Kliniker gut bekannt. In soziologischer Hinsicht sind die ungenügende Kenntnis von den Ernährungsprinzipien und vor allem die Armut die wichtigsten Ursachen für die Unterernährung. Nicht allein der Arbeiter, der für seine Arbeit mehr Energie aufwendet, als er mit dem täglichen Brot wirklich einnimmt, hungert sich selbst chronisch aus, sondern überall, wo das Einkommen zur Beschaffung von genügender Nahrung nicht ausreicht, tritt unvermeidlich eine Herabsetzung der Lebenshaltung ein; physiologisch gesprochen, bedeutet das Unterernährung und Verschlechterung des Körperzustandes, so daß schließlich die Arbeitskraft des Erwerbers und seiner Familie untergraben werden.

CHAPINS Bericht über die Lebensführung von Arbeiterfamilien in New York (1909) entwirft ein deutliches Bild eines kleinen Teiles der industriellen sozialen Organisation und zeigt den beklagenswerten Ernährungszustand der Arbeiterbevölkerung. Der Grad der Unterernährung ist mit Hülfe einer indirekten Berechnung, der die gekauften Nahrungsmittel zugrunde lagen, beurteilt worden. Hierbei wird natürlich der Verlust bei der Zubereitung nicht berücksichtigt. Weiterhin wird die wichtige Frage der Qualität und der Mannigfaltigkeit der Kost gänzlich außer acht gelassen. Bei dieser Berechnung werden daher die schlechten Lebensbedingungen jener Zeit eher unter- als überschätzt. Der Bericht gab an, daß das Einkommen mindestens 1100 Dollar jährlich betragen muß, um wirkliche Unterernährung in einer fünfköpfigen Familie zu verhüten. Das Verhältnis unterernährter Familien nach ihrem Einkommen betrug wie folgt:

$400— 499	76% der Familien unterernährt
$500— 799	32%	,,	,,	,,
$800— 899	22%	,,	,,	,,
$900—1099	9%	,,	,,	,,

Längerem Fasten aus religiösen Gründen kommt, wie bereits in einem vorhergehenden Kapitel erörtert worden ist, infolge seiner schlechten Wirkung auf die Volksgesundheit gleichfalls eine soziale Bedeutung zu. Wir wollen noch darauf hinweisen, daß wir in diesen Beispielen meist die Folgen der Vereinigung von chronischer und partieller Unterernährung sehen.

Um den Einfluß der Unterernährung als eines dauernden Calorienmangels zu verstehen, muß man auf Laboratoriumsversuche zurückkommen, die bei sorgfältiger Kontrolle der Bedingungen die unkomplizierten Wirkungen chronischer Unterernährung zeigen. Betrachten wir aber die chronische Unterernährung vom klinischen und soziologischen Standpunkt aus, dem besonders große Bedeutung zukommt, so sehen wir, daß die Physiologen diesem Problem im Vergleich zu den umfangreichen Forschungen über akute Unterernährung nur wenig Aufmerksamkeit geschenkt haben.

Das Interesse, das die chronische Unterernährung erweckt, muß uns zu der grundlegenden theoretischen Betrachtung führen, ob der Grundumsatz des Organismus sich verändern und sich der Nahrungsmenge, die ihm zur Verfügung steht, anpassen kann; mit anderen Worten, ob der Energieverbrauch des Organismus sich nach der Energiezufuhr richtet?

Unter Grundumsatz versteht man den Energieverbrauch zur Aufrechterhaltung der wesentlichen physiologischen Funktionen, wie der Tätigkeit des Herzens, der Lungen, des Nervensystems usw., die natürlich alle bei den Lebensvorgängen der letzten Zellelemente des Organismus mitwirken. Der Grundumsatz ist für jeden Organismus oder sogar für eine Gruppe verwandter Organismen eine ziemlich konstante Größe. Grundumsatz ist daher zu unterscheiden von dem Gesamtumsatz, bei dem noch zwei Funktionen, Muskeltätigkeit und Verdauungsarbeit, hinzukommen, die einen großen Verbrauch von Wärmeenergie erfordern. Dieser Teil des Stoffwechsels, besonders der durch Muskelarbeit veranlaßte, ist eine äußerst veränderliche Größe und tritt zu dem Grundumsatz noch hinzu. In der vorhergehenden Erörterung der chemischen Erscheinungen bei völligen Nahrungsmangel wurde gezeigt, daß sich beim hungernden Organismus der Grundumsatz vermindert. Nach einer Übergangsperiode stellt sich der Grundumsatz auf ein bestimmtes Niveau ein, das beträchtlich niedriger als beim normalen Tiere liegt. Nun bleibt die Stoffwechseltätigkeit fast während der ganzen Hungerzeit trotz fortgesetzter Abnahme des Körpergewichtes im wesentlichen konstant. Es handelt sich jetzt um die Frage, ob ein Organismus, der auf knappe Kost gesetzt ist oder sogar auf eine Kost, die tatsächlich nicht einmal das erforderliche Minimum liefert, sich auch in gleicher Weise durch Abnahme seines Grundumsatzes anpassen würde. Mit anderen Worten: Lebt ein Organismus, der durch Unfall, Krankheit oder gewisse Lebensumstände chronisch unterernährt ist, sparsamer? Klinische Forschungen von KLEMPERER, SVENSON, MAGNUS-LEVY erkannten die allerdings nicht endgültig bewiesene Möglichkeit an, daß der Stoffwechsel des Patienten sich selbst wieder der niederen oder der höheren calorischen Kost anpaßt. KLEMPERER erwähnt den Fall einer Näherin, die bei Bettruhe von nur 18 Calorien pro kg Körpergewicht in 24 Stunden lebte. Dies liegt wesentlich unter dem Stoffwechselniveau eines normal ernährten Individuums. Es ist wichtig, an dieser Stelle darauf hinzuweisen, daß nach RICHET der Stoffwechsel bei hysterischen Patienten nur 12,6 bzw. 8,7 Calorien pro kg in 24 Stunden betrug. Bei einer Nahrung, die diese Energiemenge gerade lieferte, erlitten die Patienten einen sehr geringen Körpergewichtsverlust.

J. A. PASHUTIN hat zuerst dieses Problem durch Laboratoriumsmethoden erforscht und veröffentlichte im Jahre 1895 seine Ergebnisse über Versuche an unterernährten Tieren. Er beobachtete, daß während der Unterernährung sowohl der Sauerstoffverbrauch wie die Kohlendioxydproduktion deutlich herabgesetzt waren. Bei einem Hund wurde z. B. die Nahrung um die Hälfte des normalen Betrages verkürzt; die Nahrungsverminderung erfolgte allmählich, der ganze Versuch dehnte sich über eine Zeit von 87 Tagen aus. Nachdem das Tier verschiedene Grade der Unterernährung durchgemacht hatte, betrug das Körpergewicht am Ende nur 13% weniger als zu Beginn des Versuches. Inzwischen nahm auch der Gasumsatz ab, der Sauerstoffverbrauch wurde auf 95, die Kohlendioxydbildung auf 80% reduziert.

Im Jahre 1911 machte der Verfasser unter Leitung des verstorbenen Professors ZUNTZ eine ähnliche Untersuchung, 1912 stellte er eine sorgfältig geplante Untersuchung mit einem anderen Hunde im CARNEGIE-Ernährungslaboratorium an. Die Ergebnisse dieser Untersuchung sind bisher nur in Form von vorläufigen Mitteilungen veröffentlicht worden.

Das Versuchstier, ein kräftiger Airedalehund, wurde während der ganzen Dauer der Untersuchung in einen Stoffwechselkäfig eingesperrt, wodurch man die äußeren Bedingungen konstant erhalten konnte. Der Hund wurde jeden Morgen regelmäßig zu einer bestimmten Stunde gefüttert, gleich nachdem Rectaltemperatur und Gewicht bestimmt waren. Von Zeit zu Zeit wurden Respirationsversuche mit dem Hunde ausgeführt, zu denen der kleine Apparat (System BENEDICT) gebraucht wurde. Das Tier wurde vorher, damit es ruhig im Kasten des Apparates blieb, sorgfältig trainiert. Die Respirationsversuche wurden gewöhnlich bei 20—21° C ausgeführt, was am günstigsten für die Ruhe des Tieres war. Die Respirationsversuche wurden immer 24 Stunden nach der letzten Fütterung angestellt, so daß der Stoffwechselumsatz nicht durch postresorptive Verdauungsvorgänge beeinflußt wurde. Die Versuchsbedingungen blieben während der ganzen Zeit dieselben, die Resultate sind daher alle streng vergleichbar. Jeder Respirationsversuch umfaßte mehrere Perioden von 30 Minuten Dauer. Das Verhalten des

Tieres während des Versuches wurde automatisch aufgezeichnet, und nur solche Perioden wurden zur Beurteilung des Grundumsatzes benutzt, in denen die graphische Registrierung der Bewegungen zeigte, daß sich das Tier vollkommen ruhig verhalten hatte.

Während einer Vorperiode von 10 Tagen wurden drei Respirationsversuche ausgeführt, und mit Hilfe der so gefundenen Werte wurde der Grundumsatz des Hundes bestimmt. In einer Stunde schied der Hund durchschnittlich 3,75 l Kohlendioxyd aus und verbrauchte 4,76 l Sauerstoff. Dieser Gasumsatz (bei einem respiratorischen Quotienten von vorherrschend 0,79) entspricht einem Energieverbrauch von 546 Calorien pro Tag oder 39,3 Calorien pro kg Körpergewicht in 24 Stunden.

Wie man aus umstehender Tabelle XI S. 236/37 und Abbildung 11 S. 238 sieht, nahm der Hund in dieser Zeit mit der täglichen Nahrung, die aus gemahlenem Fleisch, Reis und Schmalz bestand, 987 Calorien auf.

Obgleich der Hund in dem Stoffwechselkäfig eingesperrt war und daher nicht viel Energie durch Muskelarbeit verbrauchen konnte, war der Überschuß von 75% über den Mindestbedarf anscheinend gerade ausreichend, um den Zustand physiologischen Gleichgewichtes aufrechtzuerhalten, so daß sich der Hund praktisch auf seinem Gewicht hielt.

Am Ende dieser 10tägigen Vorperiode wurde die Nahrungszufuhr auf ungefähr ¹/₃ verringert (36,3%). Bei dieser beschränkten Kost erhielt der Hund in der ersten Woche ungenügender Nahrungszufuhr 25,7 anstatt 70,8 Calorien pro kg, 9 Wochen später, als am Ende des Versuches das Gewicht des Hundes von 13,94 auf 8,04 kg gesunken war, lieferte die Nahrung 40,3 Calorien pro kg oder 57% der ursprünglichen Kost. Die Zusammensetzung der Nahrung blieb dabei dieselbe. An Stelle von 250 g Fleisch, 50 g Schmalz und 35 g Reis betrugen die täglichen Mengen jetzt aber nur 90 bzw. 15 und 15 g. Der Energiegehalt der Nahrung lag nun tatsächlich unter dem Minimum oder dem Grundbedarf des Hundes. Während nun aber im Beginn der Unterernährung der Grundumsatz um 40% vermindert war, betrug der Verlust bei Fortsetzung des Versuches schließlich nur noch 8%. Der Hund nahm nichtsdestoweniger weiter an Gewicht ab, d. h. er zehrte während der ganzen Versuchszeit kontinuierlich von seinen eigenen Körperreserven, wie man aus der abgebildeten Gewichtskurve sehen kann. Es geht daraus hervor, daß die Energiezufuhr, die für einen Hund von 13,9 kg unzureichend war, auch nachher, als das Körpergewicht auf 8 kg gesunken war, nicht genügte. Dies ist sehr wichtig, zeigt es doch, daß das Tier nicht wie ein „Mosaik" aus Kilogrammmengen, sondern wie eine biologische Einheit reagiert. Es ist fraglos angebracht, den Stoffwechsel auf Grund einer Körpergewichtseinheit zu berechnen, aber der Stoffwechsel eines Individuums muß in seiner

Tabelle
Durchschnitt

Zustand des Hundes	Dauer der Periode	Körpergewicht kg	Rectaltemperatur °C	Atmung	Puls	Stickstoffeinnahme g	Wassereinnahme ccm	Harnausscheidung ccm	Stickstoff im Harn g
				Zahl pro Minute					
Normal . .	10 Tage	13,94	38,0	12	53,7	9,33	629	498	7,188
	1. Woche	13,59	37,6	—	—	3,100	360	412	5,291
	2. „	12,79	37,6	—	—	3,100	369	355	4,721
	3. „	12,17	37,3	9	36	3,100	425	408	4,690
	4. „	11,59	36,9	—	—	3,243	463	443	5,143
Ungenügend ernährt	5. „	11,02	36,7	—	—	3,300	534	469	5,281
	6. „	10,38	36,7	—	—	3,300	497	489	6,109
	7. „	9,70	36,4	—	—	3,300	451	445	6,114
	8. „	8,92	35,5	6	31	3,283	414	433	7,450
	9. „	8,27	35,0	6	41 [1])	3,180	419	416	6,081
	1. Woche	8,77	38,4	{ 10 / 14	60 / 72 }	15,623	879	619	8,654
Aufgefüttert	2. „	10,44	38,0	—	62,6	21,471	1044	806	12,184
	3. „	12,38	38,0		—	23,890	1135	853	14,689
	4. „	13,64	37,8	—	56	20,276	1080	863	14,203

Gesamtheit betrachtet werden, ein Gesichtspunkt, der uns eine gute Erklärung der Ergebnisse ermöglicht.

Ein Respirationsversuch am 5. Tage der Unterernährung zeigte bereits eine bemerkenswerte Veränderung in dem Grundumsatz. Die in der Stunde produzierte Kohlendioxydmenge sank auf 3,16 l, betrug also fast 17% weniger als bei angemessener Nahrungszufuhr. Der Sauerstoffverbrauch nahm um 10% ab, so daß bereits in diesem frühen Anfangsstadium der chronischen Unterernährung die Intensität des Stoffwechsels herabgesetzt war. Eine Woche später verringerte sich die Kohlendioxydmenge weiter auf 3,01 l, die Sauerstoffmenge auf 4,03 l pro Stunde. Das Mindestmaß an Gesamtenergie beim Hunde war unterdessen auf 458 Calorien gesunken, betrug also fast 60 % weniger als in der Vorperiode, in der der Hund seine volle Kost bekam.

Die allmähliche Abnahme im Gasstoffwechsel kann man am besten erkennen, wenn man die Zahlen in der beiliegenden Tabelle und in der Abbildung verfolgt. Praktisch tritt von jetzt ab bis zum Ende der 7. Woche der chronischen Unterernährung, wenn das Körpergewicht bereits um 30% abgenommen hat, keine Veränderung mehr auf. Der

---

[1]) Letzter Tag der Unterernährung.

XI.
pro Tag

Faeces		Stick-stoffaus-schei-dung	Stick-stoff-bilanz	Calorien in der Nah-rung	Gasstoffwechsel			Umsatz an Ener-gie pro Tag	Durch-schnitt-liche Pulszahl
Trocken-substanz	Stick-stoff				Kohlen-dioxyd-produk-tion	Sauer-stoffver-brauch	Respira-torischer Quotient		
g	g	g	g		l pro Minute			Calorien	
3,587	0,208	7,396	+ 1,934	987	3,75	4,76	0,79	546	47,5
3,267	0,160	5,351	− 2,251	349	3,16	4,36	0,73	493	43,4
3,501	0,197	4,918	− 1,818	349	3,01	4,03	0,75	458	41,7
3,320	0,179	4,869	− 1,769	349	2,99	4,01	0,75	457	44,6
1,616	0,093	5,236	− 1,993	327	3,00	3,94	0,76	449	42,3
3,420	0,169	5,430	− 2,130	310	2,89	3,80	0,76	433	44,1
3,210	0,203	6,312	− 3,012	310	2,87	3,90	0,74	442	45,9
2,987	0,149	6,263	− 2,963	310	2,99	4,04	0,74	454	52,2
2,843	0,153	7,603	− 4,320	313	2,59	3,41	0,76	417	56,1
1,680	0,090	6,171	− 2,991	333	{ 2,39	3,07	0,78	369	51,2
					2,54	3,01	0,84	350	60,9[1])
13,136	0,781	9,435	+ 6,188	1572	{ 2,69	3,30	0,81	381	68,0
					3,63	4,92	0,74	558	79,3
11,474	0,767	12,951	+ 8,520	1781	4,90	6,42	0,76	718	78,6
10,448	0,767	15,456	+ 8,434	1890	{ 4,46	5,51	0,81	637	70,5
					4,31	5,18	0,83	603	72,4
13,234	1,033	15,236	+ 5,040	1740	3,89	5,21	0,75	593	64,6

Grundumsatz, der etwa 25% unter das normale Niveau gesunken ist, bleibt so niedrig. In der 8. Woche der Unterernährung aber, wenn der Hund mehr als 30% seines Gewichtes verloren hat, kommt es zu einer neuen und plötzlichen Verminderung in der Stoffwechseltätigkeit. Sowohl die Kohlendioxydbildung wie der Sauerstoffverbrauch sinken plötzlich um 10% und betragen jetzt 2,59 bzw. 3,41 l pro Stunde. Der Grundumsatz des Tieres hat so nahezu über 30% abgenommen.

Wir haben bereits darauf hingewiesen, daß der Grundumsatz schon im Beginn der chronischen Unterernährung eine plötzliche Abnahme erfuhr, sehr bald aber ein mehr oder weniger konstantes Niveau erreichte, das er mit geringen Schwankungen mehrere Wochen lang beibehielt. Die zweite plötzliche Verminderung in der Stoffwechseltätigkeit im fortgeschrittenen Stadium des Versuches muß als der Anfangspunkt eines dritten Stadiums betrachtet werden, das physiologisch von dem vorhergehenden verschieden ist. Dies wird durch die Beobachtung bestätigt, daß zu dieser Zeit Zeichen physischer Schwäche auftraten und die Körpertemperatur sehr schnell sank. Die nach acht Wochen langer Unterernährung auftretende Schwäche war um so auffälliger, als Hunde bei vollkommenem Hunger, sogar ohne Wasserzufuhr, oft bis auf die letzten Stunden vor dem Hungertode keine Schwäche zeigen. Diese Tatsache

bedarf einer besonderen Erklärung, und im folgenden werden wir darauf
wieder zurückkommen. Ein Hund, der bei beschränkter Nahrung lebte,
war, als er nur wenig mehr als 30% abgenommen hatte, so schwach,
daß er aus dem Käfig herausgeholt und wieder zurückgetragen werden

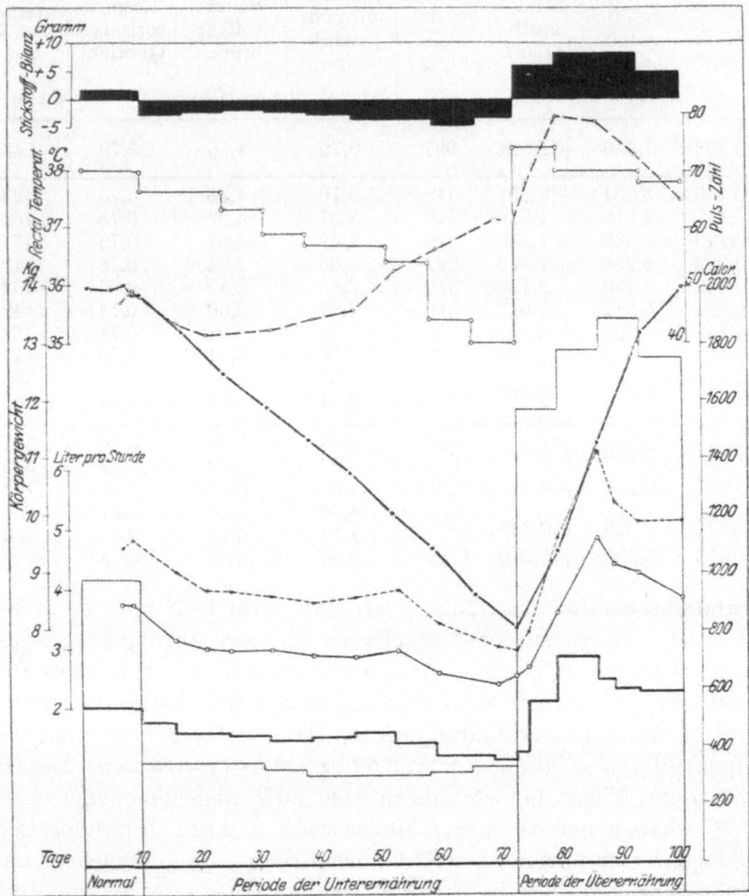

Abb. 11. Diese Tafel stellt graphisch die Wirkungen einer chronischen Unterernährung und darauf folgender Überernährung beim Hunde dar. Der kalorische
Wert der Kost wird durch die Rechtecke angezeigt, die mit feinen Linien gezeichnet
sind, während der Grundumsatz durch die mit dicken Linien gezeichneten Rechtecke dargestellt ist. Die Kohlensäureausscheidung und der Sauerstoffverbrauch
pro Stunde werden durch die fortlaufenden bzw. gestrichelten Linien wiedergegeben. Die fortschreitenden Körpergewichtsveränderungen werden durch die
fette strichpunktierte Linie dargestellt, die Veränderungen in der Pulszahl und
und in der Rektaltemperatur durch eine gestrichelte bzw. einfache dünne Linie.
Das Stickstoffgleichgewicht in den verschiedenen Stadien der Versuche wird
durch die schattierten Gebiete oben auf der Tafel wiedergegeben.
(Nach Morgulis Werten.)

mußte. Ein am 62. Tage der ungenügenden Nahrungszufuhr — das Körpergewicht hatte bereits 41% abgenommen — ausgeführter Versuch zeigte, daß der Hund jetzt in der Stunde nur noch 2,39 l Kohlendioxyd ausatmete und 3,07 l Sauerstoff verbrauchte. Der Grundumsatz hat, verglichen mit dem normalen Niveau, um nahezu 40% abgenommen. Wir sehen also, daß der Grundumsatz bei chronischer Unterernährung dieselben scharf begrenzten Stadien durchmacht, wie wir sie beim akuten Hunger kennengelernt haben.

Sehr lehrreich ist eine Betrachtung der Temperaturkurve. Fast unmittelbar nachdem die tägliche Ration unter das Mindestmaß herunter gesetzt war, fing die Rectaltemperatur des Hundes zu fallen an, zunächst langsam, dann schneller, um in den letzten Tagen der Unterernährung, als der Zustand des Hundes sehr schlecht war, den niedrigsten Stand von 34,9° C zu erreichen. Dies stellt eine Gesamtabnahme um 3 Zentigrade dar; während jedoch die Temperatur im Laufe der ersten 50 Tage 1 1/2 Grade abgenommen hatte, nahm sie ebensoviel in den letzten 2 Wochen ab, als der Grundumsatz gleichfalls plötzlich sank.

Bei jedem Respirationsversuch wurde die Schlagfolge des Herzens beim Tiere während mehrerer Minuten bestimmt. Dies wurde so ausgeführt, daß ein Stethoskop am Hundekörper direkt über dem Herzen befestigt wurde, die Leitungsschläuche führten zur Außenseite des Apparates. Auf diese Weise wurde der Pulsschlag des Tieres aufgezeichnet, während es sich innerhalb des Respirationskastens befand. Außerdem wurden die Pulszahl und die Respirationszahl zu verschiedenen Versuchszeiten beobachtet, um das Minimum festzulegen. Die Beobachtungen wurden unter den folgenden Bedingungen durchgeführt: Der Hund wurde auf eine mit einer Decke belegte Matratze gebracht, und man war bemüht, einen Zustand vollkommener Ruhe und Erschlaffung hervorzurufen. Selbst das geringste Geräusch hätte diese Absicht vereiteln können und mußte daher vermieden werden. Sowohl Puls wie Atemzüge wurden gezählt, bis ein Minimum, das sich innerhalb mehrerer Minuten nicht änderte, gefunden war.

Aus einer Reihe solcher Beobachtungen wurde festgestellt, daß während der Vorperiode, in der der Hund noch eine ausreichende Kost empfing, die durchschnittliche Pulszahl pro Minute 53,7 und die Zahl der Atemzüge 12 betrug. Die Bestimmungen wurden 24 Stunden nach der letzten Fütterung ausgeführt. Nachdem der Hund ungefähr 2 Wochen auf die herabgesetzte Kost eingestellt war, betrug die Pulszahl bei vollkommener Ruhe 36 und die Zahl der Atemzüge 9 pro Minute. Nach 8 Wochen chronischer Unterernährung war die Pulszahl auf 30—32, die Zahl der Atemzüge auf 6 pro Minute gesunken. Nur in den letzten Versuchstagen nahm die Pulszahl zu. In dieser Zeit betrug die kleinste Zahl der Pulsschläge, die im Verlauf mehrerer Minuten konstant blieb,

41. Wir wollen darauf hinweisen, daß das Tier sich jetzt in einem Erschöpfungszustand befand und unfähig war, ohne Hilfe auf eine Bank oder in den Käfig zu gelangen. Der Herzschlag wurde auch unregelmäßig und schwach, und die Töne wurden unrein. Es ist möglich, daß die Blutzirkulation durch die gesteigerte Pulsfrequenz das starke Sinken des Blutdruckes auszugleichen suchten. Wie in einem der vorhergehenden Kapitel gezeigt worden ist, tritt diese Blutdrucksenkung in den fortgeschrittenen Stadien der Unterernährung auf.

In der Tabelle XI und in der Abbildung 11 findet man die Pulszahlen, die während der Versuche im Respirationsapparat gefunden wurden. Von der durchschnittlichen Pulszahl von 47,5 pro Minute während der Vorperiode sank der Puls und blieb (mit geringen Schwankungen [41,7 bis 45,9]) während jenes Teiles des Versuches, der durch eine relative Stabilität des Grundumsatzes auf einem reduzierten Niveau gekennzeichnet ist, praktisch konstant. In den letzten 2 oder 3 Wochen aber, während der Grundumsatz ein weiteres Sinken seines bereits niedrigen Standes erleidet, nahm die Pulszahl deutlich zu und überschritt sogar die normalen Werte (52,2—60,9). Diese Beobachtungen stimmen daher mit denen überein, die bei dem Hunde außerhalb des Respirationsapparates gemacht wurden.

Betrachten wir den respiratorischen Quotienten in den aufeinanderfolgenden Stoffwechselversuchen, so sehen wir, daß im weiteren Verlauf der chronischen Unterernährung der Quotient ansteigt. Dies fällt besonders in der letzten Woche auf, als der Grundumsatz bereits auf ein sehr niederes Niveau gesunken ist (ungefähr 64% des normalen). Im akuten Hunger wird der respiratorische Quotient kleiner. Der Gegensatz zwischen akuter und chronischer Unterernährung ist daher in seiner Wirkung auf den respiratorischen Quotienten sehr ausgesprochen. Die Ursache dieses Unterschiedes ist klar. Im akuten Hunger, wenn das Tier die ganze Energielieferung ausschließlich mit seinen eigenen Reserven aufbringen muß, werden die in den Geweben aufgespeicherten Kohlehydrate sehr schnell aufgebraucht, so daß dann die Verbrennung, die dem Körper Wärme liefert, hauptsächlich eine Verbrennung von Fett und Eiweiß ist. Aber bei chronischer Unterernährung wird auf jeden Fall ein Teil des Energiebedarfs geliefert, und bei reichlich Kohlehydraten in der Nahrung wird die in den Geweben abgelagerte Kohlehydratmenge nicht stark angegriffen. Eine Nachprüfung der nichteiweißrespiratorischen Quotienten zeigt, daß der Organismus außer in den fortgeschrittenen Stadien der Unterernährung sehr sparsam mit seinen Kohlehydraten wirtschaftet (d. h. betrachtet man die Kohlendioxydbildung und den Sauerstoffverbrauch einerseits, die gleichzeitige Harnstickstoffausscheidung andererseits, so zeigt das Verhältnis zwischen dem Gleichgewicht des Kohlendioxyds und Sauerstoffs das relative Verhältnis

von Fett und Kohlehydraten, die am Stoffwechselumsatz teilnehmen).
Hierbei nehmen die Calorien, die durch die Fettverbrennung geliefert
werden, schnell ab, während der Kohlehydratanteil eine immer größere
Bedeutung erlangt. Dies erklärt wohl die Tatsache, daß der respiratorische Quotient verhältnismäßig hoch ist, besonders in der 9. Woche,
wenn der Fettvorrat bereits sehr abgenommen hat.

Außer dem Gasstoffwechsel wurde die Stickstoffausscheidung durch
den Harn und die Faeces regelmäßig ermittelt. Während der Vorperiode wurde das Stickstoffgleichgewicht in zwei fünftägigen Perioden
bestimmt. In den ersten 5 Tagen erhielt der Hund 48,8 g Stickstoff
und schied 37,98 g durch den Harn aus. Berücksichtigt man noch den
Stickstoff, der mit den Fäces verloren ging, so ergibt sich eine Retention von 9,8 g Stickstoff. In den nächsten 5 Tagen behielt der Hund
9,54 g Stickstoff zurück. Wurde in der Nahrung 0,67 g Stickstoff pro kg
Körpergewicht zugeführt, so bekam der Hund 19,34 g in 10 Tagen oder
1,934 g pro Tag. Diese Menge war also mehr als ausreichend, um die
Stickstoffbilanz aufrechtzuerhalten, was vielleicht auf dem niederen
Ernährungsniveau vor dem Versuch beruht. In der Abbildung 11 wird
die zu verschiedenen Zeiten zugeführte Stickstoffmenge graphisch dargestellt; die Stickstoffbilanz ist die dunkle Partie; sie zeigt den durchschnittlichen Gewinn oder Verlust an Stickstoff entsprechend ihrer
Lage oberhalb oder unterhalb der Grundlinien.

In der Zeit ungenügender Nahrungszufuhr, als die Kost auf $1/3$
reduziert wurde, herrschte natürlich ein Stickstoffmangel. In der
1. Woche der Unterernährung wurde der Stickstoff auf 0,23 g pro kg
vermindert. Diese Menge war gänzlich unzureichend, der Hund zehrte
von seinen Geweben, so daß sich während des ganzen Versuches ein
beträchtlicher Verlust an Stickstoff zeigte. Die Abbildung zeigt, daß
bei einer gleichmäßig niedrigen Stickstoffzufuhr der tägliche Verlust
an Stickstoff während der etwa 6 Wochen langen Unterernährung
ziemlich konstant bleibt. Die Zerstörung der stickstoffhaltigen Gewebe
nimmt jedoch zu und erreicht in der 8. Woche ihr Maximum. Diese erhöhte Stickstoffausscheidung hängt zweifellos mit der allgemeinen Erschöpfung des Fettvorrats zusammen und tritt gleichzeitig mit dem
plötzlichen Sinken des Grundumsatzes auf, das den Beginn des letzten
und des am weitesten fortgeschrittenen Stadiums der Unterernährung
anzeigt.

Auf Grundlage der VOITschen Zahlen über die Zusammensetzung
des normalen und des hungernden Hundes können wir annehmen, daß
das Versuchstier an Muskelsubstanz 6,48 kg (46,5%) zu Beginn, aber
nur 2,77 kg (34,4%) am Ende der Unterernährung besaß. Das heißt,
der Hund verbrauchte 3,71 kg Muskelgewebe, die 118,7 g Stickstoff
lieferten. Da der gesamte Stickstoffverlust 162,7 g betrug, müßten 44 g

oder nahezu 25% des Gesamtverlustes aus anderen Geweben, besonders den Eingeweiden, stammen. Mit Hilfe von Voits Angaben kann der Verlust der Eingeweide mit 1,9 kg angenommen werden. Zusammen mit dem Verlust durch die Muskeln ergibt sich so ein Gesamtverlust von 5,61 kg, also nur 290 g weniger als der wirkliche Gewichtsverlust. Dies bedeutet natürlich keinen Widerspruch, da andere Organe (Knochen usw.) auch eine gewisse Gewichtsabnahme erfahren.

Obgleich der Einfluß der Unterernährung unser Hauptthema bildet, so besitzt doch das Stadium der darauffolgenden Wiederherstellung des Organismus eine so große Bedeutung, daß wir es hier berücksichtigen wollen. Die wirklich auffälligen Veränderungen im Gewicht und der Körpertemperatur, die unmittelbar bei Wiederaufnahme von reichlicher Nahrung eintreten, gehen deutlich aus den Kurven in der Abbildung 11 hervor. Diese Periode ist eine Rekonvaleszenz, weil durch die vorhergehende langanhaltende Unterernährung der Hund geschwächt und in seiner Gesundheit geschädigt war; seine Temperatur sank auf ein ungewöhnlich niedriges Niveau, die Herztätigkeit wurde schwach und unregelmäßig, die Erschöpfung war außerordentlich groß. Bei reichlicher Nahrungszufuhr traten jedoch sofort höchst bemerkenswerte Veränderungen auf, die schließlich zu einer völligen Reparation führten.

Bei exakter Innehaltung der alten äußeren Bedingungen wurde am 3. Tage der reichlichen Nahrungszufuhr ein Respirationsversuch ausgeführt. Der Grundumsatz zeigte bereits eine deutliche Zunahme, die Kohlendioxydbildung und der Sauerstoffverbrauch betrugen jetzt 2,69 bzw. 3,3 l pro Stunde und waren nach 1 Woche bereits auf 3,63 und 4,92 l gestiegen. Zu dieser Zeit war der Mindestumsatz etwa derselbe wie in der Vorperiode. Aber in der 2. Woche kam es zu einer sehr intensiven Stoffwechseltätigkeit. Die ausgeschiedene Kohlendioxydmenge betrug 4,90, der Verbrauch an Sauerstoff 6,42 l pro Stunde. Wenn man noch bedenkt, daß alle Respirationsversuche am Hund 24 Stunden nach der letzten Fütterung ausgeführt wurden, so ist es sehr bemerkenswert, daß innerhalb 2 Wochen bei einer überreichen Nahrungszufuhr der Grundumsatz um 100% gegenüber dem letzten Stadium der Unterernährung stieg und die normalen Werte der Vorperiode um mehr als 30% überschritten wurden. Leider geben diese Versuche aber keinen Aufschluß darüber, wie groß der Einfluß der großen Stickstoffzufuhr auf den Stoffwechsel in dieser Zeit ist. Wir können freilich vermuten, daß stickstoffhaltige Substanzen eine stark anreizende Wirkung auf die Stoffwechselvorgänge ausüben.

Nachdem der Grundumsatz in der 2. Woche der Nahrungswiederaufnahme seine Höhe erreicht hat, beginnt er nun abzunehmen, wie die Kohlendioxyd- und Sauerstoffbestimmungen zeigen. Der gesamte Mindestumsatz kehrt so allmählich wieder zu dem normalen Niveau zurück, das, wenn das Anfangsgewicht wieder erreicht ist, nur 9% höher als zu Beginn der Unterernährung liegt. Die Wiederherstellung der Körperkraft geht jedoch langsamer vorwärts. Innerhalb von 14 Tagen hat sich zwar das äußere Aussehen des Hundes so vollkommen verändert, daß man nicht glaubt, denselben Hund vor sich zu haben, aber die Wirkung auf die Muskeln und das Nervensystem ist anscheinend viel eingreifender gewesen, denn bis spät in die 3. Woche der Rekonvaleszenz war der Hund immer noch unfähig, ohne Hilfe in den Käfig zu gelangen. Erst am Ende von 4 Wochen war die Erholung vollständig.

Wenn wir einen flüchtigen Blick auf die Daten werfen, die wir in der Rekonvaleszenzperiode erhalten, bemerken wir ein schnelles Steigen und Fallen im Stoffumsatz des Hundes, aber wir sehen nicht, daß sich der Organismus bei der überreichen Nahrungszufuhr auf ein höheres Stoffwechselniveau einstellt. Der Stoffwechsel steigt zeitweilig, weil der Organismus zunächst schnell wächst und Material mit großer Gier verbraucht. Das Wachstum des Hundes ist zur Zeit, wo der Stoffwechsel das höchste Niveau hat, am lebhaftesten. Wenn das normale Gewicht allmählich wiedererlangt ist und die Wachstumsvorgänge nachlassen, paßt sich der Grundumsatz gleichfalls wieder seinem ursprünglichen Stande an. Das Verhalten der Temperatur, die Zahl der Pulsschlages und die Atmung sowie die allgemeinen Stoffwechselvorgänge, alles zeigt eine Neigung, zu demselben Zustand zurückzukehren, der für den Hund vor der Unterernährung charakteristisch war.

Die grundlegenden Fragen, welche das Laboratoriumsstudium über chronische Unterernährung lösen will, sind für den Kliniker ebenso wichtig wie für den Soziologen. Unter unseren ärmeren Bevölkerungsklassen wird oft so lange gespart, bis ernstliche Gefahr droht. Chronische Unterernährung läßt sich mit voller Lebensfreude nicht vereinen. Sie macht das Individuum apathisch und beraubt es so seines berechtigten Anteils am Lebensglück. Sie setzt auch seine Arbeitsfähigkeit herab, indem sie die Lebenskraft verringert, die Ermüdung steigert und so eine soziale Plage wird. Für den Arzt ist die Frage von der äußersten Wichtigkeit, weil er oft von Patienten aufgesucht wird, deren Leiden zwar nicht immer durch fortgesetzte Unterernährung hervorgerufen, aber doch durch sie kompliziert werden. Verschiedene Magenabnormitäten und Darmstörungen, Anämie und eine Zahl von Neurosen können durch chronische Unterernährung entstehen. Die richtige Einschätzung dieser Tatsache und ein vollkommenes Eindringen in die physiologischen Wirkungen der chronischen Unterernährung sind für seine tägliche Praxis unentbehrlich.

Unsere Beobachtungen, daß der chronisch unterernährte Hund in so hohem Grade geschwächt wurde, wie man es gewöhnlich bei Tieren im akuten vollkommenen Hunger nicht erlebt, wird durch die ausgedehnten Untersuchungen von Benedict, Miles, Roth und Smith bestätigt. Diese Versuche wurden an zwei großen Gruppen von jungen Männern ausgeführt, die ungefähr 4 Monate lang von einer herabgesetzten Kost lebten. Die Jünglinge in beiden Gruppen büßten eine beträchtliche Stickstoffmenge aus ihren Körperreserven ein, und ihr Gewicht nahm um 10% ab. Die Zufuhr an Calorien betrug normalerweise etwa 4000 pro Tag, während der Versuchszeit dagegen nur ungefähr 2000. Der Stickstoffgehalt der täglichen Nahrung, der beträchtlich schwankte, war nicht gering. Aber trotz der reichen Zufuhr, die durchschnittlich 10,5 g pro Tag betrug, blieb die Stickstoffausscheidung im Harn auffallend konstant, und der Verlust aus der Körperstickstoffreserve erfolgte kontinuierlich. In dieser Hinsicht stimmen die Resultate auch mit denen bei dem chronisch unterernährten Hunde überein. Der systolische und der diastolische Blutdruck zeigte beim Menschen eine fortdauernde Abnahme, bis ein konstantes Körpergewicht auf niederem Niveau erreicht war (—10%). Verschiedene sorgfältige neuromuskuläre Proben, wie z. B. die Zahl der Fingerbewegungen in 10 Sekunden, oder die Zeit, die erforderlich ist, um das Auge durch einen Bogen von 40° zu bewegen, beides deutliche Proben der motorischen Koordination, verraten bei einer calorisch ungenügenden Ernährung einen allgemeinen und unverkennbaren Schwächezustand. Die ungünstige Wirkung dieser fortgesetzten Unterernährung zeitigte sogar noch feinere und weiterreichende Störungen. „Wenn man nur oberflächlich nach dem Aussehen des Menschen am Ende einer langen Hungerperiode und nach der Größe seiner geistigen und physischen Tätigkeit urteilt, so könnte man fast mit Sicherheit annehmen, daß eine Verminderung der Calorienzufuhr um $^1/_3$ wohl zulässig wäre. Damit steht aber in gewissem Widerspruch ... das Bild der sekundären Anämie, deutliche Unterdrückung jeder normalen Geschlechtstätigkeit, geistige Unruhe und Unzufriedenheit.“ Ferner weisen die Autoren noch auf die Gefahren hin, die durch eine Kürzung der Kost bis unter den notwendigen Bedarf drohen: „Kürzung der Eiweißzufuhr ist ein anerkanntes und physiologisch heilkräftiges Verfahren, und eine Herabsetzung der Calorienzahl ist für lange Perioden möglich, die ausgesprochenen und auffälligen Störungen in der Blutzusammensetzung, in der normalen Geschlechtstätigkeit und in der neuromuskularen Leistungsfähigkeit sowie das Auftreten geistiger und physischer Unruhe sind aber abschreckende Erscheinungen.“

Zu den größten Leiden während des Europäischen Krieges müssen wir die ausgedehnte Verbreitung der chronischen Unterernährung zählen. Diese zeigte sich besonders bei den Zentralmächten. Bereits im Winter 1916/17 war Deutschland infolge der vollständigen Blockade der Alliierten nicht mehr imstande, die Bevölkerung mit ausreichender

Nahrung zu versorgen, da nur etwa $^2/_3$ der notwendigen Calorien- und $^3/_5$ der Eiweißmenge zur Verfügung standen. Die Folge dieser erzwungenen chronischen Unterernährung zeigte sich in der ganz allgemeinen Abnahme des Körpergewichts unter das Normalgewicht (ungefähr 20%).

Die verminderte Libido sexualis der unterernährten Männer ist von verschiedenen deutschen Autoren erwähnt worden, die auch fanden, daß die Kriegskost für das Ausbleiben der Menstruation bei einer großen Zahl von Frauen verantwortlich zu machen war. Diese Beobachtungen entsprachen den allgemeinen Laboratoriumsergebnissen.

In diesem Zusammenhang wollen wir auf Leo Loebs Untersuchungen über die Wirkung chronischer Unterernährung auf den Sexualzyklus beim Meerschweinchen hinweisen. Das Gewicht der Tiere hatte um 20—30% abgenommen. Eine Untersuchung der Eierstöcke ergab zu dieser Zeit atrophische Veränderungen der Epithelzellen der Follikel (Granulosa); das Bindegewebe war gegen den Einfluß der Unterernährung resistenter. Unter diesen Umständen entwickeln sich keine reifen Follikel, denn die Hypoplasie der Ovarien ist mit der Ovulation und dem normalen Verlauf des Sexualzyklus durchaus unvereinbar.

Reynolds und Macomber haben die „Kriegskost" nachgeahmt, indem sie Tiere mit einer Nahrung fütterten, die arm an Calcium, an Eiweiß und an Vitaminen war. Sie fanden bei ihren Versuchstieren als Folge dieser Kost einen teilweisen oder vollständigen Verlust der Fruchtbarkeit. Man darf jedoch nicht vergessen, daß das Verhältnis der Kost zur Fruchtbarkeit ganz anders sein kann, als man nach diesen experimentellen Ergebnissen annimmt. Auf jeden Fall darf man Fräulein Mitchells Beobachtungen, daß eine Zulage von Agar zu dieser mangelhaften Kost die Wirkung auf die Fruchtbarkeit sehr stark verändern kann, nicht übersehen. Es scheint daher nicht unwahrscheinlich, daß der von Reynolds und Macomber bezeichnete Zustand nicht eine einfache Folge der Unterernährung ist[1]).

Der weitverbreitete Zustand chronischer Unterernährung, den Millionen Menschen gleichzeitig durchmachten, erweckte natürlich die Aufmerksamkeit der Forscher, die sich mit Ernährungsproblemen beschäftigten. Die wichtigste Versuchsreihe ist die, welche Zuntz und Loewy an sich selbst in Berlin ausführten. Während mehrerer Jahre haben diese beiden bedeutenden Forscher Protokolle über ihren Stoffwechsel

---

[1]) Anmerkung bei der Korrektur: Inzwischen sind zwei bemerkenswerte Arbeiten erschienen, auf die wegen ihrer grundlegenden Bedeutung für diese Frage besonders hingewiesen werden muß. Evans und Bishop stellen fest, daß eine an Vitamin A arme Kost bei Ratten die geschlechtliche Entwicklung verzögert und den Eintritt der Ovulation hemmt. Zu ganz ähnlichen Ergebnissen kam Meyerstein bei seinen auf Veranlassung von Aron durchgeführten histologischen Untersuchungen an partiell unterernährter Ratten (vgl. Abb. 12 und 13, S. 246—247.)

geführt, die eine ausgezeichnete Vergleichsbasis lieferten. Das Körpergewicht von Zuntz hat sich 22 Jahre lang bis zu seinem 63. Jahre wenig geändert (es nahm langsam um 3 kg zu), sein Stoffumsatz blieb praktisch unverändert. Durch persönliche Bekanntschaft mit Professor Zuntz, bei dem ich im Jahre 1911, als er bereits 65 Jahre alt war, arbeitete, wußte ich, daß er ein kräftiger Mann und ein unermüdlicher Arbeiter war, der den viel jüngeren Leuten, die bei ihm arbeiteten,

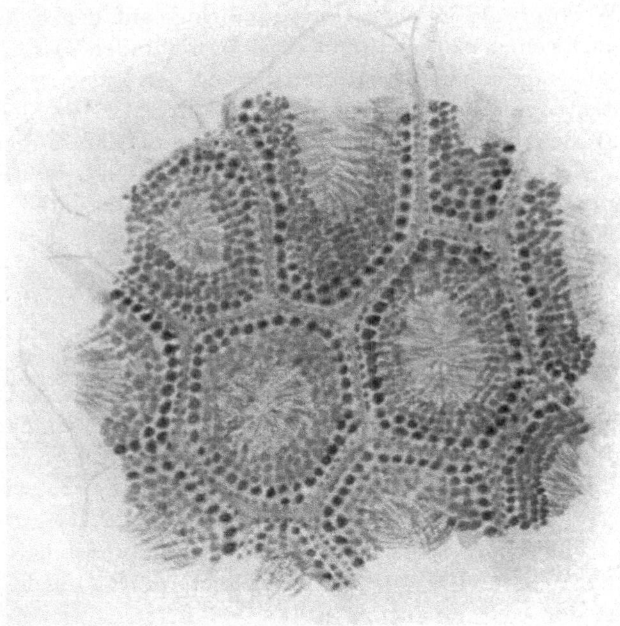

Abb. 12. Hoden von Ratte 366. Nahrung ausreichend: Roggenmehl, Caseïn, Lebertran, Salze; Brudertier von Ratte 365, gleich alt. Kanälchen eng aneinanderliegend, wenig Bindegewebe, Sertolizellen und samenbildender Apparat wohlausgebildet (nach Meyerstein).

an Ausdauer gleich und an geistiger Regsamkeit sicherlich überlegen war. Während des Krieges litt er unter der chronischen Unterernährung gemeinsam mit der übrigen deutschen Bevölkerung. Im Jahre 1917 hatte er 9 kg an Gewicht abgenommen, und sein Stoffumsatz, der nahezu ein Vierteljahrhundert konstant geblieben war, war jetzt auf ein niedrigeres Niveau gesunken. Von 1888 bis 1910 bewegte sich sein Stoffumsatz pro Tag und qm Körperoberfläche in den engen Grenzen von 773—804 Calorien. In den Jahren 1916 bis 1917 war die Calorienzahl bereits auf 709—723 gesunken. Loewys Experimente erzählen dieselbe Geschichte.

Langandauernde Unterernährung führt zu einem hydropischen Zustand der Gewebe. In den vom Kriege heimgesuchten Gegenden war dies eine gewöhnliche Erscheinung, die als Kriegsödem bezeichnet wurde. Das Anschwellen des Körpers bei Hungernden ist eine sehr wohlbekannte Tatsache und hat denselben Ursprung. Viele, die von dieser Krankheit befallen sind, sterben. Verschiedene Umstände sind für das Entstehen

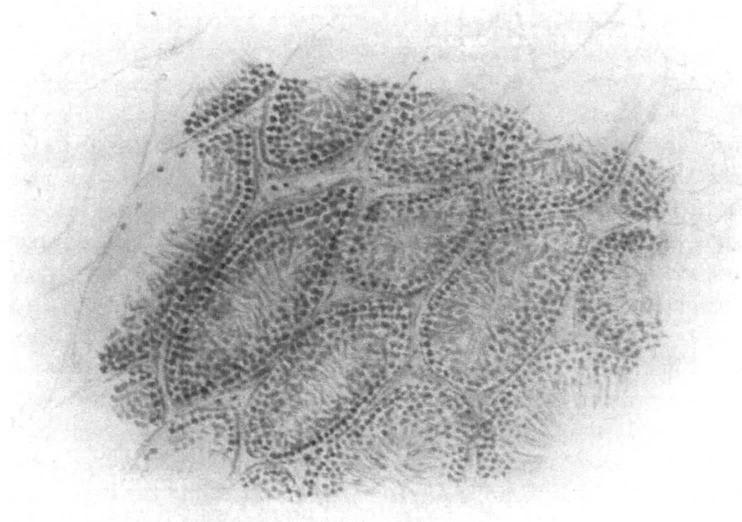

Abb. 13. Hoden von Ratte 365. Nahrung unzureichend: Kartoffelmehl, Caseïn, Lebertran, Salze; Brudertier von Ratte 366, gleich alt. Viel Bindegewebe, die Kanälchen trennend, Sertolizellen und samenbildender Apparat schlecht ausgebildet. Abb. 12 u. 13 sind bei ein- und derselben Vergrößerung mit dem Zeichenapparat gezeichnet worden (nach Meyerstein).

des Ödems verantwortlich gemacht worden, so das Überwiegen von Kohlehydraten in der Kost, die übermäßige Zufuhr von Natriumchlorid oder Vitaminmangel. Aus den äußerst sorgfältigen Untersuchungen Kohmanns geht aber hervor, daß dieser Zustand ausschließlich durch eine chronisch unzureichende Kost herbeigeführt wird, die gleichzeitig auch unvollkommen im Eiweißgehalt ist. Die Krankheit läßt sich durch geeignete diätetische Behandlung heilen.

Um jedoch zu dem ursprünglichen Problem zurückzukehren, müssen wir uns fragen, wie weit kann die Kost eines Patienten, der aus irgendeiner Veranlassung nicht genügend Nahrung zu sich nehmen kann, ohne Gefahr herabgesetzt werden? Wird das Verlangen nach Nahrung sich

der reduzierten Kost anpassen, bis die Leidenszeit vorüber ist? Kann
bei einer angemessenen Calorienzufuhr ein rationelles Ernährungssystem
gefunden werden, das den Organismus dazu befähigt, die vorübergehenden Wechselfälle gut zu überstehen? Dies sind einige der Probleme,
die noch einer befriedigenden Lösung harren. Zunächst wollen wir uns
mit der Wirkung auf den Grundumsatz beschäftigen.

VOIT, MÜLLER, VON NOORDEN und andere glauben, daß bei Ernährungsstörungen, die durch Krankheit hervorgerufen sind, die Oxydation der Körperstoffe etwas langsamer vor sich geht. Eine solche
Stoffwechseleinschränkung als Anpassungserscheinung konnte aber erst
durch sorgfältige Laboratoriumsuntersuchungen sicher festgestellt werden. Im vorhergehenden war gezeigt worden, daß sich der Grundumsatz
des Hundes schnell einer geringeren Nahrungszufuhr anpaßt. In 2 Wochen
chronischer Unterernährung stellte sich der Grundumsatz auf ein niedrigeres Niveau ein, und obgleich das Gewicht des Hundes noch weiter
abnahm, blieb der Stoffumsatz praktisch so lange konstant, bis sich infolge der anhaltenden Unterernährung Symptome physischer Erschöpfung entwickelten. Praktisch wäre es außerordentlich wichtig, zu wissen,
ob eine geeignet ausgewählte Kost dieses niedrige Stoffwechselniveau
dauernd oder wenigstens für längere Zeit aufrechterhalten könnte, und
was für Wirkungen sich in der langen Zeit zeigen würden. Was ist die
Ursache für die verringerte Stoffwechseltätigkeit? Es gibt zwei Möglichkeiten: entweder beruht die Herabsetzung auf einer Abnahme der lebenden Protoplasmamasse infolge des Körpergewichtsverlustes, oder sie
ist darauf zurückzuführen, daß sich der Organismus selbst von dem
Übermaß an stickstoffhaltigem Material befreit, mit dem seine Körperflüssigkeiten überladen sind. Die erste Hypothese kann man kaum
annehmen, selbst wenn man die BENEDICTsche Modifikation in Betracht
zieht, wonach bei einer allgemeinen Abnahme der ganzen lebenden
Körpersubstanz weniger Arbeit zu leisten ist, besonders für die Grund-
funktion der Atmung und der Zirkulation. Gegen diese Ansicht sprechen
folgende Tatsachen: Erstens fällt die größte Abnahme des Stoffumsatzes
nicht mit dem größten Verlust an Körpersubstanz zusammen, sondern
der Grundumsatz stellt sich bereits auf ein niederes Niveau ein,
wenn der Körper erst weniger als 10% seines Gewichtes verloren hat,
und bleibt im wesentlichen unverändert, während die Tiere immer weiter
an Gewicht abnehmen. Dagegen kann man eher annehmen, daß die
Verminderung in der Nahrungszufuhr „zwar eine entsprechend große
Abnahme der Energie, die für die Arbeit, aber nicht der Energie, die für
den Grundumsatz erforderlich ist, bewirkt". Die Versuche am Hunde
würden diesen Standpunkt ebenfalls, wenn auch offenbar indirekt,
bestätigen. Wenn man aus den Werten, die sich bei der Stickstoffausscheidung und beim Gasstoffwechsel ergeben haben, die relativen Fett-,

Kohlehydrat- und Eiweißmengen berechnet und dabei einen Überschuß von 75% über den Mindestbedarf annimmt (der in der Vorperiode zur Sicherstellung des physiologischen Gleichgewichtes notwendig war), so ist der berechnete Körperverlust immer größer als der tatsächlich beobachtete Verlust. Eine Erklärung für diese Unstimmigkeit finden wir nur darin, daß während der Unterernährung ein kleinerer Energieüberschuß notwendig ist, um das Gleichgewicht zu erhalten, als bei normaler Nahrungszufuhr. THOMPSON und MENDEL kamen bei ihren Untersuchungen über die Wirkung der Unterernährung an weißen Mäusen zu dem Ergebnis, daß in allen untersuchten Fällen zur Erhaltung „eine allmähliche Abnahme in der Nahrungsmenge eintrat, die pro kg Körpergewicht erforderlich war, um das Gewicht zu erhalten". Diese Ansicht wird allgemein von den Forschern auf diesem Gebiet geteilt.

Der anderen Hypothese, daß die Abnahme des Stoffumsatzes auf einer Befreiung des Organismus von übermäßigen Mengen aufgelöster stickstoffhaltiger Stoffe beruht, mangelt es noch an Beweisen, aber die bekannte Reizwirkung des Stickstoffs auf den Stoffwechselumsatz spricht sehr zu ihren Gunsten. Außerdem können wir mit dieser Hypothese die anfängliche Verminderung des Grundumsatzes und seine spätere Konstanz trotz der beständigen Abnahme des Körpergewichts erklären.

Glücklicherweise können die Wirkungen der Unterernährung schnell verschwinden, wenn dem Organismus wieder reichlich Nahrung zugeführt wird. Die Wiederherstellung unseres Hundes war höchst bemerkenswert. Die jungen Leute, an denen BENEDICT Versuche machte, holten gleichfalls alles wieder ein, was sie während der Zeit der Unterernährung verloren hatten, und sie erreichten sogar, sobald ihnen wieder eine volle Ration gewährt wurde, ein größeres Körpergewicht als vor dem Versuch. Paßt sich der Stoffwechselumsatz einem Überangebot an Nahrung an? Dabei muß man zwei Bedingungen unterscheiden. Erstens, wenn ein Organismus wirklich wachsen und neue Gewebe bilden kann, zweitens, wenn ein Überschuß an Nahrung nur zu einer Anhäufung von Reservestoffen führt. Die erste Bedingung finden wir bei jungen Individuen, deren Wachstum noch nicht seine normale Grenze erreicht hat, oder bei Individuen, die eine zehrende Krankheit oder einen Unterernährungsversuch durchgemacht haben. Die zweite Bedingung tritt ein, wenn die normalen Stoffwechselvorgänge durch irgendwelche Wechselfälle gestört worden sind. Während der Periode der überreichen Nahrungszufuhr ist der Stoffwechselumsatz bei unseren Hunden sehr schwankend, verändert sich immerfort und macht unverkennbar die wechselnden Intensitätsgrade der Protoplasmabildung beim Wiederaufbau durch. Eine Zunahme an Körpersubstanz, die unter normalen Wachstumsbedingungen Monate und möglicherweise sogar Jahre erfordert, wird hier in höchst dramatischer

Weise innerhalb von 4 Wochen vollendet. Die Stickstoffretention überschreitet in diesen 4 Wochen den während der 9 Wochen chronischer
Unterernährung erlittenen Verlust. Die Regenerationsvorgänge sind
äußerst lebhaft; jede Zelle stellt sich auf ihre höchste Leistungsfähigkeit
ein, und so kommt es zu einem schnellen Ansteigen des Grundumsatzes.

Wir haben keinen Grund, diese erhöhte Stoffwechseltätigkeit als
eine Reaktion des Organismus auf den Zustrom großer Nahrungsmengen
anzusehen, wenn auch die außerordentlichen Stickstoffmengen vielleicht
zum Teil zur Anregung des Stoffwechsels beitragen mögen. Der
Grundumsatz steigt und fällt mit der allgemeinen Wachstumstätigkeit.
Wenn aber die Regenerationsvorgänge beim Hunde nahezu vollendet
sind und die Nahrungszufuhr immer noch über den wirklichen Bedarf
vermehrt bleibt, so stellt sich der Grundumsatz auf sein altes Niveau,
das für das Versuchstier zu Beginn der Unterernährung charakteristisch
war, wieder ein. Es ist daher äußerst zweifelhaft, ob die Aufspeicherung
von Reservematerial bei der Überfütterung den Stoffwechsel beeinflußt.

Die Theorie, daß überreiche Nahrungszufuhr zum „Luxusverbrauch"
führt, ist unhaltbar, und GRAFES Erklärung der Theorie ist dürftig und
nicht überzeugend. Es ist in der Tat ganz sonderbar, daß der Hund,
mit dem GRAFE und GRAHAM experimentierten, während einer 21 Tage
langen Hungerperiode 25% an Gewicht verlor. Obwohl der Hund dann
in den zwei folgenden Monaten überreichliche Mengen von Nahrung
erhielt, stieg das Gewicht nicht über die ursprüngliche Grenze von 20 kg
hinaus. Drei Faktoren können für dieses Verhalten verantwortlich gemacht werden. Entweder verlor der Organismus Wasser in solcher Menge,
daß dadurch die Retention fester Stoffe ausgeglichen wurde, oder aber der
Hund war ungewöhnlich unruhig und setzte deshalb sehr viel Körpersubstanz um, oder schließlich könnte sich auch der Grundumsatz des Hundes auf ein höheres Niveau eingestellt haben. Die erste Möglichkeit schal-
tet GRAFE aus, vor allem, weil die analytische Untersuchung des Hundes
am Ende des Versuches nichts davon erkennen ließ. Die zweite Möglichkeit zieht GRAFE nicht genug in Betracht oder bewertet sie jedenfalls nicht
genügend. Daher ist er gezwungen, den Satz aufzustellen, daß es eine
erhöhte Stoffwechseltätigkeit bei überreichlicher Nahrungszufuhr gibt.

Wenn man die experimentell erhaltenen Werte einer sorgfältigen
Prüfung unterzieht, kann man GRAFES Auffassung nicht als gerechtfertigt anerkennen. Im Gegenteil, es ergibt sich eigentlich, daß seine
Deutung irrig ist. Die Gesamteinnahme an Nettocalorien im Laufe der
66 Tage dauernden Periode überreichlicher Ernährung betrug 124 900
Calorien oder 1893 Calorien pro Tag. Wenn man GRAFES Wert für
den Mindestenergiebedarf mit 823 Calorien als richtig annimmt, so bleibt
noch ein gewaltiger Überschuß von 130% über den tatsächlichen Bedarf.
Aus den 12 Respirationsversuchen, die an dem Hunde angestellt wurden,

ergab sich, daß die Energieabgabe 980 Calorien pro Tag betrug oder
20% über dem angenommenen Minimum. Wenn man selbst annimmt,
daß der tägliche Energieverbrauch rund 1000 Calorien betrug, bleibt
noch immer ein Überschuß von 59 000 Calorien, der in Rechnung gestellt werden muß. Wenn man weiterhin annimmt, daß das Tier im
Keller, wo die Temperatur (15° C) niedriger als im Respirationsapparat
war, doch einen um 50% (also über alle Maßen) höheren Stoffumsatz
gehabt hätte, so bleibt dennoch ein Überschuß von anscheinend unver-
brauchten 35 000 Calorien. Da die Analyse des toten Tieres ergab, daß
kein Ersatz von Wasser durch Fett erfolgt war, so bleibt als einzige
Möglichkeit, daß die Extraenergie von 500 Calorien pro Tag für die
Wärmeproduktion des Körpers gebraucht sein muß. Aber solch ein
Betrag an Wärme würde hinreichen, um die Temperatur des Hundes,
der 20 kg wog, um ungefähr 1,5° C zu heben. Die einzige einleuchtende
Erklärung der Tatsache ist aber die, welche GRAFE umgeht, daß nämlich
der Hund sonderbarerweise die überreichen Mengen an Nahrung, die
er erhielt, nicht in Form von Fettvorräten anhäufte, sondern den Überschuß durch ruhelose Tätigkeit „abarbeitete". Es ist nämlich bekannt,
daß gewisse Tiere, vor allem Gänse und Schweine, sich leicht mästen
lassen und fett werden, daß aber das Pferd, wenn es überfüttert wird,
sehr unruhig wird. Es gibt ebenso zwei Typen von Menschen: die einen
„arbeiten" sich jeglichen Überschuß an Energie durch verschiedenste
Arten von Tätigkeit wieder ab, während andere diesen Überschuß als
Fett in ihrem Körper zurückhalten und aufspeichern.

MÜLLERS Versuche stehen in scharfem Widerspruch zu denen von
GRAFE. Bei seinen Versuchen an einem normalen Individuum fand er,
daß eine Kost, die außerordentlich reich an stickstoffhaltigem Material
ist, keine Wirkung auf den Sauerstoffverbrauch hatte, selbst dann nicht,
wenn große Mengen Stickstoff vom überernährten Organismus zurückgehalten werden. Die Versuchsperson, ein junger Student, erhielt 1023 g
Stickstoff oder 6394 g Eiweiß im Laufe von 4 Wochen; während dieser
Zeit nahm sein Körpergewicht um 4,6 kg zu. Die größte Zunahme trat
in den ersten 2 Wochen ein. Offenbar wurde aber der Stickstoff nicht
in Form von Fleisch retiniert; jedenfalls fing der Körper an, Stickstoff
zu verlieren, sobald die Eiweißmenge der Nahrung wieder herabgesetzt
wurde. Respirationsversuche an diesem Menschen zeigten keinen Unterschied im Sauerstoffverbrauch während irgendeiner Phase des Experimentes, und MÜLLER folgerte ganz richtig, „daß der Gasstoffwechsel
nicht der Anhäufung von Stickstoff entsprechend ansteigt".

Die Sache verhält sich jedoch ganz anders, wenn die überreichen
Mengen von Stickstoff tatsächlich zum Aufbau der Gewebe gebraucht
werden. MÜLLER erkannte diesen Unterschied, und um seine Anschauung zu beweisen, führte er ähnliche Experimente mit Patienten

aus, die sich von schwerer Krankheit erholten. „Der plötzliche Wechsel von chronischer Unterernährung zu normalen Ernährungsbedingungen wird von einem schnellen Steigen des Grundumsatzes begleitet. Dieser Anstieg erfolgt gleichzeitig mit der Stickstoffretention, es besteht aber zwischen beiden Vorgängen kein Parallelismus. Der vermehrte Stoffumsatz ist daher nicht die direkte Folge einer fortschreitenden Zunahme an Fleisch, sondern die Folge des im ganzen erhöhten Stoffumsatzes der protoplasmatischen Substanz.“

D. Zeitweilige Unterernährung.

Das Problem der Wirkung wiederholter Unterernährung auf den Organismus ist wohl am wenigsten untersucht worden. Bei der Betrachtung dieses Problems muß man zwei Hauptpunkte berücksichtigen, nämlich die Dauer jeder Hungerperiode und den zwischen zwei aufeinanderfolgenden Hungerperioden liegenden Zwischenraum. Offenbar wird das Endergebnis sehr wesentlich von Veränderungen einer dieser oder beider Bedingungen beeinflußt. Ist nun eine kurze Hungerperiode, von ungefähr 24—72 Stunden Dauer, von Zeit zu Zeit eingeschoben, von irgend einem besonderen Nutzen für den Organismus? Verbessert solch eine periodische Durchführung einer milden Hungerkur die Kraft des Organismus, den Widerstand gegen Krankheiten und die Körperfunktionen im allgemeinen? Die hygienische Bedeutung eines solchen kurzen Fastens, wie ihn religiöser Brauch vorschreibt, wird ganz allgemein gepriesen, aber was wissen wir tatsächlich von seiner Wirkung auf den Organismus?

Die experimentellen Untersuchungen von Gorokhov, Vavilov und anderen an Menschen, welche abwechselnd eine ausreichende gemischte Kost und dann wieder nur schwarzes Brot (2—3 Pfund täglich) und Tee bekamen, sind nicht geeignet, unser Problem ausreichend zu klären. In erster Linie hungerten diese Personen während der dreitägigen Periode tatsächlich nicht völlig, sondern lebten von einer unzureichenden Kost, die hauptsächlich aus Kohlehydraten bestand. Diese Studien haben auch nur wenig, was von Bedeutung sein könnte, ergeben.

Von Seeland behauptet auf Grund seiner Versuche an Hühnern, daß zeitweilige kurze Hungerperioden zu einer kräftigeren Entwicklung des Körpers führen. Er arbeitete mit Vögeln, die schon ein konstantes Körpergewicht erreicht hatten, und fütterte einige von ihnen regelmäßig jeden Tag, während er anderen die Nahrung von Zeit zu Zeit für Perioden von 1—2 Tagen entzog, und stellte fest, daß die Hühner, die periodisch hungerten, schwerer wurden als die Kontrolltiere, obgleich sie tatsächlich weniger Nahrung als diese bekamen. Nach von Seeland beruhte die Gewichtszunahme nicht auf einer Fettablagerung, sondern auf einer Anhäufung von Eiweißstoffen, d. h. einer Fleichzunahme. Aber VON SEELAND gibt keine beweiskräftigen chemischen Angaben für die Behauptung, daß der periodische Hunger die Fähigkeit hat, den Körper schwerer, stärker und kräftiger zu machen.

MORGULIS, der mit Salamandern (Triton cristatus) arbeitete, fand, daß zeitweilig gefütterte Tiere weder ebenso schwer noch ebenso groß wie die Kontrolltiere wurden, d. h. ihr Wachstum war sowohl hinsichtlich der Zunahme an Gewicht wie Größe gehemmt, und weiterhin wirkte das häufig wiederholte Hungern auch ungünstig auf die Lebenskraft des Organismus. Diese Schlußfolgerung stimmt mit der KAGANS überein, der Tauben zwei- bis dreimal hintereinander hungern ließ, in der zwischen den Hungerperioden liegenden Zeit aber reichlich fütterte. KAGAN fand, daß die Widerstandskraft bei jedem neuen Hungerversuch abnahm. „Der Organismus, der sich von der Unterernährung durch Aufnahme einer ausgiebigen Nahrungsmenge erholt hatte, zeigte dennoch die Wirkungen des vorhergehenden Versuches . . . und wenn die Unterernährung wiederholt wird, geht er rascher zugrunde als der normale Organismus“ (S. 227).

Die Versuche von KAGAN ebenso wie meine eigenen Ergebnisse widersprechen zwar denen, die VON SEELAND erhalten hatte. Dadurch wird aber nicht notwendigerweise die Behauptung widerlegt, daß ein kurzer Hunger kräftigend wirken kann. Denn bei unseren Versuchen war die Dauer der einzelnen aufeinanderfolgenden Hungerperioden bedeutend länger als bei seinen Versuchen an Hühnern. RICHETS Versuche mit zeitweilig hungernden Kaninchen bestätigten allerdings gleichfalls VON SEELANDS Ergebnisse nicht.

Die Wirkung auf das Wachstum kann als eine gute Methode zum Studium dieser Frage betrachtet werden, und wir können diese Methode gebrauchen, um zu entscheiden, ob ein zeitweiliger Hunger für die Lebenskraft und Gesundheit des Tieres nachteilig ist oder nicht. Im nächsten Kapitel wird die weittragende Bedeutung dieser Methode eingehender in Verbindung mit dem Problem der Beziehungen zwischen aufgenommener Nahrungsmenge und erzielter Körpergewichtszunahme erörtert werden. Es genügt hier, wenn wir mitteilen, daß bei vier Gruppen von Salamandern, die jede vier Individuen zählte, und die zeitweilig hungerten, die Zunahme im Körpergewicht während einer bestimmten Zeit nur 57—81% der bei den Kontrollsalamandern gefundenen Zunahme betrug. Da die während dieser Zeit verbrauchte Nahrungsmenge nur etwa 50% der von den regelmäßig gefütterten Kontrolltieren aufgenommenen ausmachte, so ist es einleuchtend, daß zwar ein größerer Prozentsatz der Nahrung für das Wachstum verwandt wurde, aber die nur zeitweilig gefütterten Salamander doch beträchtlich unter dem Niveau blieben, das die Kontrolltiere erreichen. Nehmen wir den Durchschnitt für alle vier Gruppen zusammen, so finden wir, daß die zeitweilig hungernden Tiere, obwohl sie nur halb soviel Nahrung verzehrten, doch etwas über $^2/_3$ des Körpergewichtes der dauernd gefütterten Salamander erreichten.

Diese Ergebnisse sind offenbar nicht im Einklang mit denen von VON SEELAND, der behauptet, daß seine periodisch hungernden Vögel besser als die regelmäßig gefütterten zunahmen. Der Unterschied in unseren Ergebnissen kann natürlich durch die Annahme erklärt werden, daß die Hungerperioden bei den Salamandern ziemlich lang waren (Gewichtsverlust von 25%), ebenso wie bei KAGANS Versuchen an Tauben, während die Hühner von VON SEELAND niemals länger als 12—48 Stunden hungerten.

Es ist möglich, daß die schädlichen Wirkungen der zeitweiligen Unterernährung auf weitgehenden Veränderungen in der Zusammensetzung des Organismus beruhen, die auch dann weiter bestehen bleiben, wenn die Tiere wieder ihr Anfangsgewicht zurückgewonnen haben. Man kann beispielsweise an einen vermehrten Wassergehalt der Gewebe denken, und auf diesem könnte auch die geringere Widerstansfähigkeit gegen wiederholte Hungerperioden beruhen. Sehr kurzer Hunger würde natürlich nicht dieselbe Wirkung auf die Zusammensetzung der Gewebe ausüben. Es ist recht wünschenswert, daß diese Studien fortgesetzt und dabei die zwei Hauptbedingungen, auf die bereits am Anfang dieses Abschnittes hingewiesen wurde, möglichst variiert werden.

Dritter Teil

Unterernährung und Wachstum.

Wachstum im Sinne von Entwicklung ist eine der fundamentalsten Eigenschaften der lebenden Materie und beruht auf einer dem Organismus innewohnenden Kraft. Was ist Wachstum? Dem Nichtfachmann kann das als eine einfache, wenn nicht gar überflüssige Frage erscheinen. Wachsen bedeutet offenbar an Gewicht und Größe zunehmen. Bei näherer Prüfung läßt sich jedoch die Frage sehr schwer beantworten. Was man zunächst feststellt, ist, daß nicht jede Zunahme an Größe oder Gewicht die Folge von Wachstum ist. Eine Zunahme an Masse kann auch allein durch Resorption oder Retention von Wasser erfolgen, wie z. B. beim Ödem. Jedoch braucht man nicht etwa zu denken, der ödematöse Organismus wachse deshalb. Ferner kann eine beträchtliche Zunahme des Körpergewichtes auch infolge Fettanhäufung eintreten, eine Erscheinung, die sich häufig beim ausgewachsenen Organismus findet, lange nachdem jegliches Wachstum längst aufgehört hat.

Die Wachstumsgeschwindigkeit ist beim jungen Organismus am größten, und da die Entwicklungsvorgänge in dieser Zeit ebenfalls sehr lebhaft sind, ist man zu der Anschauung gekommen, daß echtes Wachstum mit ausgesprochenen morphologischen Veränderungen einhergehen muß. Durch diese Auffassung werden aber unnötigerweise zwei verschiedene Erscheinungen zusammengeworfen, da das Wachstum eines einzelnen Körperteiles nicht aufhört, wenn seine Entwicklung vollendet ist. So erklärt es sich, daß sich die Proportionen des Organismus beständig verändern, wenn er die verschiedenen Phasen der Entwicklung vom Säugling zum Kinde, vom Jüngling bis zum Erwachsenen durchläuft.

Bei allen Versuchen, das Wachstum zu definieren, ist man deshalb immer wieder auf Schwierigkeiten gestoßen, weil man allgemein versucht hat, eine Formel für den Organismus als Ganzes aufzustellen. Es wird jedoch immer übersehen, daß der Organismus nicht als Ganzes wächst. Wenn man das Wachstum betrachtet, so erscheint der Organismus gleich einer Mosaik. Bei gewissen Organismen gibt es ausgesprochene Wachstumsperioden; bei anderen mit komplizierterem Bau ist die Wachstumstätigkeit gewisser Teile zu der einen, die anderer zu einer anderen Zeit besonders lebhaft. Die Richtigkeit dieses Grundsatzes kann man bereits in den ersten Stadien des Embryonalzustandes feststellen. Infolge des schnellen Wachstums des Gehirns besteht in den ersten Stadien der Entwicklung der Embryo hauptsächlich aus Gehirn. Bei einem neugeborenen Kind ist der Kopf der verhältnismäßig größte Teil des Körpers. Dieser wächst in den folgenden Jahren im Vergleich zu den anderen Teilen sehr wenig.

Zunahme an Größe oder Masse ist wohl das äußerlich sichtbarste Zeichen des Wachstums, aber Wachstum ist eine Zellfunktion und umfaßt drei verschiedene Vorgänge: Zellvermehrung, Zellvergrößerung und Anhäufung von intracellulärer und intercellulärer Substanz. Nicht einer von diesen Vorgängen allein, auch nicht ein einzelner Vorgang in verstärktem Maße darf als normales Wachstum bezeichnet werden. Z. B. ist die Vermehrung der Zellen bei der Hyperplasie des Bindegewebes, das an Stelle degenerierter Parenchymzellen tritt, nicht Wachstum; auch nicht die Vergrößerung der Zellen, wie sie bei der Hypertrophie eines Organs eintritt, oder die Vermehrung des nichtprotoplasmatischen Zellanteils, z. B. bei Infiltrationen verschiedener Art. Das sind pathologische Erscheinungen. Normales Wachstum ist dagegen ein gut ausgeglichenes Wechselspiel aller dieser drei Vorgänge.

Leider besitzen wir kein besseres Maß als die Bruttogewichtsveränderungen, um eine solch verwickelte Erscheinung wie das Wachstum zu messen. Wenn diese Gewichtsveränderungen auch in den meisten Fällen zuverlässig sind, können sie doch nicht als unfehlbarer Maßstab betrachtet werden, wie später noch auseinandergesetzt wird. Lebhaftes Wachstum kann auch ohne Gewichtsveränderungen des Organismus vor sich gehen, und Wachstum ist auch mit einer Abnahme des Gesamtkörpergewichtes nicht ganz unvereinbar.

Über die eigentliche Ursache des Wachstums, über das, was die Zellvermehrung veranlaßt und die innere oder treibende Kraft darstellt, ist Näheres nicht bekannt. Dagegen ist die Forschung in der Lage, die verschiedenen inneren und äußeren Bedingungen zu untersuchen, welche die Wirkung dieser treibenden Kraft beeinflussen. Durch das Zusammenwirken verschiedener innersekretorischer Drüsen entsteht ein wirklich großartiger chemischer Regulationsmechanismus, durch dessen Tätigkeit das normale und wohlproportionierte Wachstum kontrolliert wird. Die Hypophyse und die Schilddrüse sind die wichtigsten Organe, welche diese innere Kontrolle der Wachstumsvorgänge besorgen. Von den äußeren Faktoren, die das Wachstum beeinflussen können, ist die Ernährung der wichtigste. Während der angeborene Wachstumstrieb selbst nicht kontrollierbar ist, d. h. weder verstärkt noch zerstört werden kann, ist seine Auswirkung durch Ernährungsbedingungen weitgehend beeinflußbar. Um seine Masse zu vermehren, muß der Organis-

mus aus der Umgebung Material aufnehmen, aus dem durch die gewöhnlich kurz als „Wachstumstrieb" bezeichneten Kräfte neue Gewebe
aufgebaut werden. Die Nahrung liefert dem Organismus dieses Baumaterial. Wenn aber die Zufuhr der Nahrungsstoffe aus der Umgebung,
wie beim Hunger, aufhört, muß notwendigerweise der Aufbau von
neuem Gewebe stocken. Es tritt nun ein Zustand von Kataplasie ein,
in dem das aufgespeicherte Material zur Erhaltung verbraucht wird.
Das Wachstum hört jedoch in diesem Falle nur scheinbar auf; während
das Bruttogewicht des Organismus im ganzen abnimmt, wachsen doch
gewisse Organe lebhaft weiter.

Wenn man nur nach den Bruttoveränderungen des Körpergewichts
urteilt, stockt das Wachstum nicht allein bei vollkommenem Hunger,
sondern auch bei unzureichender Nahrung oder partieller Unterernährung. Es ist wohlbekannt, daß Eiweiß das wesentlichste Baumaterial
des Organismus darstellt. Die Eiweißkörper sind aus verschiedenen einfachen Komplexen, den Aminosäuren, zusammengesetzt und unterscheiden sich untereinander durch den relativen Gehalt und die Art der
Aminosäuren, die das Molekül zusammensetzen. Das Eiweiß des Organismus wird aus den Aminosäuren des Nahrungseiweißes synthetisiert,
von dem es sich jedoch wesentlich unterscheidet. Der Organismus
besitzt selbst nur eine beschränkte Fähigkeit, Aminosäureradikale aus
einfacheren Bestandteilen synthetisch zu bilden. Er kann carbozyklische Aminosäuren, wie Tyrosin, Phenylalanin, Tryptophan, Lysin
oder Cystin, nicht herstellen. Diese müssen unbedingt von außen
her geliefert werden. Für das richtige Verständnis des Wachstumsproblems waren die Arbeiten OSBORNES und MENDELS außerordentlich förderlich, weil sie zeigten, daß nicht nur eine zum normalen
Wachstum ausreichende Eiweißzufuhr, sondern die Zufuhr gewisser
Aminosäureverbindungen erforderlich ist. Bei einer gemischten Kost,
die Eiweißstoffe verschiedener Zusammensetzung enthält, besteht
keine Gefahr, daß das Wachstum aus Mangel an gewissen spezifischen Aminosäuren stockt. Aber diese Gefahr ist vorhanden, wenn
das Eiweiß der Kost nur von einer einzigen Art ist. So z. B. fehlt
es manchen Eiweißstoffen, wie Maiskleber oder Gelatine, sowohl an
Tryptophan wie Lysin, und diese Eiweißstoffe können deshalb das
Wachstum nicht aufrechterhalten. Tatsächlich nehmen Tiere, deren
Kost als alleinige Eiweißquelle Maiskleber oder Gelatine enthält, an
Gewicht ab. Die Wachstumsfähigkeit wird scheinbar nicht beeinflußt,
weil die Tiere wieder wachsen, sobald die fehlenden Aminosäuren gegeben werden. Selbst nach einem mehrere Monate dauernden Stillstand
wird der Wachstumstrieb nicht geschädigt, und die Tiere beginnen schnell
an Gewicht zuzunehmen, wenn man ihnen die unentbehrlichen Aminosäuren zulegt.

Das geht klar aus den graphischen Darstellungen der Veränderungen des Körpergewichtes von Ratten hervor, die mit rein dar-
gestellten Eiweißstoffen gefüttert wurden. Legt man Tryptophan zu
einer Kost hinzu, die als einzigen Eiweißbestandteil Maiskleber enthält,
so wird der Ernährungsfehler ausgeglichen und die Gewichtsabnahme
aufgehalten. Die Ratten bleiben in einem Gleichgewichtszustand, nehmen weder an Gewicht zu noch ab. Wird jetzt noch Lysin, die andere
fehlende Aminosäure, hinzugegeben, so tritt wieder lebhaftes Wachstum
ein. Ähnlich verhält es sich, wenn der Eiweißkörper Edestin, der arm
an Lysin ist, oder Casein, das wenig von der schwefelhaltigen Aminosäure Cystin besitzt, die alleinige Eiweißquelle der Kost darstellen. Dann
müssen große Mengen von diesen Stoffen aufgenommen werden, damit
die für das normale Wachstum erforderlichen Mengen vorhanden sind.
Wenn diese Bedingung nicht erfüllt wird, stockt das Wachstum. Daß

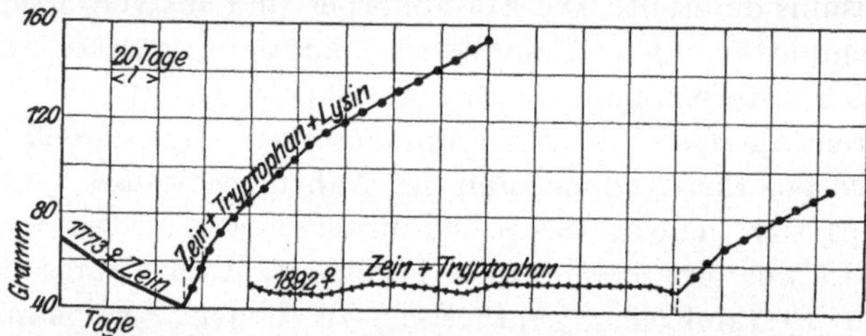

Abb. 14. Die Kurven zeigen die Wirkung einer Zulage von Tryptophan und
Lysin zu Zein, welches diese Aminosäuren nicht enthält. Die Zulage von
Tryptophan gestattet Erhaltung ohne Wachstum, wenn Zein die alleinige Eiweißquelle darstellt. Die Zulage von Tryptophan und Lysin zum Zein befähigt
die Ratten, bedeutende Fortschritte zu machen. Es ist interessant, daß die
Wachstumsfähigkeit nicht durch fortgesetzte Wachstum-Hemmung bei unvollkommener Nahrung verloren geht, wie bei der Ratte 1892 gezeigt wird. Nachdem ihr Wachstum 6 Monate gehemmt war, fing sie wieder zu wachsen an,
sobald der Nahrung, die Tryptophan und Zein enthielt, Lysin hinzugefügt
                wurde (nach T. B. Osborne und L. B. Mendel).

es sich hier um einen spezifischen Mangel handelt, erkennt man daraus,
daß dann, wenn man die fehlende Aminosäure zu der Kost hinzugiebt,
das Wachstum rasch und sicher wieder aufgenommen wird.

In dem Kapitel über die partielle Unterernährung ist darauf hingewiesen worden, daß Vitaminmangel ausnahmslos auf das Wachstum
einwirkt. Die Kostformen von ausreichendem Energiegehalt und sonst geeigneter qualitativer Zusammensetzung vermögen die Wachstumstätigkeit nicht zu erhalten, wenn Vitamine fehlen. Bedenkt man, daß Vitamine nur in äußerst kleinen Mengen vorhanden sind, so ist der von ihnen
ausgeübte Einfluß auf den Wachstumstrieb fast wunderbar zu nennen.

Als äußerer das Wachstum beeinflussender Faktor ist die Ernährung
der wichtigste, da er dem dem Organismus innewohnenden Wachstums-

triebe freien Spielraum lassen oder ihn in Schach halten kann. Die Wachstumsgeschwindigkeit hängt von der Ernährungsart ab. Die Wachstumsfähigkeit wird durch ererbte Eigenschaften bestimmt, und es scheint nicht, als ob sie durch äußere Einflüsse verstärkt werden kann. UHLENHUTH [1]) erzeugte Salamander von ungewöhnlicher Größe, indem er Amblystoma ausschließlich mit den Vorderlappen von Hypophysen fütterte. Trotz dieser Resultate ist es höchst zweifelhaft,

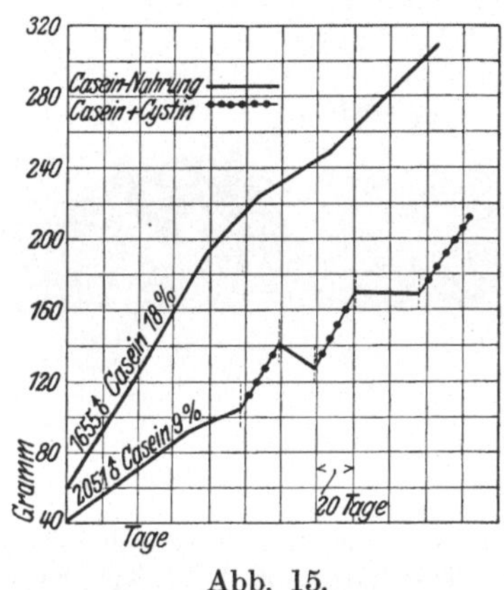

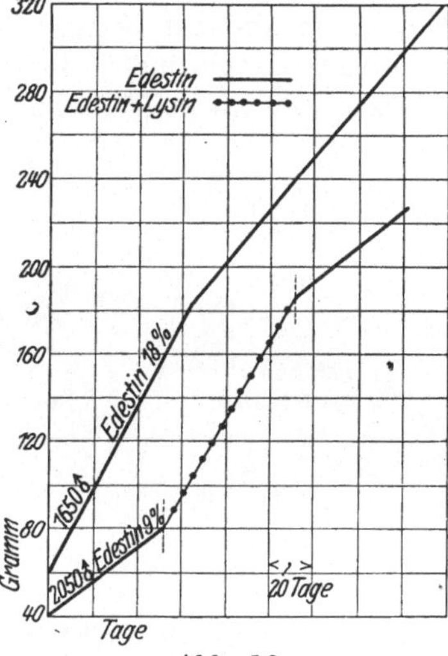

Abb. 15.   Abb. 16.

Abb. 15. Die Kurve für die Ratte 1665 zeigt befriedigendes Wachstum bei einer Kost, die 18% Caseïn als alleiniges Eiweiß enthielt. Mit kleinerer Caseïnmenge (9%) zeigte die Ratte 2051 ein viel weniger schnelles Wachstum. Die Unzulänglichkeit der kleineren Caseïnmenge beruht im wesentlichen auf dem relativen Mangel an Cystin liefernden Gruppen. Dies wird dadurch bewiesen, daß die Zulage von Cystin zu der 9% Caseïn enthaltenden Nahrung das Wachstum deutlich beschleunigt, umgekehrt Entfernung des Cystins aus der Nahrung prompt die gegenteilige Wirkung zeitigt (nach L. B. MENDEL).

Abb. 16. Die Kurve für Ratte 1650 zeigt befriedigendes Wachstum bei einer Nahrung, die 18% Edestin als alleinige Eiweißquelle enthält. Mit einer kleineren Edestinmenge (9%) Ratte 2050 — erfolgt ein viel weniger schnelles Wachstum. Daß die Unzulänglichkeit der kleineren Edestinmenge im wesentlichen auf den relativen Mangel an Lysin liefernden Gruppen zurückzuführen ist, wird bewiesen durch die Beschleunigung des Wachstums bei Ratte 2050 auf Zulage von Lysin und andererseits durch die Verlangsamung des Wachstums bei Entzug des Lysins aus der Nahrung (nach T. B. OSBORNE und L. B. MENDEL).

ob er bewiesen hat, daß es möglich ist, künstlich Riesenwuchs zu erzeugen. Gegen sein Vorgehen, nämlich die Kontrollsalamander ausschließlich mit Regenwürmern und die Versuchstiere dagegen nur mit Hypophysen zu füttern, lassen sich schwere Einwände erheben. Es ist in keiner Weise bewiesen, daß die verschiedenen Kostformen ohne Rücksicht auf irgend-

---

[1]) J. gen. Physiol. 1921. 3. S. 351.

17*

welche spezifische Stoffe, die die Hypophysen vermutlich lieferten,
wirklich in bezug auf den Energiegehalt oder die qualitative Zusammensetzung gleichwertig waren. Die Wahl von Salamandern für diesen
Zweck ist auch unglücklich, weil diese Tiere einen unbestimmbaren
Typ des Wachstums haben und dauernd während ihres ganzen Lebens
weiterwachsen. Es ist daher gar nicht sicher, ob nun die Labora-
toriumstiere, die mit Regenwürmern gefüttert wurden, oder jene, die
man in der Natur findet, die optimalen Bedingungen des Wachstums
aufweisen. Es erscheint deshalb gänzlich unberechtigt, diese Resultate

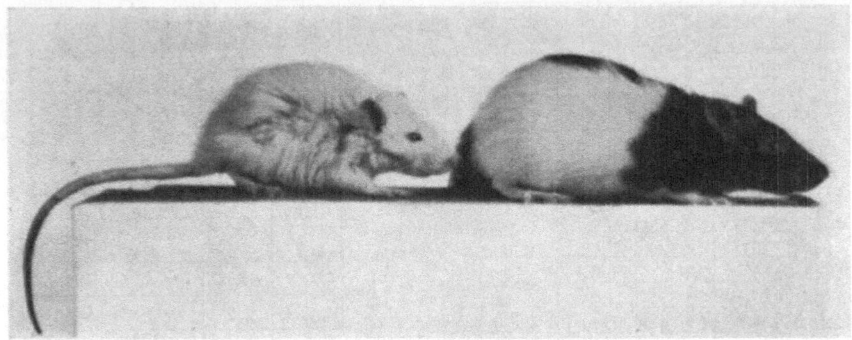

Abb. 17. Die Nahrung dieser beiden Ratten war von der Entwöhnung ab
genau gleich mit Ausnahme des Fettgehaltes. Die Ratte auf der linken Seite
erhielt 5% Sonnenblumensamenöl, die andere rechts 1,5% Butterfett. Butterfett,
Eierdotterfett und die Pflanzenblätter enthalten einen wesentlichen Nahrungsfaktor, dessen chemische Natur noch unbekannt ist und der für das Wachstum oder die Aufrechterhaltung der Gesundheit notwendig ist. Diese Substanz
wird als das fettlösliche Vitamin A bezeichnet. Sie findet sich nicht in Fetten
oder Ölen pflanzlichen Ursprungs. Ein Mangel an diesem Stoff in der Kost
ruft die Entwicklung einer eigentümlichen Augenkrankheit hervor, die Xerophthalmie genannt wird. Die Ratten standen als sie photographiert wurden im
gleichen Alter (nach McCOLLUM; mit Genehmigung der Macmillans Company).

als Beweis dafür anzusprechen, daß der Wachstumstrieb experimentell
so beeinflußt werden kann, daß Riesentiere entstehen.

Andererseits haben sorgfältige Experimente gezeigt, daß zweifellos
die Wachstumsfähigkeit eines Tieres weder aufgehoben noch überhaupt
vermindert werden kann. Wenn die Ernährungsbedingungen oder
die äußeren Verhältnisse im allgemeinen sich bessern, setzt das Wachstum sofort in beschleunigtem Tempo ein, und auch wenn das Wachstum
lange Zeit hindurch gehemmt war, wird doch volle Größe erreicht.
SHAPIRO verzögerte durch zweimal tägliche Chloroformgaben bei jungen
Katzen das Wachstum und brachte es sogar zu völligem Stillstand.
Sogleich nach Beendigung dieser Behandlung setzte das Wachstum
aufs neue ein, und zwar mit größerer Geschwindigkeit, so daß in der

folgenden Periode die zurückgebliebenen Tiere wenigstens im Gewicht die Kontrolltiere bald wieder einholten. Die den Wachstumstrieb hemmende Verzögerung ist nur vorübergehender Art, und sobald wie die Hemmung beseitigt ist, wird sie durch beschleunigtes Wachstum ausgeglichen. Ebenso verlieren Tiere, die experimentell durch Unterernährung im Wachstum gehemmt werden, nicht den ihnen innewohnenden Wachstumstrieb. Unter günstigen Bedingungen wachsen die Tiere wieder schnell bis zur normalen Größe. Bei Mäusen und Ratten, bei denen diese Frage eingehend untersucht worden ist, ist das unbedingt der Fall. Fräulein Ferry und Wheeler stellten fest, daß nach einer langdauernden Unterernährungsperiode die Gewichtszunahme rascher als in der Norm vor sich geht. Mit anderen Worten, die gehemmten Tiere wachsen in einem Tempo, das ihrer kleinen Körpergröße, nicht ihrem höheren Alter entspricht. Die Wachstumsgeschwindigkeit dürfte daher ursprünglich mehr eine Funktion der Größe als des Alters sein.

Aron fand andererseits, daß die Ratten, die dauernd bis in ein hohes Alter hinein im Wachstum zurückgehalten wurden, nicht mehr völlig normale Größe erreichen, obwohl sie bei reichlicher Ernährung an Gewicht und an Körpergröße zunächst zunahmen.

Mc Collum gibt an, daß Ratten, die durch Eiweißhunger im Wachstum gehemmt werden, lange Zeit die Fähigkeit behalten, wieder normal zu wachsen. In noch nicht veröffentlichten Versuchen haben Mc Collum und Simmonds jedoch gefunden, daß Ratten, die sehr jung auf eine an anorganischen Stoffen unzureichend zusammengesetzte Kost gebracht werden, sich unternormal in der Größe entwickeln und dauernd verkümmert bleiben. Sie bleiben infolge eines mangelhaften Längenwachstums untersetzt. Solche Tiere können bis zu einem gewissen Grade wachsen, wenn ihnen späterhin eine ausreichende Nahrung gegeben wird, aber sie bleiben dennoch deformiert. Jede Ernährungsform, die Rachitis hervorruft, stört das spätere Wachstum, selbst dann, wenn die fehlerhafte Ernährung ausgeglichen wird. (»The newer knowledge of nutrition« S. 78.)

Das Zeugnis der Anthropologen klingt nicht ebenso ermutigend. Boas stellte ausgedehnte Untersuchungen über das Wachstum von Kindern aus verschiedenen sozialen Schichten an und kam zu den folgenden Ergebnissen:

„Es ist sehr wahrscheinlich, daß die Verwendung eines abnorm großen Betrages an Energie zu schnellem Wachstum während einer kurzen Periode für die Entwicklung des Einzelwesens ungünstig ist. Eine Untersuchung über Wachstumserscheinungen bei verschiedenen Gruppen derselben Bevölkerung hat gezeigt, daß sich bei ökonomischem Wohlstand frühzeitige Entwicklung findet, während es für die Armen charakteristisch ist, daß im allgemeinen die Entwicklung in der frühen Kindheit verzögert ist und erst späterhin das Wachstum schnell abläuft. Es folgt daraus, daß sich die geistige Entwicklung in der Jugend entsprechend, wenn auch nicht ganz im gleichen Maße, verzögert, eine Zahl von Entwicklungsvorgängen muß sich daher später zusammengedrängt abspielen. Das drückt wahrscheinlich auf Körper und Geist der Armen als schwere Last, eine Last, welche die gut genährten und wohlversorgten Kinder nicht zu tragen haben. Die allgemeinen Wachstumsgesetze zeigen ferner, daß eine ungewöhnlich lange Wachstumsverzögerung nicht durch eine kurze Zeit raschen Wachstums wieder ausgeglichen werden kann. Im großen und ganzen muß daher eine übermäßige Verzögerung im Wachstum als ungünstig für die Entwicklung des Individuums betrachtet werden. Ob frühzeitige Wachstumsbeschleunigung ähnliche Nachteile nennenswerter Art haben kann, ist nicht klar."

Den Einfluß der sozialen Schichtung auf die Wachstumsgeschwindigkeit gibt die beigefügte Skizze Abb. 18 wieder, welche in graphischer Darstellung die Durchschnittsgewichte und -größe deutscher Kinder verschiedenen Alters zeigt. Die Kinder, welche Volksschulen besuchen, stammen aus den ärmeren Klassen der Bevölkerung, während die Gymnasiasten der mittleren und oberen Schicht angehören.

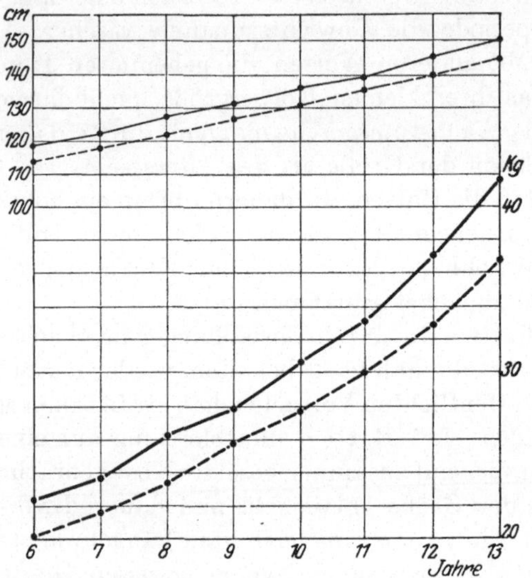

Abb. 18. Die Kurven zeigen die Zunahme in Gewicht und Körperlänge bei Knaben zwischen 6 und 13 Jahren. Die gestrichelten Linien stellen das Wachstum von Volksschülern dar, während die ausgezogenen Linien den Zahlen für Gymnasiasten aus Berlin entsprechen. Die Knaben, die diese 2 Arten von Schulen besuchen, gehören verschiedenen sozialen Schichten an (nach Daten in Mosse-Tugendreichs Krankheiten und soziale Lage, München 1912).

Die Kurven zeigen unverkennbar den Unterschied im Wachstum von Kindern, die unter verschiedenen wirtschaftlichen Bedingungen aufwachsen. Diese Aufzeichnungen beziehen sich auf die Kinder in Deutschland vor dem Kriege, d. h. in der Zeit, wo Deutschland am besten dastand. Man erkennt aus dieser Abbildung, daß die Kinder der Mittelschicht jeden Alters einen deutlichen Vorsprung vor ihren Altersgenossen aus den weniger günstig situierten sozialen Schichten aufweisen.

Diese Unterschiede bleiben anscheinend dauernd erhalten, wie die folgenden Angaben über die Körpermaße von Arbeitern und Studenten gleichen Alters zeigen[1]):

Land	Größe in cm	
	Student	Arbeiter
Italien	166,9	164,4
Frankreich	168,7	164,4
England	172,4	169,8
Spanien	163,9	159,8

Wir werden späterhin die wahrscheinliche Ursache der schädlichen Wirkung einer allzu langen Hemmung des Wachstums besprechen. Es ist wichtig, hier darauf hinzuweisen, daß daraus, daß der Organismus ein normales Gewicht erreicht, nicht unbedingt hervorgeht, daß er in jeder Hinsicht normal ist. Dies muß man jedenfalls aus HATAIS Versuchen an Ratten schließen. Er hielt 30 Tage alte Ratten im Wachstum zurück, indem er sie ausschließlich mit Stärke fütterte. Die Ratten wurden 21 Tage bei dieser unzureichenden Kost gehalten. Sie nahmen im Gewicht nicht zu, blieben viel kleiner als die Kontrollratten (55—60% im Gewicht leichter) und zeigten auch andere Symptome der Unterernährung, wie Krümmung des Rückens, unsichere Bewegungen, rauhes Fell, trockene Haut, teilweise geschlossene Augenlider. Wir wissen jetzt, daß alle diese Symptome vornehmlich durch Vitaminmangel entstehen. Als nach 21 Tage langer Unterernährung die Tiere eine bessere Kost bekamen, erholten sie sich äußerst rasch. Die Wirkung der Wachstumshemmung schwand schnell und wurde schließlich hinsichtlich des Körpergewichtes und des Gewichtes des Zentralnervensystems auch völlig ausgeglichen. Die Untersuchung der chemischen Zusammensetzung der Tiere zeigte aber, daß die Wachstumskurve allein recht irreführend wirkt; denn während das Gewicht der Tiere jetzt für ihr Alter normal war, waren sie doch nicht gänzlich frei von den Folgeerscheinungen der partiellen Unterernährung. Ihr Gehirn und Rückenmark hatte einen höheren Prozentgehalt an Wasser und einen niedrigeren Prozentgehalt an Alkohol-Ätherextrakt (Lipoiden).

Alle diese Beobachtungen zeigen, daß der Wachstumstrieb nicht vernichtet werden kann, wenn auch seine Wirkung gehemmt oder sogar völlig aufgehoben sein kann. Aber hört denn die Wachstumstätigkeit wirklich auf? Was geschieht, wenn einem jungen wachsenden Organismus eine Kost gegeben wird, die gerade allein ausreicht, um für den Ersatz der Abnutzungsquote und für den Erhaltungsbedarf des Organis-

---

[1]) MARTIN: Lehrbuch der Anthropologie, Jena 1914, angeführt nach LIPSCHÜTZ.

mus Sorge zu tragen? Was geschieht beim wachsenden Organismus, wenn kein Material für seine Wachstumstätigkeit vorhanden ist? Würde man nach dem Gesamtkörpergewicht urteilen, das sich unter diesen Umständen nicht ändern und praktisch konstant bleiben kann, so würde man glauben, daß das Wachstum tatsächlich zum Stillstand kommt. Experimentelle Untersuchungen zeigen jedoch, daß diese Annahme ein großer Trugschluß wäre, weil der Organismus nicht als ein Ganzes wächst. Er ist eine Mosaik aus einzelnen miteinander in Beziehung stehenden Teilen, von denen jedoch jeder seine eigene Wachstumsgeschichte hat. Die Wachstumskurve eines Teiles des Organismus kann ansteigen, während die Kurve eines anderen Teiles bereits den Gipfel des Wachstums erreicht hat oder sich tatsächlich schon auf dem absteigenden Ast befindet. Weiterhin kann der Wachstumstrieb eines Teiles stark, eines anderen dagegen schwach sein. In Zeiten der Fülle, wenn genug Nahrung vorhanden ist, um für jeden Teil des Organismus Baumaterial zu liefern, ist die Gesamtgewichtszunahme ein gutes Maß des Wachstums. Aber dadurch wird die Grundtatsache verschleiert, daß nämlich die Wachstumserscheinungen nicht einheitlich, sondern zusammengesetzter Natur sind. WATERS' Experimente an wachsenden Kälbern und ARONS Untersuchungen an Hunden erklären diesen Gedanken. Diese Forscher entdeckten unabhängig voneinander, daß man durch chronische Unterernährung zwar junge Tiere auf konstantem Körpergewicht halten kann, daß dabei aber nicht vollständiger Stillstand des Wachstumsvorganges eintritt. Derjenige Teil des Organismus, der in jener Phase der Entwicklung den stärksten Wachstumstrieb besitzt, ist imstande, alles verfügbare Baumaterial für sich selbst heranzuholen und, wenn dies nicht genügt, sogar die Reserven anderer Gewebe anzugreifen. Wir sehen daher Kataplasie oder Abbau gewisser Teile des Organismus einhergehen mit fortschreitendem Aufbau oder Euplasie anderer Teile. Solch ein Zustand ist bereits beim Lachs während der Brutzeit nachgewiesen worden, in der diese Tiere bisweilen mehrere Monate lang keine Nahrung zu sich nehmen. Während dieser Zeit werden alle Organe und besonders die Muskeln eingeschmolzen, um Energie für den hungernden Lachs zu liefern. Die Keimdrüsen dagegen wachsen und entwickeln sich prächtig. Die jungen Kälber und Hunde, die eine der Qualität nach völlig geeignete, aber in der Menge nicht ausreichende Kost erhielten, wachsen weiter, obwohl ihr Gewicht konstant blieb. Das Wachstum war jedoch nur auf das Knochengerüst beschränkt. Dies nahm sowohl an Größe wie an Masse zu, und die Folge war, daß die Tiere tatsächlich länger wurden. Selbst den Muskeln wurden die Reservestoffe entzogen, um den Wachstumstrieb des Knochengerüstes zu befriedigen, und die Tiere wurden hager, dürr und unverhältnismäßig schmal. Wenn man Alter nur als ein Stadium des Wachstums ansieht, wie vorher vorgeschlagen wurde, so müßte man notwendigerweise folgern, daß die verschiedenen Organe der Organismen, deren Wachstum in ungleicher Weise gehemmt wurde, gleichfalls verschieden alt sein müßten. ARON wie WATERS

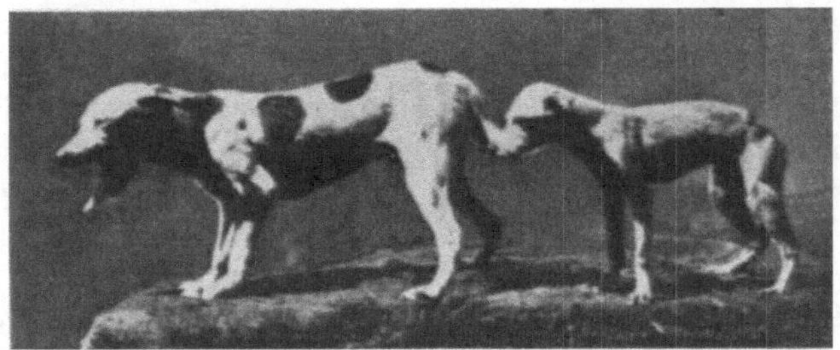

Abb. 19a.

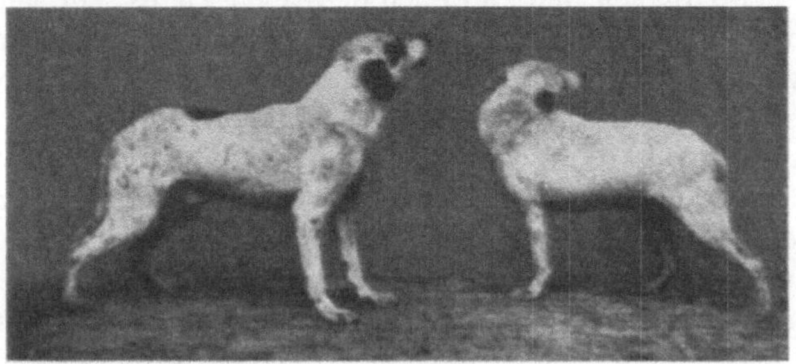

Abb. 19b.

Abb. 19. Aufnahmen zweier junger Hunde (Geschwistertiere) a) im Alter von 350 Tagen, b) im Alter von 500 Tagen. Bis zum Alter von 40 Tagen wurden die 2 jungen Hunde unter gleichen Bedingungen aufgezogen, ihr Gewicht war damals praktisch das gleiche, etwa 2 kg. Von dieser Zeit an erhielt nun der eine reichliche Kost, die 400—680 Kalorien pro Tag lieferte (die täglich Kalorienmengen waren den Veränderungen im Körpergewicht angepaßt), der andere Hund erhielt die gleiche Kost, aber nur in Mengen von täglich 110—175 Kalorien. Der erste Hund nahm in dem Zeitraum von 310 Tagen von 2 auf 6,4 kg zu, der andere hielt praktisch sein Gewicht unverändert. (Zunahme von nur 40 g). Bis zum 200ten Tage wurde er magerer, größer und länger, veränderte sich aber späterhin wenig. Obgleich er nur noch aus Haut und Knochen bestand, war er lebendiger und sogar noch regsamer als das Brudertier, das dreimal so schwer war (Bild a). Dieser Hund nahm sehr schnell an Gewicht zu, als er nach 350 Tagen wieder reichlich gefüttert wurde, wie man aus dem unteren Bilde (b) nach Ablauf von 500 Tagen entnehmen kann (nach ARON).

scheinen nach ihren Beobachtungen dieser Meinung zu sein. ARON führt an, daß die Stimme seiner Hunde trotz ihres höheren Alters und ihrer größeren Körperlänge ausgesprochen die junger Tiere war. WATERS fand gleichfalls, daß das Fleisch unterernährter Kälber die Zartheit eines jungen Tieres behielt, obgleich es dem Alter der Tiere nach das Ansehen von Rindfleisch haben sollte.

Diese Experimente von ARON und WATERS sind theoretisch sehr wichtig, weil sie große Bedeutung auf den Gedanken legen, daß das Wachstum wirklich unabhängig von der Nahrung ist, in dem Sinne, daß das eine nicht die Ursache des anderen ist. Wir werden späterhin über die Beziehungen zwischen Nahrungszufuhr und Wachstum ausführlicher sprechen. In diesem Zusammenhange wollen wir jetzt den Gedanken weiter ausbauen, daß der Wachstumstrieb eines bestimmten Teiles des Organismus so stark sein kann, daß er, um Nahrung für sich selbst zu holen, die Reserven der weniger aktiven Gewebe angreift, die nun abgebaut werden.

Das wird vielleicht am besten durch die Studien über Regeneration bewiesen. Regeneration ist eine allen Organismen eigene Erscheinung, wenn auch die Regenerationsfähigkeit bei verschiedenen Tieren und bei verschiedenen Organen und Geweben desselben Tieres sehr verschieden ist. Niedrige Organismen sind häufig mit wunderbarer Regenerationskraft ausgestattet; sie sind nicht nur imstande, kleine Schäden auszubessern, sondern ersetzen auch ganze Teile ihres Körpers oder zusammengesetzte Organe, wie das Bein oder das Auge, wieder, wenn sie sie zufällig verlieren. Crustaceen können verlorene Klauen, Gliedmaßen, Tentakeln oder Augen regenerieren; Salamander können Gliedmaßen, Auge oder Schwanz regenerieren, wenn sie diese Werkzeuge im Kampf ums Dasein oder durch die Hand eines geschickten Experimentators verloren haben. Ebenso lassen Eidechsen ihren Schwanz in der Hand ihres enttäuschten Verfolgers zurück und bekommen später durch Regeneration einen neuen Schwanz. Es ist nun sehr bemerkenswert, daß der hungernde Organismus sein Regenerationsvermögen nicht verliert. Ein durch fortdauernde Unterernährung bereits sehr erschöpfter Organismus wird seine kümmerlichen Reserven dazu benutzen, um einen verletzten Teil seines Körpers zu erneuern. Die kleinen Plattwürmer, Planaria, die man gewöhnlich in stehenden Gewässern findet, besitzen ein außerordentliches Regenerationsvermögen. MORGAN hat gezeigt, daß Planarien selbst in weit fortgeschrittenen Stadien der Unterernährung, wenn sie bis auf einen Bruchteil ihrer Anfangsgröße abgenommen haben, noch über ein Regenerationsvermögen verfügen, das stark genug ist, um die sehr reduzierten Gewebe noch weiter zum Wiederaufbau abgeschnittener Körperteile einzuschmelzen. Natürlich wird während der Unterernährung das fehlende Organ nicht so schnell oder so vollständig wie beim gut gefütterten Tiere regeneriert. Es ist aber überhaupt bemerkenswert, daß der Organismus durch Unterernährung sein Regenerationsvermögen nicht verliert. Wird Nahrung gegeben, so wird nur der Grad der Tätigkeit verstärkt. Bei seinen Versuchen mit Salamandern, Triton cristatus, fand Verfasser, daß Hunger die Fähigkeit, die abgeschnittenen Schwänze zu regenerieren, nicht hemmt. Die Schwänze wuchsen langsamer als bei den reichlich gefütterten Kontrolltieren. Wenn nach mehrwöchigem Hunger die Salamander etwa $1/4$ ihres Anfangsgewichtes verloren hatten, wurden sie aufs neue gefüttert. Die Regeneration der Schwänze wurde sofort besser, und in kurzer Zeit waren die Schwänze der Tiere ebenso lang oder sogar noch länger als die abgeschnittenen.

Es ist wiederholt betont worden, daß ein Tier, das durch akute oder irgendeine andere Form der Unterernährung an Gewicht verloren hat, sobald es ausreichend ernährt wird, sogleich wieder bewundernswert zu wachsen beginnt und in einer verhältnismäßig kurzen Zeit all das, was es verloren hat, wiedererlangt oder noch weit über das Anfangsniveau hinaus zunimmt. Die schnelle Gewichtszunahme ist der Ausdruck kräftigen Wachstums. Denn es findet nicht nur Anhäufung von Reservestoffen statt, sondern wirkliches Wachstum, so wie es vorher definiert worden ist. Es tritt eine mächtige Zellvermehrung ein, starke Größenzunahme der Zellen und eine Wiederanhäufung von Reservestoffen in Form von intracellulären und intercellulären Depots ihrer Stoffwechselprodukte. Stickstoff wird mit der für den jungen wachsenden Organismus charakteristischen Avidität zurückgehalten. Häufig erfolgt in kürzerer Zeit eine Zunahme an Körpermasse, zu der sonst Jahre normalen Wachstums erforderlich sind. Der Hunger hat eine Verjüngung des Organismus hervorgerufen. In unserem Studium über die histologischen Erscheinungen bei der Unterernährung war bereits dargelegt worden, daß außer in den weit fortgeschrittenen Stadien kaum Gewebszerfall zu beobachten ist. Im Gegenteil, die Zellen bleiben erhalten, sie verlieren nur einen großen Teil ihres Inhalts. Bei dem eifrigen Wettkampf, der im unterernährten Organismus stattfindet, werden die schwächeren und weniger wichtigen Teile des Zellorganismus zuerst geopfert, ebenso wie die weniger wichtigen Teile des Gesamtorganismus. Die lebenswichtigeren Teile bleiben erhalten, und die Lebensfähigkeit und die Lebenskraft der Zellen wird dadurch verstärkt. Das ist wohl eine einleuchtende Erklärung dafür, daß der Hunger einen belebenden und verjüngenden Einfluß ausübt. Obgleich biologisch betrachtet der Organismus keine neuen Teile bekommt, wird er doch kräftiger, indem er sich selbst vom Ballast befreit. Im vorhergehenden (siehe S. 173—75) ist darauf hingewiesen worden, daß das Zell-Zellkernverhältnis bei der Unterernährung sich derart ändert, daß eine Gewichtszunahme des Zellkerns erfolgt. Morphologisch erlangen daher die den Organismus zusammensetzenden Zellen einen jugendlichen Zustand. Sie ähneln in dieser Beziehung mehr den embryonalen Zellen, und damit kann man das mächtige Wachstum erklären, das sich bei richtiger Ernährung entfaltet.

Leider ist diese Erscheinung des intensiven Wachstums nach vorangegangener Unterernährung nicht so eingehend erforscht worden, wie nach der grundlegenden Bedeutung dieser Erscheinung wünschenswert wäre. PUGLIESE teilt einige interessante Beobachtungen mit über die Veränderungen in der Zusammensetzung der Leber und den Muskeln von Hunden, die nach vorhergehendem, langdauerndem Hunger (Körpergewichtsverlust = 35%) 4 Tage lang Nahrung bekamen. Der Aschegehalt der Leber nahm während des Hungers beträchtlich, und zwar von 3,40% auf 4,56% der Lebertrockensubstanz zu. Diese Zunahme ist zweifellos auf Zerstörung der Erythrocyten und Retention von Eisensalzen in der Leber zurückzuführen. Sobald wieder Nahrung gegeben wird, erreicht auch der Prozentgehalt an Asche wieder seinen normalen Wert. Man kann annehmen, daß das in der Leber angehäufte Eisen fortgeschafft und zur Regeneration der roten Blutkörperchen gebraucht wird. Der Wassergehalt nimmt während der Unterernährung (auf fettfreie Substanz berechnet) von 73 auf 84% zu und bleibt auch noch hoch; denn nach 4 Tage langer Nahrungszufuhr beträgt er noch 79,8%. Der Fettgehalt in der Muskulatur nimmt schnell zu, um mehr als 0,5 g pro 100 g Substanz. Man sieht auch an dem steigenden Stickstoffgehalt, daß neue Muskulatur aufgebaut wird. Auf wasser- und fettfreie Substanz berechnet, nahm der Stickstoffgehalt der Muskeln infolge der Unterernährung von 14,5 auf 14% ab. Nach viertägiger Nahrungszufuhr ist der Stickstoffgehalt bereits auf 14,2% gestiegen. Die Asche der Muskelsubstanz (auch berechnet auf fett- und wasserfreie Substanz) hat von 5,36% auf 5,03% abgenommen und zeigt ein deutliches Bestreben, zum Anfangsniveau zurückzukehren.

Der Verfasser studierte die Wirkung der Wiederauffütterung auf die histologischen Eigenschaften und die Zusammensetzung des Salamanders, Diemyctylus vir. Die Veränderungen im histologischen Bilde sind bereits beschrieben worden (siehe S. 172—78). Die Salamander hungerten 125 Tage. Sie verloren 42% an Gewicht, und ihre Körperlänge nahm durchschnittlich von 94,3 auf 91,5 mm ab. Jetzt wurden die Salamander mit Rindfleisch gefüttert und die Menge des verzehrten Fleisches sorgfältig bestimmt. Im Laufe von 8 Tagen nahmen die Tiere bei reichlicher Fütterung im Gewicht ungefähr 44% zu, die ursprünglichen Körperdimensionen wurden nahezu wieder erreicht (94 mm). Die Untersuchung hat weiterhin die sehr bemerkenswerte Tatsache ergeben, daß die Körpergewichtszunahme 0,651 g betrug, obwohl durchschnittlich in jenen 8 Tagen nur 0,531 g an Nahrung aufgenommen wurden. Durch eine Betrachtung der chemischen Zusammensetzung der wiederaufgefütterten Salamander wird die Ursache dieser scheinbaren Unstimmigkeit sogleich erklärt.

Zusammensetzung der Salamander.

	Vor der Unterernährung g	Nach der Unterernährung g	Nach der Auffütterung g	Unterschied g	Zunahme oder Verlust in Prozenten
Körpergewicht. . .	2,5560	1,4827	2,1335	+ 0,6508	+ 43,9
	berechnet:	berechnet:	gefunden:		
Trockensubstanz . .	0,6436	0,3517	0,4397	+ 0,0880	+ 25,0
Wasser	1,9124	1,1310	1,6938	+ 0,5628	+ 49,8
Organische Substanz	0,5558	0,2418	0,3366	+ 0,0948	+ 39,2
Asche	0,0878	0,1099	0,1031	— 0,0068	— 6,2

Aus den analytischen Daten geht klar hervor, daß praktisch alle Bestandteile des Organismus, wenn auch in verschiedenem Maße, während der achttägigen Fütterungsperiode zugenommen haben. Die Trockensubstanzmenge hat aber viel weniger zugenommen als das Gesamtkörpergewicht, der Wassergehalt hat sich dagegen beträchtlich vermehrt. Während der Wiederauffütterung behält der Organismus viel Wasser zurück, und daraus erklärt sich, warum die Bruttogewichtszunahme größer ist als die Menge der verzehrten Nahrung.

Weitere mit dem Salamander, Triton cristatus, ausgeführte Versuche zeigten, daß der Wachstumstrieb und nicht die Menge an verbrauchter Nahrung die ausschlaggebende Rolle spielt. Diese Versuche bestätigen auch, daß Wachstum, welches nach einer vorhergehenden Periode der Unterernährung statthat, dem embryonalen Wachstum an Intensität nicht unähnlich ist. Man muß sich daran erinnern, daß die verminderte Zellgröße oder vielmehr das veränderte Zell-Zellkernverhältnis wahrscheinlich in irgendeiner Weise kräftiges Wachstum hervorruft und daß die Wiederverjüngung des Organismus von diesem Zustand abhängt. Vor einer Reihe von Jahren beobachtete KAGAN, daß Kaninchen nach 17 Tage langem vollkommenem Hunger 56% an Gewicht bei einer Kost zunahmen, die sonst kaum zur Erhaltung des Gewichts ausgereicht hätte. Das Eiweiß, als das wichtigste Material zum Aufbau des Protoplasmas, wird von den Zellen bedeutend stärker als unter normalen Verhältnissen retiniert; parallel damit erfolgt auch eine Wasserretention.

Wenn wir die in einer bestimmten Zeit verbrauchte Nahrungsmenge (N) mit der Körpergewichtszunahme (G) während derselben Zeit vergleichen, so erhält man einen Bruch $\frac{G}{N}$, der als „Wachstumskoeffizient" betrachtet werden kann. Wenn die beiden Größen gleich sind, ist der Koeffizient $\frac{G}{N}$ natürlich $= 1$; wenn die Gewichtszunahme kleiner als die Menge verbrauchter Nahrung ist, stellt der Koeffizient einen Bruch dar, der um so größer ist, je größer der Anteil der Nahrung ist, der wirklich zum Wachstum verwandt wird. Eine Reihe von Versuchen mit normal gefütterten (Kontroll-) Salamandern und mit solchen, die nach einer Periode der Unterernährung wieder aufgefüttert wurden, ergab, daß der Wachstumskoeffizient für die ersteren nur 0,26, für die letzteren 0,73 (im Durchschnitt für 7 Tage) betrug. Weiterhin wurde die Körpergewichtszunahme während eines langen Zeitraums für diese zwei Gruppen von Tieren vergleichend bestimmt und gefunden, daß die Salamander, die vorher gehungert hatten, mit nur halb soviel Nahrung ein Gewicht erreichten, das durchschnittlich 1% über dem Gewicht der Kontrolltiere lag. Das wurde dadurch möglich, daß die Wachstumsgeschwindigkeit bei den Salamandern, welche vorher gehungert hatten, doppelt so groß war wie bei den Kontrolltieren.

Der Gedanke, den der Verfasser in seinen Untersuchungen an Salamandern entwickelt hatte, wurde ferner durch die wertvolle Arbeit von Thompson und Mendel bestätigt. Diese Forscher bestimmten sorgfältig die Nahrungsmengen, welche regelmäßig ernährte weiße Mäuse einerseits und durch vorhergehende Unterernährung verkümmerte andererseits verzehrten. Sie kamen zu demselben Ergebnis, nämlich daß „in allen Fällen das von den verkümmerten Versuchstieren erreichte Gewicht im Verhältnis zur aufgenommenen Nahrungsmenge viel größer war als bei den Kontrolltieren. Vergleicht man die Verwertung der aufgenommenen Nahrung, so sieht man, daß während der auf eine Wachstumshemmung folgenden Wachstumsbeschleunigung für eine gleiche Gewichtszunahme weniger Nahrung verbraucht wird als für die gleiche Gewichtszunahme bei normalem Wachstum. Die Vorteile dieser anscheinend besseren Verwertung der Nahrung während eines beschleunigten Wachstums können tatsächlich mit nur halb soviel Nahrung den Mehrverbrauch an Nahrung ausgleichen, der zur Erhaltung ohne Wachstum während der kurzen Vorperiode der Wachstumshemmung erforderlich war.“

Wie diese Erörterung zeigt, bringt eine durch Unterernährung bedingte Hemmung des Wachstums, sogar eine so hervorgerufene Gewichtsabnahme keine ernste Gefahr, wenn die Unterernährung nicht zu lange dauert und ausreichende Ernährung den Organismus schnell wieder auf seinen normalen Stand zurückführt. Dadurch erscheint die Unterernährung nicht so bedenklich, und es läßt sich eine gute Prognose für alle die Krankheiten stellen, in denen eine starke Unterernährung den Körper weitgehend schwächt. Man braucht nicht darauf hinzuweisen, daß kein verständiger Arzt den Organismus durch forcierte Ernährung aufzubauen versuchen würde. Denn das höchste, das er unter großen Anstrengungen erreichen würde, wäre, den Körper durch ein Depot nutzloser Stoffe zu belasten. Anders liegen die Dinge bei Patienten, die durch eine zehrende Krankheit geschwächt sind und sich erholen, oder die durch ein Zusammentreffen widriger Umstände chronischer Unterernährung unterlegen sind. Hier wird der Arzt Gelegenheit finden, den Aufbau neuer Gewebe zu fördern, wenn er es versteht, sich den Wachstumstrieb zunutze zu machen. Die unter diesen Bedingungen erzielten Resultate sind oft erstaunlich. Einen Beweis für die wunderbare Erholungsfähigkeit des Organismus liefern Kisslings Beobachtungen über die Anwendung der Lenhartz-Diät bei Patienten, die durch Unterernährung geschwächt waren. Aus der großen Zahl der Fälle, die er beobachtet und bespricht, seien einige ausgewählt, um zu zeigen, wie der geschickte Kliniker mit Hilfe der im Organismus ruhenden Triebe einen geschwächten Körper wieder aufbauen kann. Ein 41jähriger Mann z. B., der weit jenseits der Periode normalen Wachstums steht, ist, wie sein Gewicht von 44 kg zeigt, stark unterernährt. Reichliche Nahrung verbunden mit völliger Körperruhe und so wenig Medikamenten wie möglich, bauten seinen geschwächten Organismus auf, und in 7 Wochen nahm er 18 kg zu, eine Zunahme von 41%. Ein anderer Mann, 22 Jahre alt, nahm an Gewicht 43,7% in 52 Tagen zu; ein Mädchen von 19 Jahren, das nur 39,5 kg wog, nahm in einem Monat 26,6% an Gewicht zu, usw. Und wie der Körper allmählich wieder aufgebaut wird, so weicht auch die Krankheit, die in dem schwachen Gebäude sich eingenistet hatte, dem verjüngenden Einfluß der wiedererweckten Wachstumstätigkeit.

Aber warum können sich nun junge Kinder, die im Wachstum gehemmt worden sind, nicht bis zu normaler Größe entwickeln? Um dies zu verstehen, muß man sich klar vor Augen führen, daß solche Wachstumshemmungen meist durch eine Kette von Umständen hervorgerufen werden, wie man sie bei Laboratoriumsversuchen niemals findet. Langdauernde Verzögerung des Wachstums bei Kindern ist in erster Linie nicht die Folge von Unterernährung allein, sondern die Folge der Armut. Armut ist ein sozialer Zustand, nicht eine Ernährungsbedingung. Armut heißt unzureichende Ernährung, man versteht darunter aber auch noch mehr: dumpfe, ungesunde Luft, Mangel an hygienischen Bedingungen. Verzögertes Wachstum ist das Los der bleichen, mageren Säuglinge in den engbewohnten Mietskasernen. Nichts davon sehen wir in dem strahlenden und lächelnden Antlitz des gut behüteten Säuglings in den Häusern der Wohlhabenden. Verzögertes Wachstum ist ebenso wie die Armut selbst ein soziologisches Problem. Es entsteht durch die verhängnisvollste Art der Unterernährung — die minderwertige Ernährung.

In einem Bericht über die Ergebnisse eines Kinderhilfsspeisungsplanes, der in einer von Kindern einer amerikanischen Arbeiterkolonie besuchten Schule in Kansas durchgeführt wurde, stellte Fräulein Brown fest, daß die Unterernährung so schwer war, daß die Kinder, welche gespeist wurden, 300% mehr an Gewicht zunahmen als die nichtgespeiste Kontrollgruppe. Zu gleicher Zeit hatte diese Hilfsaktion andere gute Wirkungen. In kurzer Zeit erreichte die Schule, die nach ihren Leistungen unter allen Schulen an letzter Stelle stand, die dritte Stelle.

Unterernährung kann nicht nur Verzögerung des Körperwachstums, sondern auch geistige Minderwertigkeit zur Folge haben. Wie z. B. GOLDSTEIN bei Untersuchungen an 500 durch die Kriegszeit schwer geschädigten Kindern in einem besonders eingerichteten Erholungsheim in Berlin gezeigt hat, kann das normale Körpergewicht rasch wieder erreicht werden. Wir wissen aber nichts über die ebenso wichtige Frage, wieweit sich solche Kinder auch geistig erholen.

Aus HATAIs Versuchen an Ratten geht hervor, daß Unterernährung nicht nur verzögertes Körperwachstum, sondern auch Abnahme der geistigen Kräfte hervorrufen kann. Es läßt sich nicht beweisen, jedoch hat es den Anschein, daß wenigstens ein Teil der geistigen Minderwertigkeit, der man begegnet, mehr auf ungenügende Ernährung als auf minderwertige Anlage zurückzuführen ist. Es würde sehr wertvoll sein, festzustellen, bis zu welchem Grade Geistesschwäche, die gewöhnlich auf erbliche Belastung zurückgeführt wird, in Wirklichkeit durch ungenügende Ernährung bedingt wird[1]).

Die wundervolle Regenerationskraft, die dem Organismus innewohnt, gibt hier dem theoretisch und dem praktisch sozial Arbeitenden eine Möglichkeit, die Geistesschwachen wieder zu stärken und sie zu brauchbaren Mitgliedern der Gesellschaft zu machen.

BLANTON, der bei der amerikanischen Besatzungsarmee in Trier stationiert war, stellte Untersuchungen über die Wirkung der Unterernährung auf die Schulkinder dieser Gegend an. Die Kriegsverhältnisse im allgemeinen ebenso wie die geringe und unzureichend zusammengesetzte Nahrung waren schuld daran, daß die Schulleistungen ausgesprochen zurückgegangen waren, und selbst jene Schüler, die vor dem Kriege mehr geleistet hatten, brachten jetzt nur Durchschnittsleistungen auf. Der Grund des allgemeinen Rückganges der Durchschnittsleistungen liegt nach Dr. BLANTONs Ergebnissen seiner Untersuchungen in dem körperlichen Zustand der Kinder. Er fand bei 40% der Kinder eine Abnahme an Nervenenergie, die sich unmittelbar auf minderwertige Ernährung zurückführen ließ. Zugleich fand sich eine Zunahme der Zahl

---

[1]) „Die Erkenntnis nimmt immer mehr und mehr zu, daß Geistesschwäche und Irrsinn in vielen Fällen mehr durch Einflüsse der Umwelt als durch Vererbung hervorgerufen werden. Armut, schlechte Ernährung und besonders Syphilis spielen wohl hierbei eine bedeutende Rolle. Es ist daher zweifelhaft, ob man folgern darf, daß die menschliche Keimzelle so sehr geschädigt wird, wie einige Pessimisten glauben" (T. H. MORGAN in der 1922 erhaltenen MIDDLETON GOLDSMITH Vorlesung: Über die Möglichkeit gewisser Beziehungen der Genetik zur Pathologie).

der unter der Grenze stehenden Leistungsschwachen von ungefähr 1%
der Gesamtzahl der Schüler. Die minderwertige Ernährung rief auch
einen Rückgang jener feinen Koordinationen der nervösen Vorgänge
hervor, die zur guten Aussprache unentbehrlich sind. Deshalb finden
wir eine deutliche Zunahme in der Zahl der Kinder mit schwacher,
lispelnder, schnarrender Sprache. Die bei den Kindern beobachteten,
für die Unterernährung charakteristischen Schädigungen waren folgende:

a) Mangel an Nerven und Geistesenergie,
b) Unaufmerksamkeit und allgemeine nervöse Unruhe während der
   Schulstunden,
c) geringe Auffassungsfähigkeit und schwaches Gedächtnis für
   Schularbeiten.

Wie BLANTON fand, waren nicht mehr als 5% der gesamten Schüler in
ihrem Nervensystem so schwer beeinträchtigt, daß ihre Intelligenz
dauernden Schaden litt. Sein Schluß, daß es von der Qualität des Vorrats
an Nervenkraft und Intelligenz abhängt, wie weit der Organismus der
Unterernährung Widerstand zu bieten vermag, scheint nicht eingehend
begründet. Bei anderer Betrachtung ergibt sich, daß die Kinder der
ärmeren Bevölkerungsklasse, die selbst in normalen Zeiten wenig Re-
servekräfte haben, die ersten waren, welche unterlagen und angesichts
der schwierigen Lage schneller zusammenbrachen. Das biologische Problem wird dadurch direkt auf eine rein soziologische Grundlage gestellt.
Minderwertige Ernährung mäßigen Grades ist eine der normalen Be-
gleiterscheinungen der Armut, ihre Folge, daß die Nachkommen der
Armen schon vor dem Kriege geschädigt waren und nun noch mehr
unter der während des Krieges hinzutretenden Nahrungsmittelknappheit verkümmerten.

Untersuchungen, die an Kindern der ärmeren Klassen in Deutschland vor dem Kriege ausgeführt worden sind, stützen diese Behauptung.
In MOSSE-TUGENDREICHS Werk über Krankheiten in ihrer Beziehung zur
sozialen Lage (München 1912) finden wir interessante Angaben über
diese Frage. Kinder, die in Waisenasylen und anderen Wohltätigkeits-
anstalten aufgenommen wurden, also Kinder, die aus einer Bevölkerungsschicht stammen, deren Lebensunterhalt sehr knapp bemessen ist,
haben ein Gewicht ungefähr 30% unter dem normaler Kinder.

Die Erfahrungen im biologischen Laboratorium und im Laboratorium
des Lebens bestätigen die in dieser Abhandlung vertretene Auffassung,
daß der Organismus über eine geradezu bewundernswerte Wiederherstel-
lungskraft verfügt. Diese Lehre sollte allen, die sozial tätig sind, den
Weg weisen und sie anspornen, zugleich aber auch als Maßstab für das
dienen, was erreicht werden kann.

Literatur.

Einleitung.

Bardier, E.: De la sensation du faim dans le jeûne volontaire. Arch. méd. de Toulouse 1903. 9. p. 206—209. — Bassler, A.: The fasting cure answered. Month. cycl. a. med. bull. 1911. 4. p. 332—344. — Bean, C. H.: Starvation and mental development. Psychol. clin. 1908. 3. p. 78—85. — Blair, Ch.: Indian Famines. London 1874. — Budzynski, B. a. Chelkowski, K.: Hunger swelling in Poland. Journ. of trop. med. a. hyg. 1916. 19. p. 141. — Cannon, W. B.: A consideration of the nature of hunger. Harvey lect. 1912. 7. p. 130—152. — Cannon, W. B. and Washburn, A. L.: An explanation of hunger. Americ. journ. of physiol. 1911. 29. p. 441—454. — Carlson, A. J.: The control of hunger in health and disease. 1916. — Carrington, H.: Vitality, Fasting, and Nutrition. Rebman & Co. 1908 — Chapin, R. C.: The standard of living among workingmen's families in New York City. Russell sage foundation publ. 1909. — Demoor, J. et Slosse, A.: L'alimentation des Belges pendant la guerre et ses conséquençes. Bull. de l'acad. roy. de méd. de Belgique 1920. 30. p. 457—510. — Emmet, Th. A.: Ireland under English rule. 2 Vol. 1903. — Flinker, A.: Das religiöse Fasten in hygienischer und sozialpolitischer Beziehung. Dtsch. Vierteljahrsschr. f. öff. Gesundheitspfl. 1908. 40. S. 345—359. — Guelpa, G.: Starvation and purgation in the relief of disease. Brit. med. journ. 1910. 2. p. 1050. — Kellogg, J. H.: The fasting cure. Good health 1905. 40. p. 1—4. — Labbé, H.: L'inanition; ses aspects physiologiques et sociaux. Rev. des sciences psychol.. 1908. 9. p. 545—552. — Lassignardie, H.: Les hallucinations inanitionelles chez les rescapés de Courrières. Presse méd. 1906. 14. p. 291. — Levi, L.: Essai physiopathologique sur le méchanisme de la faim, ses variations, ses viciations. Arch. gén. de méd. 1905. 1. p. 1153, 1217, 1287. — Lipski, A. A.: Hunger and diseases it produces. St. Petersburg 1892. (Russisch.) — Medvedjev, J.: A contribution to the study of fasting (religious). Diss. St. Petersburg 1882. (Russisch.) — Meyer, S.: Zur Pathologie des Hungergefühls. Monatsschr. f. Psychiatr. u. Neurol. 1909. 26. S. 332—237. — Moeser, H.: Das kirchliche Fasten- und Abstinenzgebot in gesundheitlicher Beleuchtung. Frank. Zeitgemäße Brosch. 1907. 25. S. 149—172. — Müller, L. R.: Über die Hungerempfindung. Dtsch. med. Wochenschr. 1915. 41. S. 1297. — Nash, V.: The great famine and its causes. Longmans, Green & Co. 1900. — Niclot, V.: Symptoms of love as depicted in ancient literature. Progr. méd. 1920. 35. p. 489. — Parker, G. H.: The fur-seals of the Pribilov Islands. Scientific monthly 1917. 4. p. 385 to 409. — Prugavin, A. S.: Starving Peasantry (1898—1899). 1906. (Russisch.) — Pyaskovski, N.: Fasting from a physiological and hygienic point of view. Sputnik zdorov. 1903. 5. p. 130—133. — Ray, S.: An essay on the economic causes of famines in India. Calcutta 1909. — Sands, N. J.: Prolonged fasting as a factor in the treatment of acute diseases, with special reference to affections of the alimentary canal. New York State journ. of med. 1904. 4. p. 55. — Skorczewski, W.: Treatment by starvation. Przeglad lekarski, 1911. 50. p. 231—252. — Starling, E. H.: Food conditions in Germany. H. M. Stationary office. London 1919. — Sternberg, W.: Die physiologische Grundlage des

Hungergefühls. Zeitschr. f. Psychol. u. Physiol. d. Sinnesorg. 1910. 45. S. 71
—86. — Turro, R. Die physiologische Psychologie des Hungers. Zeitschr. f.
Psychol. u. Physiol. d. Sinnesorg. 1909. 44. S. 330—370. — Ders.: Die physiologische Psychologie des Hungers. II. Ibid. 1911. 45. S. 217. — Vanlaire, C.:
La faim. Rev. de Belg. 1903. 35. p. 199, 320.

Winterschlaf und verwandte Erscheinungen.

Alexandre, R.: L'hibernation humaine. Rev. des sciences psychol., 1888.
16. p. 738—741. — Broca, P.: Rapport sur la question soumise à la So-
ciété de biologie par Pouchet, MM. Pennetier, Tinel et Doyère au sujet
de la reviviscence des animaux désechés. Mém. de la soc. biol. 1860. 3. II.
p. 1—139. — Carrel, A.: Latent life of arteries. Journ. of exp. med. 1910. 12.
p. 460—486. — Hickernell, L. M.: A preliminary account of some cytological
changes accompanying desiccation. Biol. bull. of the marine biol. laborat. 1914.
27. p. 333—343. — Jacobs, M. H.: The effects of desiccation on the rotifer Philo-
dine roseola. Journ. of exp. zool. 1909. 6. p. 107—263. — Pouchet, F. A.: Expérience sur la resistance vitale des animalcules pseudoressuscitants. Cpt. rend.
hebdom. des séances de l'acad. des sciences 1859. 49. p. 886. — Schmidt, R.:
Fakire und Fakirtum im alten und modernen Indien. Yogalehre und Yoga-
praxis nach den indischen Originalquellen. Berlin: H. Barsdorf 1908. — Spallanzani, L.: Œuvres; Opuscules de physique, animale et végétal etc. Trans.
végétal etc. Trans. Jean Senebrier 1787. 2. p. 203—285. — Tashiro, Sh.:
A chemical sign of life. Univ. of Chicago publ. 1915. — Volkov, K.: Le sommeil hivernal chez les paysans russes. Bull. et mém. de la soc. d'antrop., Paris
1900. 1. p. 67—68.

Winterschlaf.

Adler, Leo: Schilddrüse und Wärmeregulation (Untersuchungen an Winterschläfern). Arch. f. exp. Pathol. u. Pharmakol. 1920. 86. S. 159—224. — Ders.:
Über den Angriffspunkt der Blutdrüsenhormone bei der Wärmeregulation.
Weitere Untersuchungen an Winterschläfern. Arch. f. exp. Pathol. u. Pharmakol.
1920. 87. S. 406—423. — Afanasiev, J.: Weitere Untersuchungen über den
Bau und die Entwicklung der Thymus und der Winterschlafdrüse der Säugetiere. Arch. f. mikroskop. Anat. 1877. 14. S. 343—389. — Albini, G.: Sull' imobilità
come causa iniz. il letargo ibernale dei Moscardini (Myoxus). Rend. d. R. accad.
d. scienze fisiche e math. di Napoli 1894. 10. II. — Ders.: Sur la léthargie des
marmottes. Arch. ital. di biol. 1901. 35. p. 294. — Annan, R.: Respiration in
animals that hibernate. Med. Times, London 1848. 19. p. 95. — Aszódi, Zoltán:
Beitrag zur Kenntnis der chemischen Wärmeregulation der Säugetiere. II. Über
künstlich erzeugte winterschlafähnliche Zustände an Mäusen. Biochem. Zeitschr.
1921. 113. S. 70—88. — Athanasiu, J.: Über den Gehalt des Froschkörpers
an Glykogen in den verschiedenen Jahreszeiten. Pflügers Arch. f. d. ges. Physiol.
1899. 74. S. 561—569. — Ders.: Sur les échanges respiratoires des grenouilles
pendant les différentes époques de l'année. Arch. de physiol. et pathol. génér.
1900. 2. p. 243—258; oder Pflügers Arch. f. d. ges. Physiol. 1900. 79. S. 400—421.
— Ders.: L'hibernation. Richet, In Dictionnaire de physiol. 1909. 8. p. 563—623.
—Athanasiu, J. et Dragoiu, J.: La distribution de la graisse dans le corps de la
grenouille pendant l'hiver. Bull. de la soc. biol. 1908. 64. p. 193. — Babcock,
H. L.: Notes on the meadow jumping mouse especially regarding hibernation.
Americ. Natur. 1914. 48. p. 485—490. — Ballowitz, E.: Über das Vorkom-
men der Ehrlichschen granulierten Zellen (Mastzellen) bei winterschlafen-
den Säugetieren. Anat. Anz. 1891. 6. S. 135—142. — Barkow, H. C. L.: Der
Winterschlaf nach seinen Erscheinungen im Tierreich dargestellt. Berlin 1846.

— Baroncini, L. e Beretta, A.: Ricerche istologiche sulle modificazioni, degli organi nei mammiferi ibernanti. Rif. med. 1900. 2. p. 76—78, 136—137, 206—210, 218. — Baumberger, J. P.: Hibernation, a periodical phenomenon. Ann. of the Americ. entomol. soc. 1917. 10. p. 179—186. — Bellion, M.: Contribution à l'étude de l'hibernation chez les invertébrés. Ann. de l'univ. de Lyon, N. S. 1909. 1. p. 27. — Ders.: Note sur l'hibernation de l'escagot (Helix pomatia). Cpt. rend. des séances de la soc. de biol. 1909. 66. p. 964—966. — Berger, J. F.: Expériences et remarques sur quelques animaux qui s'engourdissent pendant la saison froide. Mém. du museum 1828. 16. — Berninzone, M. R.: Influenza della temperatura sull' ibernazione dellamarmota. Boll. d. R. accad. med. di Genova. 1897. — Bertarelli, E.: Alcune osservazioni batteriologiche riferentisi agli ibernanti. Boll. d. soc. med. di Parma 1909. 2. p. 226. — Ders.: Ricerche batteriologiche sugli ibernanti. Boll. d. soc. med. di Parma 1912. 5. p. 68—71; ebenso Riv. d'ig. e san. publ. 1912. 23. p. 234—244. — Ders.: Bakteriologische Untersuchungen über die Winterschläfer. Zentralbl. f. Bakteriol. 1913. 68. S. 566—574. — Berthelot, M.: Observations sur la transformation supposée de la graisse en glycogéne. Cpt. rend. hebdom. des séances de l'acad. des sciences 1898. 127. p. 491—496. — Berthold, A. A.: Einige Beobachtungen über den Winterschlaf der Tiere. Müllers Arch. f. Anat., Pphysiol. u. wiss. Med. 1837. S. 63—68. — Billinger, O.: Winterschlaf und Infektion. Wien. klin. Rundschau 1896. 10. S. 769—777. — Blanchard, R.: Expériences et observations sur la marmotte en hibernation. Cpt. rend. des séances de la soc. de biol. 1903. 55. S. 734, 736, 739, 1120—1126. — Bougers, P.: Beobachtungen über die Atmung des Igels während des Winterschlafes. Arch. f. Anat. u. Physiol., Suppl. 1884. S. 325 bis 329. — Brown, P. A.: An attempt to discover some of the laws which govern animal torpidity and hibernation. Philadelphia 1847. — Brunelli, G.: Sulla origine della letargia nei mammiferi. Monitore zool. ital. 1905. 17. p. 141—162. — Buchanan, F.: Dissociation of auricles and ventricles in hibernating dormice. Proc. of the physiol. soc., London 1911. 42. p. XIX u. XXI. — Carlier, E. W.: Contributions to the physiology of the hedgehog (Erinaceus). Journ. of anat. a. physiol. 1893. 27. p. 85—111, 169—176, 354—360, 508—518. — Ders.: On the pancreas of the hedgehog during hibernation. Journ. of anat. a. physiol. 1895. 30. p. 334—346. — Carlier, E. W. and Evans, C. A. L.: A chemical study of the hibernating gland of the hedgehog together with the changes which it undergoes during winter sleep. Journ. of anat. a. physiol. 1903. 38. p. 15—31. — Chahovitch, H.: Le pouvoir agglutinant du sang chez l'Escargot en hibernation. Cpt. rend. des séances de la soc. de biol. 1921. 84. p. 731—732. — Ders.: Le pouvoir précipitant du sang chez l'Escargot en hibernation. Ibid. 84. p. 987—988. — Chapman, H. G.: The physiological properties of the muscle of Echidna histri. Journ. of physiol. 1901. 26. p. 380—393. — Cleghorn, A.: The natural history and physiology of hibernation. Popul. sc. monthly 1910. 77. p. 356 —364. — Colin: De la production du sucre dans ses rapports avec la résorption de la graisse et la chaleur animale pendant l'abstinence et l'hibernation. Cpt. rend. hebdom. des séances de l'acad. des sciences 1860. 51. p. 684. — Courier, R.: Le cycle génital de la femelle chez certatus mammifères hibernants. Cpt. rend. des séances de la soc. de biol. 1922. 87. p. 1365—1367. — Couvreur, E.: Note sur le sang de l'escargot. Cpt. rend. des séances de la soc. de biol. 1900. 52. p. 395—396. — Creighton, Ch.: Microscopical researches on the formative property of glycogen. I. London: Black 1896. — Cushing, H.: The pituitary body and its disorders. Lippincott & Co. 1912. — Cushing, H. and Goetsh, E.: Hibernation and the pituitary body. Journ. of exp. med. 1915. 22. p. 25—47. — Czermak, J. J.: Beobachtungen über den Winterschlaf des Siebenschläfers. Med. Jahrb. d. k. k. Österr. Staates, Wien 1834. 15. S. 277—278. — Decaux:

Observations sur un lézard ocellé en captivité depuis treize ans. Cpt. rend. d. congrès d. soc. savantes 1896. p. 192—203. — DELSAUX, E.: Sur la respiration des Chauves-souris pendant leur sommeil hibernal. Trav. d. lab. d. Léon Frédériq 1884. 1. p. 59—67; oder Arch. ital. de biol. 1884. 7. p. 207—215. — DUBOIS, R.: De l'influence du système nerveux central sur le méchanisme de la calorification chez les mammifères hibernants. Cpt. rend. des séances de la soc. de biol. 1893. p. 156—157. — Ders.: Sur le réchauffement automatique de la marmotte dans ses rapports avec le tonus musculaire. Ibid. 1893. p. 210—211. — Ders.: Influence du foie sur le réchauffement automatique de la marmotte. Ibid. 1893. p. 235—236. — Ders.: De l'influence de l'eau contenue dans l'organisme de l'hibernant sur les phénomènes de la thermogenèse. Ibid. 1894. p. 87—90. — Sur le frisson musculaire chez l'hibernant qui se réchauffe automatiquement. Ibid. 1894. p. 115—117. — Ders.: Sur l'influence du système nerveux abdominal et des muscles thoraciques sur le réchauffement de la marmotte. Ibid. 1894. p. 172—174. — Ders.: Variations des gaz du sang chez la marmotte pendant l'hibernation en état de veille et en état de torpeur. Ibid. 1894. p. 821—822. — Ders.: Variations du glycogène du foie et du sucre du sang et du foie dans l'état de veille et dans l'état de torpeur, chez la marmotte, et de l'influence des nerfs pneumatogastriques et sympathiques sur le sucre du sang et du foie pendant le passage de la torpeur à l'état de veille. Ibid. 1894. p. 219—220. — Ders.: Autonarcose, carbonicacétonémique ou sommeil hivernal de la marmotte. Ibid. 1895. p. 149—151. — Ders.: Physiologie comparée de la marmotte. Ann. de l'univ. de Lyon 1896. — Ders.: Sur l'augmentation de poids des animaux soumis au jeûne absolu. Ann. de la soc. Linnéenne de Lyon 1898. 45. p. 101—103. — Ders.: Nouvelles recherches sur la physiologie de la marmotte. Journ. de physiol. et de pathol. gén. 1899. 1. p. 1020—1025. — Ders.: Expérience de calorimétrie animale, et examen critique des traveaux de M. DUTTO sur l'hibernation de la marmotte. Ibid. 1899. p. 1025—1029. — Ders.: Influence de la température ambiante sur les dépenses de l'organisme chez les animaux à température variable pendant le sommeil hivernal. Ibid. 1900. p. 938. — Ders.: Remarcable antagonisme de la morphine et de l'atropine chez la marmotte. Ann. de la soc. Linnéenne de Lyon 1901. p. 40—41. — Ders.: Sur la variation de résistance des mammifères hivernants à l'inanition. Journ. de physiol. et de pathol. gén. 1902. p. 272—273. — Ders.: Sur l'immunité de la marmotte en hibernation à l'égard des maladies parasitaires. Cpt. rend. des séances de la soc. de biol. 1908. 64. p. 54—57. — DUTTO, M.: Quelques recherches calorimétriques sur une marmotte. Arch. ital. de biol. 1897. 27. p. 210—220. — DÝSĔK, V.: Respiratory movements during hibernation. Lékarske rozhledy 1913. 20. p. 611—623. (Tschechisch.) — FARINI, A.: Sur la perte des graisses et de l'eau du foie chez les granouilles hibernantes etc. Arch. ital de biol. 1908. 50. p. 81—96. — FOTHERGILL, A.: Observations on the influence of habit in accommodating animal und vegetable life to diversity of climate and temperature on torpidity, vital suspensions and reviviscence, as examplified in the phenomena of hibernating animals. Americ. med. a. philosoph. reg., N.Y. 1813. 3. p. 17—28. — FUBINI, S. et BENEDICENTI, A.: Influence de la lumière sur le chimisme de la respiration. Observations faites sur les animaux à l'état hibernant. Arch. ital. de biol. 1891. 16. p. 80—86. — GAIN, E.: Observations sur l'hibernation des spores dans les bourgeons. Cpt. rend. des séances de la soc. de biol. 1911. 7. p. 152—154. — GAMUS, L. et GLEY, E.: Sur les variations de poid des Hérrisons. Cpt. rend. des séances de la soc. de biol. 1901. p. 1019—1020. — GAULE, ALICE L.: Changes in the spleen of the frog. Journ. of morphol. 1893. 8. p. 393—414. — GAULE, J.: Über den Einfluß der Jahreszeit auf das Gewicht der Muskeln bei Fröschen. Pflügers Arch. f. d. ges. Physiol. 1901. 83. S. 81—82. — Ders.: Die Veränderungen des Froschorganismus während des Jahres. Pflügers Arch. f. d. ges. Physiol. 1901. 87. S. 473—537. — GAYDA, T.: Temperatura e funzionalitè dei muscoli isolati di riccio (Erinaceus europeus). Arch. di fisiol. 1912. 9. p. 1—51. — GEMELI, A.: Sull' ipofisi delle marmotte durante il letargo e nella stagione estiva; contributo alla fisiologia dell' ipofisi. Biologia 1906. 1. p. 130—146. — GIARD, A.: Sur la calcification hibernale. Cpt. rend. des séances de la soc. de biol. 1898. 50. p. 1013—1015. — GMELIN, G. A.: Über den Winterschlaf und einige verwandte Erscheinungen bei den Tieren. Tübingen 1839. — GRIGORESCU, G.: Diminution de l'excitabilité sensitive cutanée de la grenouille pendant l'hibernation. Arch. ital. de biol. 1895. 22. p. XCV. — GUARDABASSI, M.: Studio sul letargo. III. Azione del nervo vago sul cuore di Bufo vulgaris durante il letargo, il risveglio, la veglia. Riv. di biol. 1921. 3. p. 743—746. — HALL, M.: On hybernation. Philos. transact. 1832. II. p. 335—360. — HANRIOTT, M.: Sur la transformation de la graisse par oxydation directe. Cpt. rend. hebdom. des séances de l'acad. des sciences 1898. 127. p. 261 à 563. — HANSEMANN, D. VON: Über die sogenannten Zwischenzellen des Hodens bei pathologischen Veränderungen. Virchows Arch. f. pathol. Anat. u. Physiol. 1895. 142. S. 538—546. — Ders.: Über den Einfluß des Winterschlafes auf die Zellteilung. Arch. f. Anat. u. Physiol. 1898. S. 262—263. — Ders.: Untersuchungen über das Winterschlaforgan. Arch. f. Anat. u. Physiol. 1902. S. 160 bis 166. — HÁRI, P.: Der respiratorische Gaswechsel der winterschlafenden Fledermaus. Pflügers Arch. f. d. ges. Physiol. 1909. 130. S. 112—133. — Ders.: Über die Bedeutung der abnormen respiratorischen Quotienten im Winterschlaf und beim Erwachen aus demselben. Biochem. Zeitschr. 1921. 113. S. 89—98. — HATAI, SH.: On the presence in the human embryo of an interscapular gland corresponding to the so-called hibernating gland of lower animals. Anat. Anz. 1902. 21. S. 369—373. — HAUSMANN, W.: Über den Einfluß der Temperatur auf die Inkubationszeit und Antitoxinbildung nach Versuchen an Winterschläfern. Pflügers Arch. f. d. ges. Physiol. 1906. 113. S. 317—326. — HEGER, J.: Préparations microscopiques du cerveaux d'animaux endormis et du cerveau d'animaux éveillés. Bull. de l'acad. roy. de méd. de Belgique 1897. 11. p. 831-835. — HENRIQUES, V.: Untersuchungen über den respiratorischen Stoffwechsel winterschlafender Säugetiere. Skandinav. arch. f. physiol. 1910. 25. p. 15—28. — HIRZEL, H. u. FREY, H.: Einiges über den Bau der sogenannten Winterschlafdrüsen. Zeitschr. f. wiss. Zool. 1863. 12. S. 165—173. — HORVARTH, A. N.: Zur Lehre vom Winterschlaf. Zentralbl. f. med. Wiss. 1872. 55. S. 865—866. — Ders.: Beitrag zur Lehre über den Winterschlaf. Verhandl. d. phys.-med. Ges., Würzburg 1878—79. 12. S. 139; 13. S. 60. — Ders.: Über die Respiration der Winterschläfer. Verhandl. d. phys.-med. Ges., Würzburg 1880—81. 14. S. 55; 15. S. 177—186. — Ders.: Einfluß verschiedener Temperaturen auf die Winterschläfer. Verhandl. d. phys.-med. Ges., Würzburg 1881. 15. S. 187—219. — JANICHEN, R.: Schlußbetrachtung über Kohlensäuresauerstarre (Wärmestarre) und Winterschlaf bei Raupen. Insektenbörse 1900. 16. — ISRAEL, O.: Über künstliche Poikilothermie. Virchows Arch. f. pathol. Anat. u. Physiol. (physiol. Abt.) 1877. S. 443—453. — ISSERLIN, M., Temperatur und Wärmeproduktion poikilothermer Tiere. Pflügers Arch. f. d. ges. Physiol. 1902. 90. S. 472—490. — KENNAWAY, E. L., A note on purine metabolism in hibernating animals. Biochem. journ. 1909. 5. p. 188—192. — KIRBY and SPENCE, An introduction to entomology. Vol. 2. On the hybernation and torpidity of insects. London 1817. — KOENINCK, A.: Versuche und Beobachtungen an Fledermäusen. Virchows Arch. f. pathol. Anat. u. Physiol. 1899. S. 389—415. — KRAHELSKA, M.: Über den Einfluß der Winterruhe auf den histologischen Bau einiger Landpulmonaten. Jenaische Zeitschr. 1910. 46. S. 363—444. — KREHL, L. u. SOETBEER, O.: Untersuchungen über die Wärmeökonomie der poikilothermen Wirbeltiere. Pflügers

Arch. f. d. ges. Physiol. 1899. 77. S. 611—638. — Kulagin, N. M.: Zur Frage
über den Bau des Magens bei der Fledermaus und den Ziegelmäusen, und des
Blutes bei den letzteren während des Winterschlafes. Le physiologist russe 1898.
1. p. 95—99. — Külz, E.: Über den Glykogengehalt der Leber winterschlafender
Murmeltiere und seine Bedeutung für die Abstammung des Glykogens. Pflügers
Arch. f. d. ges. Physiol. 1881. 24. S. 74—80. — Lang, A.: Über den Saisonschlaf
der Tiere. Schweizer pädag. Zeitschr. 1899. 9. Nr. 6. — Lapicque, L.: Le jeûne
nocturne et la réserve de glycogène chez les petits oiseaux. Cpt. rend. hebdom.
des séances de l'acad. des sciences 1910. 152. p. 456—458. — Lefèvre, J.:
Chaleur animale et bioénergétique. Paris: Masson & Cie. 1911. — Legge, F.:
Sulle variazioni della fine struttura che presentano durante l'ibernazione le cellule cerebrali dei papistrelli. Monit. zool. ital. 1899. 10. p. 152. — Leonard, A.:
Der Einfluß der Jahreszeit auf die Leberzellen von Rana temp. Virchows Arch.
f. pathol. Anat. u. Physiol., Suppl. 1887. S. 28—47. — Lesser, E. J.: Die Mobilisierung des Glykogens. Münch. med. Wochenschr. 1913. 60. S. 341—343. —
Levi, G.: Sulle modificazioni morfologiche delle cellule nervose di animali a
sangue freddo durante l'ibernazione. Riv. di patol. nerv. e ment., 1898. 3.
p. 443—459. — Macco, G. di: Richerche sulla fisiopatologia del cuore. II.
La funzione del cuore durante l'ibernazione. Arch. di sc. biol. 1922. 3.
p. 133—140. — Mangili, G.: Mémoires sur la léthargie des marmottes. Ann.
du muséum d'histoire naturelle 1807. 9. — Ders.: Dei mammiferi soggetti a peri-
odico letargo. Pavia 1818. — Mann, F. C.: The ductless glands and hibernation.
Americ. journ. of physiol. 1916. 41. p. 173—188. — Mann, F. C. and Dripps, D.:
The spleen during hibernation. Journ. of exp. zool. 1917. 23. p. 277—285. —
Mareš, F.: Expériences sur l'hibernation des mammifères. Cpt. rend. des séances
de la soc. de biol., mém. 1892. p. 313—320. — Ders.: Zur Frage über die Natur
des Winterschlafes. Pflügers Arch. f. d. ges. Physiol. 1914. 155. S. 411—420. —
Martin, J.: Thermal adjustment and respiratory exchange in Monotremes and
Marsupials. Proc. of the roy. soc. of London 1901. 68. p. 352. — Maurel, E.:
Influence de la température ambiante sur les dépenses de l'organisme chez les
animaux à température variable, pendant le sommeil hibernal. Cpt. red. des
séances de la soc. de biol. 1900. 2. p. 822—824. — Maurel, E. et de Rey-
Pailhade: Influence des surfaces sur les dépenses de l'organisme chez les animaux à température variable pendant l'hibernation. Cpt. rend. des séances de
la soc. de biol. 1900. 2. p. 1061—1064. — Merzbacher, L.: Untersuchungen
über die Funktion des Zentralnervensystems der Fledermaus. Pflügers Arch.
f. d. ges. Physiol. 1903. 96. S. 572—600. — Ders.: Einige Beobachtungen an
winterschlafenden Fledermäusen. Zentralbl. f. Physiol. 1903. 16. S. 709—712. —
Ders.: Untersuchungen an winterschlafenden Fledermäusen. I. Das Verhalten
des Zentralnervensystems im Winterschlafe und während des Erwachens aus
demselben. Pflügers Arch. f. d. ges. Physiol. 1903. 97. S. 569—577. — Ders.:
II. Die Nervendegeneration während des Winterschlafes. Pflügers Arch. f. d.
ges. Physiol. 1904. 100. S. 568—585. — Ders.: Allgemeine Physiologie des
Winterschlafes. Ergebn. d. Physiol. 1904. 3. S. 214—258. — Mills, W.: Hibernation and allied states in animals. Transact. of the Pan-Americ. med. congr.,
Washington 1895. p. 1274—1285; ferner Transact. of the roy. soc., Canada 1895.
Sect. 4. p. 49—66. — Mimachi, H. u. Weinland, E.: Beobachtungen am Igel
in der Periode der Nahrungsaufnahme. Zeitschr. f. Biol. 1911. 55. S. 1—28. —
Monti, A. e R.: Sull' epitelio renale delle marmotte durante il sonno. Verhandl.
d. anat. Ges. Jena 1900. 14. S. 82—87; ferner Arch. ital. de biol. 1900. 35.
p. 296—298. — Ders.: Le ghiandole gastrice delle marmotte durante il lethargo
invernale e l'attività estiva. Arch. ital. de biol. 1903. 39. p. 248—252; oder
Ricerche d. lab. anat. norm. R. univ. di Roma 1903. 9. — Monti, R.: Étude

280   Literatur.

et observations sur les marmottes et sur quelques autres mammifères hibernants. Arch. ital. de biol. 1901. 35. p. 292—294. — Ders.: Le funzioni di secrezione e di assorbimento intestinale studiate negli animali ibernanti. Mem. d. Reale istit. lomb. di scienze e lett. 1903. 20. p. 1—20. — Ders.: Studi sul letargo. Arch. di fisiol. 1905. 2. p. 633—637 — Ders.: Le leggi del rinnovamente dell' organismo studiate negli animali ibernati. R. istit. lomb. di scienze e lett. rend., Milano 1905. 38. p. 714—719. — MOSZEIK, O.: Mikroskopische Untersuchungen über den Glykogenansatz in der Froschleber. Pflügers Arch. f. d. ges. Physiol. 1888. 42. S. 556—581. — MÜLLER-ERZBACH, W.: Das Aufleben aus der Erstarrung; eine zoologische und anthropologische Studie. Westermanns Monatshefte 1905. 49. S. 235—242. — NAGAI, H.: Der Stoffwechsel des Winterschläfers. Zeitschr. f. allg. Physiol. 1909. 9. S. 243—367. — NAZAROFF: Einige Versuche über künstliche Erwärmung und Abkühlung warmblütiger Tiere. Virchows Arch. f. pathol. Anat. u. Physiol. 1882. 90. S. 482—498. — NOÉ, J.: Résistance hibernale du hérrison à la morphine. Cpt. rend. des séances de la soc. de biol. 1903. 55. p. 684 —686. — PAPPENHEIM, A.: Beobachtungen über das Verhalten des Knochenmarkes beim Winterschlaf in besonderem Hinblick auf die Vorgänge der Blutbildung. Zeitschr. f. klin. Med. 1901. 43. S. 363—376. — PATRIZI, M. L.: Sur la contraction musculaire des marmottes dans le sommeil et dans la veille. Arch. ital. de biol. 1894. 21. p. 86—92. — Ders.: Contributo allo studio dei movimenti respiratorii negli ibernanti. Nota critico-sperimentale. Accad. d. scienze med. e natur. di Ferrara 1897. 71. p. 181—191. — PEISER, J.: Über den Einfluß des Winterschlafes auf die Schilddrüse. Zeitschr. f. Biol. 1906. 48. S. 482—488. — PEMBREY, S.: The effect of variation in external temperature upon the output of carbonic acid and the temperature of young animals. Journ. of physiol. 1895. 18. p. 363—379. — Ders.: Observations upon the respiration and temperature of the marmot. Ibid. 1901. 27. p. 66—84. — Further observations upon the respiratory exchange and temperature of hibernating mammals. Ibid. 1903. 29. p. 195—212. — PEMBREY, S. and HALE-WHITE, W.: Heat regulation in hibernating animals. Ibid. 1896. 19. p. 477—495. — PEMBREY, S. and PITTS, A. G.: The relation between the internal temperature and the respiratory movements of hibernating animals. Ibid. 1899. 24. p. 305—316. — PLOETZ, A. J.: Die Vorgänge in den Froschhoden unter dem Einfluß der Jahreszeit. Virchows Arch. f. pathol. Anat. u. Physiol., Suppl. 1890. S. 1—29. — POLIMANTI, O.: Sulle variazioni di peso delle marmotte in ibernazione. Boll. d. R. accad. med. di Roma 1904. 30. p. 227—261; oder Arch. ital. e biol. 1904. 42. p. 341—367. — PRUNELLA, M.: Recherches sur les phénomènes sur les causes du sommeil hibernal de quelques mammifères. Ann. d. muséum d'hist. natur. 1811. 18. p. 302—321. — QUERTON, L.: Le sommeil hibernal et les modifications des neurons cérébraux. Ann. et bull. de la soc. roy. des sciences méd. et natur. de Bruxelles 1898. 7. p. 147—204. — QUINCKE, H.: Über die Wärmeregulation beim Murmeltier. Arch. f. exp. Pathol. u. Pharmakol. 1882. 15. S. 1—21. — RASMUSSEN, A. T.: The oxygen and carbon dioxide content of the blood during hibernation in the woodchuck. Americ. journ. of physiol. 1915. 39. p. 20—30. — Ders.: A further study of the blood gases during hibernation in the woodchuck. The respiratory capacity. Ibid. 1916. 41. p. 162—172. — Ders.: Absence of chromatolytic changes in the central nervous system of the woodchuck (Marmota monax) during hibernation. Journ. of compar. neurol. 1916. 26. p. 391—401. — Ders.: Theories of hibernation. Americ. naturalist 1916. 50. p. 609—625. — Ders.: Demonstration of NISSL preparations indicating an absence of chromatolytic changes in the central nervous system of the woddchuck during hibernation. Americ. journ. of physiol. 1917. 42. 619. — Ders.: Cyclic changes in the interstitial cells of the ovary and testes in the woodchuck. Endocrinology 1918. 2. p. 353—403. — Ders.: The glandular status of brown multiocular adipose tissue. Ibid. 1922. 6. p. 760—770. — RAS-MUSSEN, A. T. and G. B.: The volume of the blood during hibernation and other periods of the year in the woodchuck. Americ. journ. of physiol. 1917. 44. p. 132 —148. — RAVENNA, F.: Sulla colorabilità primaria del tessuto nervoso in rapporto allo stato di ibernazione e di veglia. Riv. di patol. nerv. e ment. 1906. 11. p. 1—10. — REACH, F.: Beitrag zur Physiologie des Winterschlafes. Zeitschr. f. Biol. 1910. 26. S. 391—405. — REGNAULT et REISET: Recherches chimiques sur la respiration des animaux de diverses classes. Paris 1849. — REEVE, H.: An essay on the torpidity of animals. London 1809. — REINHARDT, L.: Der Winterschlaf. Naturw. Wochenschr. 1903. 3. S. 403—407. — ROLLET, A., Anatomische u. physiologische Bemerkungen über die Muskeln der Fledermäuse. Sitzungsber. d. k. k. Akad. d. Wiss., Wien 1889. 98. III. S. 169. — ROUBAUD, E.: Disparition du pouvoir infectant chez l'anaphèle paludéen au cours de l'hibernation. Cpt. rend. des séances de la soc. de biol. 1918. 166. p. 264—266. — RULOT, H.: Über den Winterschlaf der Fledermäuse. Bull. de l'acad. roy. de méd. de Belgique 1901. 17. p. 30. — Ders.: Note sur l'hibernation des Chauve-souris. Trav. d. labor. de L. Frédérique 1904. 7. p. 1—11. — SAISSY, J. A.: Recherches expérimentales anatomiques, chimiques, etc.; sur la physique des animaux mammifères hybernants, notamment les marmottes, les loires, etc. Paris et Lyon 1808. — Ders.: Untersuchungen über die Natur der winterschlafenden Säugetiere. Arch. f. Physiol. (Reiles) 1815. 12. S. 293—369. — SALMON, A.: Sui rapporti tra l'ipofisi; il sonno ed il letargo dei mammiferi ibernanti, con speciali considerazioni sulla genesi del letargo. Sperimentale 1916. 70. p. 345—378. — SCHÖNDORFF, B.: Der Glykogenstoffwechsel der Weinbergschnecke im Winterschlaf und beim Auskriechen. Pflügers Arch. f. d. ges. Physiol. 1912. 146. S. 151—154. — SEMON, R.: Notizen über die Körpertemperatur der niederen Säugetiere. Pflügers Arch. f. d. ges. Physiol. 1894. 58. S. 229—232. — SERBELLONI, P.: Ricerche sperimentali anatomiche e chimiche, specialmente sulle marmotte, onde arrivare a render ecc. Atti d. accad. fis.-med.-statist. di Milano 1866. 22. p. 86—110. — SIMPSON, S.: The food factor in hibernation. Proc. of the soc. f. exp. biol. a. med. 1912. 9. p. 92. — Ders.: The relation of external temperature to hibernation. Proc. of the soc. f. exp. biol. a. med. 1913. 10. p. 180. — Ders.: Temperature regulation in the woodchuck (pamphlet). 1913. — SKORITSCHENKO, G.: Lebensunterdrückung (Neues und Altes über den Winterschlaf.) Diss., St. Petersburg 1891. (Russisch.) — SOETBEER, O.: Über die Körperwärme der poikilothermen Wirbeltiere. Arch. f. exp. Pathol. 1898. 40. S. 53—80. — SORBI, G.: Studio sul letargo. II. Influenza di alcuni veleni in Rana esculenta allo di letargo, di risveglio e di veglia. Ann. fac. di med. e chirurg., Perugia. 1921. 26. p. 17—24. — SPALLANZANI, L.: Mémoires sur la respiration. Traduits en français par JEAN SENEBIER, à Genève. Paschoud 1803. — SUCKOW: Der Winterschlaf der Insekten. Husingers Zeitschr. f. org. Physik 1827. 1. S. 611. — SUPINO, F.: Il sonno ivernale e l' alimentazione delle carpe. R. istit. Lomb. d. scienze e lett. 1911. 44. p. 387—401. — TELLO, F.: Sombre la existencia de neurofibrillas colosales en las neuronas de los reptilos. Trab. del laborat. d'investig. biol. univ. de Madrid 1903. 2. p. 223. — TIEDMANN, F.: Bemerkungen über die Thymusdrüse des Murmeltieres während des Winterschlafes. Dtsch. Arch. f. Physiol. (Meckel) 1815. 1. S. 481—499. — TOWER, W. L.: Inheritable modification of the water relation in hibernation of Leptinotarsa decem-lineata. Biol. bull. of the marine biol. laborat. 1917. 33. p. 229—257. — VALENTIN, G.: Beiträge zur Kenntnis des Winterschlafes. I. Moleschotts Untersuchungen 1857. 1. S. 206—258. — Ders.: II. Wechsel der Organe während des Winterschlafes. Ibid. 1857. 2. S. 1—55. — Ders.: III. Wärmeverhältnisse. Ibid. 1857. 2. S. 222 bis 246. — Ders.: IV. Lungen und Hautausdünstung. Ibid. 1857. 2. S. 285—314. — Ders.: V. Merkliche Ausgaben: Kot, Harn, Galle und Leberzucker. Ibid. 1857.

3. S. 195—229. — Ders.: VI. Statik der Ernährungserscheinungen. Ibid. 1858.
4. S. 58—83. — Ders.: VII. Willkürliche Änderungen des Körpergewichtes.
Aufnahme von Stoffen. Ibid. 1858. 5. S. 11—64. — Ders.: VIII. Ernährungs-
veränderungen der Gewebe während des Winterschlafes. Ibid. 1859. 5. S. 259
bis 277. — Ders.: IX. Herzschlag und Atembewegungen. Ibid. 1860. 7.
S. 39—69. — Ders.: X. Blutdruck, Lauf des Blutes in den feineren Gefäßen,
Art der Herzbewegung, Schnelligkeit des Kreislaufes. Ibid. 1862. 8. S. 39—69.
— Ders.: XI. Einige Eigentümlichkeiten des Blutes. Ibid. 1865. 9. S. 129—151.
— Ders.: XII. Thermoelektrische Beobachtungen. Ibid. 1865. 9. S. 227—248.
— Ders.: XIII. Einige Verhältnisse des zentralen Nervensystems. Ibid. 1865.
9. S. 632—648. — Ders.: XIV. Dichtigkeitsveränderungen der Muskelmasse
während der Zusammenziehung. Ibid. 1870. 10. S. 265—279. — Ders.: XV.
Fortpflanzungsgeschwindigkeit der Nervenerregung. Ibid. 1870. 10. S. 526—578.
— Ders.: XVI. Atmungskurven. Ibid. 1870. 10. S. 590—615. — Ders.: XVII.
Einige Vergiftungswirkungen. Ibid. 1870. 10. S. 616—633. — Ders.: XVIII.
Muskelkurven. Ibid. 1870. 10. S. 634—648. — Ders.: XIX. Einfluß der Te-
tanisation auf die elektromotorischen Eigenschaften der Nerven und der Muskeln.
Ibid. 1876. 11. S. 149—168. — Ders.: XX. Einfluß des beständigen Stromes auf
die Nervenwirkung. Ibid. 1876. 11. S. 169—181. — Ders.: XXI. Einiges über
die Herzschlaginterferenz der Nervenerregung. Ibid. 1876. 11. S. 392—402. —
Ders.: XXII. Untersuchungen des Auges. Ibid. 1876. 11. S. 450—454. —
Ders.: XXIII. Änderungen der elektromotorischen Eigenschaften der Sinnes-
nerven durch die ihnen entsprechenden eigentümlichen Erregungsdaten. Ibid.
1876. 11. S. 602—627. — Ders.: XXIV. Das Netzhautrot. Ibid. 1881. 12. S. 31
bis 75. — Ders.: XXV. Einige Versuche an Nerven und Muskeln. Ibid. 1881
12. S. 239—250. — Ders.: XXVI. Wärmeverhältnisse. Ibid. 1881. 12. S. 466
—472. — Ders.: XXVII. Brechungsverhältnisse. Ibid. 1888. 13. S. 34—39. —
Victoroff, K.: Zur Kenntnis der Veränderungen des Fettgewebes beim Frosche
während des Winterschlafes. Pflügers Arch. f. d. ges. Physiol. 1908. 125. S. 230
bis 236. — Vierordt, K.: Die Blutkörperchenmengen des Murmeltiers im Winterschlaf. Arch. f. physiol. Heilkunde. 13. S. 408. — Vignes, H.: L'exstirpation de la masse hibernale. Cpt. rend. des séances de la soc. de biol. 1913. 75.
p. 360. — Ders.: Influence de la masse hibernale sur diverses intoxications (adré-
naline, chloroforme, toxine tétanique). Cpt. rend. des séances de la soc. de biol.
1913. 75. p. 397. — Ders.: Influence de la masse hibernale du rat sur quelques
ferments de l'organisme. Cpt. rend. des séances de la soc. de biol. 1913. 75. p. 418.
— Weinland, E. u. Riehl, M.: Beobachtungen am winterschlafenden Murmeltier. Zeitschr. f. Biol. 1906. 49. S. 37—69. — Ders.: Über das Verhalten des
Glykogens beim heterothermen Tier. Zeitschr. f. Biol. 1907. 50. S. 75—92. —
Yung, E.: Contribution à l'histoire physiologique de l'escargot. Mém. couron-
nés de l'acad. roy. d. sciences, lett. et beaux-arts de Belgique 1887. 49. — Zalla,
M.: Ricerche sperimentale sulle modificazioni morfologiche delle cellule nervose
negli animali ibernanti. Riv. di patol. nerv. e ment. 1910. 15. p. 211—221; ferner
Arch. ital. de biol. 1910. 54. p. 116—126. — Zuntz, N.: Über den Winterschlaf
der Tiere. Naturw. Wochenschr. 1905. 4. S. 145—148.

Metamorphose.

Barfurth, D.: Der Hunger als förderndes Prinzip in der Natur. Arch. f.
mikroskop. Anat. 1887. 29. S. 28—34. — Bataillon, E.: Recherches anatomiques et expérimentales sur la métamorphose des amphibiens anoures. Ann.
de l'univ. de Lyon 1891. 2. — Bataillon et Couvreur: La fonction glycogénique
chez le ver à soie pendant la métamorphose. Cpt. rend des séances de la soc. de
biol. 1892. 44. p. 669—671. — Bohn, G.: Influence de l'inanition sur les méta-

morphoses. Cpt. rend. des séances de la soc. de biol. 1904. 1. p. 661—663. — CHAUVIN, M. VON: Über die Verwandlung der mexikanischen Axolotl in Amblystoma. Zeitschr. f. wiss. Zool. 1876. 27. S. 522—535. — COUVREUR, M. E.: Sur la transformation de la graisse en glycogène chez le ver à soie pendant la métamorphose. Cpt. rend. des séances de la soc. de biol. 1895. 47. p. 796—798. — KAUFMANN, L.: Researches on the artificial metamorphosis of Axolotls. Bull. acad. sc., Cracovie 1918. S. 32—75. — KRIŽENECKÝ, J.: Über die beschleunigende Wirkung des Hungers auf die Metamorphose. Biol. Zentralbl. 1914. 34. S. 46—59. — LOOS, A.: Über die Degenerationserscheinungen im Tierreich. Fürstl. Jablonowskische Ges., Leipzig 1889. — POWERS, J. H.: The causes of acceleration and retardation in the metamorphosis of Amblystoma. Americ. natural. 1903. 37. p. 385—410. — ROMEIS, B.: Experimentelle Untersuchungen über die Wirkung innersekretorischer Organe. Arch. f. Entwicklungsmech. d. Organismen 1914. 40. S. 571—650; 41. S. 57—119. — SCHAPER, A.: Beiträge zur Analyse des tierischen Wachstums. Arch. f. Entwicklungsmech. d. Organismen 1902. 14. S. 307—400. — TANGL, F.: Zur Kenntnis des Stoff- und Energieumsatzes holometaboler Insekten während der Metamorphose. Pflügers Arch. f. d. ges. Physiol. 1909. 130. S. 1—54. — TANGL, F. u. FARKAS, K.: Beiträge zur Energetik der Ontogenese. Über den Energieumsatz des Seidenspinners während der Entwicklung im Ei und während der Metamorphose. Pflügers Arch. f. d. ges. Physiol. 1903. 98. S. 490—546. — TELLE, L.: Sur les troubles physiologiques qui accompagnent la métamorphose des insectes holométaboliens. Cpt. rend. des séances de la soc. de biol. 1898. 5. p. 955—956. — WEINLAND, E.: Über die Stoffumsetzungen während der Metamorphose der Fleischfliege (Calliphora vomitoria). Zeitschr. f. Biol. 1906. 47. S. 186—231. — Ders.: Über die Ausscheidung von Ammoniak durch die Larven von Calliphora, und über eine Beziehung dieser Tatsache zu dem Entwicklungsstadium dieser Tiere. Ibid. 1906. 47. S. 232—250. — Ders.: Weitere Beobachtungen an Calliphora. I. Das Verhalten des Petroleumätherextraktes im Puppenbrei. Ibid. 1907. 49. S. 351—372. — Ders.: II. Über das Verhalten der Kohlehydrate im Brei der Puppenund Larven. Ibid. 1907. 49. S. 421—465. — Ders.: III. Über die Beziehungen der Vorgänge am Fett und an den Kohlehydraten zueinander und zu dritten Stoffen. Ibid. 1907. 49. S. 466—485. — Ders.: IV. Über chemische Momente bei der Metamorphose. Ibid. 1907. 49. S. 486—493. — Ders.: Über die Bildung von Fett aus eiweißartiger Substanz im Brei der Calliphoralarven. Ibid. 1908. 51. S. 197—278. — Ders.: Über das Verhalten des Fettes im Preßsaft der Larven und Puppen und im Brei der Puppen. Ibid. 1909. 52. S. 430—440. — Ders.: Über die Periodizität des Fettbildungsprozesses im Larvenbrei. Ibid. 1909. 52. S. 441—453. — Ders.: Über die Zersetzung von Fett durch die Calliphoralarven. Ibid. 1909. 52. S. 454—467. — Ders.: Über das Verhalten von Blut und Gewebe der Calliphoralarven. Ibid. 1909. 52. S. 468—478. — YAMAKAWA, J.: Carbohydrate formation from fat in the metamorphosis of the silkworm. Jap. med. lit. 1919. 4. p. 35.

Lachs.

GREENE, C. H.: Changes in nitrogenous extractives in the muscular tissue of the King salmon during the fast of spawning migration. Journ. of biol. chem. 1919. 39. p. 457—478. — GREENE, CH. W.: Biochemical changes in the muscle tissue of King salmon during the fast of spawning migration. Journ. of biol. chem. 1919. 39. S. 435—456. — Ders.: Carbohydrate content of the King salmon tissues during the spawning season. Journ. of biol. chem. 1921. 48. p. 429—436. — MIESCHER, F.: Histochemische und physiologische Arbeiten. Leipzig 1897. — PATON, NOEL D., Editor: Report of investigations on the life-history of the salmon in fresh water. Glasgow: Fishery board of Scotland 1898.

Vollkommener Nahrungsmangel.

ABDERHALDEN, E., BERGELL, P. u. DÖRPINGHAUS, N.: Verhalten des Körpereiweiß im Hunger. Zeitschr. f. physiol. Chem. 1904. 41. S. 153—156. — ADLERSBERG, D.: Die NH_3-Ausscheidung bei der Hungerosteopathie und der chronischen Unterernährung. Biochem. Zeitschr. 1922. 132. S. 1—17. — ADUCCO, V.: Action de la lumière sur la durée de la vie, la perte de poid, la température et la quantité de glycogène hépatique et musculaire chez les pigeons soumis au jeûne. Arch. ital. de biol. 1889. 12. p. 215. — Ders.: Influence du jeûne sur l'intensité d'action de quelques substances toxiques. Ibid. 1893. 19. p. 441—447. — Ders.: Le phénomène de la raréfaction expiratoire du battement cardiaque chez les chiens à jeûne. Ibid. 1894. 21. p. 412—416. — Ders.: Action inhibitrice du clorure de sodium sur les mouvements respiratoires et sur les mouvements cardiaques de chiens à jeûne. Ibid. 1894. 21. p. 418—422. — Ders.: Influenza del digiuno sopra l'intensità di alcuni sustanze tossiche. Boll. d. R. accad. med. di Roma 1895. 19. p. 184. — AFANASSIEV, M.: Über anatomische Veränderungen der Leber während verschiedener Tätigkeitszustände. Pflügers Arch. f. d. ges. Physiol. 1883. 30. S. 385—436. — AJELLO, G. e SOLARO, A.: Le ricambio materiale e la tossicità dell' urina nell' inanizione dell' uomo. Rif. med. 1893. 3. p. 46—47. — ALBERTONI, P.: La sécrétion biliaire dans l'inanition. Arch. ital. de biol. 1894. 20. p. 134—138. — ALBU, N.: Über den Eiweißstoffwechsel bei chronischer Unterernährung. Zeitschr. f. klin. Med. 1899. 38. S. 250—264. — ALDEHOFF, G.: Über den Einfluß der Karenz auf den Glykogenbestand von Muskel und Leber. Zeitschr. f. Biol. 1889. 25. S. 137—162. — ALLEN, FRED. M. Control of experimental diabetes by fasting and total dietary restriction. Journ. of exp. med. 1920. 31. p. 575—586. — ALLEN, G. D.: The rate of oxygen consumption during starvation, feeding, growth and regeneration in relation to the method of susceptibility to KCN as a measure of rate of metabolism. Americ. journ. of physiol. 1919. 49. p. 420—473. — ALLESANDRO, F.: Secrezione delle lagrime nel digiuno. Arch. di ottalmol. 1910. 18. p. 722. — ALMEDIA, D. DE: Febre de inanição. Gaz. de hosp. de Porto 1913. 7. p. 145—148. — ALTMANN, R.: Die Elementarorganismen und ihre Beziehungen zu den Zellen. Leipzig: Veit & Co. 1890. — ANGELICI, G.: Contributo alla fisiologia del digiuno: ricerca della plasma precipitine e del potere antitossico. Progr. med. 1903. 2. p. 205—209. — ARGAUD, R. et BILLARD, G.: Inversion de la formule leucocytaire sous l'influence de l'inanition. Cpt. rend. des séances de la soc. de biol. 1911. 70. p. 746. — ARON, HANS: Die Stoffverluste des Säuglings im Hunger. Jahrb. f. Kinderhlk. 1917. 86. p. 128—151. — ASADA, H.: Acidosis during starvation. Americ. journ. of physiol. 1919. 50. p. 1—8. — ASCHER, L.: Das Verhalten des Darmepithels bei verschiedenen funktionellen Zuständen. I. Zeitschr. f. Biol. 1908. 51. S. 115—126. — ASH, J. E.: The blood in inanition. Arch. of internal med. 1914. 14. p. 8—32. — ATTILIO, F.: Sul ricambio degli aminoacidi del digiuno. Sperimentale 1914. 68. p. 137—144. — AVROROW, P.: Metabolism of matter and energy in the organism during complete inanition. Diss. St.-Petersburg. 1900. (Russisch.) — BABES, A. et BANTOI, C.: Les albuminuries et les cylindruries consécutives à l'inanition chez les herbivores. Bull. de la sect. scient. de l'acad. roumaine 1913. 1. p. 207—212. — Ders.: L'inanition chez les herbivores. Ibid. 1913. 1. p. 196—206. — BAGLIONI, S.: Recenti studi di fisiologia sull'inanizione umana. Arch. di antropol. crim. psichiatr. e med. 1916. 8. p. 389—400. — BALDI, D.: Über die Kreatininausscheidung während des Fastens und über seine Bildung im Organismus. Zentralbl. f. klin. Med. 1889. 10. S. 651. — BANG, Ivar.: Untersuchungen über den Reststickstoff des Blutes. Mitteilungen I—V. Biochem. Zeitschr. 1916. 72. S. 104—168. — BARBÉRA, A. G.: L'élimination de la bile dans le jeûne et après différents genres d'alimentation. Arch. ital. de biol. 1895.

23. p. 165—172. — Ders.: La secrezione del latte e la sua composizione chimica durante il digiuno prolungato e nella rialimentazione. Ann. di farmacol. e chim. biol. 1900. p. 456. — Ders.: Di alcune funzioni nervose nell' inanizione completa: eccitabilità secretoria della corda de timpano, de simpatico cervicalle ecc. Boll. d. soc. med.-chirurg., Bologna 1900. p. 686. — Ders.: Excitabilité sécrétrice de la corde du tympan, du sympathique cervical, et du vague dans le jeûne prolongé et activité sécrétante des cellules de la glande sous-maxillaire, de l'estomach et du pancréas. Arch. ital. de biol. 1903. 39. p. 40—56. — Ders.: Contribution à la connaissance des modifications que le jeûne apporte dans les éléments anatomiques des differentes organes et tissus de l'économie animale. Ibid. 1903. 39. p. 56—62. — Ders.: Influenza del digiuno completo e prolungato sul potere secernente del pancreas, sull' attività proteolitica del succo pancreatico e sul contenuto in secretina ed enterochinase del tenue intestino. Arch. di fisiol. 1907. 4. p. 413—419. — Bardier, E.: Échanges respiratoires chez les animaux gras en inanition. Cpt. rend. des séances de la soc. de biol. 1897. 49. p. 162—163. — Ders.: Du sentiment de la faim; ses causes. Arch. méd. de Toulouse 1901. 7. p. 375—378. — Ders,: L'inanition. Dictionnaire de physiol. 1913. 9. p. 58—131. — Barfurth, D.: Vergleichend-histologische Untersuchungen über das Glykogen. Arch. f. mikroskop. Anat. 1885. 25. S. 259—404. — Barrows, F. W.: The effect of inanition on the structure of nerve cells. Americ. journ. of physiol. 1898. 1. p. XIV. — Bassler, A.: The fasting cure answered. Monthly cyclop. and med. bull. 1911. 4. p. 332—344. — Baumel, L.: Un cas d'inanition grave chez un enfant de 12 ans. Montpel. méd. 1908. 27. p. 457—464. — Baumstark, R. u. Mohr, L.: Über die Darmfäulnis im Hunger. Zeitschr. f. exp. Pathol. u. Therap. 1906. 3. S. 687—690. — Bean, C. H.: Starvation and mental development. Psychol. clin. 1909. 3. p. 78—85. — Bechterev, W. von: Über den Einfluß des Hungers auf die neugeborenen Tiere, insbesondere auf das Gewicht und die Entwicklung des Gehirns. Neurol. Zentralbl. 1895. 14. S. 810—817. — Beech, I.: Anatomical changes in the retina of dogs during inanition. Diss. St. Petersburg 1895. (Russisch.) — Beeli, S. S.: Atrophic changes in acute starvation. Diss. Kiew 1908. (Russisch.) — Bendix, E. u. Dreger, K.: Die Ausnutzung der Pentosen im Hunger. Dtsch. Arch. f. klin. Med. 1903. 78. S. 198—204. — Benedict, F. G.: The influence of inanition on metabolism. Publ. of the Carnegie instit., Washington 1907. — Ders.: A study of prolonged fasting. Ibid. 1915. — Benedict, F. G. and Diefendorf, A. R.: The analysis of urine in a starving woman. Americ. journ. of physiol. 1907. 18. p. 362—376. — Benedikt, H.: Über die Ausscheidung des Schwefels in pathologischen Zuständen. Zeitschr. f. klin. Med. 1898. 36. S. 281—334. — Berard, P.: Cours de physiologie. De la faim et de l'inanition. Paris 1848. — Berninger, J.: Einwirkung von Hunger auf Hydra. Zool. Anz. 1910. 36. S. 271—279. — Berti, A.: Sull' appetito e sulla fame. Arch. di farmacol. sperim. e scienze aff. 1918. 25. p. 161—174. — Bial, M.: Beitrag zum Abbau der Eiweißkörper im Hunger. Dtsch. med. Wochenschr. 1903. 19. S. 149. — Bidder, F. u. Schmidt, G.: Die Verdauungssäfte und der Stoffwechsel. Leipzig 1852. — Biddle, H. C. and Howe, P. E.: A note on the composition of muscles from fasting dogs. Biochem. bull. 1913. 2. p. 386—389. — Bierry, H. et Ferrand, L.: Variation de la glycémie pendant l'inanition. Cpt. rend. hebdom. des séances de l'acad. des sciences 1913. 156. p. 2010—2013. — Bizzozero, E.: Sur le pouvoir hémolityque naturel du sérum de poulet dans l'inanition aiguë. Arch. ital de biol. 1904. 42. p. 212—216. — Blanton, S.: Mental and nervous changes in the school children in Germany caused by malnutrition. Mental hyg. 1919. 3. p. 343. — Blatherwick, N. R. and Hawk, P. B.: The output of fecal bacteria as influenced by fasting and by low an high protein intake. Journ. of the Americ. chem. soc. 1914. 36. p. 147—152. — Bloor, W. R.: Studies on blood fat. Journ. of biol. chem. 1914. 19. p. 1—24. — Blumen-

THAL, F.: Zum Abbau der Eiweißkörper im Hunger. Dtsch. med. Wochenschr. 1903. 29. S. 437—439. — BOHN, G.: Intervention des influences passées dans la résistance à l'inanition d'un animal. Cpt. rend. des séances de la soc. de biol. 1904. 56. p. 791—792. — BÖHTLINGK, R. R.: Des rapports quantitatifs de certaines substanees azotées dans l'urine d'animaux soumis au jeûne complet. Arch. sc. biol., St.-Pétersbourg 1902. 8. p. 483—563. — Ders.: Beitrag zur Kenntnis des Gewichtes einiger Organe bei absoluter Karenz. Ibid. 1903. 9. p. 397—409. — Ders.: Sur les modifications de la constitution chimique de l'organism dans l'inanition. Ibid. 1897. 5. p. 395—416. — BÖNNINGER, M. u. MOHR, L.: Untersuchungen über einige Fragen des Hungerstoffwechsels. Säurebildung im Hunger. Zeitschr. f. exp. Pathol. u. Pharmakol. 1906. 3. S. 675—687. — BOROWSKY, W. M.: Untersuchungen über Actinosphaerium eichhorni. Arch. f. Protistenkunde. 1910. 19. S. 255—288. — BOTAZZI, F. e CAPPELLI, F.: Il Na ed il K negli erytrociti durante il digiuno, nell' avvelenamento per fosforo ecc. Atti d. Reale accad. dei Lincei, rendiconto 1899. 8. — BOUCHARD, CH.: L'augmentation du poids du corps, et transformation de la grisse en glycogène. Cpt. rend. hebdom. des séances de l'acad. des sciences 1898. 127. p. 464—469. — BOUCHARDAT, A.: De l'alimentation insuffisante. Thèse de concours, Paris 1852. — BOUCHAUD, J. B.: De la mort par l'inanition et études expérimentales sur la nutrition chez le nouveau-né. Paris 1864. — BOURGEOIS, L. K.: De l'inanition et de ses rapports avec la thérapeutique, l'hygiène et la médicine légale. Ann. de la soc. méd.-chirurg. de Bruges 1855. — BOYCOTT, A. E. and CHISOLM, R. A.: The influence of underfeeding on the blood. Journ. of pathol. a. bacteriol. 1911. 16. p. 262—268. — BRANDEIS, R.: Le chimisme urinaire chez un jeûner. Gaz. hebdom. de la soc. méd. de Bordeaux 1907. 28. p. 138—140. — BRATT, J.: Fastkurren; Konsten att äta och konsten att svälta. Gôteborg: Ahlen & Akerlund 1911. p. 112. — BRAUN, H.: Über die Wirkung der Unterernährung auf Bakterien. Ein Beitrag zur Kenntnis des Einflusses von Hunger auf lebendige Substanz. Zeitschr. f. allg. Physiol. 1921. 19. S. 1—8. — BRIGGS, R. S.: A comparison of the sera of the pigeon, rooster and guinea-fowl with respect to their content of various proteins in the normal and in the fasting condition. Journ. of biol. chem. 1915. 20. p. 7—11. — BRUGSCH, TH.: Eiweißzerfall und Acidosis im extremen Hunger mit besonderer Berücksichtigung der Stickstoffverteilung im Harn. Zeitschr. f. exp. Pathol. u. Therap. 1905. 1. S. 419—430. — BRUGSCH, TH. u. HIRSCH, H.: Gesamte und aminosaure Ausscheidung im Hunger. Zeitschr. f. exp. Pathol. u. Pharmakol. 1906. 3. S. 638—644. — BRUNOW, H.: Der Hungerstoffwechsel des Flußkrebses. Zeitschr. f. allg. Physiol. 1911. 12. S. 216. — BUDD, G.: Lecture on the disorders resulting from defective nutriment. London med. gaz. 1842. — BUGLIA, G. u CONSTANTINO, A.: Beiträge zur Muskelchemie. Zeitschr. f. physiol. Chem. 1913. 84. S. 243—253. — BURCKHARDT, A. E.: Beiträge zur Chemie und Physiologie des Blutserums. Arch. f. exp. Pathol. u. Pharmakol. 1883. 16. S. 322—343. — BURGE, W. E. and NEILL, A. J.: The effect of starvation on catalase content of the tissues. Americ. journ. of physiol. 1916. 43. p. 58—61. — BUSQUET, H.: Études sur quelques particularités physiologiques de l'action cardio-inhibitrice du pneumogastrique chez la grenouille. Cpt. rend. des séances de la soc. de biol. 1908. 65. p. 58—60. — BUTTER, F. A.: Inanition fever in the newly born. West. med. rev. 1903. 8. p. 185—188. — CANALIS, P. et MORPURGO, B.: Über den Einfluß des Hungers auf die Empfänglichkeit für Infektionskrankheiten. Fortschr. d. Med. 1890. 8. S. 693—706, 729—742. — CANNON, W. B.: A consideration of the nature of hunger. Harvey lectures 1912. 7. p. 130.—152. — CARIO, R.: Über den Einfluß des Fiebers und der Inanition auf die Ausscheidung der Harnsäure und der übrigen wesentlichen Harnbestandteile. Preisschrift. Göttingen 1888. — CARLSON, A. J.: Hunger, appetite and gastric juice secretion in man during prolonged (15 days) fasting. Americ. journ. of physiol.

1918. 45. S. 120—146. — CARVALLO, J. et PAHON, V.: Expériences sur le pouvoir digestif du pancréas dans l'état de jeûne chez les animaux normaux et dératés. Arch. de physiol. norm. et pathol. 1893. p. 633—640. — Ders.: De l'activité digestive du pancréas des animaux à jeûne normaux et dératés. Cpt. rend. des séances de la soc. de biol. 1893. 45. p. 641—645. — CARVILLE et BOCHEFONTAINE: Note sur quelques lésions anatomo-pathologiques, consécutives à l'inanition, observées chez deux chiens. Gaz. méd., París 1874. p. 550. — CASELLA, D.: Le cours de l'inanition absolue chez le »Gongylus ocellatus« placé dans un milieu saturé d'humidité. Arch. ital. de biol. 1904. 42. p. 273—288. — CASTELLINO, P.: La suscettibilità infettiva nell'inanizione lenta. Riv. d'igiene e sanità publ. 1893. 4. p. 461—499. — CATHCART, E. P.: Metabolism during starvation. Journ. of physiol. 1907. 35. p. 27—32, 500—510. — CERVELLO, C. u. GIRGENTI, F.: Einfluß einiger Arzneimittel auf die Hungeracetonurie. Arch. f. exp. Pathol. u. Pharmakol. 1914. 75. S. 153—167. — CESA-BIANCHI, D.: Leber- und Nierenzellen während der Verhungerung. Frankf. Zeitschr. f. Pathol. 1909. 3. S. 723—755. — CHAMBERLAIN, W. P., BLOOMBERGLE, H. D. and KILBOURNE, E. D.: A study of the influence of rice diet and inanition on the production of multiple neuritis of fowls and the bearing thereof on the etiology of Beriberi. Philippine journ. of science 1911. 6. p. 177—208. — CHARTERIS, F. J.: Record of changes observed in the blood count and in opsonic power of a man undergoing a prolonged fast. Lancet 1907. 2. p. 685—687. — CHAUVEAU, A.: Sur la transformation de la graisse en hydrate de carbone dans l'organisme des animaux non-alimentés. Cpt. rend. hebdom. des séances de l'acad. des sciences 1896. p. 1098. — Ders.: Le prolongement, chez le sujet alimenté, du processus de dépense énergétique de l'état d'inanition d'après les échanges respiratoires pendant le travail. Cpt. rend. des séances de la soc. de biol., Vol. Jubil. 1899. p. 487—500. — CHAUVEAU, A. et CONTEJEAU: Contemporanéité de la formation et de l'élimination des déchets azotés chez les sujets en état de jeûne. Cpt. rend. hebdom. des séances de l'acad. des sciences 1910. 150. p. 1478—1484. — Dies.: Élimination des déchets azotés dans l'acte de la sécrétion rénale, chez les sujets en état d'inanition. Ibid. 1910. 150. p. 1647—1652. — CHILD, C. M.: Susceptibility to lack of oxygen during starvation in planaria. Americ. journ. of physiol. 1919. 49. p. 403—419. — CHOSSAT: Recherches expérimentales sur l'inanition.. Mém. de l'acad. roy. des sciences 1843. 7. — CIACCIO, C.: Contributo all studio delle alimentationi incomplete. I. Richerche chimiche analitiche su tessuti di colombi digiuno e di colombi alimentati con riso brillato. Considerazioni generali sulle avitaminosi. Ann. di clin. med. 1920. 10. p. 60—106. — CIACCIO, C. e JEMMA, G.: Contributo all studio delle alimentazioni incomplete. III. Richerche analitiche rigardanti il comparetamento delle sostanze grasse del sanguedi animali sottoposti ad alimentazioni incomplete e di animali digiuni. Ann. di clin. med. 1921. 11, p. 260—270. — CLAUDE, H. et VILLARET, M.: Les éliminations urinaires sous l'influence du chlorure de sodium chez les animaux en état d'inanition. Cpt. rend. des séances de la soc. de biol. 1904. p. 943—945. — CLOETTA, M.: Inanition und Narkose. Arch. internat. de pharmaco-dyn. et de thérap. 1908. 17. p. 1—3. — COCO-PISANO, A.: Le cours du jeûne absolue chez le »Gongylus ocellatus". Arch. ital. de biol. 1902. 38. p. 187 —199. — COLLARD DE MARTIGNY: Recherches expérimentales sur les effets de l'abstinence complète d'aliments solides et liquides, sur la composition et la quantité du sang et de la lymphe. Journ. de physiol. 1828. 8. p. 156. — CONCETTI: Die Schäden der Unterernährung bei Säuglingen. Monatsschr. f. Kinderheilk. 1910. 9. S. 452 (Riv. di clin. pediatr. 8. 1p. 641—655). — COUDER: Des grands états d'épuisement. Gaz. méd. belge 1904. 16. p. 232—234. — CRANDALL, F. M.: Inanition fever. Arch. of pediatr. 1899. 16. p. 174—180. — CREMER, M. u. RITTER, A.: Phloridzinversuch am Karenzkaninchen. Zeitschr. f. Biol. 1893. 29. S. 256. —.

Curran, W.: The pathology of starvation. Med. press a. circ., London 1880. 29. p. 210. — Curtis: A study of blood during a prolonged fast. Proc. of the Americ. assco. adv. sc. 1881. 30. p. 95—105. — Czerny, A.: Inanition bei den Ernährungsstörungen der Säuglinge. Samml. zwangl. Abh. a. d. Geb. d. Verdauungs- u. Stoffwechselkrankh. 1911. 3. Nr. 2. — Daddi, L.: Sur les lipoids de l'extrait éthéré du sang et de la lymphe dans le jeûne de courte durée. Arch. ital. de biol. 1898. 30. p. 437 —438. — Ders.: Sur les modifications du poids de l'extrait éthéré du sang durant le jeûne de longue durée. Ibid. 1898. 30. p. 439—444. — Ders.: Sull' alterazioni del sistema nervoso centrale nella inanizione. Riv. di patol. nerv. e ment. 1898. 3. p. 295—300. — Daiber, A.: Zur Kenntnis des Stoffwechsels beim Hungern. Schweiz. Wochenbl. f. Chem. u. Pharmakol. 1896. 34. S. 395—399. — Debogori-Mokrievitch: On the influence of different diets and of fasting on the excretion through the kidneys of potassium iodide and salicylic acid. Diss. St.-Petersburg. 1896. (Russisch) — Debove, M. et Flamand, M.: Recherches expérimentales sur l'histérie (anorexie, inanition, boulimie, anurie). Bull. et mém. de la soc. méd. des hôp. de Paris 1885. 2. p. 299—304. — Dehon, M.: Recherches sur l'inanition chez le jeune chat. Cpt. rend. des séances de la soc. de biol. 1905. 58. p. 837—839, 931—932. — Demant, B.: Zur Kenntnis der Extraktivstoffe der Muskeln. Zeitschr. f. physiol. Chem. 1879. 3. S. 381—390. — Demyanenko, K.: Das Verhalten des Darmepithels bei verschiedenen funktionellen Zuständen. II. Zeitschr. f. Biol. 1909. 52. S. 153—188. — Diatschenko, E.: Sur les modifications dans la croissance des os des fœtus intrautérins des lapins sous l'influence de l'inanition complète de leurs mères. Cpt. rend. du XII. congr. internat. méd. 1897. 2. p. 297—298. — Diesselhorst, G.: Über die Zusammensetzung des Fleisches bei verschiedener Ernährung. Pflügers Arch. f. d. ges. Physiol. 1915. 160. S. 522—524. — Dombrowski, S. et Kozlowski, S.: Sur la sterilization des intestins pendant le jeune. Bull. de la soc. chim biol. 1922. 4. p. 71—79. — Donnaggio, A.: Effetti dell' azione combinata del digiuno e del freddo nei centri nervosi dei mammiferi adulati. Arch. ital. di biol. 1906. 46. p. 407—437 (Riv. sperim. di freniatr., arch. ital. per le malatt. nerv. e ment. 3). — Dormer, G.: Zur Bildung von Kreatin und Kreatinin im Organismus, besonders der Kaninchen. Zeitschr. f. physiol. Chem. 1907. 52. S. 225—278. — Downerovitch, E.: On changes in the spinal cord under complete inanition. Botkin's hosp. gaz. 1892. No. 26 and 27. (Russisch.) — Dreyfus, G.: Die Inanition im Verlaufe von Geisteskrankheiten und deren Ursachen. Arch. f. Psychiatr. u. Nervenkrankh. 1906. 41. S. 519—566. — Dubois, R.: Influence du jeûne absolu sur la marmotte en estivation. Ann. de la soc. Linnéenne, Lyon 1901. 48. — Dutto et Lo Monaco: Recherches complémentaires sur le jeûne chez l'homme. Arch. ital. de biol. 1894. 22. p. XLI. — Eichhorst, H.: Veränderungen der quergestreiften Muskeln bei Vögeln infolge von Hungern. Zentralbl. f. med. Wissen 1879. 17. S. 161—163. — Ellinger, A.: Die Indolbildung und Indicanausscheidung beim hungernden Kaninchen. Zeitschr. f. physiol. Chem. 1903. 39. S. 44—54. — Ellis, G. W. and Gardner, J. A.: Cholesterol content of the liver of rabbits under various diets and inanition. Proc. of the roy. soc. of med. 1912. 84. p. 461—470. — Enzmann, C.: Die Ernährung der Organismen, besonders des Menschen und der Tiere im hungernden Zustande. Dresden 1856. — Falck, F. A.: Physiologische Studien über die Ausleerungen des auf absolute Karenz gesetzten Hundes. Beitr. z. physiol. Hyg., Pharmakol. u. Toxikol. 1875. 1. S. 1—128. — Ders.: Tod durch Entziehung von Nahrung. Handbuch f. gerichtl. Med. 1881. 1. S. 721—758. — Falk, C. u. Scheffer, Th.: Der Stoffwechsel im Körper durstender, durststillender und verdunstender Vögel. Arch. f. physiol. Heilk. 1854. 13. S. 60—73. — Dies.: Untersuchungen über den Wassergehalt der Organe durstender und nichtdurstender Hunde. Ibid. 1854. 13. S. 508—522. — Fano, G. e Bottazzi, F.: Sulla pressione osmotica del siero di sangue e delle linfa.

Torino 1896. — FATTA, G. e MUNDULA, S.: Le cours de l'inanition absolue chez le „Corabus morbillosus" à la lumière diffuse et dans l'obscurité. Arch. ital. de biol. 1908. 49. p. 65—78. — FEIGIN, P.: Über die Hippursäureausscheidung beim hungernden Menschen. Diss., Berlin 1906. — FEILER, M.: Ein Beitrag zur Wirkungsweise der Desinfektionsmittel und des Hungers auf Bakterien. Zeitschr. f. Immunitätsforsch. u. exp. Ther. 1920. 29. S. 303—343. — FERRALIS, V.: Expériences sur le cours du jeûne absolu chez le Gondylus ocellatus, en diverses conditions de la température du milieu. Arch. ital. de biol. 1906. 46. p. 39—50. — FÈRE, CH.: Note sur l'influence du jeûne accidental sur la résistance à l'asphyxie. Cpt. rend. des séances de la soc. de biol. 1901. 53. S. 19—21. — FERNET, M.: Amaigrissement extrême, et mort par inanition. Bull. et mém. de la soc. méd. des hôp de Paris 1901. p. 1361. — FICKER, M.: Über den Einfluß des Hungerns auf die Bakteriendurchlässigkeit des Intestinaltractus. Arch. f. Hyg. 1906. 54. S. 354—374.— FIGARI, F.: Sulla diuresi moleculare nel digiuno. Clin. med. ital. 1903. 42. p. 815—822. — FINKLER, D.: Über die Respiration in der Inanition. Pflügers Arch. f. d. ges. Physiol. 1880. 23. S. 175—204. — FLMMING, G. B.: Metabolism in infantile atrophy Quart. journ. of med. 1921. 14. p. 171—186. — FLINKER, A.: Das religiöse Fasten in hygienischer und sozialpolitischer Beziehung. Dtsch. Vierteljahrsschr. f. öffentl. Gesundheitspfl. 1908. 40. S. 345—350. — FOLIN, O. and DENNIS, W.: On starvation and obesity, with special reference to acidosis. Journ. of biol. chem. 1915. 21. p. 183—192. — FORMAD, H. F. and BIRNEY: The intestinal lesions of starvation. Transact. of the pathol. soc. of Philadelphia 1890. 15. — FOSTER, D. P. and WHIPPLE, G. H.: Blood fibrin studies. II. Normal fibrin values and the influence of diet. Americ. journ. of physiol. 1922. 58. p. 379—392. — FOSTER, M. G., HOPPER, C. W. and WHIPPLE, G. H.: Metabolism of bile acids. Journ. of biol. chem. 1919. 38. S. 355—433. — FRANCESIO, A.: Sul ricambio degli aminoacidi nel digiuno. Sperimentale 1914. 68. p. 137—144. — FRAZIER, B. C.: Prolonged starvation. Louisville monthly journ. of med. a. surg. 1908. 15. p. 147—154. — FRERICHS, FR.: Über das Maß des Stoffwechsels, sowie über die Verwendung der stickstoffhaltigen und stickstofffreien Nahrungsstoffe. Müllers Arch. 1848. S. 469—491. — FREUDENBERG, E.: Zur Lehre vom Fettstoffwechsel. Biochem. Zeitschr. 1912. 45. S. 467—488. — FREUND, E. u. O.: Beiträge zum Hungerstoffwechsel. Wiener klin. Rundschau 1901. S. 69—71, 91—93. — FREUND, E.: Über den Ort des beginnenden Eiweißabbaus im gefütterten und hungernden Organismus. Zeitschr. f. exp. Pathol. u. Therap. 1907. 4. S. 1—56. — FRONTALI, G.: Sur le métabolisme de la créatine-créatinine dans le jeûne et après du thyroidectomie totale. Arch. intern. Physiol. 1913. 13. S. 431—463. — FUCHS, D.: Über den Einfluß des langdauernden Hungerns auf die Ausscheidung von aminosauren bzw. formoltitrierbaren Stoffen. Zeitschr. f. physiol. Chem. 1910. 69. p. 491—495. — GAEN, C.: Sulla inanizione acuta. Osservazioni sperimentale. Boll. d. soc. med.-chirurg. di Bologna 1890. 7. p. 1. — GAGLIO, G.: Sulle alterazioni istologiche e funzionali dei muscoli durante l'inanizione. Arch. per le scienze med. 1884. 7. p. 301—310. — Ders.: Influenza dell'inanizione sulla statto de fegato e della stomacho. Ibid. 1884. 8. p. 149—159. — GALLERANI, G.: Resistenza della emoglobina nel digiuno. Arch. ital. di biol. 1892. 18. p. 463—468. — GAMUS, L. et GLEY, E.: Sur la sécrétion pancréatique des chiens à jeûne. Cpt. rend. des séances de la soc. de biol. 1901. 53. p. 194—196. — GARDNER, J. and LAUDER, P.: On the cholesterol content of the tissues of cats under various dietetic conditions and during inanition. Biochem. Journ. 1913. 7. p. 576—587. — GASPARD, B.: Effet des aliments végétaux herbacés. Journ. de physiol. 1821. 1. p. 237. — GAUFINI, G.: Sulle alterazioni delle cellule nervose dell' asse cerebro-spinale consecutive all'inanizione. Monit. zool. ital. 1897. 8. p. 221—227. — GAUTIER, C. et HERVIEUX, C.: Présence de l'indol dans les gros intestins au cours du jeûne, chez le chien. Cpt. rend. des séances de la soc.

de biol. 1907. 63. p. 223. — GAUTRELET, J. et LANGLOIS, J.: Influence de l'inanition sur la polypnée thermique. Ibid. 1904. 56. p. 401—403. — GERHARTZ, H.: Geschlechtsorgane und Hunger. Biochem. Zeitschr. 1908. 2. S. 154—156. — GERSTLEY, J. and HOSKINS, R.: A study on the effect of hunger on nervous irritability. Americ. journ. of dis. of childr. 1918. 15. p. 336—338. — GIBSON, A. E.: The physiology of hunger. Med. rec., New York 1904. 65. p. 374—376. — GILBERT, A. et JOMIER, J.: Étude histologique du foie pendant l'inanition. Bull. et mém. de la soc. anat. de Paris 1906. 81. p. 301—314. — GITHENS, TH.: Influence of hunger and hemorrhage on the composition of blood plasma. Proc. of the Philadelphia count. med. soc. 1905. 25. p. 279. — GIVENS, M. H.: The calcium and magnesium metabolism of the dog during inanition. Proc. of the soc. f. exp. biol. a. med 1917. 14. p. 149. — GLEY, E.: Le jeûne et les jeûners. Rev. des sciences psychol. 1885. p. 723. — GORDON: A prolonged fast. Montreal med. journ. 1907. 36. p. 482. — GORDON, M. B. and BARTLEY, E. H.: Malnutrition in children. Arch. of pediatr. 1919. 36. p. 257—267. — GORRES: La mystique divine naturelle et diabolique. Paris 1861. — GOTO, KIKO: On the calcium and magnesium content of the blaod and tissuse of a starved animal. Journ. of Biochem. Japan. 1922. 1. p. 321—332. — GRAFE, E.: Beitrag zur Kenntnis des Stoffwechsels im protrahierten Hungerzustande. Zeitschr. f. physiol. Chem. 1910. 65. S. 21—52. — GRAHAM, G. and POULTON, E.: Variations in excretion of endogenous uric acid produced by changes in diet. Quart. journ. of med. 1914. 7. p. 13—29. — GRANDIS, V.: Le spermatogénèse dans l'inanition. Arch. ital. de biol. 1889. 12. p. 215—222. — Ders.: Influence du travail musculaire, du jeûne et de la témperature sur la production d'acid carbonique et sur la diminution de poids de l'organisme. Ibid. 1889. 12. p. 237. — GRAWITZ, E.: Über den Einfluß ungenügender Ernährung auf die Zusammensetzung des menschlichen Blutes. Berlin. klin. Wochenschr. 1895. S. 1047. — GREENE, C. H.: Changes in nitrogenous extractives in the muscular tissue of the King salmon during the fast of spawning migration. Journ. of biol. chem. 1919. 39. p. 457—477. — GREENE, C. W.: Changes in the percentage composition of muscle protoplasm during prolonged fastingwith work. Americ. journ. of physiol. 1917. 42. p. 609. — Ders.: Biochemical changes in the muscle of the King salmon during fast of spawning migration. Journ. of biol. chem. 1919. 39. p. 435—456. — GREENr, C. W.: Carbohydrate content of the King Salmon tissues during the spawning season. 1921. 48. p. 429—436. Journ,' Biochem. — GREENE, C. W. and SUMMERS, W. S.: The fat and lipase content in the blood in relation to fat feeding and to fasting. Americ. journ. of physiol. 1916. 40. p. 146. — GROLL, S.: Untersuchungen über den Hämoglobingehalt des Blutes bei vollständiger Inanition. Diss. Königsberg 1887. — GRUND, G.: Organ-analytische Untersuchungen über den Stickstoff- und Phosphorstoffwechsel und ihre gegenseitigen Beziehungen. Zeitschr. f. Biol. 1910. 54. S. 173—223. — GUELPA, G.: Starvation and purgation in the relief of disease. Brit. med. journ. 1910. 2. p. 1050. — GUERRINI, G.: Contributo allo studio della inanizione. Atti d. soc. lomb. d. scienze med. e biol., Milano 1915. 4. p. 113—119. — GUSMITTA, M.: Sur les altérations des os produites par l'inanition. Arch. ital. de biol. 1893. 19. p. 220—232. — GUYÉNOT, E.: Considérations sur les causes des variations observées dans l'action des nerfs vagues sur le cœur des Batraciens. Cpt. rend dss séances de la soc. de biol. 1907. 62. p. 1190. — HAENUMA, S. and KASHIDA, K.: Urinary output in starvation. Jap. med. literat. 1919. 4. p. 48. — HAIG, A.: Underfeeding: some points in its causation and treatment. Transact. of the internat. congr. of med. 1913. Sect. IV. Part 2. p. 585—593. — HALLER, B.: Bemerkungen zu JICKELIS Aufsatz „Die Unvollkommenheit des Stoffwechsels usw.". Anat. Anz. 1910. 36. S. 522—525. — HALPERN, M.: Beitrag zum Hungerstoffwechsel. Biochem. Zeitschr. 1908. 14. S. 134—142. — HAMMOND, W. A.: Fastings girls; their physiology and pathology. New

York 1879. — Hanson, S.: The constancy of the protein quotient during intensive digestion and prolonged starvation. Journ. of immunol. 1918. 3. p. 67—74. — Hári, P.: Beitrag zur Kenntnis der Beziehungen zwischen Energieumsatz und Eiweißstoffwechsel beim Hungern. Biochem. Zeitschr. 1914. 66. S. 1—19. — Harms, W.: Über den Einfluß des Hungers auf die Wirbelsäule der Tritonen. Verhandl. d. dtsch. zool. Ges. 1909. S. 307—312. — Hartmann: Kasuistisches zum Hungertod. Münch. med. Wochenschr. 1900. S. 1110. — Hatai, Sh.: The effect of partial starvation on the brain of the white rat. Americ. journ. of physiol. 1904. 12. p. 116—127. — Ders.: Effect of partial starvation followed by a return to normal diet on the growth of the body and the central nervous system of the albino rats. Ibid. 1907. 18. p. 309—320. — Ders.: On the composition of Cassiopea xamachana and the changes in it after starvation. Carnegie instit. publ. 1917. 251. p. 97—109. — Hatch, T. L.: Three cases of inanition. Northwestern lancet 1886. p. 304. — Hawk, P. B.: On the catalase content of tissues and organs after prolonged fasting. Journ. of the Americ. chem. soc. 1910. 33. p. 425—434. — Heiberg, K. A.: Contribution to the microchemistry of inanition and nutriments free from carbohydrates. Bibliotek f. laeger. Copenh. 1907. 8. p. 501—508. — Heidkamp, H.: Über die Einwirkung des Hungers auf weibliche Tritonen. Pflügers Arch. f. d. ges. Physiol. 1909. 128. S. 226—237. — Heilner, E.: Über das Schicksal des subcutan eingeführten Rohrzuckers im Tierkörper und seine Wirkung auf Eiweiß- und Fettstoffwechsel. Zeitschr. f. Biol. 1911. 57. S. 75—86. — Heilner, E. und Poensgen, T.: Auftreten eiweißspaltender Fermente im Blut bei vorgeschrittenem Hunger im Stadium der „Stickstoffsteigerung aus Fettschwund". Münch. med. Wochenschr. 1914. 61. S. 402. — Heitz, J.: Note sur l'état du myocarde dans l'inanition. Cpt. rend des séances de la soc. de biol. 1912. 72. p. 814. — Hermann, L.: Untersuchungen über den Hämoglobingehalt des Blutes bei vollständiger Inanition. Pflügers Arch. f. d. ges. Physiol. 1887. 43. S. 239—247. — Hesse, O.: Zum Hungerstoffwechsel der Weinbergschnecke. Zeitschr. f. allg. Physiol. 1910. 10. S. 273—340. — Heumann, G.: Mikroskopische Untersuchungen an hungernden und verhungerten Tauben. Jahresber. ü. d. Fortschr. d. ges. Med. in allen Ländern 1851. 1. S. 140. — Heymans, J. F.: Recherches expérimentales sur l'inanition chez le lapin. Arch. internat. de pharmaco-dyn. et de thérapie 1895. 2. p. 315—354. — Ders.: L'inanition totale. Encyclopédie clin. 1896. 76. p. 481. — Hirsch, R.: Über das Verhalten von Monoaminosäuren im hungernden Organismus. Zeitschr. f. exp. Pathol. u. Therap. 1905. 1. S. 141—146; 2. 668. — Hirsch, S.: Hungerosteopathie unter dem Einfluß von Alter und Geschlecht. Münch. med. Wochenschr. 1920. 67. S. 1087—1091. — Hoeber, R.: Die Acidität des Harns vom Standpunkte der Ionenlehre. Beitr. z. chem. Physiol. u. Pathol. 1903. 3. S. 525—542. — Hoesslin, H. von: Über Ernährungsstörungen infolge Eisenmangels in der Nahrung. Zeitschr. f. Biol. 1882. 18. S. 612—643. — Ders.: Über den Einfluß ungenügender Ernährung auf die Beschaffenheit des Blutes. Münch. med. Wochenschr. 1890. Nr. 38. — Ders.: Klinische Eigentümlichkeiten und Ernährung bei schwerer Inanition. Arch. f. Hyg. 1919. 88. S. 147—183. — Hofmann, F., Der Übergang von Nahrungsfett in die Zellen des Thierkörpers. Zeitschr. f. Biol. 1872. 8. S. 153—181. — Hofmeister, F.: Über Resorption und Assimilation der Nährstoffe. Über den Hungerdiabetes. Arch. f. exp. Pathol. u. Pharmakol. 1890. 26. S. 355—370. — Holmes, Du Vall C.: The effect of starvation for five generations on the sex ration of Drosophila ampelophila. Indiana univ. bull. 1911. p. 8. — Hooper, C. W., Kolls, A. C., and Wright, K. D.: The influence of fasting and diet on arsphenamine poisoning and the comparative toxicity of arsphenamine, neoarsphenamine, and para-oxy-meta-aminophenyl-arsenoxide. Journ. of pharmacol. a. exp. therap. 1921. 18. p. 133—153. — Hoover, C. F. and Sollmann, T.: A study of metabolism during fasting in hypnotic sleep. Journ. of exp. med. 1897. 2. p. 405—411. — HOPPE-SEYLER, F.: Beiträge zur Kenntnis des Stoffwechsels bei Sauerstoffmangel. Festschr. f. VIRCHOW 1891. S. 1 bis 16. — HORODYNSKI, W., SALASKIN, S. u. ZALESKI, J.: Über die Verteilung des Ammoniaks im Blute und den Organen normaler und hungernder Hunde. Zeitschr. f. physiol. Chem. 1902. 35. S. 240—263. — HORVARTH, A. H.: Beitrag zur Kenntnis der Inanition. Wratsch. St. Petersburg 1897. p. 1415. (Russisch.) — HOWE, P. E. and HAWK, P. B.: Nitrogen partition and phsiological resistance as influenced by repeated fasting. Journ. of the Americ. chem. soc. 1910. 33. p. 215—254. — Ders.: A metabolism study on a fasting man. Proc. of the Americ. soc. of biol. chem. 1912. p. XXXI. — Ders.: Hydrogen-ion concentration of feces. Journ. of biol. chem. 1912. 11. p. 129—140. — Ders.: On the differential leucocyte count during prolonged fasting. Americ. journ. of physiol. 1912. 30. p. 174—181. — HOWE, P. E., MATTILL, H. A., and HAWK, P. B.: Nitrogen partition of two men through seven day fasts following the prolonged ingestion of a low protein diet. Journ. of the Americ. chem. soc. 1911. 33. p. 568—598. — Ders.: The influence of an excessive water ingestion on a dog after a prolonged fast. Journ. of biol. chem. 1911. 10. p. 417—432. — Ders.: Distribution of nitrogen during a fast of one hundred and seventeen days. Ibid. 1912. 11. p. 103—127. — HYMAN, L. H.: Physiological studies on Planaria. Oxygen consumption in relation to feeding and starvation. Americ. journ. of physiol. 1919. 49. p. 377—402. — JACKSON, C. M.: Effect of acute and chronic inanition upon the relative weights of the various organs and systems of adult albino rats. Americ. journ. of anat. 1915. 18. p. 75—116. — Ders.: Changes in the relative weights of various parts, systems and organs of young albino rats held at constant body weight by underfeeding for various periods. Journ. of exp. zool. 1915. 19. p. 99—156. — Ders.: Effects of inanition upon the structure of the thyroid and parathyroid glands of the albino rat. Americ. journ. of anat. 1916. 19. p. 305—351. — Ders.: Development of the suprarenal gland and the effects of inanition on its growth and structure in the albino rat. Ibid. 1919. S. 25. — JACKSON, C. M. and STEWART, C. A.: The effects of inanition in the young upon the ultimate size of the body and of the various organs in the albino rat. Journ. of exp. zool. 1920. 30. p. 97—128. — JACOBSON, L.: Über das Aussehen der motorischen Zellen im Vorderhorn des Rückenmarkes nach Ruhe und Hunger. Neurol. Zentralbl. 1897. 16. S. 946—948. — JAROTZKY, A. J.: Über die Veränderungen in der Größe und im Bau der Pankreaszellen bei einigen Arten der Inanition. Arch. f. pathol. Anat. u. Physiol. 1899. 156. S. 409—450. — JICKELI, C. F.: Die Unvollkommenheit des Stoffwechsels als Veranlassung für Vermehrung, Differenzierung, Rückbildung und Tod der Lebewesen im Kampf ums Dasein. Berlin 1902. — JOBLING, J. W. and PETERSEN, W.: Serum antitrypsin during inanition. Zeitschr. f. Immunitätsforsch. u. exp. Therapie. 1915. 24. S. 219—234. — JOHANSON, J., LANDEGREN, E., SONDÈN, K. und TIGERSTEDT, R.: Beiträge zur Kenntnis des Stoffwechsels beim hungernden Menschen. Skandinav. Arch. f. Physiol. 1896. 7. p. 29—96. — JOLLY, J.: Sur les modifications histologiques de la bourse de Fabricius à la suite du jeûne. Cpt. rend. des séances de la soc. de biol. 1911. 71. p. 323—325. — Ders.: Modifications histologiques de la moelle osseuse dans l'inanition. Ibid. 1920. 83. p. 899. — JOLLY, J. et LEVIN, S.: Sur les modifications de poids des organes lymphoides à la suite du jeûne. Ibid. 1911. 71. p. 320—323. — Dies.; Sur les modifications histologiques du thymus à la suite du jeûne. Ibid. 71. p. 374—377. — Dies.: Sur les modifications histologiques de la rate à la suite du jeûne. Ibid. 1912. 72. p. 829. — JONES, A. A.: Hunger pain. Journ. of Americ. med. assoc. 1912. 59. p. 1154—1156. — JONES, J.: Investigations chemical and physiological relative to certain American vertebrata. Smithsonian contr. to knowl. 1856. 8. p. 150. — JONSON, A.: Studien über die Thymusinvolution. Die akzidentelle Involution bei Hunger. Arch. f.

mikrosk. Anat. u. Entwickl. 1909. 73. S. 390—443. — JORDAN, TH.: Zur Frage über den Einfluß des Hungerns auf die Wirkung der Arzneimittel. Zentralbl. f. med. Wiss. 1895. 33. S. 145—148. — JUNKERDORF, P.: Beitrag zur Physiologie der Leber. I. Das Verhalten der Leber im Hungerzustande. Pflügers Arch. f. d. ges. Physiol. 1921. 186. S. 238—253. — KAGAN, J.: Blut und Blutdruck hungernder Tiere. Diss. St. Petersburg 1884. (Russisch.) — Ders.: Der Einfluß des Hungers auf das Körpergewicht bei der Auffütterung von Tieren mit einer beschränkten Nahrungsmenge nach einem überstandenen Hunger. Russ. Med. 1885. Nr. 17 u. 18. (Russisch.) — Ders.: Wiederholter akuter Hunger. Ibid. 1886. Nr. 26 u. 27. (Russisch.) — Ders.: Mit Auffütterung abwechselnde akute experimentelle Inanition. St. Petersb. med. Wochenschr. 1886. Nr. 30. S. 275—277. — KÄLLMARK, F.: Zur Kenntnis des Verhaltens der weißen Blutkörperchen bei Inanition. Fol. haematol. 1911. 11. p. 411—429. — KASANZEV, W.: Experimentelle Untersuchungen über Paramoecium. Diss. Zürich 1901. — KATSUYAMA, K.: Über die Ausscheidung von Basen im Harne des auf absolute Karenz gesetzten Kaninchens. Zeitschr. f. physiol. Chem. 1899. 26. S. 543—557. — KAUFFMAN, L.: Researches on the artificial metamorphosis of Axolotls. Bull. de l'acad. des sciences, Cracovie 1918. p. 32—75. — KAUFMANN, M.: Über die Ursache der Zunahme der Eiweißzersetzung während des Hungerns. Zeitschr. f. Biol. 1901. 41. S. 75—112. — KAUPE, W.: Muttermilch und Krieg. Monatsschr. f. Kinderheilk. 1918. 15. S. 83. — KHAINSKY, A.: Physiologische Untersuchungen über Paramecium caudatum. Biol. Zentralbl. 1910. 30. p. 267—278. — KIESEWETTER, C.: Inedia, das mystische Fasten. Sphinx 1888. 5. S. 320—328. — KISSLING, K.: Über die Ernährungskuren bei Unterernährungszuständen und die LENHARTZsche Ernährungskur. Ergebn. d. inn. Med. u. Kinderheilk. 1913. 12. S. 913—948. — KLEINERT, F.: Über den Einfluß einseitiger Mast auf die Zusammensetzung des Körpers und auf den respiratorischen Stoffwechsel bei späterem Hungern. Zeitschr. f. Biol. 1913. 61. S. 342—372. — KLEMPERER, G.: Über den Eiweißumsatz beim hungernden Menschen. Zentralbl. f. wiss. Med. 1889. 27. S. 898—900. — KLOTZ, M.: Kriegsernährung und Frauenmilch. Zeitschr. f. Kinderheilk. 1920. 26. S. 150—159. — KNUDE, M.: The after-effect of prolonoed fasting on the basal metabolie rate. Amer. journ. of Physiol. 59. p. 448—449. — KOCHMANN, M., Der Einfluß des Alkohols auf den hungernden Organismus. Münch. med. Wochenschr. 1909. S. 549—551. KOCHMANN, M. und HALL, W.: Der Einfluß des Alkohols am Hungertier auf Lebensdauer und Stoffumsatz. Pflügers Arch. f. d. ges. Physiol. 1909. 127. S. 280—356. — KOHMANN, E. A.: The experimental production of edema as related to protein deficiency. Americ. journ. of physiol. 1920. 51. S. 378—405. — KONSTANSOFF, S.: Le rôle de l'inanition dans l'anaphylaxie. Cpt. rend. des séances de la soc. de biol. 1912. p. 72. — Ders.: On the mechanism of anaphylaxis in relation to the problem of the influence of inanition on the anaphylactic reaction. Russki Wratsch 1912. Nr. 22. p. 958—959. (Russisch.) — KORANYI, A. VON: Harnuntersuchungen beim hungernden Menschen. Orvosi Hetilap 1894. Nr. 39, 40. — KOSINSKI, J.: Die Atmung bei Hungerzuständen und unter Einwirkung von mechanischen und chemischen Reizmitteln bei Aspergillus niger. Jahrb. f. wiss. Bot. 1902. 37. S. 137—204. — KRAHELSKA, M.: Histologischer Bau der Schneckeneiweißdrüse und die in ihr durch Einfluß des Hungerns, der funktionellen Erschöpfung und der Winterruhe hervorgegangenen Veränderungen. Arch. f. Zellforsch. 1913. 9. S. 552—622. KRCHIVETZ, J. W.: De l'élimination d'azote et d'acide phosphorique au cours de l'inanition complète soit simple, soit accompagnée d'excitation douloureuse. Arch. sc. biol., St. Petersburg 1900. 8. p. 37—56. — KREHL, L. u. MATTHES, M.: Untersuchungen über den Eiweißzerfall im Fieber und über den Einfluß des Hungerns auf denselben. Arch. f. exp. Pathol. u. Pharmakol. 1898. 40. S. 430—452. —

KRIEGER, MARIE: Über die Atrophie der menschlichen Organe bei Inanition. Zeitschr. f. angew. Anat. u. Konstitutionsl. 1920. 7. S. 87—134. — KUCKEIN, F.: Beitrag zur Kenntnis des Stoffwechsels beim hungernden Huhn. Zeitschr. f. Biol. 1882. 18. S. 19—40. — KUELZ, R.: Zur quantitativen Bestimmung des Glykogens. Ibid. 1886. 22. p. 161. — KULISCH, G.: Modifikationen der Gewebe während des Hungerns. Diss. Halle 1891. — KUMAGAWA, M. u. MIURA, R.: Zur Frage der Zuckerbildung aus Fett im Tierkörper. Arch. f. Anat. u. Physiol. 1898. S. 431—450. — LABBÉ, M.: L'inanition; ses aspects physiologiques et sociaux. Rev. scient., Paris 1908. 9. p. 545—552. — LABBÉ, M. et NEPVEUX, F.: Elimination des corps acétoniques dans le jeûne prolongé. Cpt. rend. des séances de la soc. biol 1922. 87. p. 602—605 — Dies.: Etude sur l'acidose dans le jeûne prolongé. Ibid. 1922. 87, p. 605—607. — LABBÉ, M. et STEVENIN, H.: Echanges respiratoires et metabolisme basal d'un jeûne de 43 jours. Ibid. 1922. 87. p. 607—610. — LABBÉ, M. et VITRY, G.: L'indican urinaire dans le jeûne. Cpt. rend des séances de la soc. de biol. 1907. 62. p. 1142. — Dies.: Les sulfo-éthers urinaires dans le jeûne. Ibid. 1907. 62. p. 699—701. — LACKSCHEWITTZ, P.: Untersuchungen über die Zusammensetzung des Blutes hungernder und durstender Tauben. Inaug.-Diss. Dorpat 1893. — LALAUBIE, H. DE: De la cachexie alcaline chez les anciens. Rev. des mal. de la nutrition 1907. 5. p. 193—206. — LANGFELD, H. S.: On the psychophysiology of a prolonged fast. Psychol. monogr. 1914. 16. Nr. 5. — LANGSTEIN, L. u. BENFEY: Die Einwirkung des Hungers auf den Säuglingsorganismus. Med. Klinik 1911. 50. S. 1941. — LAPICQUE, L.: Le jeûne nocturne et la réserve de glycogène chez les petits oiseaux. Cpt. rend. des séances de la soc. de biol. 1911. 70. p. 375—378. — LASAREW, N.: On the changes in body weight and in the cells of different tissues at various stages of complete inanition. Diss. Warschau 1895. (Russisch.) — Ders.: Daily losses in body weight and temperature changes of fasting animals at various stages of inanition. Russ. arch. of pathol., clin. med. a. bacteriol. 1897. 3. p. 399. (Russisch.) — LASSIGNARDIE, H.: Les hallucinations inanitionelles chez les „Rescapés" de Courrières. Presse méd., Paris 1906. 14. p. 291. — LATTES, L.: Über den Fettgehalt des Blutes des Hundes unter normalen und unter verschiedenen experimentellen Verhältnissen. Arch. f. exp. Pathol. u. Pharmakol. 1911. 66. S. 132—142. — LAULANIE, F.: Recherches expérimentales sur les variations corrélatives dans l'intensité de la thermogenèse et des échanges respiratoires. Influence de l'inanition. Cpt. rend des séances de la soc. de biol. 1892. 44. p. 647—655. — Ders.: Des troubles digestifs produits par le. vernissage de la peau et de l'inanition mortelle, qui en est la conséquence. Ibid. 1897. 49. p. 206—209. — LAWSON, H. C.' MORGULIS, S. and GUENTHER, H. E.: The electrocardiogramm in fasting dags. Amer. journ. of Physiol. 1923. 63. Nr. 3. — LEHMANN, C., MUELLER, F., MUNK, J., SENATOR, H. u. ZUNTZ, N.: Untersuchungen an zwei hungernden Menschen. Arch. f. pathol. Anat. 1893. 131, Suppl. S. 1—228. — LÉPINE, R. et FLARARD: Des effets de la saignée sur la composition de l'urine chez les chiens à l'inanition. Gaz. méd. 1880. p. 177. — LESSER, E. J.: Chemische Prozesse bei Regenwürmern. Zeitschr. f. Biol. 1908. 50. S. 420—445. — LEVEN, G.: Faim; appétit. Cpt. rend. des séances de la soc. de biol. 1882. 4. p. 205—208. — LICHTENFELT, H.: Über die chemische Zusammensetzung einiger Fischarten, warum und wie sie periodisch wechselt. Pflügers Arch. f. d. ges. Physiol. 1904. 103. S. 352—402. — LINDEN, M. VON: Die Veränderungen des Körpergewichtes bei hungernden Schmetterlingen. Biol. Zentralbl. 1907. 27. S. 449—457. — LIPSCHÜTZ, A.: Über den Hungerstoffwechsel der Fische. Zeitschr. f. allg. Physiol. 1911. 12. S. 118—124. — Ders.: Zur allgemeinen Physiologie des Hungers. Braunschweig: Samml. Vieweg & Sohn 1915. — LIPSKA, J.: Wirkung der Inanition bei Infusorien. Arch. sc. physic. natur. 1910. 29. p. 420—422. (Russisch.) — LIPSKI, A. A.: Hunger and the diseases it produces. Diss. St. Petersburg 1892. (Russisch.) — LJUBOMUDROV, P. V.: Changes in the blood and in some organs during inanition. Diss. St. Petersburg 1893. (Russisch.) — LOEB, LEO: Effect of undernourisment on mammalian ovary and sexual cycle. Journ. of the Americ. med. assoc. 1921. 77. p. 1646—1648. — LOISEL, G.: Influence du jeûne sur la spermatogenèse. Cpt. rend et mém. de la soc. de biol., Paris 1901. 53. p. 836. — LONDON, E. S.: Über das Vernichten und Hervorbringen der Immunität gegen Milzbrand. Arb. a. d. Laborat. f. allg. Pathol. d. Univ. Warschau 1896. 3. S. 103—126. (Russisch.) — Ders.: Notiz zur Frage von der Veränderung der Menge und Alkalescenz des Blutes im Hungerzustande. Arch. sc. biol., St. Petersburg 1896. 4. p. 523—537. — Ders.: Ein Mikrobiometer und seine Anwendung zur Erforschung der Hungererscheinungen bei Bakterien. Arch. f. biol. Wiss., St. Petersburg 1897. 6. — LUCIANI, L.: Das Hungern. Hamburg u. Leipzig: L. Voss 1890. — LUCIANI, L. e BUFALINI, G.: Sul decorso dell' inanizione. Ricerche sperimentali. Arch. per le scienze med. 1882. 5. p. 338—366. — LUCKSCH, F.: Über das histologische und funktionelle Verhalten der Nebennieren beim hungernden Kaninchen. Arch. f. exp. Pathol. u. Pharmakol. 1911. 65. S. 161—163. — LUGARO, E. e CHIOZZI, L.: Sulle alterazioni degli elementi nervosi nell' inanizione. Riv. di patol nerv. e ment. 1897. 2. p. 394—400. — LUKJANOV, S. M.: Über den Gehalt der Organe und der Gewebe an Wasser und festen Bestandteilen bei hungernden und durstenden Tauben im Vergleich mit dem bezüglichen Gehalt bei normalen Tauben. Zeitschr. f. physiol. Chem. 1889. 13. S. 339—351. — Ders.: Über die Gallenabsonderung bei vollständiger Inanition. Ibid. 1891. 16. S. 87—142. — Ders.: Starvation. Arb. a. d. Laborat. f. Pathol. d. Univ. Warschau 1894. 3. S. 73—101. (Russisch.) — Ders.: L'inanition du noyau cellulaire. Rev. scient. 1897. 8. p. 513. — Ders.: Sur les modifications du volume des noyaux des cellules hépatiques chez la souris blanche sous l'influence de l'inanition complète et incomplète etc. Arch. sc. biol., St. Pétersbourg 1898. 6. p. 81—107, 111—132. — Ders.: De l'influence du jeûne absolu sur les dimensions des noyaux de l'épithélium renal. Ibid. 1899. 7. p. 168—176. — LUSSANA, PH.: Sulla secrezione quantitativa e qualitativa della bile nell stato di inanizione ecc. Arch. ital. di biol. 1883. 5. p. 26. — LUSSANA, PH. et ARSTAN, E.: Le peptonurie dans l'inanition Ibid. 1889. 12. p. XVI. — LÜTHJE, M.: Beiträge zur Kenntnis der Alloxurkörperausscheidung. Zeitschr. f. klin. Med. 1896. 31. S. 112—122. — MAASFELD, G. u. MUELLER, F.: Der Einfluß des Nervensystems auf die Mobilisierung von Fett. Pflügers Arch. f. d. ges. Physiol. 1913. 152. S. 61—67. — MACALUM, A. B.: The inorganic composition of the blood plasma in the frog after a long period of inanition. Rep. of the Brit. assoc. of adv. sc. 1911. 80. p. 766. — MACKS, R.: Über den Zusammenhang zwischen psychischen Störungen und Abnahme des Körpergewichts. Inaug.-Diss. Greifswald 1887. — MAGGIORA, A.: Über die Gesetze der Ermüdung. Arch. f. Anat. u. Physiol. 1890. S. 191—243. — MAIGNON, F.: Étude sur la répartition du glycogène musculaire. Influence de l'inanition. Journ. de physiol. et de pathol. gén. 1908. 10. p. 203—211. — MANASSEIN, V.: Material zur Frage über das Hungern. Botkin's Klin. Arch. f. inn. Med. 1869. S. 1. — Ders.: Über die wässerigen und alkoholischen Extrakte der Muskeln und Leber von fiebernden und hungernden Tieren. Arch. f. pathol. Anat. 1872. 56. S. 220—248. — MANCA, G.: Influence du jeûne sur la force musculaire. Arch. ital. de biol. 1894. 21. p. 221—230. — Ders.: Il decorso della inanizione negli animali a sangue freddo. Giorn. dell' accad. med. di Torino 1894. p. 189. — Ders.: Influence de l'eau sur le cours de l'inanition chez les animaux à sang froid. Arch. ital. de biol. 1896. 25. p. 299—307. — Ders.: Le cours de jeûne absolue chez les tortues. Ibid. 1897. 27. p. 94 —102. — Ders.: Le cours de jeûne absolue chez les lézards. Ibid. 1897. 27. p. 83—94. — Ders.: Recherches chimiques sur les animaux à sang froid soumis à l'inanition. I—II. Ibid. 1901. 35. p. 115—131, 373—379. — Ders.: Recherches chimiques etc.

III. Ibid. 1902. 37. p. 161—176. — Ders.: Recherches chimiques sur les animaux à sang froid soumis à l'inanition. Ibid. 1903. 39. p. 193—203. — MANCA, G. e CASELLA, D.: Il decorso dell' inanizione assoluta nel „Gongylus ocellatus" alla luce diffusa e nell' oscurità. Ibid. 1903. 40. p. 247—272. — MANCA, G. e FATTA, G.: Il decorso del digiuno assoluto nel Carabus morbillosus. Arch. di fisiol. 1904. 2. p. 459—470. — MANGOLD: Die fettige Degeneration beim Hungertier. Zentralbl. f. Physiol. 1905. 19. S. 320. — MANKOWSKI, B.: Contributions to the problem of starvation. Diss. St. Petersborg 1882. (Russisch.) — MANSFELD, G.: Inanition und Narkose. Arch. internat. de pharmaco-dyn. et de thérapie 1905. 15. p. 467—486. — MANSFELD, G. u. FEJES, L.: Der chemische Verlauf der Chloralhydrat- und Alkoholvergiftung an normalen und hungernden Tieren. Arch. internat. de pharmaco-dyn. et de thérapie 1907. 17. p. 341—362. — MANSFELD, G. u. HAMBURGER, E.: Über die Ursache der prämortalen Eiweißzersetzung. Pflügers Arch. f. d. ges. Physiol. 1913. 152. S. 50—55. — MAPES, C. C.: Fasting. Internat. Clin., Philadelphia 1911. 3. p. 100—116. — MAPLES, J. H.: A fast of fifty-five days. Med. Brief, St. Louis 1904. 32. p. 905. — MARCHAND, L. et VURPAS, CL.: Lésions du système nerveux central dans l'inanition. Cpt. rend des séances de la soc. de biol. 1901. 53. p. 296 —298. — MARINESCO, G. et PARHON, C.: L'influence de la thyroïdectomie sur la survie des animaux en état d'inanition. Ibid. 1909. 67. p. 146—147. — MAROTTE: Inanition ou les effets de l'abstinence. Bull. gén. de thérap. 1911. 47. p. 313. — MARSCHE, H. D.: Individual and sex difference brought out by fasting. Psychol. Rev. 1916. 23. p. 437—445. — MARTIN, A. A.: A prolonged fast: some experiences and findings. Montreal med. journ. 1907. 36. p. 482—492. — MARTINOTTI, G. et TIRELLI, V,: La microphotographie appliquée à l'étude de la structure nerveuse des ganglions spinaux dans l'inanition. Ann. di freniatr. 1901. 11. p. 35—66; oder Arch. ital. de biol. 1901. 35. p. 390—406. — MAY, R.: Der Stoffwechsel im Fieber. Zeitschr. f. Biol. 1894. 30. S. 1—72. — MAYER, A.: Variation de la tension osmotique du sang chez les animaux privés de liquides. Cpt. rend. des séances de la soc. de biol. 1900. 52. p. 153—155. — MAYER, A. et SCHAEFFER, G.: Recherches sur les variations des équilibres cellulaires; variations de la teneur des tissus en lipoids et en eau au cours de l'inanition absolue. Journ. de physiol. et de pathol. gén. 1914. 16. p. 203—211. — MAYER, A. G.: The law governing the loss of weight in starving Cassiopea. Tortugas laborat. of the Carnegie instit. 1914. 6. p. 55—82. — MC CARRISON, R.: The pathogenesis of deficiency disease. Indian journ. of med. research 1919. 6. p. 275—355. — MC COLLUM, E. V.: The newer knowledge of nutrition. New York: Macmillan 1922. — MC COLLUM, E. V., SIMMONDS, N., SHIPLEY, P. G., and PARK, A. A.: XV. The effect of starvation on the healing of rickets. Bull. of Johns Hopkins hosp. 1922. 33. p. 31—33. — MC INTOSH, W. A.: Histological study of fat contained in the mucosa of the alimentary tract of moderately starved cats. Americ. journ. of physiol. 1918. 46. p. 570—583. — MEDVEDJEV, J.: On fasting. Diss. St. Petersburg 1882. (Russisch.) — MEISSL, E., STROHMER, J. u. v. LORENZ: Untersuchungen üb. den Stoffwechsel d. Schweines. Zeitschr. f. Biol. 1886. 22. S. 63—160. — MELTZER, S. and NORRIS, CH.: On the influence of fasting upon the bacteriological action of the blood. Journ. of exp. med. 1899. 4. p. 131—135. — MENDEL, L. B. and ROSE, W. C.: Inanition and the creatine content of muscle. Journ. of biol. chem. 1911. 10. p. 255—264. — MEYER, L. F. u. ROSENSTERN, J.: Wirkung des Hungerns in den verschiedenen Stadien der Ernährungsstörungen. Jahrb. f. Kinderheilk. 1909. 69. S. 167—184. — MEYER, S.: Zur Pathologie des Hungergefühls. Monatsschr. f. Psychiatr. u. Neurol. 1909. 26. S. 232—239. — MEYERS, A. W.: Some morphological effects of prolonged inanition. Journ. of med. research 1917. 36. p. 51—77. — MICHAILESCO, C. N.: Sur la persistance du glycogène pendant l'inanition chez les chiens. Cpt. rend des séances de la soc. de biol. 1914. 76. p. 314—316. — MILES, W. R.: Effects of a prolonged reduction in diet on 25 men. Proc. of the nat. acad. of sciences (U. S. A.) 1918. 4. p. 152—156. — Missiroli, A.: Die Schilddrüse bei hungernden und bei genährten Tieren. Pathologica 1910. 2. p. 38—42; oder Arch. ital. de biol. 1910. 55. p. 115—118. — Moeser, H.: Das kirchliche Fasten und Abstinenzgebot in gesundheitlicher Beleuchtung. Frankf. zeitgem. Brosch. 1907. 25. S. 149—172. — Monti, A.: Sur les altérations du système nerveux dans l'inanition. Arch. ital. de biol. 1895. 24. p. 347—360. — Moraczewski, W.: Ausscheidungsverhältnisse bei blutleeren und hungernden Fröschen. Pflügers Arch. f. die ges. Physiol. 1899. 77. S. 290—310. — Ders.: Die Zusammensetzung des Leibes von hungernden und blutarmen Fröschen. Arch. f. Anat. u. Physiol. 1900. S. 124—144. — Morgan, Th. H.: Growth and regeneration in Planaria lugubris. Arch. f. Entwicklungsmech. d. Organismen 1902. 13. S. 179—212. — Morgulis, S.: Contributions to the physiology of regeneration. Journ. of exp. zool. 1909. 7. p. 595—642. — Ders.: Studies of inanition in its bearing upon the problem of growth. I. Arch. f. Entwicklungsmech. d. Organismen 1911. 32. S. 169—268. — Ders.: Studien über Inanition in ihrer Bedeutung für das Wachstumsproblem. II. Ibid. 1912. 34. S. 618—679. — Ders.: The influence of protracted and intermittent fasting upon growth. Americ. naturalist. 1913. 47. p. 477—487. — Ders.: The influence of chronic undernutrition on metabolism. Biochem. bull. 1913. 3. p. 72—73. — Ders.: Nitrogen metabolism during chronic. underfeeding and subsequent realimentation. Ibid. 1913. 3. p. 74—75.— Ders.: The influence of underfeeding and of subsequent abundant feeding on the basal metabolism of the dog. Ibid. 1914. 3. p. 264—268. — Ders.: The body surface of flounders and its relation to the gaseous metabolism. Americ. journ. of physiol. 1915. 36. p. 207—216. — Ders.: Studies on fasting flounders. Journ. of biol. chem. 1915. 20. p. 37—46. — Ders.: Changes in the weight and composition of fasting lobsters. Ibid. 1916. 24. p. 137—146. — Ders.: Studies on the nutrition of fish. Experiments on brook trout. Ibid. 1918. 36. p. 391—413. — Morgulis, S.: A study of the nonprotein constituents of some marine invertebrates. Journ. of biol. chem. 1922. 50. Proc. XVI. p. 52. — Ders.: A study of the blood of the crawfish Panulirus argus with special reference to the absence of creatinine in arthropod blood. Journ. of biol. chem. 1923. 55. Proc. XVII. p. 36. — Also: Carnegie Institution of Washington, Year Book. 21. p. 173—176. — Ders.: Fast and Famine. The Scientific Monthly. 1923. 16. p. 54—65. —Morgulis, S., Howe, P. E., and Hawk, P. B.: Studies on tissues of fasting animals. Biol. bull. of the marine biol. laborat. 1915. 28. p. 397—406. — Morgulis, S. and Pratt, J.: On the formation of fat from carbohydrate. Americ. journ. of physiol. 1913. 32. p. 200—210. — Morozov, N.: Effect of brief fasts on the morphological composition of the blood in man. Wratsch, St. Petersburg 1897. 18. p. 1081—1085. (Russisch.) — Morpurgo, B.: Sur la nature des atrophies par inanition. Arch. ital. de biol. 1889. 12. p. 333. — Ders.: Über den physiologischen Zellenbildungsprozeß während der akuten Inanition des Organismus. Ibid. 1889. 11. S. 118—133; Beitr. z. pathol. Anat. u. z. allg. Pathol. 1889. 4. S. 315—334. Ders.: Über die kariometrischen Untersuchungen bei Inanitionszuständen. Arch. f. pathol. Anat. 1898. S. 550—552. — Mosse, M.: Über Leberzellenveränderungen nephrektomierter und hungernder Tiere, ein Beitrag zur Lehre von der Acidose. Zeitschr. f. klin. Med. 1906. 60. S. 373—376. — Mosso, A.: De la transformation des globules rouges en leucocytes et leur nécrobiose dans la coagulation et la suppuration. Arch. ital de biol. 1887. 8. p. 252—316. — Mosso, U.: Température du corps dans le jeûne, et vélocité d'assimilation des hydrates de carbone. Ibid. 1900. 38. p. 242—252. — Mottram, V. H.: Fatty infiltration of the liver in hunger. Journ. of physiol. 1909. 38. p. 281. — Mühlmann, M.: Russische Literatur über die Pathologie des Hungerns. Zentralbl. f. allg. Pathol. u. pathol. Anat. 1899. 10. S. 160—220, 240—242. — Mueller, Fr.: Über Indicanausscheidung durch den Harn bei Inanition. Mitt. a. d. med. Klin. Würzburg 1886. 2. S. 341—354. — Ders.: Über das Verhalten der Feces und der Produkte der Darmfäulnis im Harn bei Inanition. Berl. klin. Wochenschr. 1887. Nr. 24. — MUNK, J.: Bericht über die Ergebnisse des an Cetti ausgeführten Hungerversuchs. III. Biol. Zentralbl. 1887. 7. S. 368—375. — Ders.: Zur Kenntnis des Stoffwechsels beim hungernden Hunde. Pflügers Arch. f. d. ges. Physiol. 1894. 58. S. 319—349. — MURLIN, J. R.: The influence of carbohydrate on the protein metabolism of a fasting pregnant dog. Proc. of the soc. f. exp. biol a. med. 1908. 5. p. 72—74. — MYERS, V. C. and FINE, M. S.: The influence of starvation upon the creatine content of muscle. Journ. of biol. chem. 1913. 15. p. 283—304. — NEBELTHAU, E.: Calorimetrische Untersuchungen am hungernden Kaninchen im fieberfreien und fieberhaften Zustande. Zeitschr. f. Biol. 1893. 31. S. 293—363. — NEBELTHAU, A.: Ein Beitrag zur Kenntnis der Acetonurie. Zentralbl. f. inn. Med. 1896. 18. S. 977—982. — NEMSER, G. M.: Die Nucleine der Zellkerne bei der Karenz. Arch. sc. biol. 1899. 7. S. 221 —232. — NEUWIRTH, J.: The hourly elimination of certain urinary constituents during brief fasts. Journ. of biol. chem. 1917. 29. p. 477—484. — NIKOLAIDES, R.: Über den Fettgehalt der Drüsen im Hungerzustande und über seine Bedeutung. Arch. f. Anat. u. Physiol. 1899. S. 518—523. — NOÉ, J. Résistance du scorpion aux mauvaises conditions d'existence. Cpt. rend. des séances de la soc. de biol. 1893. 45. S. 598. — Ders.: La réparation compensatrice après le jeûne. Ibid. 1900. 52. p. 755—757. — Ders.: Variations de résistance du hérisson à l'inanition. Ibid. 1901. 53. p. 1009—1010. — Ders.: Rapport comparatif du poids des organes au poids total chez le hérisson à l'état normal et après l'inanition. Ibid. 1902. 54. p. 1106—1108. — Ders.: Influence de la croissance sur la résistance à l'inanition. Ibid. 1903. 55. p. 601—603. — NOÉ, J. Recherches sur la vie oscillante. Essai de biodynamie. Paris, Alcan 1903. — NOORDEN, C. VON: Der Hunger und die chronische Unterernährung. Handb. d. Pathol. d. Stoffwechsels I 1906. — NORTH, W.: An account of two experiments illustrating the effects of starvation, with and without labour, on the elimination of urea from the body. Journ. of physiol. 1878. 1. p. 171—188. — NUSSBAUM, M.: Fortgesetzte Untersuchungen über den Einfluß des Hungers auf die Entwicklung der männlichen Geschlechtsorgane der Rana fusca. Anat. Anz. 1906. 29. S. 351—317. — OHLMÜLLER, W.: Die Abnahme. der einzelnen Organe bei an Atrophie gestorbenen Kindern. Zeitschr. f. Biol. 1882. 18. S. 78—103. — OINUMA, S.: The analytical results of urine in starving persons at different conditions. Sei-i-Kwai med. journ. 1918. 37. Nr. 10. — OKAGAKI, S.: Inanition and the cerebral cortex. Japan. med. world 1920. 10. p. 225—226. — OKHOTIN, J.: Anatomico-pathological changes and the respiratory exchange of fasting rabbits. Diss. St. Petersburg 1885. (Russisch.) — OKINTSCHITZ, E. S.: Über die Zahlenverhältnisse verschiedener Arten weißer Blutkörperchen bei vollständiger Inanition und bei nachträglicher Auffütterung. Arch. Lab. gen. Pathol., Univ. Warschau 1893. 1. S. 3—19. (Russisch.) — OTTO, J. G.: Über den Gehalt des Blutes an Zucker und reduzierenden Substanzen unter verschiedenen Umständen. Pflügers Arch. f. d. ges. Physiol. 1885. 35. S. 467—498. — Ders.: Bidrag till kundsgaben om blodets stofvexel. Christiania videnskabs-selskabs forhandlingen 1886. 11. p. 215. — PALADINO, R.: Ob und wie die Bestandteile der Gehirnsubstanz sich bei normalen und hungernden Tieren verändern. Biochem. Zeitschr. 1912. 38. S. 443—447. — PALLADIN, A. V.: On the influence of carbohydrate and protein fasting on thecreatine and creatinine excretion. Bull. imper. acad. sc., Petrograd 1916. p. 1129—1137. (Russisch.) — PANELLA, A.: Il nucleone e l'acqua del cervello in animali a digiuno. Arch. di farmacol. sperim. e scienze aff. 1906. 5. p. 70—76. — PANUM, P. L.: Über die Mengenverhältnisse des Blutes bei Inanition. Arch. f. pathol. Anat. 1864. 29. 241—295. — PARROT, M. J.: Sur la stéatose viscérale par l'inanition chez le nouveau-né. Cpt. rend. des séances de la soc. de biol.

1868. 67. p. 412—414. — Ders.: Die Veränderungen der quergestreiften Muskeln bei Vögeln infolge von Inanition. Zentralbl. f. med. Wiss. 1879. Nr. 10. — PASCHUTIN, W.: A course in general pathology. Part II. 1881. (Russisch.) — PASCHUTIN, J. A.: Materials to the study of metabolism of animals underfed and subsequently well nourished. Diss. St. Petersburg 1895. (Russisch.) — PASINI, A.: Sul processo di atrofia del tessuto adiposo sotte cutaneo nel dimagramento. Arch. ital. di biol. 1903. 57. p. 571—583. — PATON, N. D. and STOCKMANN, R.: Observations on the metabolism of a fasting man. Royal soc. of Edinb. 1889. 4. p. III. — PATON, NoËL D.: Creatine excretion in the bird and its significance. Journ. of physiol. 1910. 39. p. 485—504. — PATTERSON, T. L.: The cause of the variations in the gastric hunger contractions with age. Americ. journ. of physiol. 1915. 37. p. 316—329. — PAULESCO, N. C.: Chez un chien inanitié, le foie subit-il une diminution de glycogène uniformément répatie dans tous les lobes? Cpt. rend. des séances de la soc. de biol. 1913. 74. p. 627—629. — PAVLOV, J. P.: Die Sekretionstätigkeit des Magens im Hunger. Botkin's hosp. bull. 1897. Nr. 41. p. 1569. (Russisch). PEMBREY, M. S. and SPRIGGS, E. J.: Influence of fasting and feeding upon the respiratory and nitrogenous exchange. Journ. of physiol. 1904. 31. p. 320—345. — PENNY, F.: Notes on a thirty days' fast. Brit. med. journ. 1909. 1. p. 1414—1416. — PERI, A.: Sulle alterazioni del sistemo nervoso centrale e periferico indotte dalla inanizione acuta. Arch. ital. di biol. 1892. 18. p. 193—203. — PETTENKOFER, M. VON u. VOIT, C.: Respirationsversuche am Hunde bei Hunger und ausschließlicher Fettzufuhr. Zeitschr. f. Biol. 1869. 5. S. 369—392. — PETROV, W.: Three variations of the sso-called incomplete form of inanition. Suppl. trans. imp. milit. med. acad., St. Petersburg 1884. (Russisch.) — Ders.: Pathological changes in the ovaries of dogs and rabbits during complete and incomplete inanition. Diss. St. Petersburg 1897. (Russisch.) — PFEIFFER, L.: Über den Fettgehalt des Körpers und verschiedene Teile desselben bei mageren und fetten Tieren. Zeitschr. f. Biol. 1887. 23. S. 340—380. — PFLÜGER, E.: Die Ernährung mit Kohlehydraten und Fleisch oder auch mit Kohlehydraten allein. Pflügers Arch. f. d. ges. Physiol. 1892. 52. S. 239—322. — Ders.: Kann bei vollkommener Entziehung der Nahrung der Glykogengehalt im Tierkörper zunehmen? Ibid. 1899. 76. S. 521—554. — Ders.: Über den Glykogengehalt des Tieres im Hungerzustande. Ibid. 1902. 91. S. 119—134. — Ders.: Einfluß einseitiger Ernährung oder Nahrungsmangel auf den Glykogengehalt. Ibid. 1907. 119. S. 117—126. — PIÉTTRE, M.: Contribution à l'étude du tissu adipeux dans la cachexie. Hyg. de la viande 1911. 5. p. 617. — PINTACULA, S. G.: Il cosumo dell' ossigeno nell' inanizione. Arch. di farmacol. e terap. 1907. 15. p. 171—186. — PLACZEK: Über Veränderungen der Nervensubstanz beim Hungertode. Zeitschr. f. Medizinalbeamte 1898. 1. S. 614. — POLÁNYI, M.: Untersuchungen über die Veränderungen der physikalischen und chemischen Eigenschaften des Blutserums während des Hungerns. Biochem. Zeitschr. 1911. 34. S. 192—204. — POLETAЁW, P.: The morphological composition of the blood in complete and incomplete starvation in dogs. Diss. St. Petersburg 1894. (Russisch.) — POPIEL, W. J.: Über den Einfluß der Blutentziehungen auf die Ausscheidung von Stickstoff und Phosphorsäure beim hungernden Kaninchen. Arch. Lab. gen. Pathol., Univ. Warschau 1893. 1. S. 31—76. (Russisch.) — Ders. Sur les variations de la densité du sang dans le jeûne absolu, simple, ou compliqué de la ligature de urétères. Arch. sc. biol., St. Petersburg 1896. 4. p. 354 —376. — PORCHER, C. H.: L'inanition et la composition chimique du lait. Cpt. rend. hebdom. des séances de l'acad. des sciences 1920. 170. p. 1461—1464. — PORTIER, P.: Modifications du testicle des oiseaux sous l'influence de la carence. Cpt. rend. des séances de la soc. de biol. 1920. 170. p. 755—757. — POSSASHNYI, W.: On the respiratory exchange of fasting animals. Diss. St. Petersburg 1886. (Russisch.) — PRAUSNITZ, W.: Zur Eiweißzersetzung des hungernden Menschen.

Münch. med. Wochenschr. 1891. S. 319. — Ders.: Über Eiweißzersetzung beim Menschen während der ersten Hungertage. Zeitschr. f. Biol. 1892. 29. S. 151—167. — PUGLIESE, A.: Le processus d'oxydation chez les herbivores alimentés et soumis au jeûne. Arch. ital de biol. 1893. 19. p. 402—411. — Ders.: Les processus d'oxydation chez les animaux à jeûne. Ibid. 1893. 19. p. 364—372. — Ders.: Sui processi sintetici negli animali a digiuno. Ann. di chim. e di farmacol. 1893. 18. p. 281 —296. — Ders.: Azione del cloruro di sodio sul decorsa della inanizione. Arch. ital. di biol. 1894. 26. p. 345—357. — Ders.: Élimination du phénol à jeûne. Ibid. 1895. 22. p. 105—106. — Ders.: Les poids du foie et la fonction glycogénétique du foie et des muscles dans les premiers jours de la réalimentation. Journ. de physiol. et pathol. gén. 1903. 5. p. 666—676. — Ders.: Studii sulla rialimentazione. Arch. di farmacol. sperim. e scienze aff. 1904. 3. p. 185—202. — PÜTTER, A.: Die Ernährung der Fische. Zeitschr. f. allg. Physiol. 1909. 9. S. 147—242. — RABL, C.: Über Zellteilung. Morphol. Jahrb. 1885. 10. S. 287. — RACCHIUSA, S.: Contributo allo studio delle alimentazioni incomplete. II. Richerche analitiche riguardanti il residuo secco e varie frazioni azotate del del sangue di colombi alimentati con riso brillato e di colombi digiuni. Ann. di clin. med. 1921. 11. p. 271—278. — RAYMOND, F. and R.: Gastric juice in the fasting stomach. Bull. et mém. de la soc. méd. des hôp. de Paris 1918. 42. p. 1134. — REGNAULT: Le jeûne. Corresp. méd., Paris 1900. 6. Nr. 135. — REGNAULT et REISET: Recherches chimiques sur la respiration des animaux. Ann. de chim. et de physiol. 1849. p. 26. — REICHER, K.: Zur Kenntnis der prämortalen Stickstoffsteigerung. Zeitschr. f. exp. Pathol. u. Therap. 1909. 5. S. 750—760. — RETZIUS, G.: Studien über die Zellenteilung. Stockholm u. Leipzig 1881. — REUSS, H. u. WEINLAND, E.: Über die chemische Zusammensetzung der Aalbrut unter verschiedenen Bedingungen. Zeitschr. f. Biol. 1912. 59. S. 283—296. — RICHET, CH.: L'inanition chez les animaux. Rev. scient. 1889. 17. p. 641—647, 711—715, 801—805. — Ders.: L'inanition. Trav. du laborat. 1893. 2. p. 267—325. — Ders.: Jusqu'où, dans l'état nerveux hystérique, peut aller la privation d'aliments? Cpt. rend. des séances de la soc. de biol. 1896. 48. p. 945—948. — Ders.: Des échanges respiratoires dans l'inanition hystérique. Ibid. 1896. 48. p. 948—950. — Ders.: Effets reconstituants de la viande crue après le jeûne. Cpt. rend. hebdom. des séances de l'acad. des sciences 1906. 142. p. 522—524. — Ders.: Expériences sur les alternances de jeûne et d'alimentation chez les lapins. Cpt. rend. des séances de la soc. de biol. 1906. 2. p. 546—548. — RIETSCHEL, H.: Inanition und Zuckerausscheidung im Säuglingsalter. Zeitschr. f. Kinderheilk. 1913. 7. S. 282. — RIVA, E.: Lesioni del reticolo neurofibrillare della cellula nervosa nell' inanizione sperimentale studiate con i metodi del DONAGGIO. Riv. sperim. di freniatr., arch. ital. per le malatt. nerv. e ment. 1906. 32. p. 400 —409; oder Arch. ital. di biol. 1906. 46. p. 437—447. — ROBERTS, D.: Underfeeding and its associated ills. Boston med. a. surg. journ. 1907. 157. p. 692—695. — ROBERTSON, T. B.: A comparison of the sera of horse, rabbit, rat and ox with respect to their content of various proteins in the normal and in the fasting condition. Journ. of biol. chem. 1912. 13. p. 325—340. — ROGER, G. H.: Influence du jeûne sur la résistance des animaux vis-à-vis des certaines alcaloïdes. Cpt. rend. des séances de la soc. de biol. 1887. 4. p. 166—167. — ROGER, H. et GARNIER, M.: Influence du jeûne et de l'alimentation sur le rôle protecteur du foie. Ibid. 1899. 51. p. 209—215. — ROGER, H.: Les variations de l'eau dans l'organism des inanitiés. Presse méd. 1907. p. 673—675. — ROGER et JOSUÉ: Apropos de l'influence de l'inanition sur la résistance à l'infection par le colibacillaire. Cpt. rend. des séances de la soc. de biol. 1900. 52. p. 696—697. — Dies.: Des modifications chimiques de la moelle osseuse dans l'inanition. Ibid. 1900. 52. p. 419—421. — Ders.: Des modifications histologiques de la moelle osseuse dans l'inanition. Ibid.

1900. 52. p. 417—419. — Rogers, F. T.: The contractions of the rabbits stomach during hunger. Americ. journ. of physiol. 1914. 36. p. 183—190. — Ders.: Studies on the brain stem. Regulation of body temperature in the pigeon and its relation to certain cerebral lesions. Ibid. 1919. 59. p. 271—283. — Rolly, D.: Über die Neubildung von Glykogen bei glykogenfreien und auf Karenz gesetzten Kaninchen. Dtsch. Arch. f. klin. Med. 1905. 83. S. 107—128. — Rolly, O.: Der respiratorische Gaswechsel bei Gesunden und Kranken. II. Hat eine vorangegangene einseitige Ernährung eine Einwirkung auf den Stoffwechsel im Nüchtern- und Hungerzustande? Zeitschr. f. d. ges. exp. Med. 1922. 26. S. 69—79. — Rolly, F. u. Meltzer, O.: Stoffwechseluntersuchungen bei Fieber, Inanition und kachektischen Zuständen. Ibid. 1909. 97. S. 252—281. — Rondoni, P.: Pathogenesis of deficiency diseases and Pellagra. Brit. med. journ. 1919. 1. p. 542—544. — Rosenbauch: Influence of inanition upon the nerve centers. Diss. St. Petersburg 1883. (Russisch.) — Rosenfeld, F.: Die Indolbildung beim hungernden Kaninchen. Beitr. z. chem. Physiol. u. Pathol. 1903. 5. S. 83—94. — Rosenheim, Th.: Weitere Untersuchungen über die Schädlichkeit eiweißarmer Nahrung. Pflügers Arch. f. d. ges. Physiol. 1893. 54. S. 61—71. — Rosenstern, J.: Über Inanition im Säuglingsalter. Ergebn. d. inn. Med. u. Kinderheilk. 1911. 7. S. 332—404. — Rosewater, N.: Disguised starvation and the reasoning faculties. New York med. journ. 1909. 90. p. 1152—1157. — Rossi, F.: La respirazione interna dei tessuti in rapporto al digiuno ed all' intossicazione acida. Boll. d. scienze med. 1911. 81. p. 149—154. — Rotschild, M. A.: Der Cholesteringehalt des Blutes und einiger Organe im Hungerzustande. Beitr. z. pathol. Anat. 1915. 60. S. 227—232. — Rousse, J. et Wilde, H. van: Variations du nombre des globules rouges et du taux de l'hémoglobine au cours de l'inanition chez le lapin. Arch. internat. de pharmaco-dyn. et de thérapie 1903. 11. p. 301—312. — Rubner, M.: Über den Stoffverbrauch im hungernden Pflanzenfresser. Zeitschr. f. Biol. 1881. 27. S. 214—238. — Ders.: Gesetze des Energieverbrauchs. 1902. — Rubow, V.: Über den Lecithingehalt des Herzens und der Nieren unter normalen Verhältnissen, im Hungerzustande und bei der fettigen Degeneration. Arch. f. exp. Pathol. u. Pharmakol. 1905. 52. S. 1—29. — Rudolski, L. V.: On the pregnancy of insufficiently nourished animals. Diss. St. Petersburg 1893. (Russisch.) — Rütimeyer, L.: Über den Einfluß einer 24tägigen Hungerperiode auf die Magensaftsekretion beim Menschen. Zentralbl. f. inn. Med. 1909. 30. S. 233—241. — Růžička, V.: Beschleunigung der Häutung durch Hunger. Arch. f. Entwicklungsmech. d. Organismen 1917. 42. S. 671—704. — Sadowenne, A.: The metabolism of fasting man. Wratsch 1899. Nr. 8. (Russisch.) — Samuel, S.: Die histogenetische Energie und Symmetrie des Gewebswachstums. Arch. f. pathol. Anat. 1885. 101. S. 397—429. — Scaffidi, V.: Der Purinstoffwechsel im Hunger. Biochem. Zeitschr. 1911. 33. S. 153—166. — Schaeffer, A.: Stoffwechseluntersuchungen bei abstinierenden Geisteskranken. Allg. Zeitschr. f. Psychiatr. u. psych.-gerichtl. Med. 1897. 53. S. 525. — Schaeffer, K.: Über Nervenzellenveränderungen während der Inanition. Neurol. Zentralbl. 1897. 16. S. 832—837. — Schimanski, H.: Der Inanitions- und Fieberstoffwechsel der Hühner. Zeitschr. f. physiol. Chem. 1879. 3. S. 396—422. — Schlossmann, A.: Untersuchungen und Erwägungen über den Hunger. Dtsch. militärärztl. Zeitschr. 1914. 43. S. 170—186. — Schlossmann, A. u. Murschhauser, H.: Über den Einfluß der vorangegangenen Ernährung auf den Stoffwechsel im Hunger. Biochem. Zeitschr. 1912. 53. S. 265. — Ders.: Der Stoffwechsel des Säuglings im Hunger. Ibid. 1913. 56. S. 355—415. — Ders.: Der Stoffwechsel des Säuglings im Hunger. Ibid. 1914. 58. S. 483—502. — Schmorl, G.: Über die Beeinflussung des Knochenwachstums durch phosphorarme Ernährung. Arch. f. exp. Pathol. u. Pharmakol. 1913. 73. S. 313—346. — Schöndorff, B.: Die Stickstoffverteilung im Harne unter dem Einfluß verschiedener Ernährung. Pflüg. Arch. f. d. ges.

Physiol. 1907 .117. S. 257—274. — Schoeneich, W.: Beschaffenheit des Blutes unter verschiedenen Bedingungen. Zeitschr. f. exp. Pathol. u. Therap. 1905. 2. S. 419. — Schuchardt: Quaedam de effectu, quem privatio sing. part. nutrimentum constituentium exercet etc. Diss. Marburg 1847. — Schultz, C.: Über den Zustand des Blutes in einem verhungerten Proteus sowie in verhungerten Katzen und Kaninchen. Beitr. z. Physiol., pathol. Chem. u. Mikrosk. in Anw. a. d. prakt. Med. 1844. S. 1. — Schultz, Eu.: Über Hungererscheinungen bei Planaria lactea. Arch. f. Entwicklungsmech. d. Organismen 1904. 18. S. 555—557. — Ders.: Über Hungererscheinungen bei Hydra fusca. Ibid. 1906. 21. S. 703—726. — Ders.: Die Reduktion und Regeneration des abgeschnittenen Kiemenkorbes von Clavellina. Ibid. 1907. 24. S. 503—523. — Ders.: Über Hunger bei Asterias rubens und Mytilus bald nach der Metamorphose. Ibid. 1908. 25. S. 401—406. — Schulz, Fr. N.: Über den Fettgehalt des Blutes beim Hungern. Pflügers Arch. f. d. ges. Physiol. 1896. 65. S. 299—307. — Ders.: Über die Verteilung von Fett und Eiweiß beim mageren Tier, zugleich ein Beitrag zur Methode der Fettbestimmung. Ibid. 1897. 66. S. 145—166. — Ders.: Beiträge zur Kenntnis des Stoffwechsels bei unzureichender Ernährung. Ibid. 1900. 76. S. 379—410. — Ders.: Über die Ursache der Zunahme der Eiweißzersetzung während des Hungerns. Zeitschr. f. Biol. 1901. 41. S. 368—377. — Ders.: Beiträge zur Kenntnis des Stoffwechsels bei unzureichender Ernährung. Pflügers Arch. f. d. ges. Physiol. 1906. 114. S. 419—482. — Schultz, Fr. N. u. Mainzer, J.: Über den Verlauf der Phosphorsäureausscheidung beim Hunger. Zeitschr. f physiol. Chem. 1901. 32. S. 268—277. — Schultze, O.: Über den Einfluß des Hungers auf die Zellkerne. Sitzungsber. d. phys.-med. Ges., Würzburg 1888. S. 140—147. — Schultzen, O.: Beitrag zur Lehre vom Stoffwechsel bei Inanition. Arch. f. Anat., Physiol. u. wiss. Med. 1863. S. 31—40. — Schütz, F.: Über den Stickstoffumsatz hungernder Fische. Berlin: E. Ebering 1912. — Scofone, L.: Sulla tossicità del sangue di animali a digiuno. Giorn. d. R. accad. med. di Torino 1897. 45. p. 422—434. — Sedlmair, A. C.: Über die Abnahme der Organe, insbesondere der Knochen, beim Hungern. Zeitschr. f. Biol. 1898. 37. S. 25—58. — Senator, H.: Ein Fall sogenannter Schlafsucht mit Inanition. Char.-Ann. 1885. 12. S. 325. — Ders.: Bericht über die Ergebnisse des an Cetti ausgeführten Hungerversuches. Verhalten der Organe und des Stoffwechsels im allgemeinen. Biol. Zentralbl. 1887. 7. S. 344—352. — Seeland, von: Über die Nachwirkung der Nahrungsentziehung auf die Ernährung. Ibid. 1887. 7. S. 145—158, 184—192, 214—224, 246—256, 271—281. — Sherwin, C. P. and Hawk, P. B.: The putrifaction processes in the intestine of a man during subsequent periods of low and high protein ingestion. Journ. of biol. chem. 1912. 11. p. 169—177. — Dies.: The elimination of urinary indican during two fasts of over one hundred days each. Biochem. bull. 1914. 3. p. 416—419. — Schtschastnyi, S.: Sur les altérations chez un homme, mort après 35 jours de l'inanition. Russk. Arch. pathol., klin. med. i bakteriol. 1898. 5. p. 694—705. (Russisch.) — Simonowitsch, I. J.: Pathologico-anatomical changes in the testes during fasting of animals and during realimentation following the fast. Diss. St. Petersburg. (Russisch.) — Skórczewski, W.: Über Hungerkuren. Zeitschr. f. physikal. u. diätet. Therapie. 1911. 15. S. 669—678. — Slowtzow, B.: Der Hungerstoffwechsel der Insekten. Beitr. z. chem. Physiol. u. Pathol. 1903. 4. S. 23—39. — Ders.: Der Hungerstoffwechsel der Weinbergschnecke. Ibid. 1903. 4. S. 460—475. — Ders.: Der Hungerstoffwechsel bei Libellen. Ibid. 1904. 6. S. 163—169. — Ders.: Der Hungerstoffwechsel von Hummeln. Ibid. 1904. 6. S. 170—174. — Ders.: Der Hungerstoffwechsel der Eidechsen. Salkowskis Festschr. 1904. S. 365—374. — Ders.: The comparative pathology of hunger. Izvest. imp. Voyenno-Med. Akad. 1905. 11. p. 189—198. (Russisch.) — Ders.: Der Hungerstoffwechsel der Mistkäfer. Biochem. Zeitschr. 1909. 19. S. 504—508. — Van Slyke, D. D.

and MEYER, G. M.: The effects of feeding and fasting on the amino acid content of the tissues. Journ. of biol. chem. 1913. 16. p. 231—233. — SMALLWOOD, W. M. and ROGERS, C. G.: Effects of starvation upon Necturus maculatus. Anat. Anz. 1911. 39. p. 136—142. — SMALLWOOD, W. M.: Twenty months of starvation in Amia calva. Biol. bull. 1916. 31. p. 453—464. — SMIRNOW, M. R.: The effects of water ingestion on the fatty changes of the liver in fasting rabbits. Americ. journ. of physiol. 1913. 32. p. 309—314. — SODATTO, G.: Sulle alterazioni oculari nella inanizione. Arch. di ottalmol. 1898. 5. p. 285—298. — SOKOLOFF, B.: Contribution au probleme de la vitalité des organismes. 1921. Cpt. rend. des séances de la soc. de biol. 1921. 85. p. 1100. — SOKOLOV, W.: Influence of brief, periodic and incomplete fasts on the nitrogen metabolism of healthy men. Wratsch 1893. Nr. 14. (Russisch.) — SOLTZ, O. S.: On the anatomical changes in bone-marrow of animals subjected to complete inanition and those subsequently fed again. Diss. St. Petersburg. (Russisch.) — SONDEN, K. u. TIGERSTEDT, R.: Untersuchungen über die Respiration und den Gesamtstoffwechsel des Menschen. Skandinav. Arch. f. Physiol. 1895. 6. S. 1—225. — SPANGARO, S.: Sull decorso del digiuno degli animali emiscerebrati e scerebrati. Riv. sperim. di freniatr., arch. ital. per le malatt. nerv. e ment. 1900. 26. p. 125—159, 356—390. — SPIEGLER, A.: Über den Stoffwechsel bei Wasserentziehung. Zeitschr. f. Biol. 1901. 41. S. 239—270. — STATKEWITSCH, P.: Über die Veränderungen des Muskel- und Drüsengewebes, sowie der Herzganglien beim Hunger. Arch. f. exp. Pathol. u. Pharmakol. 1894. 33. S. 415—462. — STEFANOWSKA, M.: La grande hypnose chez les grenouilles en inanition. Trav. d. lab. de l'instit. Solvay 1902. 5. p. 185—227. — STEPP, W.: Versuche über Fütterung mit lipoidfreier Nahrung. Biochem. Zeitschr. 1909. 22. S. 452—460. — Ders.: Weitere Untersuchungen über die Unentbehrlichkeit der Lipoide für das Leben. Zeitschr. f. Biol. 1912. 59. S. 366—395. — Ders.: Über Versuche mit lipoidfreier Ernährung an Ratten und Hunden. Ibid. 1919. 69. S. 495—516. — STERNBERG, W.: Der Hunger. Zentralbl. f. Physiol. 1909. 23. S. 105—116. — STEWART, C. A.: Growth of the body and of the various organs of young albino rats after inanition for various periods. Biol. bull. 1916. 31. S. 16 —51. — Ders.: Changes in the relative weights of the various parts, systems and organs of young albino rats underfed for various periods. Journ. of exp. zool. 1918. 25. S. 301—353. — Ders.: Changes in the weights of various parts etc. in albino rats keptat birth weight by underfeeding for various periods. Americ. journ. of physiol. 1919. 48. S. 67—78. — STOPPENBRINK, F.: Der Einfluß herabgesetzter Ernährung auf den histologischen Bau der Süßwassertricladen. Zeitschr. f. wiss. Zool. 1905. 79. S. 496—547. — STRAUB, W.: Über den Einfluß der Wasserentziehung auf den Stoffwechsel und Kreislauf. Zeitschr. f. Biol. 1899. 38. S. 537 —566. — STRAUSS: Die Hungerkrankheiten. Med. Klinik in Berlin, 1915. 11. S. 854 —856. — STRAUSS, H.: Unterernährung als Heilfaktor bei Diabetes. Therapie d. Gegenw. 1920. Jg. 61. S. 6—10. — STUDENSKI, A.: Die Kurve der Wärmeproduktion des hungernden Hundes. Arch. f. Pathol. 1897. 4. S. 403—408. (Russisch.) — SUBBOTIN: Mitteilungen über den Einfluß der Nahrung auf den Hämoglobingehalt des Blutes. Zeitschr. f. Biol. 1871. 7. S. 185—196. — SUGA, T.: Ornithuric acid formation in starving hens. Kyto Igaku Zasshi 1919. 15. p. 225—229. — SULLI, G.: Sul potere di riduzione dei tessuti nella inanizione. Arch. di psichiatr. 1906. 27. p. 611—620. — SUZUKI, N. and HASUI, N.: The urine during fasting. Acta scholae med. univ. imp. Kioto 1921. 4. No. 1. p. 1105. — SWIRSKI, G.: Zur Frage über die Retention des festen Magininhaltes beim hungernden Kaninchen. Arch. f. exp. Pathol. u. Pharmakol. 1898. 41 S. 143—147. — Ders.: Über die kombinierte Wirkung von Atropin und Morphin auf den Magendarmkanal hungernder Kaninchen. Pflügers Arch. f. d. ges. Physiol. 1908. 121. S. 211—220. — TANGL, FR.: Untersuchungen über die Hydrogenionenkonzentration im Inhalte des nüchternen menschlichen Magens. Ibid. 1907. 115. S. 64—71. — TANNERT, C.: Über die Veränderungen der Kohlensäureausscheidung des Tierkörpers nach den Tageszeiten und im Hungerzustande. Diss. Tübingen 1892. — TARASEVITSCH, L. A.: Les modifications du système nerveux central dans un cas de mort d'un homme par suite de l'inanition pendant 35 jours. Russk. arch. patol., klin. med., i bakteriol. 1898. 5. p. 687—693. (Russisch.) — TAROZZI, G.: L'acido fosfocarnico dei muscoli nel digiuno. Arch. ital di biol. 1899. 32. p. 370—378. — TARULLI, L.: Les effets de la gélatine dans l'inanition. Ibid. 1892. 17. p. 331—332. — TAUSZK, FR.: Hämatologische Untersuchungen beim hungernden Menschen. Wien. klin. Rundschau 1896. Nr. 18. — TERROINE, E. F.: Variations lipo-cholestérinémiques au cours de l'inanition et de l'alimentation. Journ. de physiol. et de pathol. gén. 1914. 16. p. 386—397. — Ders.: Nouvelles recherches sur l'influence de l'inanition et de la suralimentation sur la teneur des tissus au substances grasses et en cholestérine. Ibid. 1914. 16. p. 408—418. — TERROINE, E. F. et WEILL, J.: Indices lipocytiques des tissus au cours d'états physiologiques variées. Inanition. Journ. de physiol. 1913. 15. p. 549—563. — TEZYAKOFF, N. J.: Diseases caused by starvation in the Government of Saratov and the struggle with them. Wratsch. gaz., St. Petersburg 1912. 19. p. 485—489. (Russisch). — THIERFELDER, H.: Über die Bildung von Glykuronsäure beim Hungertier. Zeitschr. f. physiol. Chem. 1886. 10. S. 163—169. — TIGERSTEDT, C.: Das Fasten vom physiologischen Standpunkt betrachtet. Finska Läkaresaelskapets Handlinger. 1921. 63. p. 33—44. — TIRELLI, V.: Studi ematologici sulla morte per fame e sul digiuno seguito da realimentazione. Ann. di freniatr. 1903. 13. p. 137—152. — TRAINA, R.: Verhalten des Fettes und der Zellgranula bei chronischem Marasmus und akuten Hungerzuständen. Beitr. z. pathol. Anat. u. allg. Pathol. 1904. 35. S. 1—93. — TRIA, P.: Propriétés chimico-physiques du sang durant l'inanition. Arch. ital. de biol. 1911. 55. p. 49—56. — TRIFILIEV, S. P.: Action de l'inanition incomplète sur la consolidation des fractures. Diss. St. Petersburg 1901. (Russisch.) — TSCHUGUNOV, N: Über die Veränderungen des Auges bei Leptodora Kindtii unter dem Einfluß von Nahrungsentziehung. Biol. Zentralbl. 1913. 33. S. 357—361. — TUCZEK F.: Stoffwechsel bei abstinierenden Geisteskranken. Arch. f. Psychiatr. u. Nervenkrankh. 1884. 15. S. 784—799. — TURRO, R.: Die physiologische Psychologie des Hungers. Zeitschr. f. Psychol. u. Physiol. d. Sinnesorg. 1910. 44. S. 330—370. — UGRIUMOV, P. K.: Über die chemischen Veränderungen im Organismus der Tiere, die von durch Hunger heruntergekommenen Eltern erzeugt sind. Russki Wratsch 1904. 3. p. 41—43. (Russisch.) — UNDERHILL, F. P.: A note on the elimination of ammonia salts during a period of prolonged inanition. Journ. of biol. chem. 1913. 15. p. 337—340. — UNDERHILL, F. P. and SIMPSON, G. E.: The effect of diet on the excretion of indican and the phenols. Ibid. 1920. 44. p. 69—97. — USPENSKI, S. N.: Pathologico-anatomical modifications of some peripheral nerve ganglia in inanition. Diss. St. Petersburg 1896. (Russisch.) — VAN HOOGENHUYZE u. VERLOEGH: Beobachtungen über die Kreatininausscheidung beim Menschen. Zeitschr. f. physiol. Chem. 1905. 46. 415—471. — VANLAIR, C.: La Faim. Rev. de Belg., Bruxelles 1903. 35. p. 199 et 320. — VARIGNY, H. DE: Bemerkungen über den Gewichtsverlust durch Nahrungsmangel bei Aurelia aurita. Zentralbl. f. Physiol. 1887. 1. S. 389—390. — VARIOT, G.: Les dangers de l'inanition chez le nourrisson. Ann. de méd. et chir. inf. 1906. 11. p. 109—116. — VAVILOV, M. V.: On the influence of brief periods of incomplete fasting on the utilization of fats, exchange of water and muscular strength in healthy persons. Diss. St. Petersburg 1894. (Russisch.) — VENULET, F. u. DMITROWSKI, G.: Verhalten der chromaffinen Substanz der Nebennieren beim Hungern und unter dem Einfluß von Jodkali. Arch. f. exp. Pathol. u. Pharmakol. 1910. 63. S. 460—464. — VINCENT, S. and HOLLENBERG, M. S.: The effects of inanition upon the adrenal bodies. Endocrinology 1920. 4. p. 408—410. — Ders.: Changes in the adrenal bodies and the thyroid resulting from inanition. Journ. of physiol. 1921. 54, March. XIX. — Voit, C.: Über die Verschiedenheiten der Eiweißzersetzung beim Hungern. Zeitschr. f. Biol. 1866. 2. S. 307—365. — Ders.: Gewicht der Organe eines wohlgenährten und eines hungernden Hundes. Ibid. 1893. 30. S. 510—522. — Voit, E.: Die Abnahme des Skeletts und der Weichteile bei Hunger. Zeitschr. f. Biol. 1895. 46. S. 167—197. — Ders.: Über die Größe des Energiebedarfes der Tiere im Hungerzustande. Ibid. 1901. 41. S. 113—154. — Ders.: Die Größe des Eiweißzerfalles im Hunger. Ibid. 1901. 41. S. 167—195. — Ders.: Die Bedeutung des Körperfettes für die Eiweißzersetzung des hungernden Tieres. Ibid. 1901. 41. S. 502—549. — Ders.: Über die Ursache der Zunahme der Eiweißzersetzung während des Hungerns. Ibid. 1901. 41. S. 550—571. — Vollhase, E. u. Stau, B.: Hat die kriegszeitliche Fütterung einen Einfluß auf den prozentischen Fettgehalt der Milch ausgeübt? Milchw. Zentralbl. 1920. 49. S. 1—7. — Volkov, A.: Le sommeil hivernal chez les paysans russes. Bull. et mém. de la soc. d'anthropol. 1900. 1. p. 67. — Vozárik, A.: Über den Einfluß des Nahrungsregimes auf den Wasserhaushalt des Körpers. Pflügers Arch. f. d. ges. Physiol. 1906. 111. S. 526—536. — Wallengren, H.: Inanitionserscheinungen der Zelle. Zeitschr. f. allg. Physiol. 1902. 1. S. 67—129. — Watanabe, R. u. Sassa, R.: Die Harnanalyse während des zweiwöchigen Hungerns eines Mannes. Zeitschr. f. Biol. 1914. 64. S. 373—408. — Weber, S.: Über Hungerstoffwechsel. Ergebn. d. Physiol. 1902. 1. S. 702—746. — Weidemann, W. u. Singer, J.: Untersuchung der Milch von fünf Kühen. Zeitschr. f. Nahrungs- u. Genußm. 1920. 39. S. 130—139. — Weill, E. et Mouriquand, G.: Inanition et carence. Cpt. rend. des séances de la soc. de biol. 1916. 79. p. 382—384. — Ders.: Troubles de la digestion dans la carence expérimentale. Cpt. rend. des séances de la soc. de biol. 1916. 79. p. 384—386. — Weinland, E.: Über Kohlenhydratzersetzung ohne Sauerstoffaufnahme bei Ascaris, einen tierischen Gärungsprozeß. Zeitschr. f. Biol. 1901. 42. S. 55—90. — Weiske, H.: Über den Einfluß der Nahrungsentziehung auf das Gewicht und die Zusammensetzung der Organe, insbesondere der Knochen und Zähne. Zeitschr. f. physiol. Chem. 1897. 22. S. 485 —499. — Weiske, H. u. Wildt, E.: Untersuchungen über die Zusammensetzung der Knochen bei kalk- oder phosphorsäurearmer Nahrung. Zeitschr. f. Biol. 1873. 9. S. 540—549. — Wellmann, O.: Untersuchungen über den Umsatz von Ca, Mg und P bei hungernden Tieren. Pflügers Arch. f. d. ges. Physiol. 1908. 121. S. 508 —533. — Wells, F. M.: Food deficiencies and the teeth. Proc. of the roy. soc. of med. 1919. 12. p. 22—37. — Werthmann, J. L.: Über den Einfluß der Jahreszeit auf den Stoffwechsel hungernder Kaninchen. Inaug.-Diss. Würzburg 1894. — Wesselkin, J.: Untersuchungen über das mineralische Hungern. Wratsch. Gaz. 1904. Nr. 23 (Biochem. Zentralbl. 1904. 3. S. 107). — Westermark, E.: The principles of fasting. Folk-Lore, London 1907. 18. p. 391—422. — Weygandt, W.: Über die psychischen Wirkungen des Hungers. Münch. med. Wochenschr. 1898. 45. S. 385—389. — Ders.: Über die Bedeutung des Hungers in der Krankenpflege auf Grund psychischer Untersuchungen. Zeitschr. f. Krankenpfl. 1900. 22. S. 589 —597. — Ders.: Über die Beeinflussung geistiger Leistungen durch Hunger. Kraepelins psychol. Arb. 1901. 4. S. 45—173. — Willischanin, P.: Materialien zur Physiologie und Pathologie der Gallenabsonderung unter verschiedenen Bedingungen. Klin. Wochenbl. 1886. S. 569. (Russisch.) — Wilson, D. W. and Hawk, P. B.: The ammonia, phosphate, chloride and acid excretion of a fasting man. Journ. of the Americ. chem. soc. 1914. 36. p. 158—165. — Wimmer, M.: Wie weit kann der Eiweißzerfall des hungernden Tieres durch Fütterung von Kohlenhydraten eingeschränkt werden? Zeitschr. f. Biol. 1911. 57 S. 185—236. — Wodsedalek, J. E.: Five years of starvation of larvae. Science 1917. 46. p. 366. — Woelfel, A.: An endeavour to account for the transfer of proteid in inanition.

Journ. of biol. chem. 1909. 6. p. 189—201. — WREATH, S. R. and HAWK, P. B.: On the allantoin and purin excretion of fasting dogs. Journ. of the Americ. chem. soc. 1912. 33. p. 1601—1622. — YUNG, E.: Über anatomische Veränderungen infolge fortgesetzter Nahrungsentziehung. Arch. d. sciences physiol., Genève 1902. 10. p. 572. — YUNG, E. et FUHRMANN, O.: De l'influence d'un jeûne prolongé sur les éléments histologiques de l'intestin chez les poissons. Arch. d. sciences physiol. et nat. 1899. 8. p. 483—485. — ZANIER, G.: Il comportamente dell' emodiastasi del digiuno. Gaz. d. osp. e d. clin. 1895. No. 44. — ZEMAN, F. D. and HOWE, P. E.: The excretion of creatin during a fast. Biochem. bull. 1915. 4. p. 221. — ZEMAN, F. D., KOHN, J. and HOWE, P. E.: Variations in factors associated with solidity of human urine, during a seven-day fast and during subsequent nonprotein and normal feeding periods. Ibid. 1915. 4. p. 222. — ZILVA, S. S.: The influence of deficient nutrition on the production of agglutinins, complement and amboceptor. Biochem. journ. 1919. 13. p. 172—194. — ZUELZER, W.: Bemerkungen über einige Verhältnisse des Stoffwechsels im Fieber- und Hungerzustande. Berl. klin. Wochenschr. 1877. 14. S. 387—389. — ZUNTZ, N. u. LEHMANN: Bericht über die Ergebnisse des an Cetti ausgeführten Hungerversuches. Über die Respiration und den Gaswechsel. Biol. Zentralbl. 1887. 7. S. 363—368. — ZUNTZ, N. u. VOGELIUS: Über die Neubildung von Kohlenhydraten im hungernden Organismus. Arch. f. Anat. u. Physiol. 1893. S. 378—380. — ZUNTZ, N., MORGULIS, S. u. DIAKOW: Einfluß chronischer Unterernährung auf den Stoffwechsel. Biochem. Zeitschr. 1913. 55. S. 341—354.

Partielle Unterernährung.

ABDERHALDEN, E.: Studien über den Einfluß der Art der Nahrung auf das Wohlbefinden des einzelnen Individuums, seine Lebensdauer, seine Fortpflanzungsfähigkeit und das Schicksal der Nachkommenschaft. Pflügers Arch. f. d. ges. Physiol. 1919. 175. S. 187—326. — ALBITZKI, P.: The influence of oxygen starvation on the nitrogenous metaboilsm of the animal organism. Diss. St. Petersburg 1884. (Russisch.) — ALBU, A. u. NEUBERG, C.: Pathologie und Physiologie des Mineralstoffwechsels. Berlin 1910. — ANDERSON, R. J. and KULP, W. L.: A study of the metabolism and the respiratory exchange in poultry during vitamin starration and polyneuritis. Journ. of biol. chem. 1922. 52. p. 69—89. — ARAKI, T.: Über die Bildung von Milchsäure und Glykose im Organismus bei Sauerstoffmangel. Zeitschr. f. physiol. Chem. 1892. 16. S. 453—459. — Ders.: Über die chemischen Änderungen der Lebensprozesse infolge von Sauerstoffmangel. Ibid. 1894. 19. S. 422—475. — ARON, HANS: Nährstoffmangel als Krankheitsursache. Berl. klin. Wochenschr. 1920. 57. S. 773—777. — ARON, H. u. SEBAUER: Untersuchungen über die Bedeutung des Kalks für den wachsenden Organismus. Biochem. Zeitschr. 1908. 8. S. 1—28. — BAER, J.: Über das Verhalten verschiedener Säugetierklassen bei Kohlenhydratentziehung. Arch. f. exp. Pathol. u. Pharmakol. 1906. 54. S. 153 —167. — BARCROFT, J.: Anoxaemia. Lancet 1920. 2. p. 485—489. — BELLI, C. M.: Die Ernährung ohne Salz und ihre Wirkung auf den Organismus, speziell auf die Assimilation der Nahrungsmittel und auf den Stickstoffwechsel des Menschen. Zeitschr. f. Biol. 1903. 45. S. 182—222. — BENEDICT, F. G. and JOSLIN, E. P.: A study of metabolism in severe diabetes. Carnegie instit. publ. 1912. No. 176. — BIERRY, H., PORTIER, et RANDOIN-FARDARD, L.: Sur le méchanisme des lésions et des troubles physiologiques présentés par les animaux atteints d'avitaminose. Cpt. rend des séances de la soc. de biol. 1920. 83. p. 845—847. — BLOCH, C. E.: Rigshosp. boerneafdeling meddel. 1918. 3. p. 57. — Ders.: Klinische Untersuchungen über Dystrophie und Xerophthalmie bei jungen Kindern. Jahrb. f. Kinderheilk. 1919. 89. S. 405. — BOWIN, M.: Contributions to the problem of dry feeding. Diss. St. Petersburg 1880. (Russisch.) — Bucco, M.: Sulla vatogenesi delle sindromi da alimentationi incompleta. Gazz. internat. di med., chirurg., ig. etc. 1920. 26. — Chittenden, R. E.: The physiological economy in nutrition with special reference to the minimal protein requirement of the healthy man. New York: F. A. Stokes 1904. — Cramer, W.: Vitamines and lipoid metabolism. Journ. of physiol. 1920. 54. II. — Delpech, M. A.: Le scorbut pendant le siègede Paris. Amales d'hygiène. 1871. 35. série 2. — Dennig, A.: Die Bedeutung der Wasserzufuhr für den Stoffwechsel und die Ernährung de Menschen. Zeitschr. f. physikal. u. diätet. Therapie 1899. 2. — Dibbelt, W.: Die Bedeutung der Kalksalze für die Schwangerschaft und Stillperiode und der Einfluß einer negativen Kalkbilanz auf den mütterlichen und kindlichen Organismus. Beitr. z. pathol. Anat. u. z. allg. Pathol. 1910. 48. S. 149—169. — Drummond, J. C.: Nutrition on diets practically devoid of fat. Journ. of physiol. 1920. 54. XXX. — Drummond, J. C. and Coward, K. H.: Nutrition on fat-free diets. Lancet 1921. 2. p. 698—700. — Du Mesnil, O.: La mortalité à Paris pendant la siège. Annales d'hygiène. 1871. 35. série 2. p. 413. — Falk, C. u. Scheffer, Th.: Untersuchungen über den Wassergehalt der Organe durstender und nichtdurstender Hunde. Arch. f. physiol. Heilk. 1854. S. 508—522. — Forbes, E. B. and Keith, M. H.: A review of the literature of phosphorus compounds in animal metabolism. Ohio agr. exp. station. techn. sr., bull. 5. 1914 — Foster, J.: Versuche über die Bedeutung der Aschenbestandteile in der Nahrung. Zeitschr. f. Biol. 1873. 9. S. 297—380. — Ders.: Über die Verarmung des Körpers, speziell der Knochen, an Kalk bei ungenügender Zufuhr. Ibid. 1876. 12. S. 464—474. — Ders.: Notiz über den Einfluß des „Aschenhungers" auf den Tierkörper. Arch. f. Hyg. 1884. 2. S. 423. — Gevaerts, J.: Diête sans phosphore. La cellule 1901. 18. p. 7—33. — Goodall, H. W. and Joslin, E. P.: Experiments with ash-free diets. Americ. journ. of physiol. 1908. 23. p. 92. — Groer, F. von: Biochem. Zeitschr. 1919. 97. S. 311—329. — Gruenwald, H. F.: Über die Lebenswichtigkeit der Chloride für den Organismus. Zentralbl. f. Physiol. 1908. 22. S. 500. — Hart, E. B., Mc Collum, E. V. and Fuller, J. G.: The rôle of inorganic phosphorus in the nutrition of animals. Univ. Wisc. agr. exp. station, res. bull. 4. 1909. — Heiberg, K. A.: Contributions to the microchemistry of inanition and nutriments free from carbohydrates. Bibliotek f. laeger, Kopenh. 1907. 8. p. 501—508. — Herter, C. A.: An experimental study of fat starvation with special reference to the production of serous atrophy of fat. Journ. of exp. med. 1898. 3. p. 293—314. — Hess, A. F.: The rôle of fat-soluble vitamine in human nutrition and its suggested relation to rickets. Journ. of biol. chem. 1920. 41. XXXII. — Heubner, W.: Über den Phosphorgehalt tierischer Organe nach verschiedenartiger Ernährung. Arch. f. exp. Pathol. u. Pharmakol. 1914. 78. S. 24—82. — Higgins, H. L., Peabody, F. W. and Fitz, R.: A study of acidosis in three normal subjects, with incidental observations on the action of alcohol as an antiketogenic agent. Journ. of med. research 1916. 34. p. 263—272. — Hindhede, M.: Fettminimum. Skandinav. Arch. f. Physiol. 1919. 39. S. 78—131. — Hopkins, F. G.: Feeding experiments illustrating the importance of accessory factors in normal dietaries. Journ. of physiol. 1912. 44. p. 425—460. — Hoppe-Seyler, F.: Beiträge zur Kenntnis des Stoffwechsels bei Sauerstoffmangel. Berl. Berichte 1892. 25. S. 685. — Hoesslin, H. von: Über Ernährungsstörungen infolge Eisenmangels in der Nahrung. Zeitschr. f. Biol. 1882. 18. S. 612—643. — Jansen, B. C. P.: The content of fat-soluble vitamine in cocoanut oil. Geneesk. tijdschr. v. Nederlandsch Ind. 1920. 58. p. 173—190. — Kappes, P. J.: Über Wasserentziehung. Inaug.-Diss. 1888. — Kartschagin, L.: A study of the influence of dry food. Diss. 1889. (Russisch.) — Kinberg, G.: Beitrag zur Kenntnis des Stoffwechsels bei N-Hunger. Skandinav. Arch. f. Physiol. 1911. 25. S. 291—314. — Kohman, E. A.: The experimental production of edema as related to protein deficiency. Americ. journ. of physiol. 1920. 51. p. 378—405. — Krause, D. J.: The water content of the tissues in experimental beri-beri. Ibid. 1922. 60. p. 234—243. — Landauer, A.: Über den Einfluß des Wassers auf den Organismus. Ungar. Arch. f. Physiol. 1895. 3. S. 136. — Laschtschenkov, P.: Stickstoffgleichgewicht bei Ausschluß der Kohlenhydrate. St. Petersb. med. Wochenschr. 1897. S. 69. — Lesser, E. J.: Chemische Prozesse bei Regenwürmern. IV. Der Gaswechsel der Regenwürmer in der Erholung nach vorausgegangener Anoxybiose. Zeitschr. f. Biol. 1910. 54. S. 1—17. — Loeb, J.: Untersuchungen über die physiologischen Wirkungen des Sauerstoffmangels. Pflügers Arch. f. d. ges. Physiol. 1895. 62. S. 249—294. — Lummert, W.: Beiträge zur Kenntnis der tierischen Fette. Ibid. 1898. 71. S. 176—209. — Lunin, N.: Über die Bedeutung der anorganischen Salze für die Ernährung des Tieres. Zeitschr. f. physiol. Chem. 1881. 5. S. 31—39. — Mc Carrison, R.: Studies in deficiency diseases. Oxford Medical Publications. — Mc Collum, E. V.: The Newer Knowledge of Nutrition. New York 1922. — Mc Collum, E. V. and Davis, M.: The necessity of certain lipins in the diet during growth. Journ. of biol. chem. 1913. 15. p. 167—175. — Mc Collum, E. V., Simmonds, N. and Parsons, H. T.: The etiology of rickets. Ibid. 1920. 41. XXXI. — Mc Collum, Simmonds, N. and Pitz, W.: The distribution in plants of the fat-soluble A, the dietary essential in butter fat. Americ. journ. of physiol. 1916. 41. p. 361—375. — Medical Research Committee: Report on the present state of knowledge concerning accessory food factors. H. M. stationary office, London 1919. — Mendel, L. B. and Osborne, T. B.: Feeding experiments with fat-free food mixtures. Journ. of biol. chem. 1912. 12. p. 81—89. — Mitchell, H. S.: Reproduction ou "synthetic" dicts when purif ed agar is added to the mixture. Amer. journ. of Physiol. 1922. 62. p. 557—558. — Mori, Sh.: Primary changes in eyes of rats which result from deficiency of fat soluble A in the diet, Journ. Amer. Med. Ass. 1922. 79. p. 197—200. — Nothwang, F.: Die Folgen der Wasserentziehung. Arch. f. Hyg. 1892. 14. S. 272—302. — Novaro, P.: Richerche calorimetrische comparative sul digiuno e sull'avitominosi Pathologica. 1920. 12. q. 133—156. — Oesterberg, E. u. Wolf, Ch. G. L.: Eiweißstoffwechsel bei niedriger Stickstoffnahrung. Biochem. Zeitschr. 1907. 5. S. 304—343. — Osborne, T. B. and Mendel, L. B.: The relation of growth to the chemical constituents of the diet. Journ. of biol. chem. 1913. 15. p. 311—326. Ders.: The inorganic elements in nutrition. Ibid. 1918. 34. p. 131—140. — Osborne, Th. B. and Mendel, L. B.: Does growth requiere preformed carbohydrate in the diet? Proc. soc. of the exp. biol. and mod. 1921. 18, p. 136. Ders.: Nutritive factors in plant tissues. IV. Fat-soluble vitamine. Journ. biolog. chem. 1920. 41. p. 549—565. — Ders.: Does growth require premorfed carbohydrate in the diet? 'Proc. of the Soc. for exper. Biol. and Med. 1921. 18. p. 136. — Pernice, B. u. Scagliosi, G.: Über die Wirkung der Wasserentziehung auf Tiere. Virchows Arch. f. pathol. Anat. u. Physiol. 1895. 139. S. 155—184. — Reale e Boesi: Sulle alterazioni degli scambi organici consecutivi al defetto d'ossigeno nell' organismo. Riv. clin. e terap. 1894. 1. Mai. — Schmorl, G.: Über die Beeinflussung des Knochenwachstums durch phosporarme Ernährung. Arch. f. exp. Pathol. u. Pharmakol. 1913. 73. S. 313—346. — Sherman, H. C.: The protein requirement of maintenance in man. Proc. of the nat. acad. of sciences (U. S. A.) 1920. 6. p. 38—40. — Skoritschenko, W.: A study of certain factors of fasting. Proc. of the imp. milit. med. acad. 1883. p. 175—233. (Russisch.) — Spiegler, A.: Stoffwechsel bei Wasserentziehung. Zeitschr. f. Biol. 1901. 41. S. 239—270. — Stepp, W.: Versuche über Fütterung mit lipoidfreier Nahrung. Biochem. Zeitschr. 1909. 22. S. 452—460. — Ders.: Experimentelle Untersuchungen über die Bedeutung der Lipoide für die Ernährung. Zeitschr. f. Biol. 1911. 57. S. 135—170. — Ders.: Über Versuche mit lipoidfreier Ernährung an Ratten und Hunden. Ibid. 1919. 69. S. 495—513. — Straub, W.: Über den Einfluß der Entziehung auf den

Stoffwechsel und Kreislauf. Ibid. 1899. 38. S. 537—566. — TAYLOR, A. E.: Studies on ash-free diets. Univ. Calif. publ. pathol. 1904. 1. p. 71. — TERRAY, P.: Über den Einfluß des Sauerstoffgehaltes der Luft auf den Stoffwechsel. Pflügers Arch. f. d. ges. Physiol. 1895. 65. S. 393—446. — WENDT, G. VON: Untersuchungen über den Eiweiß- und Salzstoffwechsel beim Menschen. Skandinav. Arch. f. Physiol. 1905. 17. S. 211. — WESSELKIN, I.: Über das mineralische Hungern. Biochem. Zentralbl. 1904. 3. S. 107. — WOLF, CH. u. OESTERBERG, E.: Stickstoff- und Schwefelstoffwechsel während des Hungers und bei Unterernährung mit Eiweiß, Kohlenhydraten und Fetten. Biochem. Zeitschr. 1911. 35. S. 329—362.

Chronische Unterernährung.

'ALBU, N.: Über den Eiweißstoffwechsel bei chronischer Unterernährung. Zeitschr. f. klin. Med. 1899. 38. S. 250—264. — ARON, H.: Nährstoffmangel als Krankheitsursache. Berl. klin. Wochenschr. 1920. 57. S. 773. — BAKER, J.: The relation of the war to the nourishment of children. New York med. journ. 1918. 107. p. 289—292. — BENEDICT, F. G., MILES, W. R., ROTH, P. and SMITH, H. M.: Human vitality and efficiency under prolonged restricted diet. Carnegie instit. publ., Washington, D. C. 1919. — BENINDE: Die Verbreitung der durch die Hungerblockade hervorgerufenen Knochenkrankheiten unter der Bevölkerung Preußens. Veröff. a. d. Geb. d. Medizinalverwalt. 1920. 10. S. 121—131. — BLOCH, E.: Untersuchungen an schwer unterernährten deutschen Kindern. Münch. med. Wochenschr. 1920. 67. S. 1062. — BOYCOTT, A. E. and CHISOLM, R. A.: The influence of underfeeding on blood. Journ. of pathol. a. bacteriol. 1911. 16. p. 262—268. — BROWN, M. A.: A study of malnutrition of school children. Journ. of the Americ. med. assoc. 1920. 75. p. 27—30. — BUCCO, M.: Sulla patogenesi delle sindromi da alimentazione incompleta. Gazz. internaz. med.-chirurg., 1920. p. 26. — CASPARI, W.: Physiologische Studien über Vegetarismus. Pflügers Arch. f. d. ges. Physiol. 1905. 109. S. 473—595. — CASTALDI, L.: Food in Austria during the war. Riv. crit. d. clin. med. 1918. 19. p. 477, 601. — CHAPIN, R. C.: The standard of living among workingmen's families in New York City. Russell sage foundation publ. 1909. — DALYELL, E. J. and CHICK, H.: Hunger osteomalacia in Vienna. Lancet 1921. 2. p. 842—849. — DELPECH, M. A.: Le Scorbut pendant le siège de Paris. Ann. d'hyg. 1871. 35. Sér. 2. — DEVINE, W. H.: Comparative statistics on physical examination of pupils of the Boston public schools, with especial reference to malnutrition. Boston med. a. surg. journ. 1920. 182. p. 658—660. — DU MESNIL, O.: La mortalité à Paris pendant le siège. Ann. d'hyg. 1871. 35. Sér. 5. p. 413. — EMERSON, W. R. P.: The malnourished child in the public school. Boston med. a. surg. journ. 1920. 182. p. 655—658. — EVANS, H. M. and BISHOP, K. S.: On the relations between fertility and nutrition. II. The ovulation rhythm in the rat on inadequate nutritional regimes. Journ. of metabolic. Research. 1922. 1. p. 335—356. — FUERTH, O. VON u. KOZITSCHEK, H.: Über den Energiegehalt des menschlichen Harnes bei chron scher Unterernährung und bei kachektischen Zuständen. Biochem. Zeitschr. 1919. 96. S. 297. — FURGUSON, M.: The diet of laboring families during the war. Journ. of hyg. 1920. 18. p. 409—416. — GIBBON, M. R. and FURGUSON, M. I. H.: Nutrition in Vienna. Lancet 1921. 200. p. 474. — GRAFE, E. u. GRAHAM, D.: Über die Anpassungsfähigkeit des tierischen Organismus an überreichliche Nahrungszufuhr. Zeitschr. f. physiol. Chem. 1911. 73. S. 1—67. — GRAWITZ, E.: Über den Einfluß ungenügender Ernährung auf die Zusammensetzung des menschl chen Blutes. Berlin. klin. Wochenschr. 1895. S. 1047. — HAIG, A.: Underfeeding: some points in its causation and treatment. Transact. of the internat. congr. of med. 1913. Sect. VI, part 2. p. 585—593. — HARDEN, A. and ZILVA, S. S.: Oedema observed in a monkey fed a diet free from the fat-soluble A accessory food factor. Lancet 1919. 197. p. 780. — HÁRI,

P.: Energieumsatz bei chronischer Unterernährung. Biochem. Zeitschr. 1914. 66. S. 20—47. — HEDINGER, E.: Über Störungen des Knochenwachstums junger Rinder bei Unterernährung. Zeitschr. f. angew. Anat. u. Konstitutionsl. 1920. 5. S. 293—301. — HEHIR, P.: Effects of chronic starvation during the siege of Kut. Brit. med. Journ. 1922. 1. p. 865. — HEIBERG, P.: Energiemengen in der Kost der verschiedenen Gesellschaftsklassen. Ugeskrift f. laeger 1920. 82. p. 97—110. — HOESSLIN, H. VON: Einfluß ungenügender Ernährung auf die Beschaffenheit des Blutes. Münch. med. Wochenschr. 1888. 38. S. 39. — Ders.: Klinische Eigentümlichkeiten und Ernährung bei schwerer Inanition. Arch. f. Hyg. 1919. 88. S. 147—183. — HUME, E. M. and NIERENSTEIN, E.: Hunger osteomalacia in Vienna; treatment. Lancet 1921. 2. p. 849—853. — ILZHOEFER, H.: Über den Gaswechsel nach ermüdender Muskelarbeit bei calorienarmer Ernährung. Arch. f. Hyg. 1919. 88. S. 285. — JANSEN, W. H.: Untersuchungen über Stickstoffbilanz bei calorienarmer Ernährung. Dtsch. Arch. f. klin. Med. 1917. 124. S. 1—37. — Ders.: Studien über die Physiologie der Unterernährung und über die Ödempathogenese. Ibid. Med. 1920. 131. S. 300—378. — JOFFE, J., POULTON, E. P. and RYFFEL, J. H.: The respiratory metabolism in prolonged undernutrition. Quart. journ. of med. 1919. 12. p. 334—346. — KESTNER, O.: Die Unterernährung unserer Großstadtbevölkerung. Dtsch. med. Wochenschr. 1919. 45. S. 235. — KISSLING, K.: Über Ernährungskuren bei Unterernährungszuständen und die LEHNHARTZsche Ernährungskur. Ergebn. d. inn. Med. u. Kinderheilk. 1913. 12. S. 913—948. — KLEMPERER, G.: Stoffwechsel und Ernährung in Krankheit. Zeitschr. f. klin. Med. 1889. 16. S. 594. — KNACK, A. V. u. NEUMANN, J.: Beiträge zur Ödemfrage. Dtsch. med. Wochenschr. 1917. 43. S. 901. — KOHN, K.: Untersuchungen über die Stickstoffverteilung im Harn bei chronischer Unterernährung. Wien. klin. Wochenschr. 1920. 33. S. 1027—1030. — LEERBRON, J. D.: Malnutrition in infancy and childhood. New York med. journ. 1920. 111. p. 1109—1111. — LOEB, LEO: Effect of under nourishment ou mammalian ovary and the sexual cycle. Journ. of the americ. med. assoc. 1921. 77. p. 1646—1648. — LUSK, G.: The physiological effect of undernutrition. Physiol. reviews 1921. 1. p. 523—552. — MAASE, C. u. ZONDEK, H.: Das Hungerödem. Leipzig: G. Thieme 1920. — MAGNUS-LEVY, A.: Über die Größe des respiratorischen Gaswechsels unter dem Einfluß der Nahrungsaufnahme. Pflügers Arch. f. d. ges. Physiol. 1894. 55. S. 96. — MASON, C. C.: German Nutrition 1914—1919. Bull. of Johns Hopkins hosp. 1920. 31. p. 66—79. — MAVER, M. B.: Nutritional edema and „war dropsy". Journ. of the Americ. med. assoc. 1920. 74. p. 934. — MEYERSTEIN, A.: Anatomische Untersuchungen zur Frage der akzessorischen Nährstoffe. Arch. f. pathol. Anat. u. Physiol. 1922. 239. S. 350—362. — MITCHELL, H. S.: Reproduction on "synthetic" dicts when purified agar is added to the mixture. Americ. journ. of physiol. 1922. 62. p. 557—558. — MORGULIS, S.: The influence of chronic undernutrition on metabolism. Biochem. bull. 1913. 3. p. 72—73. — Ders.: Nitrogen metabolism during chronic underfeeding and subsequent realimentation. Ibid. 1913. 3. p. 74—75. — Ders.: The influence of underfeeding and subsequent abundant feeding on the basal metabolism of the dog. Ibid. 1914. p. 264—268. — MUELLER, A.: Stoffwechsel- und Respirationsversuche zur Frage der Eiweißmast. Zentralbl. f. d. ges. Physiol. u. Pathol. d. Stoffw. 1911. 6. S. 617—629. — NOORDEN, C. VON: Der Hunger und die chronische Unterernährung. Handb. d. Pathol. d. Stoffw. 1906. 1. S. 480. — OLIN, H. u. TIGERSTEDT, C.: Zur Kenntnis der Kohlensäureabgabe bei der Frau unter besonderer Berücksichtigung des Einflusses einer lange dauernden Unterernährung. A. Math. o. Naturw., Helsingfors 1920. 61. p. 1—32. — PASHUTIN, J. A.: Materials for a study of the metabolism of animals underfed and subsequently well nourished. Diss. St. Petersburg 1895. (Russisch.) — REYNOLDS, E. and MACOM-

BER, D.: Defective diet as cause of sterility. Journ. of the Americ. med. assoc. 1921. 77. p. 169—175. — RICH, K.: Study of nutrition and mental development in childhood. Ibid. 1920. 75. p. 226—228. — RICHET, CH.: Jusqu'où, dans l'état nerveux hystérique, peut aller la privation d'aliments? Cpt. rend. des séances de la soc. de biol. 1896. 48. p. 945—948. — Ders.: Des échanges respiratoires dans l'inanition hystérique. Ibid. 1896. 48. p. 948—950. — ROBERTS, D.: Underfeeding and its associated ills. Boston med. a. surg. journ. 1907. 157. p. 692—695. — SVENSON: Stoffwechselversuche an Rekonvaleszenten. Zeitschr. f. klin. Med. 1901. 43. S. 86.— ZUNTZ, N. u. LOEWY, A.: Der Einfluß der Kriegskost auf den Stoffwechsel. Berlin. klin. Wochenschr. 1916. 53. S. 825. — Ders.: Weitere Untersuchungen über den Einfluß der Kriegskost auf den Stoffwechsel. Biochem. Zeitschr. 1918. 90. S. 244. — ZUNTZ, N., MORGULIS, S. u. DIAKOW: Einfluß chronischer Unterernährung auf den Stoffwechsel. Ibid. 1913. 55. S. 341—354.

Zeitweilige Unterernährung.

GOROKHOV, J. A.: Influence of short periods of incomplete inanition upon the protein metabolism of healthy persons. Diss. St. Petersburg 1894. (Russisch.) — KAGAN, J. A.: Der Einfluß des Hungerns auf das Körpergewicht bei der Auffütterung von Tieren mit einer beschränkten Nahrungsmenge nach einem überstandenen Hunger. Russ. Med. 1885. Nr. 17—19. (Russisch.) — Ders.: Mit Auffütterung abwechselnde akute experimentelle Inanition. St. Petersb. med. Wochenschr. 1886. Nr. 30. S. 275—277. — Ders.: Wiederholtes akutes Hungern. Russ. Med. 1886. Nr. 26, 27. (Russisch.) — MORGULIS, S.: Studien über Inanition in ihrer Bedeutung für das Wachstumsproblem. II. Experimente an Triton cristatus. Arch. f. Entwicklungsmech. d. Organismen 1912. 34. S. 618—679. — Ders.: The influence of protracted and intermittent fasting upon growth. Americ. naturalist 1913. 47. p. 477—487. — MOROZOV, N.: Effect of brief fasts on the morphological composition of the blood in man. Wratsch, St. Petersburg 1897. 18. p. 1081—1085. (Russisch.) — RICHET, CH.: Expériences sur les alternances de jeûne et l'alimentation chez les lapins. Cpt. rend. des séances de la soc. de biol. 1906. 2. p. 546—548. — SEELAND, VON: Über die Nachwirkung der Nahrungsentziehung auf die Ernährung. Biol. Zentralbl. 1887. 7. S. 145—158, 184—192, 214—224, 246—256, 271—281. — SOKOLOV, W.: Influence of brief, periodic and incomplete fasts on the nitrogen metabolism of healthy men. Wratsch 1893. Nr. 14. (Russisch.) — VAVILOV, M. V.: Influence of brief fasts incomplete on the utilization of fats, exchange of water and muscular strength in healthy persons. Diss. St. Petersburg 1894. (Russisch.)

Unterernährung und Wachstum.

ARON, H.: Nutrition and growth. Philippine journ. of science 1911. 6. p. 1—50. — Ders.: Biochemie des Wachstums des Menschen und der höheren Tiere. Handb. d. Biochem., Ergänzungsb. 1913. S. 610—674. — Ders.: Untersuchungen über die Beeinflussung des Wachstums durch die Ernährung. Berlin. klin. Wochenschr. 1914. 51. S. 972—977. — BIRK, W.: Unterernährung und Längenwachstum beim neugeborenen Kinde. Ibid. 1911. 2. S. 1227—1231. — BLANTON, S.: Mental and nervous changes in children of the Volksschulen caused by malnutrition. Mental hyg. 1919. 3. p. 343. — BLOCH, E.: Untersuchungen an schwer unterernährten deutschen Kindern. Münch. med. Wochenschr. 1920. 67. S. 1062. — BOAS, F.: The growth of children. Science 1912. 36. p. 815—818. — BROWN, M. A.: A study of malnutrition of schoolchildren. Journ. of the Americ. med. assoc. 1920. 75. p. 27—30. — BRUNING, H.: Experimentelle Studien über die Entwicklung neugeborener Tiere bei langdauernder Trennung von der säugenden Mutter und nachheriger verschiedenartiger künstlicher Ernährung. Jahrb. f. Kinderheilk.

1914. 80. S. 65—85. — Demoor, J.: La taille et le poids des élèves des écoles communales de Bruxelles pendant la guerre. Bull. l'acad. roy. méd. belgique. 1919. 30. p. 457—510. — Emerson, W. R. P.: The malnourished child in the public school. Boston Med. u. Surg. journ. 1920. 182. p. 655—658. — Ferry, E. L.: The rate of growth of the albino rat. Anat. record. 1913. 7. p. 433 —441. — Goldstein, F.: Klinische Beobachtungen über Gewichts- und Längenwachstum unterernährter Kinder bei Wiederauffütterung. Zeitschr. f. Kinderheilk. 1922. 32. S. 178—198. — Hatai, Sh.: Effect of partial starvation, followed by a return to normal diet, on the growth of the body and central nervous system of albino rats. Americ. journ. of physiol. 1907. 18. p. 309—320. — Jackson, C. M. and Stewart, C. A.: The effects of underfeeding and refeeding upon the growth of the various systems and organs of the body. Minnesota med. 1918. 1. Nov. — Dies.: On the recovery of normal weight in the various organs of albino rats upon refeeding after underfeeding from birth for various periods. Americ. journ. of dis. of childr. 1919. 17. p. 329—352. — Dies.: The effects of inanition in the young upon the ultimate size of the body and of the various organs in the albino rat. Journ. of exp. zool. 1920. 30. p. 97—128. — Kagan, J. A.: Der Einfluß des Hungers auf das Körpergewicht bei der Auffütterung von Tieren mit einer beschränkten Nahrungsmenge nach einem überstandenen Hunger. Russ. Med. 1885. Nr. 17, 19. — Kissling, K.: Über Ernährungskuren mit Unterernährungszuständen und die Lenhartzsche Ernährungskur. Ergebn. d. inn. Med. u. Kinderheilk. 1913. 12. S. 913—948. — Leerbron, J. D.: Malnutrition in infancy and childhood. N. Y. Med. Journ. 1920. 111. p. 1109—1111. — Mendel, L. B.: Viewpoints in the study of growth. Biochem. bull. 1914. 3. p. 156—176. — Ders.: Abnormalities of growth. Americ. journ. of the med. sciences 1917. 153. p. 1—20. — Minot, C. S.: Senescence and rejuvenation. Journ. of physiol. 1891. 12. p. 97 —153. — Morgan, T. H.: Growth and regeneration in Planaria lugubris. Arch. f. Entwicklungsmech. d. Organismen 1901. 13. S. 179—212. — Ders.: The physiology of regeneration. Journ. of exp. zool. 1906. 3. p. 457—500. — Morgulis, S.: Studies of inanition in its bearing upon the problem of growth. Arch. f. Entwicklungsmech. d. Organismen 1911. 32. S. 169—268. — Ders.: Studien über Inanition in ihrer Bedeutung für das Wachstumsproblem. II. Ibid. 1912. 34. S. 618—679. — Ders.: The influence of protracted and intermittent fasting upon growth. Americ. naturalist 1913. 47. S. 477—487. — Noé, J.: La réparation compensatrice après le jeûne. Cpt. rend. des séances de la soc. de biol. 1900. 52. p. 755. — Osborne, T. B. and Mendel, L. B.: Feeding experiments with isolated food substances. Carnegie instit. publ. 1911. 156. — Dies.: The suppression of growth and the capacity to grow. Journ. of biol. chem. 1914. 18. p. 95—106. — Dies.: The resumption of growth after long continued failure to grow. Ibid. 1915. 23. p. 439—454. — Dies.: The effect of retardation of growth upon the breeding period and duration of life of rats. Science 1917. 45. p. 294. — Pugliese, A.: Les poids du foie et la fonction glycogénétique du foie et des muscles dans les premiers jours de la réalimentation. Journ. de physiol. et de pathol. gén. 1903. 5. p. 666—676. — Ders.: Studii sulla rialimentazione. Arch. di farmacol. sperim. e scienze aff. 1904. 3. p. 185—202. — Reed, H. S.: The rate of growth following an initial period of suppression. Amer. Naturalist. 1921. 55. p. 539—555. — Rich, K.: Study of nutrition and mental development in childhood. Journ. of the Americ. med. assoc. 1920. 75. p. 226—228. — Rubner, M.: Der Einfluß der Kriegsverhältnisse auf den Gesundheitszustand im Deutschen Reich. Münch. med. Wochenschr. 1918. 8. S. 229. — Schapiro, A.: On the influence of chloroform on the growth of young animals. Journ. of physiol. 1905. 33. XXXI. — Schlesinger, E.: Die Wachstumshemmung der Kinder in den Nachkriegsjahren. Münch. med. Wochenschr. 1912. 69. S. 153—155. — Springer, A.:

A study of growth in the salamander Diemyctylus vir. Journ. of exp. zool. 1909. 6. p. 1—68. — STEWART, C. A.: Growth of the body and of the various organs of young albino rats after inanition for various periods. Biol. bull. 1916. 31. p. 16—51. — Ders.: Changes in the relative weights of the various organs and systems of young albino rats underfed for various periods. Journ. of exp. zool. 1918. 25. p. 301—353. — THOMPSON, H. B. and MENDEL, L. B.: An experimental study of alternating growth and suppression of growth in the albino mouse, with special reference to the economy of food consumption. Americ. journ. of physiol. 1918. 41. p. 431—458. — WATERS, H. J.: The capacity of animals to grow under adverse conditions 29th meeting of the soc. of prom. agr. sc. 1908. p. 71—96. — Ders.: The influence of nutrition upon the animal form. 30th meeting of the soc. of prom. agr. sc. 1909. 35. p. 70—98. — WHEELER, R.: Feeding experiments with mice. Journ. of exp. zool. 1913. 15. p. 209—223.

Sachverzeichnis.

Verlag von Julius Springer in Berlin W 9

Chemie der Nahrungs- und Genußmittel. Von Dr. phil. Dr.-Ing. h. c.
J. König, Geh. Reg.-Rat, o. Professor an der Westfälischen Wilhelms-Universität
und Vorsteher der Agrikultur-Chemischen Versuchsstation Münster i. W.
In drei Bänden nebst zwei Ergänzungsbänden.
*Ausführlicher Prospekt über die einzelnen Bände steht auf Wunsch gern
zur Verfügung.*

Nährwerttafel. Gehalt der Nahrungsmittel an ausnutzbaren Nährstoffen, ihr
Kalorienwert und Nährgeldwert, sowie der Nährstoffbedarf des Menschen.
Graphisch dargestellt von Geh. Reg.-Rat Dr. **J. König,** o. Professor an der
Westfälischen Wilhelms-Universität in Münster i. W. Elfte, verbesserte
Auflage. Dritter Abdruck. 1917. GZ. 2,4

Tabelle und Anleitung zur Ermittlung des Fettgehaltes. Nach
vereinfachtem Verfahren in Nahrungsmitteln, Futtermitteln und Gebrauchs-
gegenständen. Von Dr. **J. Großfeld,** Nahrungsmittelchemiker am Unter-
suchungsamt Recklinghausen. 1923. GZ. 1,2

**Die im Kriege 1914 bis 1918 verwendeten und zur Verwendung
empfohlenen Brote, Brotersatz- und Brotstreckmittel** unter
Zugrundelegung eigener experimenteller Untersuchungen. Zugleich eine Darstellung der Brotuntersuchung und der modernen Brotfrage. Von Prof. Dr.
med. et phil. **R. O. Neumann,** Geh. Med.-Rat, Direktor des Hygienischen
Institutes der Universität Bonn. Mit 5 Textfiguren. 1920. GZ. 10,5

Bujard-Baiers Hilfsbuch für Nahrungsmittelchemiker zum Gebrauch im Laboratorium für die Arbeiten der Nahrungsmittelkontrolle,
gerichtlichen Chemie und anderen Zweige der öffentlichen Chemie. Vierte,
umgearbeitete Auflage. Von Professor Dr. **E. Baier,** Direktor des Nahrungs-
mittel-Untersuchungsamts der Landwirtschaftskammer für die Provinz Branden-
burg zu Berlin. Mit 9 Textabbildungen. 1920. Gebunden GZ. 18

Die Grundlagen unserer Ernährung und unseres Stoffwechsels.
Von **Emil Abderhalden,** o. ö. Professor der Physiologie an der Universität
Halle a. S. Dritte, erweiterte und umgearbeitete Auflage. Mit 11 Text-
abbildungen. 1919. GZ. 3,5

System der Ernährung. Von Dr. **Clemens Pirquet,** o. ö. Professor der
Kinderheilkunde und Vorstand der Universitäts-Kinderklinik in Wien.
    I. Teil. Mit 3 Tafeln und 17 Abbildungen. Unveränderter Neudruck.
      1921. GZ. 4,2
    II. Teil. Mit Beiträgen von Professor Dr. B. Schick, Dr. E. Nobel und
      Dr. F. von Gröer. Mit 48 Abbildungen. 1919. GZ. 7
    III. Teil. Nemküche. Mit Beiträgen von Schwester Johanna Dittrich,
      Schwester Marietta Lendl, Frau Rosa Miari und Schwester Paula
      Panzer. 1919. GZ. 3,8
    IV. Teil. Mit Beiträgen von Professor F. von Gröer, Dozent Dr. A. Hecht,
      Dozent Dr. E. Nobel, Professor Dr. B. Schick, Dr. R. Wagner und
      Dr. Th. Zillich. Mit 180 Abbildungen. 1920. GZ. 7,8

Das Pirquetsche System der Ernährung. Für Ärzte und gebildete
Laien dargestellt. Von Professor Dr. **B. Schick,** Assistent der Universitäts-
Kinderklinik in Wien. Dritte Auflage. Mit 5 Abbildungen. 1922. GZ. 1,5

Handbuch der Ernährungslehre. Bearbeitet von **C. von Noorden, H. Salomon, L. Langstein.** Erster Band: **Allgemeine Diätetik.** (Nährstoffe und Nahrungsmittel, allgemeine Ernährungskuren.) Von Dr. **Carl von Noorden,** Geheimer Med.-Rat und Professor in Frankfurt a. M., und Dr. **Hugo Salomon,** Professor in Wien. (Aus »Enzyklopädie der klinischen Medizin«. Allgemeiner Teil: Handbuch der Ernährungslehre. In 3 Bänden.) 1920. GZ. 38

Die hausärztliche Behandlung der Zuckerkrankheit. Erweiterte Bearbeitung eines Vortrags, gehalten am 13. Dezember 1922 in der Berliner Medizinischen Gesellschaft. Von Professor Dr. **Carl von Noorden,** Frankfurt a. M. 1923. GZ. 1,4

Verordnungsbuch und diätetischer Leitfaden für Zuckerkranke. Mit 149 Kochvorschriften. Zum Gebrauche für Ärzte und Patienten. Von Professor Dr. **Carl von Noorden** und Professor Dr. **S. Isaac,** Frankfurt a. M. 1923. GZ. 2,5

Lehrbuch der Diätetik des Gesunden und Kranken. Für Ärzte, Medizinalpraktikanten und Studierende. Von Prof. Dr. **Theodor Brugsch.** Zweite, vermehrte und verbesserte Auflage. 1919. Gebunden GZ. 8

Lehrbuch der Physiologie des Menschen. Von Dr. med. **Rudolf Höber,** o. ö. Professor der Physiologie und Direktor des Physiologischen Instituts der Universität Kiel. Dritte, neu bearbeitete Auflage. Mit 256 Textabbildungen. 1922. Gebunden GZ. 18

Vorlesungen über Physiologie. Von Dr. **M. von Frey,** Professor der Physiologie und Vorstand des Physiologischen Instituts an der Universität Würzburg. Dritte, neubearbeitete Auflage. Mit 142 Textabbildungen. 1920. GZ. 10,5; gebunden GZ. 13,1

Physiologisches Praktikum. Chemische, physikalisch-chemische, physikalische und physiologische Methoden. Von Geh. Med.-Rat Professor Dr. **Emil Abderhalden,** Direktor des Physiologischen Instituts der Universität Halle a. S. Dritte, neubearbeitete und vermehrte Auflage. Mit 310 Textabbildungen. 1922. GZ. 11

Physiologische Anleitung zu einer zweckmäßigen Ernährung. Von Dr. **Paul Jensen,** o. ö. Professor der Physiologie und Direktor des Physiologischen Instituts der Universität Göttingen. Mit 9 Textfiguren. 1918. GZ. 2,8

Theoretische Biologie vom Standpunkt der Irreversibilität des elementaren Lebensvorganges. Von Professor Dr. **Rudolf Ehrenberg,** Privatdozent für Physiologie an der Universität Göttingen. 1923. GZ. 9; gebunden GZ. 10